エンドオブライフケア看護学

―基礎と実践―

大阪大学名誉教授
小笠原 知枝 編著

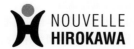

執筆者一覧

秋山 正子	武庫川女子大学看護学部助教
朝倉 由紀	人間環境大学看護学部・大学院看護学研究科講師
新井 祐恵	甲南女子大学看護リハビリテーション学部看護学科講師
池内 香織	四天王寺大学教育学部（看護学部開設準備室）講師
伊東 美佐江	山口大学大学院医学系研究科教授
糸賀 小ゆり	社会福祉法人聖隷福祉事業団総合病院聖隷三方原病院ホスピス病棟課長
井村 香積	三重大学大学院医学系研究科看護学専攻准教授
江坂 美保	人間環境大学大学院看護学研究科博士前期課程
大野 由美子	大阪大学医学部附属病院看護部・がん看護専門看護師
大橋 純子	医療法人徳洲会名古屋徳洲会総合病院緩和ケア病棟看護副部長・がん看護専門看護師・緩和ケア認定看護師
小笠原 知枝	人間環境大学教授・大阪大学名誉教授
小川 菜津子	人間環境大学大学院看護学研究科博士前期課程
桶作 梢	石川県立看護大学助教
樫原 理恵	聖隷クリストファー大学看護学部准教授
加藤 亜妃子	人間環境大学看護学部・大学院看護学研究科講師
川嶋 修司	国立長寿医療研究センター医師
木下 里美	関東学院大学看護学部教授
木村 明子	人間環境大学大学院看護学研究科博士前期課程
久米 弥寿子	武庫川女子大学看護学部・大学院看護学研究科教授
阪口 しげ子	敦賀市立看護大学教授
島内 節	人間環境大学副学長，看護学部・大学院看護学研究科教授
杉田 智子	京都大学医学部附属病院看護部・緩和ケア認定看護師
對中 百合	畿央大学健康科学部看護医療学科講師
武田 智美	椙山女学園大学看護学部助手
田島 真智子	朝日大学保健医療学部看護学科講師
長坂 育代	千葉大学大学院看護学研究科特任准教授
中橋 苗代	京都橘大学看護学部講師
永山 弘子	人間環境大学大学院看護学研究科博士後期課程
西川 満則	国立長寿医療研究センター医師
長谷川 智子	福井大学学術研究院医学系部門看護学領域基礎看護学講座教授
服鳥 景子	岐阜聖徳学園大学看護学部准教授
林 容子	人間環境大学看護学部助教
原沢 優子	名古屋市立大学看護学部・大学院看護学研究科准教授
比嘉 肖江	富山県看護協会富山県認定看護師教育センター主任教員
比嘉 勇人	富山大学大学院医学薬学研究部精神看護学講座教授
福田 由紀子	人間環境大学看護学部・大学院看護学研究科准教授
森 美智子	人間環境大学看護学部・大学院看護学研究科非常勤講師
森山 美香	島根大学医学部臨床看護学講座講師
山本 純子	人間環境大学看護学部・大学院看護学研究科准教授
吉岡 さおり	京都府立医科大学大学院保健看護学研究科准教授
米田 昌代	石川県立看護大学准教授
渡邉 順子	静岡県立大学看護学部・大学院看護学研究科教授

※ 所属・職位は，2018年10月現在.

まえがき

わが国はこれまでにないスピードで多死社会を迎えようとしている．この現状に対して，さまざまな課題が生じてきている．

まず，医療機関や高齢者施設，在宅においても認知症やさまざまな疾患をもつ高齢者が，どのように最期を迎えるか，誰がどのように支援していくのかが大きな課題になっている．看護職者は，臨床場面においては言うまでもなく，教育分野においてもこの課題に対して積極的に取り組んでいく必要がある．しかし，いまだに具体的な対策が講じられていない状況である．

最近では，広域的な概念として，終末期医療やホスピス・緩和ケアを含む「エンドオブライフケア」が提唱され，広く展開されつつある．中でも，事前指示やアドバンスケアプランニングが注目されているが，看護職者は，患者や家族の意思決定にどのようにかかわり，支援したらよいのか，具体的な指針を示すことが喫緊の課題になっている．

このようなさまざまな課題が強い動機となり，看護学の領域にエンドオブライフケア看護学を構築することの必要性を認識させられた．そして，そのための1つのステップとして，本書を企画・編集したのである．

本書は，第1部にエンドオブライフケア看護学の基礎知識，第2部にその実践を，そして第3部にその教育と研究に焦点を置いた．それぞれの内容を紹介する．

第1部のエンドオブライフケア看護学の基礎知識は，終末期医療およびケアの現状と課題，エンドオブライフケアに関連する言葉の意味，生命倫理，患者の権利と意思決定支援，エンドオブライフの病態的特徴，患者と家族の心理，生活環境，エンドオブライフケアに活かす諸理論で構成した．

第2部のエンドオブライフケアにおける看護の実践は，エンドオブライフケアの実際，臨死期の身体的ケア，エンドオブライフケアと看護過程，エンドオブライフケアに関する事例，アウトカム評価，アセスメントと評価に使う測定尺度などから構成した．

第3部のエンドオブライフケア看護学の教育と研究では，患者・家族，一般市民，介護職者，看護師へのエンドオブライフケアの教育，エンドオブライフケアに関する専門看護師・認定看護師の教育カリキュラム，看護基礎教育および大学院教育における教育カリキュラムについて述べた後，エンドオブライフケア看護学を構築していくうえで重要となる看護研究として，エンドオブライフケアのシステマティック・レビューと概念分析，エンドオブライフケア研究を紹介した．

本著の主な特徴として，以下の点があげられる．

1. 第1部はエンドオブライフやエンドオブライフケアの抱える問題と課題をあげたうえで，エンドオブライフケア看護学に必要な基礎知識を整理し，エンドオブライフケアに関する概念理解の手助けになることを目的とした．
2. 第2部では，エンドオブライフケアの実際に焦点を置いた章立てにし，臨床の看護師が根拠に基づくエンドオブライフケアの実践に取り組めるように構成した．
3. エンドオブライフケアの行われるさまざまな場を紹介し，地域包括ケアシステムの推進に役立つ内容となることを目指した．
4. 死の病態はこれまでがんに焦点を当てられていたが，死に至る病の4つの軌跡によって，終末期に至るプロセスには特徴があることを強調し，それぞれの特徴に応じたエンドオブライフケアの必要性を認識できることを目的とした．
5. さまざまな事例をあげ，それぞれの状況や特殊性に応じたエンドオブライフケアのポイン

トを学ぶことができるように解説した．

6．第3部の教育では，エンドオブライフケアを受ける人（患者・家族や一般市民）とケアを提供する人の両面からアプローチした．「どう生きるか」を問われるエンドオブライフにおいて，さまざまな立場にある人への必要な教育とは何かを考える一助になることを目指した．

7．エンドオブライフケア看護学の発展には，看護基礎教育からの教育が必須である．そのための看護基礎教育におけるエンドオブライフケアに関する基本要素と学習内容をあげている．看護教員が教授・学習内容を検討する際に役立てていただければ幸いである．

8．本書はエンドオブライフケアの看護教育に力点を置いている．特にエンドオブライフケアの教育を担う看護教員不足を解消すべく，エンドオブライフケア看護学の教育者や研究者の養成を喫緊の課題として，大学院博士前期課程・後期課程のカリキュラム内容を中軸にした参考例をあげている．エンドオブライフケア看護学を構築するうえでさらなる検討が必要であり，皆様のご意見をいただきたいと考えている．

　以上のような特徴をもつ本書は，看護学生はもとより修士課程および博士課程にある大学院生にとっても，エンドオブライフケア看護学に関する基礎知識の習得だけでなく，卒業研究や修士・博士論文の作成に非常に使いやすいテキストとなっており，教員の方々にも使っていただける内容となっている．またさまざまな状況でエンドオブライフケアにかかわる看護師をはじめとする医療職の皆様にも参考書として使っていただきたいと願っている．

謝辞：
　本書で取り上げた多くの事例は，お世話をした患者様や執筆者のご両親や兄弟姉妹のエンドオブライフをまとめたものでした．こうした方々と執筆者のかかわり体験から得た叡智が本書に反映されております．最期まで生ききり逝かれた方々のありのままの姿を提供していただいたことに心から感謝を申し上げたいと思います．
　終わりに，本書の必要性を認め，熱意をもって企画，編集，出版に至る過程をご辛抱強くご支援くださいましたヌーヴェルヒロカワの辰野芳子様に深く感謝を申し上げます．

2018年10月

小笠原　知枝

目　次

第1部　エンドオブライフケア看護学の基礎知識

第1章　終末期医療およびケアの現状と課題　　1
1. わが国の終末期医療およびケアの現状と課題　　（小笠原知枝）　2
2. 諸外国の終末期医療の現状　　（朝倉由紀）　10

第2章　エンドオブライフとエンドオブライフケアの意味　　13
1. 終末期とは　　（小笠原知枝）　14
2. 終末期にある患者のケアに対する用語　　（小笠原知枝）　16
3. 病気の発症から死に至るまでの医療とケア　　（小笠原知枝）　18
4. エンドオブライフケアの定義　　（小笠原知枝）　23

第3章　エンドオブライフケアにおける生命倫理　　27
1. 倫理の基礎的理解　　（比嘉勇人）　28
2. 日本人の死の捉え方の背景にあるもの　　（比嘉肖江）　30
3. エンドオブライフケアにおける生命倫理　　（比嘉勇人）　34
4. スピリチュアリティと宗教　　（比嘉勇人）　37

第4章　患者の権利と意思決定支援　　41
1. 患者の権利　　（朝倉由紀）　42
2. エンドオブライフにおける意思決定モデル　　（朝倉由紀）　44
3. 意思決定能力の評価　　（朝倉由紀）　45
4. 意思決定支援の実際　　（朝倉由紀）　47
5. 事前指示書　　（小川菜津子・小笠原知枝）　49
6. アドバンスケアプランニングにかかわる現状と今後の取り組み　　（吉岡さおり）　53

第5章　エンドオブライフの病態的特徴　　57
1. 死の定義　　（樫原理恵）　58
2. 臨死期の徴候　　（樫原理恵）　58
3. エンドオブライフの病の軌跡4パターン　　（伊東美佐江・服鳥景子）　61
4. エンドオブライフの病態　　（川嶋修司・西川満則）　63
5. 予後の予測　　72
    1) 予後を予測するスコア　（伊東美佐江・服鳥景子）　72
    2) 看取りのクリティカルパス　（樫原理恵）　73
6. 臨死期の心肺蘇生とDNAR　　（服鳥景子・伊東美佐江）　74

第6章 エンドオブライフ期にある患者と家族の心理 …… 77
1. エンドオブライフ期の患者と家族によくみられる心理状態 …… （小笠原知枝） 78
2. 多発性骨髄腫で自家移植治療を体験した患者の心理 …… （阪口しげ子） 83
3. 「がん患者の家族」になるということ …… （渡邉順子） 87

第7章 エンドオブライフの生活環境 …… 91
1. 一般病棟 …… （加藤亜妃子） 92
2. 緩和ケア病棟 …… （大橋純子） 96
3. ホスピス …… （糸賀小ゆり） 100
4. 居宅（自宅療養） …… （福田由紀子） 104
5. 在宅ホスピス …… （秋山正子） 108
6. 高齢者向け施設 …… （原沢優子） 111
7. 社会資源の活用 …… （中橋苗代） 118

第8章 エンドオブライフケアに活かす諸理論 …… 123
1. 死の認識理論 …… （秋山正子） 124
2. ストレス・コーピング理論 …… （小笠原知枝） 128
3. 危機理論と危機介入モデル …… （小笠原知枝） 131
4. ソーシャルサポートシステム論 …… （小笠原知枝） 133
5. 病気の不確かさ理論 …… （長坂育代） 136
6. 症状マネジメントモデル …… （大野由美子） 141
7. コミュニケーション理論 …… （江坂美保・小笠原知枝） 146
8. 家族理論 …… （中橋苗代） 150

第2部 エンドオブライフケアにおける看護の実践

第9章 エンドオブライフケアの実際 …… 153
1. トータルペインと疼痛マネジメント …… （小笠原知枝） 154
2. 倦怠感の症状マネジメント …… （池内香織） 162
3. 看取りケア …… （吉岡さおり） 166
4. グリーフワークを支えるグリーフケア …… （加藤亜妃子・武田智美） 170
5. 補完代替療法 …… （秋山正子） 174

第10章 臨死期の身体的ケア …… 179
1. 臨死期の口腔ケア …… （山本純子・木村明子） 180
2. 臨死期の排泄ケア …… （山本純子） 182
3. 臨死期のスキンケア …… （大橋純子） 184
4. エンゼルケア …… （加藤亜妃子） 187

第11章　エンドオブライフケアと看護過程　（長谷川智子）　*191*
 1．看護過程とは　*192*
 2．看護過程の展開：看護診断・成果・介入　*194*

第12章　エンドオブライフケアの事例　*201*
 1．急速な進行がみられた壮年期の肺がん患者　（林　容子）　*202*
 2．ICUで終末期を迎えた患者　（新井祐恵）　*206*
 3．乳がんによる母親の死　（杉田智子・吉岡さおり）　*209*
 4．急性骨髄性白血病の小児患者　（森美智子）　*214*
 5．トルソー症候群を発症し急速に死に至った肺がんの高齢者　（原沢優子）　*218*
 6．出産予定日直前の子宮内胎児死亡　（米田昌代・桶作　梢）　*223*

第13章　エンドオブライフケアのアウトカム評価　（島内　節）　*227*
 1．アウトカム評価の意義　*228*
 2．アセスメントとアウトカム評価の関係　*230*
 3．エンドオブライフケアにおけるアウトカム評価の指標と事例への適用　*233*

第14章　エンドオブライフケアのアセスメントと評価に使う測定尺度　*239*
 1．MPQ（マクギル痛み測定尺度）　（小笠原知枝）　*240*
 2．健康関連QOL尺度：SF-36®　（對中百合）　*243*
 3．死にゆく人の体験についての質を評価する尺度：QODD　（木下里美）　*245*
 4．遺族の評価による終末期がん患者のQOL評価尺度：GDI　（對中百合）　*248*
 5．看取りケア尺度　（吉岡さおり）　*250*
 6．FATCOD-FormB-J（Frommeltのターミナルケア態度尺度日本語版）　（田島真智子）　*253*
 7．意思決定能力評価尺度　（林　容子）　*255*
 8．死生観尺度　（永山弘子）　*258*

第3部　エンドオブライフケア看護学の教育と研究

第15章　エンドオブライフケア看護学の教育　*263*
 1．患者・家族教育　（久米弥寿子）　*264*
 2．一般市民への教育　（久米弥寿子）　*269*
 3．高齢者ケア施設における介護職者への教育　（原沢優子）　*276*
 4．看護師の教育　（吉岡さおり）　*283*

第16章　エンドオブライフケアにかかわる看護専門職者の教育カリキュラム　*291*
 1．がん看護専門看護師　（大野由美子・吉岡さおり）　*292*
 2．緩和ケア認定看護師　（比嘉肖江）　*296*
 3．慢性呼吸器疾患看護認定看護師　（長谷川智子）　*301*

第17章　看護基礎教育と大学院教育におけるエンドオブライフケア看護学の教育カリキュラム　309

1. 看護基礎教育におけるエンドオブライフケア教育カリキュラム　（久米弥寿子）　310
2. 大学院教育におけるエンドオブライフケア教育の現状と課題　（小笠原知枝）　314
3. 博士前期課程におけるエンドオブライフケア看護学の教育カリキュラム　（小笠原知枝）　316
4. 博士後期課程におけるエンドオブライフケア看護学の教育カリキュラム　（小笠原知枝）　320

第18章　エンドオブライフケアのシステマティックレビューと概念分析　325

1. システマティックレビュー　（伊東美佐江・森山美香）　326
2. エビデンスの紹介　（伊東美佐江・森山美香）　331
3. エビデンスの活用の仕方　（朝倉由紀）　335
4. 概念分析　（井村香積）　339

第19章　エンドオブライフケアのエビデンスの紹介　343

1. アドバンスケアプランニングに関する海外論文レビュー　（長谷川智子）　344
2. 看取りケア実践教育プログラムに基づく教育介入研究　（吉岡さおり）　357
3. エンドオブライフケアに対する家族の認識　（小笠原知枝）　365
4. 終末期がん患者と家族の予後に関する認識　（林 容子）　372
5. ICUにおける集中治療期から臨死期に至る期間のエンドオブライフケア　（新井祐恵）　375
6. 集中治療室看護師の終末期ケア困難感尺度の作成　（木下里美）　378

付　録

1. 予後を予測する尺度　382
2. 用語解説　384

索　引　391

■第1部　エンドオブライフケア看護学の基礎知識

第1章
終末期医療およびケアの現状と課題

　第1章では，エンドオブライフケアの定義をしていないため，終末期ケアという言葉を用い，その問題と課題について述べる．具体的には，わが国の人口動態からみた社会的動向，疼痛管理や症状緩和ケアの実態，意思決定支援の現状とそれに関与する要因，日本人の死に対するものの見方考え方，終末期患者と家族のケアの現状，終末期ケアに関する看護教育の現状などとの関連で，終末期ケアの問題と課題をあげた．その理由は，まず第1章でわれわれが直面している問題と課題に対して，読者が問題意識をもって，より深く理解していただけると思うからである．また，これらの課題に対する対策が看護学研究者や看護実践家によって探究され，その成果がエビデンスとなってこれからの終末期ケアの実践に貢献されることを期待しているからである．

1 わが国の終末期医療およびケアの現状と課題

1 わが国の社会動向からみた終末期ケアの課題

　わが国は少子化と高齢化現象が加速して，2025年には超少子・高齢化・多死社会に突入するといわれる．少子化や超高齢化などの言葉は日常によく使われているので，多くの人は馴染んでいるが，多死社会はあまり耳慣れない言葉であろう．そもそも多死社会とはどんな社会を指しているのだろうか．これは高齢化社会の次に訪れるであろうと想定されている社会の形態であり，死亡年齢に近い高齢者の急激な増加に伴い，死亡者が急激に増加し，人口が減少していく社会を指している．

　表1-1は，平成29年の厚生労働省の人口動態，簡易生命表，総務省の人口推計に基づくデータである．出生数は過去最低の94万人であり，1人の女性が出産する子どもの数は1.43人である．一方，平均寿命は男性81.09歳，女性87.26歳で，総人口に占める65歳以上の人口の割合（高齢化率）はますます高くなり，4人に1人は65歳以上の老人となっている．そして死亡者数は134万4千人となり，戦後最大となった．また死因の第1位は悪性新生物（がん）で，2位が心疾患，3位が脳血管疾患，4位が老衰，5位が肺炎，6位が不慮の事故となっている．

表1-1　平成29年の出生数・出生率・平均寿命・高齢化率・死亡数

- 出生数：94万人（過去最低），出生率：7.6 ⇩
- 平均寿命：男性81.09歳，女性87.26歳 ⇧
- 高齢化率（総人口に占める65歳以上人口の割合）：27.7%（前年27.3%）⇧
- 死亡数：134万4千人（戦後最大），死亡率：10.8（人口千対）⇧

（厚生労働省「平成29年人口動態統計」「平成29年簡易生命表」，総務省「人口推計」）

　超高齢化社会から多死社会へと猛スピードで移行しようとしている現実を，終末期ケアに携わる医療職者だけでなく，すべての人々が危機感をもって認識する必要がある．なぜなら，こうした社会の変化は，われわれ一人ひとりが今後どう生きていくかということに直接かかわっているからである．周りには高齢者ばかりで，しかも一人ひとりがさまざまな支援を必要としている．しかし，逆に支援を提供する医療職者数は限られている．となれば，社会的支援を期待することは難しくなり，必然的に，自分自身でどのように，終末期を迎えるのかについて，早い時期から準備しておかなければならない．このような現実が目の前に差し迫っているのである．

　次に問題になるのは，終末期を，どこで，どのように迎えるかである．どれだけの患者が，受けたい医療を自分で決め，望んだ場所で，死にゆくプロセスを大事にした終末期を過ごしているだろうか．図1-1は，厚生労働省「終末期医療に関する調査」(2008)の調査結果と人口動態統計を参考にして，終末期を過ごしたい場所と実際に死亡した場所を示したものである．医療機関で過ごしたいと思う人はわずかに8.8%，必要になればそれまでの医療機関を加えても32%である．自宅療養を希望する人は64%であるが，52.4%は，必要になれば，すなわち動けなくなれば，医療機関や緩和ケア病棟の入所を希望しているということを示している．

　一方，実際の死亡場所は，2015年では病院や診療所医療機関が76.6%で，自宅は12.7%に過ぎない．老人ホームなどでの死亡が増加傾向を示しているとはいえ，わずかである．2010年の

□ 終末期を過ごしたいところ（2008年）	
● これまで通った（現在入院中）の医療機関	8.8%
● 緩和ケア病棟	18.4%
● 自宅療養、必要になればそれまでの医療機関	23.0%
● 自宅療養、必要になれば緩和ケア病棟	29.4%
● 自宅で最後まで療養	10.9%
● 老人ホーム	2.5%
● わからない	4.4%

63.3% ⇑

□ 実際の死亡場所

	2007年	2008年	2013年	2015年
病院・診療所	82.0%	81.1%	77.8%	76.6%
自宅	12.3%	12.7%	12.9%	12.7%
老人ホーム	2.5%	2.9%	5.3%	6.3%

図1-1　終末期を過ごしたいところと実際の死亡場所

厚生労働省のデータにおいても，8割近くが病院や診療所で死を迎えており，在宅での死亡率はわずかに12％に過ぎないと報告されている．

こうした統計上のデータは，多くの人が満足できる終末期を過ごしていないことを示唆している．人々が望む場所で，望む医療や終末期ケアを受けながら，あるいは受けることなく，自然に最後の瞬間を迎えることを可能にする包括的な対策を講じることが終末期ケアの課題と考える．

2 がん終末期医療における課題

がん患者の多くは耐え難い疼痛に苦しむが，その痛み除去に最も効果的な薬物がオピオイド鎮痛薬（医療用麻薬）である．しかし，多くの終末期がん患者が体験するがん性疼痛に対するオピオイド鎮痛薬による疼痛管理は十分ではない．オピオイド鎮痛薬の使用量が非常に少ない背景の1つに，医師の医療用麻薬使用に対する消極的な態度がある．また患者やその家族の医療用麻薬に対する誤った認識も大きな要因である．筆者は，終末期がん患者の家族に関する調査研究において，「麻薬の開始は死期が近い」「麻薬はくせになる」「使用すると死期を早める」「人柄が変わってしまう」などの誤った認識があることを報告し，入院早期の段階から患者と家族への積極的な教育の必要性を強調した（Ogasawara et al., 2003）．しかし，いまだに多くの患者や家族は麻薬を誤解しており，あまり改善されているとは言い難い．WHOが提唱する「がんの痛みから解放」を徹底するには，どの段階から，誰を対象に，どのように教育をするかが課題と考える．

図1-2は，終末期を迎えた乳がん患者に対して，診療方針が異なる病院施設であげられた看護診断名を比較したものである．化学療法などの積極的な治療を受けていた患者には，化学療法の副作用との関連で診断されたと推測される「感染リスク状態」「活動耐性低下」「身体損傷リスク状態」「不安」などがあげられていた（Ogasawara et al., 2005）．また，終末期ケアを旨とするホスピス・緩和ケア病棟で使われている看護診断と看護介入を調査した結果，心理社会的・霊的苦悩よりも身体的苦痛を注目しケアを実施していた（Ogasawara et al., 2010）．これらの研究結果から，がん患者は終末期においても積極的治療の影響を受けていることが推測される．

また現実には，複数の臓器に遠隔転移がみられるStage Ⅳの膵臓がん患者に，4剤併用の積極的療法を勧める医師もいる．もし，患者の意思決定が積極的に支援されていたならば，不必要な積極的治療を受けることはなく，疼痛管理や症状緩和を徹底的に実施することができ，その人に

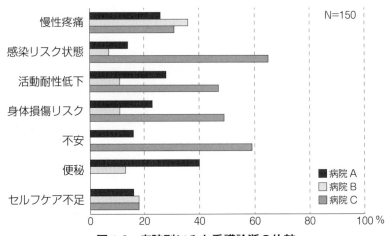

図1-2 病院別にみた看護診断の比較

(Ogasawara, C., et al. (2005). Nursing diagnoses and interventions of Japanese patients with end-stage breast cancer admitted for different care purpose. International Journal of Nursing Terminologies and Classification, 16 (3-4), pp. 54-64 より転載)

とって意味のある終末期をおくれたはずである．ここに，終末期においても積極的治療が遂行される医療の現場で，患者のQOL（quality of life）やQODD（quality of death and dying）の観点からいかに終末期ケアを支援するかが重要な課題になっている．

表1-2は，終末期の看護診断とアイオワ大学で開発された看護介入分類（Dochterman & Bulechek, 2004）で推奨している25のDying Care Itemとの関連性について示したもので，Dying Care Itemが実際に末期乳がん患者に対するケアプランにあげられていたかどうかの調査結果である（Ogasawara et al., 2005）．「疼痛をモニターする」「身体的，精神的な能力の破綻をモニターする」「基本的ケアを援助する」などは頻回に実施されていたが，「死について話し合う意思があることを伝える」「死に対する気持ちを分かち合うように患者と家族を支援する」「悲嘆の各段階を通じて患者と家族を支援する」「患者と家族に対する霊的支援が得られるようにする」「葬儀の手配に関する話し合いを促進する」などの終末期に重視する看護介入は実施されていなかったのである．ここから示唆されることをまとめると，患者が今苦悩している内的体験，すなわち心情を語らないこと，また，医療職者の終末期ケアに対する消極的な態度などへの対策が課

表1-2 末期乳がん患者に対するDying Careの実態

Dying Care Items	実施の有無
1. 死について話し合う意思があることを伝える	×
2. 死に対する気持ちを分かち合うように患者と家族を支援する	×
3. 悲嘆の各段階を通じて患者と家族を支援する	×
4. 患者と家族に対する霊的支援が得られるようにする	×
5. 葬儀の手配に関する話し合いを促進する	×
6. 疼痛をモニターする	○
7. 身体的，精神的な能力の破綻をモニターする	○
8. 必要な場合，基本的ケアを援助する	○

(Ogasawara, C., et al. (2005). Nursing diagnoses and interventions of Japanese patients with end-stage breast cancer admitted for different care purpose. International Journal of Nursing Terminologies and Classification, 16 (3-4), pp. 54-64 より転載)

題として浮かび上がってくる．

　以上の研究に基づくエビデンスから示唆されたさまざまな課題に対して，包括的な対策を講じると同時に，終末期ケアの質的変換が求められているのではないだろうか．これまで終末期ケアは，がん疾患に焦点を当て，特に，病態による苦痛や積極的治療のネガティブな側面で生じる症状緩和を中軸とした，疼痛管理と症状緩和ケアに焦点が置かれていた．しかしながら，これからの終末期ケアでは，終末期の死と死にゆくプロセスを重視したケア，すなわち，疾病に因る症状緩和という量的側面だけでなく，死にゆくプロセスにおいて患者が生きていることの意味を問い死に向かう患者に寄り添うことを重視するケアの質的側面（QODD）から，患者やその家族を支援することが重要ではないだろうか．

3 患者主体の意思決定を阻害する要因に関連した課題

1）パターナリズム

　患者の意思決定を誰が決定するかという観点から，意思決定は3つのモデルに分けられる．表1-3に示した3モデルの違いは，医師からの情報の量と意思決定者は誰か，という2点から生じている．これらの内，理論上は，患者主体の意思決定に導くのは，インフォームドモデルということになる．しかし，実際の医療の場では，パターナリズムが主流であり，患者の意思決定を阻んできた大きな要因である．医師が疾病の原因を突き止め，それをもとに病気とその治療，さらにその効果などが患者に告げられる．一方，患者は通常異議を唱えることなくそれを受け入れてきた．つい最近まで医師に詳しい説明を要求したり質問をしたりする患者は少なかったのである．

　わが国の医療場面における医師と患者の関係では，医師は絶対的な権利を有し，患者は医師に特別の敬意を払い，「お任せします」と従う姿勢をとることが最善の策とする社会的風潮は根強いものがあり，患者の意思決定を阻害し終末期ケアのバリアになってきた．

　最近の終末期医療において，患者の意思決定が重視されてきた背景には，病名告知の前提としてインフォームドコンセントが重視されるようになったことがある．終末期の予後告知を受けるかどうか，また終末期をどう生き，逝くのかについて，患者自身の意思決定がその後の終末期ケア，患者のQOL・QODDに影響を及ぼすことになると医療職者が気づいたからといえよう．

　終末期ケアにおいて，患者主体の意思決定が重要であると強調されたとしても，患者の状態が

表1-3　意思決定の3モデル

1. パターナリズムモデル（paternalism model）：父親と子ども間のような保護・支配の関係から，父権的主義モデルともいわれる．医師は患者に対して，「黙って私についてきなさい」という姿勢をとる．一方，患者は，お任せ意識を反映させて，「よろしくお願いします」「大丈夫です，がまんできます」と，good patientを演じてしまうのである．エンドオブライフケアにおける患者の意思決定において，このパターナリズムモデルでは，患者が受ける情報量は少なく，医師が患者に必要と判断した情報のみが伝えられるだけである．また患者には治療の選択肢を選ぶ能力がないとして，医師が意思決定することになる．
2. 協同的意思決定モデル（shared decision model）では，患者の意思決定に必要な情報が提供される．医師は情報を制限することはない．複数の選択肢とそれぞれの利点やリスクなどに関する情報が提供された上で，患者と医師が話し合いを重ねて，患者と医師が協同で意思決定をする．
3. インフォームドディシジョンモデル（informed decision model）では，医師から情報は制限することなく提供される．また担当医師以外からも積極的に情報を収集する．そして意思決定は，医師と患者で一緒に決めるのではなく，患者自身で行う．

悪化して患者の意思が反映されない場合も多い．そのため事前指示書やリビングウィル（Living Will）の作成が試みられているが，それらは書類に記載はされるもののカルテに閉じられ，実際の医療現場では心肺蘇生が行われており，十分に活用されているとは言い難い．

最近のエンドオブライフケアでは，アドバンスケアプランニング（ACP：advance care planning）が注目されている．ACPとは治療を開始する早期の段階から患者が必要とする情報を医療者が提供しながら，どのような医療を選び，さらにどこで，どのように最期を迎えるかを決めるために，医療者と患者や家族が話し合うプロセスを意味している．こうしたプロセスは，表1-3に示した協同的意思決定モデル（SDM：shared decision model）の考えをもとに実施されることが推奨されている．

2）家族中心主義

小笠原，久米，安藤ら（2003）は患者よりも家族への予後告知が優先される傾向にあることを報告したが，その後もその傾向は続いており，わが国の実際の医療場面での予後告知は消極的である．

図1-3は，家族がそばにいてつらいと思った患者の症状と実際に患者が体験している症状の程度を対比したものである（Ogasawara et al., 2005）．この結果から，患者は家族には苦痛を告げず気丈に振る舞っており，家族に対する気遣いがうかがわれる．厚生省による終末期医療に関する意識調査（2014）においても，終末期医療について被験者の半数が家族と話し合っていないと報告されている．こうした予後告知のあり方や医療職者の態度が，患者や家族に余命認識のずれを生じさせ，患者の主体的な意思決定を阻む要因になり，ひいては患者に不本意な終末を迎えさせている．

こうした問題に対して，いずれは終末期を迎える高齢者に，患者の主体的な意思決定支援の前提となる「終末期の在り方・迎え方」について深慮するような教育の場が提供される必要があると考える．その前提として，医療職者から終末期ケアに関するエビデンスに基づく情報が提供されなければならないことは言うまでもない．

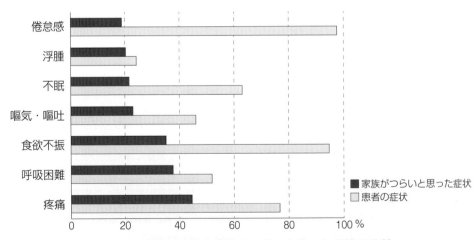

図1-3　患者の症状と家族がつらいと思った症状の比較

(Ogasawara, C., et al. (2005). Nursing diagnoses and interventions of Japanese patients with end-stage breast cancer admitted for different care purposes. International journal of nursing terminologies and classifications, 16 (3-4), pp. 54-64)

英国や米国では，Telehealth Palliative Model を背景に，早期から緩和ケアに教育，養育，助言（ENABLE：educate nurture advise before life ends）を取り入れ実施することにより，生存期間を延長し，終末期の QOL を高めているというエビデンスが報告されている（Kidd et al., 2010; Greer et al., 2012）.

3）日本人の死に対する見方・考え方

終末期ケアにかかわる医療職者の多くは WHO の緩和ケアをよりどころとして，患者主体の意思決定を支えることに積極的になってきている．かつてのわが国の終末期の医療やケアはあまりにも医師先導であった．インフォームドコンセントが重視される時代に入ってからは家族の意向を重視しているが，患者本人を蚊帳の外においてきた反動ともとれる．

患者主体の意思決定が基本である．とはいえ，意思決定の在り方は単一のパターンだけではなく，多様なものではないだろうか．患者のこれまで生活してきた軌跡の中で重視してきた価値観や生や死に対する考え方をもとに，自分らしい生き方・死に方を模索しつつ，最後の瞬間となる終末期に，その人独自の生を生き切るのではないかと考えるからである．

日本人の死生観は，人と人とのつながりを重視するわが国独自の社会文化が影響することが指摘されている（浅見，2016）．家族間の人間関係は希薄になってきたとはいえ，終末期には親子関係，夫婦関係，親族関係，などが複雑さを見せる．終末期においても自己よりも家族に配慮して自己の意思を出さず，最期を迎える患者もいるのである．

患者の意思決定に関与する要因にはさまざまなものがあることを認識する必要がある．特に，われわれ日本人の意思決定においては，意思決定の主体は患者本人とする欧米型の考え方とは異なること，また患者一人ひとりが考える死生観にはその人の生きざまが影響すること，また意思決定のプロセスにおいては，その時の患者の心理社会的な苦悩や霊的苦悩によっても影響を受けることを留意しなければならない．

4 終末期ケアを受ける場に関連した課題

これまで，わが国の終末期医療は「がん」に焦点が当てられ，1990 年にホスピス．緩和医療保険の診療項目として制度化され，緩和ケア病棟入院料が診療報酬項目として新設された．緩和ケア病棟とは，「主として悪性腫瘍の患者又は後天性免疫不全症候群に罹患している患者を入院させ，緩和ケアを一般病棟の病棟単位で行うものであること」と定められている（詳細は，第 7 章-2「緩和ケア病棟」を参照）．2016 年の施設数は 378，病床数は 7,695 と増加傾向にある（日本ホスピス緩和ケア協会）．

確かに緩和ケア病棟数や病床数は増加している．しかし，入院の対象はがんと AIDS に限られている．終末期を迎えるのはがんと AIDS だけではない．さまざま疾患をかかえながら通常の一般病棟で終末期を迎えるのである．こうした人々は緩和ケア病棟に入院すれば受けられたはずの緩和ケアを受けられないのである．不公平としか言いようがない．欧米では，患者の意思決定を基盤とした緩和ケアを，がんに特化せず，さまざまな心疾患や老年期の患者に早期から実施し，効果をあげている（Bakitas et al., 2015）．こうしたエビデンスを根拠として，終末期ケアをどのように実施していくかが今後の課題であると考える．

臨死期におけるケアは，一般病棟，緩和ケア病棟，ホスピスケア病棟，ホスピス（完全独立型），在宅ホスピス，特別養護老人ホームなど，さまざまな場が提供されている．しかしそこで提供されているケアは，呼び名は若干異なるが，ホスピスマインドを基盤にしたケアであろう．とはい

え，エンドオブライフケアの質は場所が異なることによって差異がでていないだろうか．

終末期ケアはあらゆる年齢層が対象である．とはいえ，超高齢者の増加に伴い高齢者の終末期ケアに焦点を当てることが喫緊の課題であろう．また，こうした対象に対する終末期ケアは多領域の連携の中で包括的対策が必要になってくる．

終末期ケアの場所の選択も課題である．終末期を迎える場所は病院だけでなく，在宅，老人ホーム，ホスピス，在宅ホスピスなどのさまざまな場となる．個々の希望と家族間の希望のずれ，収容施設の不足，多死社会に迎える状況で次々と問題が生じることが予測される．

以上のような問題と課題に注目して，医療機関で医療やケアを受ける患者やその家族だけでなく，広く一般市民を含む高齢者を対象に，早期からの終末期ケアが実施されるならば，患者自身による主体的な意思決定を可能にし，自身が希望するさまざまな生活の場で，QOLの高い人生の終焉を迎えることができると考える．

5 終末期看護に関する教育の現状と課題

厚生労働省により，「終末期医療の決定プロセスに関するガイドライン」が2007年に発表され（2018年「人生の最終段階における医療・ケアの決定プロセスに関するガイドライン」に改訂），終末期の医療およびケアの在り方が示された（第3章-3を参照）．このことを受けて，にわかに，医療現場は今までの治療中心から患者中心の終末医療にパラダイムシフトの転換を余儀なくされることになったといえよう．臨床の現場では，医師だけでなく，看護師もまた，死をタブー視し，「生きる」ことに焦点を当て，QOL向上を目指した医療とケアを行ってきた．現在はQODDを加味したQOL向上を目指す終末期ケアに発想の転換が求められている．そのためには，看護師は患者の死に向き合い，死に対する不安と恐怖で動揺する患者に寄り添いケアをすることになる．しかしながら，こうした観点からケア提供するための実践能力が看護師に十分で備わっているだろうか．そしてその能力を育成するための看護教育の現状はどうなっているだろうか．

平川ら（2005）は，全国の医学科・看護学科の終末期ケアに関する看護カリキュラムの実態調査を実施している．その結果，看護学科の68.9％で看護教育カリキュラムに高齢者の終末期ケアに関する科目があり，講義に35時間当てられ，実習などによる体験型学習を重視していることが報告された．しかしながら，筆者の印象では，成人・老年看護学分野の一単元として，あるいは選択科目として，終末期・ターミナルケアをあげ，教育内容も教師の関心事に焦点が当てられ，ビデオ学習やグループ討議を行っているように思う．終末期ケアは多領域に関連しており，包括的学問領域の1つとして位置づけ，教育内容やその方法を整備する必要があるのはないだろうか．

終末期看護は，指定規則のもとに行われる看護教育では必須科目になってはいないのが現状である．看護系の大学教育においてリーダシップをとる日本看護系大学協議会は，学士課程からの基礎的な看護実践能力育成の重要性を提唱している．7領域15分野の中で，第Ⅲ分野の特定の健康問題をもつ人への実践能力において，終末期にある人への援助があげられている．そして，その具体的な内容として，①身体的苦痛の除去，②死にゆく人の苦悩の緩和，③基本的欲求の充足，④死にゆく人の自己実現（希望の実現），⑤看取りをする家族への支援，⑥遺族への支援，などがあげられている．しかしながら，看護実践能力育成の重要な場である実習において，終末期の患者を受け持たせてくれない施設が多いのが現状である．その背景には，未熟な看護学生が終末期患者を受け持って実習することは難しいとする臨床側の消極的な態度がある．

専門看護師や認定看護師のカリキュラムは，高度の専門性を伴う教育内容になっている．専門看護師では終末期ケアに関する分野として，「がん看護」の緩和ケア，「老年看護」における終末

期における老年看護に関する科目,「在宅看護」における終末期ケアなどにおいて教育している.しかし,他の分野では終末期ケアに関する項目はみられない.認定看護師のカリキュラムでは,「緩和ケア」はがん看護概論で,「認知症看護」は認知症ケアマネジメントと終末期ケアマネジメントを,「慢性呼吸器疾患看護」は,①慢性呼吸器疾患患者の終末期ケア,②慢性呼吸器疾患終末期患者の家族のケア,③倫理的問題などを含んでいる.

以上から,看護教育における検討するべき課題として,1) 基礎教育においては具体的なレベルでの教育が実施されていない,2) 専門看護師や認定看護師の終末期ケアの教育はがん看護が中心で広範囲の終末期ケア教育が実施されていない,3) 看護師の継続教育においては,個人レベルでの講習会受講（ELNEC など）に依存しているなどがあげられる.

6 まとめ

超高齢化から多死社会へ移行するに伴い,マクロな視点からの対策も喫緊の課題であると考えるが,ここでは,終末期ケアを受ける人,一方,それを提供する人という観点からまとめる.

終末期ケアを受ける人は,「がん」に特化せず,あらゆる疾患や老衰などにより終末期を迎える人が対象である.終末期をどこで迎えるか,どのように迎えるのか,誰がどのように支えるのかなど,多くの問題や課題がある.

終末期ケアを提供する人には,終末期ケアに関する知識の習得,専門職者だけではなく看護師への看護教育の徹底,看護学生に対する基礎看護の充実,また一般市民への教育など課題は非常に多い.中でも重要な問題や課題となっているものを以下にあげる.

1. 終末期ケアの対象はがんと AIDS に特化するのではなく,すべての疾患で苦しむ患者を対象にする必要がある.
2. 予後告知の実態は家族に告知される傾向にあり,患者は家族とオープンな関わりがもてず,終末期ケアについて十分な話し合いができていない.
3. 患者主体の意思決定のバリアとして,医師のパターナリズムや家族中心主義の考え方が根強い.
4. 医療職者の終末期ケアに対する消極的な態度を改善する必要がある.
5. 満足できる人生の終焉を迎えるためには,終末期ケアの質的変換,すなわち QOL から QODD へ,患者,家族,医療職者が発想を転換する必要がある.
6. 患者,家族,医療職者への終末期ケアに関する教育が不十分である.
7. 看護基礎教育カリキュラムにおいて,終末期ケアに関する系統的な教育を行う必要がある.
8. 広く一般市民に向けて,終末期や終末期ケアに関する啓蒙教育を行う必要がある.

引用文献

浅見洋（2016）．日本人における死生観の変容とエンド・オブ・ライフケア,看護技術,62 (12), pp. 14-17.

Bakitas, M. A., et al.（2015）. Early versus delayed initiation of concurrent palliative oncology care: Patient outcomes in the ENALE III randomized controlled trial. Journal of Clinical Oncology, 33 (13), pp. 1438-1445.

Dochterman, J. M., & Bulechek, G. M.(2004)．中木高夫,黒田裕子訳(2006)．看護介入分類（NIC）

原著第 4 版. p. 574, 南江堂.
Greer, J. A., et al. (2012). Effect of early palliative care on chemotherapy use and end-of-life care in patients: With metastatic non-small-cell lung cancer. Journal of Clinical Oncology, 30 (4), pp. 394-400.
平川仁尚ほか (2005). 全国の医学科・看護学科における終末期医療・看護教育の実態調査. 日本老年医学会雑誌, 42 (5), pp. 540-545.
Kidd, L., et al. (2010). Telehealth in palliative care in the UK: A review of the evidence. Journal of Clinical Oncology, 30 (4) pp. 394-402.
厚生労働省 (2007). 終末期医療の決定プロセスに関するガイドライン. www.mhlw.go.jp/shingi/2007/05/s0521-11.html (2017.3.10. アクセス).
厚生労働省終末期医療の決定プロセスのあり方に関する検討会 (2018). 人生の最終段階における医療・ケアの決定プロセスに関するガイドライン.
Ogasawara, C., Kume, Y., & Andou, M. (2003). Family satisfaction with perception of and barriers to terminal care in Japan. Oncology Nursing Forum, 30 (5), pp. E100-E105.
Ogasawara, C., et al. (2005). Nursing diagnoses and interventions of Japanese patients with end-stage breast cancer admitted for different care purpose. International Journal of Nursing Terminologies and Classification, 16 (3-4), pp. 54-64.
Ogasawara, C., et al. (2010). Nursing diagnoses identified by expert nurses in hospices and palliative care units in Japan. NANDA-I International Congress.

2 諸外国の終末期医療の現状

　エンドオブライフにおいてどのようなケアを提供できるかは，その国や地域の保険制度，経済情勢，社会情勢，資源の利用の有無や文化的な認識や風習により大きく違う．また，死の認識も文化により大きく違い，特定の文化においては自身や他の人たちの死について語り合うことがよくないことだと認識することもある．しかしながら，この認識は時代とともに大きく変化してきているという状況もある．米国でも，数十年前まで死について語ることはタブーとされており，死についてまたはエンドオブライフについて語るということを避ける傾向にあったが，患者の権利の意識化や倫理観の発達とともに，近年ではより多く語られるようになってきた．また，エンドオブライフにおいて，どのようなケアを受けたいのか，最期をどのように過ごしたいのかをあらかじめ記すリビングウィルなどをもつ人も増えてきている．これに加えて，在宅ホスピスを推進する政策により，自宅で看取りを行える体制ができ，自宅で亡くなる人が増える傾向にある．

1 諸外国の死亡の場所の統計

　諸外国の統計と比較すると，日本では死亡場所として病院が非常に多い．厚生労働省人口動態統計によると，1951 年には日本でも自宅での死亡が 82.5％であったが，年々急低下し，2009 年ではわずか 12.4％となっている．
　日本では国民皆保険制度，高額医療費制度等に支えられ全国民が高度医療を受けられる状況があるが，これは世界的にみた場合どの国にも適応するものではない．また発展途上国の多くでは，

まだまだ先進国と同様の医療処置や清潔操作が提供できる環境にないのが現状である.

諸外国のエンドオブライフの状況は，社会情勢，医療保健制度，歴史的背景などの違いがあるため，一定の指標をもって比較することは困難である．しかしながら，その制限の中ではあるが，在宅で亡くなることができたかどうかということが指標として使われることが多い．

諸外国の状況としては，Broad ら（2013）が世界 45 か国の死亡の場所の統計を比較している．国により統計年が統一できないため単純比較は困難であるが，世界の状況を把握するには重要な参考資料となる．これによると日本での病院での死亡が 78％（2007 年）であるのに対し，韓国 66％，カナダ 60％，英国 58％，フランス 58％，オーストラリア 52％，米国 47％で，他の先進国と比較すると，日本では病院での死亡が非常に高いことがわかる．

2 エンドオブライフケアと政策的な支援

先進諸外国では，病院での死亡を減らすための大きな努力が行われている．その1つに，ホスピス・プログラムがある．ホスピス・プログラムは，エンドオブライフの専門家で成り立つチームで構成されており，在宅で看取りを行えるようにするサポート体制が整っている．日本でもホスピスや在宅ホスピスなどが増えつつあるとはいえ，政策による体制の整備がなされている状況とはいえないため，ホスピスプログラムやそれに準じるものがどの人でも利用可能な状況ではない．また，緩和ケア診療加算は日本では，がん患者と AIDS 患者に限定されているが，海外では疾患の特定はされてはおらず，エンドオブライフにおいてどの人も，緩和ケアやホスピスケアを受けることができる．

イギリスにおける国民健康保険にあたる National Health Service（NHS）は，エンドオブライフにおいて優先されるべきこととして，以下の5つをあげている．

1. 医師はあなたがもし短い間に亡くなると思われる場合，より頻回に診てもらい，あなたとあなたの身近な人にそれを説明しなくてはならない．
2. あなたのケアにかかわる人たちは，あなたやあなたの身近な人たちに対して，敏感にそして正直に話さなくてはなりません．
3. あなたやあなたの身近な人たちは，希望するのであれば，あなたがどのように扱われ，ケアを受けたいのかの意思決定に参加するべきです．
4. あなたの家族や身近な人たちのニードもできる限り満たされるべきです．
5. ケアの計画はあなたも同意のうえで，思いやりをもって提供されるべきです．

このように，欧米では患者・家族と医療者がエンドオブライフケアにどのようにかかわるのか，また患者・家族はどのようなケアを受けることができるのか，ケア提供のための法的制度をもつ．さらに，このような指標を示すことにより，インフォームドコンセントも含むエンドオブライフケアにおける患者と家族の参加についても，定義されている．

3 まとめ

先進諸外国と比較すると日本での病院死の割合は非常に高い．在宅での看取りを実現するためには，政策的な介入によるシステムの整備と，患者や家族の意思決定参加ができる体制づくりが必要となるといえる．このための，医療従事者への教育と一般への教育活動の双方が必要となる．

引用文献

Broad, J. B., et al. (2013). Where do people die? An international comparison of the percentage of deaths occurring in hospital and residential aged care settings in 45 populations, using published and available statistics. International Journal of Public Health, 58 (2), pp. 257-267.

National Health Service. http://www.nhs.uk/Planners/end-of-life-care/Pages/what-to-expect-from-care.aspx（2018.3.6. アクセス）.

第2章
エンドオブライフとエンドオブライフケアの意味

　終末期にある患者のケアに関して，ターミナルケア，ホスピスケア，緩和ケア（パリアティブケア），エンドオブライフケアなどさまざまな言葉が使われ，時代の要請の中で，微妙な違いを含みながら変遷してきている．ここでは，人生の終焉を迎える時期すなわち終末期（エンドオブライフ）がどのように捉えられてきたのか，またどのような意味合いを込めて上記の用語が使われてきたのかを概説したうえで，本書におけるエンドオブライフケアを定義する．

1 終末期とは

人間の生（人生）の終焉を迎える時期を意味する用語として，終末期，末期，ターミナル，death & dying，臨死期，end-of-life，などさまざまな言葉が使われている．

「終末期」とは，看護学大辞典（2013）によれば，「疾病・老衰・事故等により，死に向かう人生最後の時期をいう」とされている．厚生省（1989）の末期医療に関する在り方検討会の報告書においては，治癒の可能性がなくなり，予後が大体6カ月とみなされる患者を終末期にあるとして，緩和ケア病棟やホスピスの対象であると捉えている．

1 死に至るまでの身体機能低下に基づく病の軌跡4パターン

Lunneyら（2003）は，研究結果に基づいて死に至る身体機能の低下の特徴から4パターンの軌跡を描き，それぞれの日常生活動作の差異から，各パターンの特徴を明らかにしている（図2-1）．詳細は，第5章「エンドオブライフの病態的特徴」を参照していただきたい．

第1パターンは，身体機能が突然低下して死亡する軌跡である．一般的に30分から1時間以内の死亡とされる．心筋梗塞，肺血栓塞栓症，外傷，脳卒中，大血管破裂などが原因である．特に心臓性突然死では致死性不整脈である心室細動による場合が多い．亡くなる直前まで日常生活動作には問題なく自立している．

第2パターンは，「がん」に代表され，終末期の最後の短期間（1カ月，2～3週間）に急激に悪化し，死亡に至る軌跡を描く．個人差はあるが亡くなる2週間前までなんとか日常生活動作は維持できている．

第3パターンは，心臓，腎臓，肝臓，肺などの臓器不全によって，周期的な発作と改善を繰り返しながら徐々に悪化し，最後の2～3カ月以内には著明な機能低下を伴い，日常生活動作が困難となり死亡する軌跡を描く．

第4パターンは高齢者のフレイル（frailty：老衰）や認知症のように，数年間に衰弱の程度が徐々

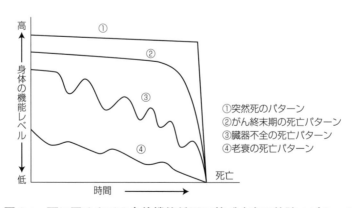

図2-1 死に至るまでの身体機能低下に基づく病の軌跡4パターン

(Lunney, J. R., Lynn, J., & Foley, D. J., et al. (2003). Patterns of functional decline at the end of life. JAMA, 289 (18), pp. 2387-2392 を参考に筆者作成)

に悪化し続けて死亡に至る軌跡を描く．最後の1年間に筋力の低下や認知症が進み日常生活動作が著しく低下する．

2 終末期3分類とその条件

疾患は，通常，症状の経過に応じて，急性期，回復期，慢性期，終末期に区分される．ここから，終末期という言葉は，病期に関連した用語として使われ始めたのは明らかである．とすると，問題になるのは，終末期はいつから始まるのか，そして，どのくらいの期間を意味しているのかということになる．

終末期は病状の進行速度により3つに分類され，以下のように定義されている．

急性型終末期：日本救急医学会（2007）は，救急医療などにおいて，妥当な医療の継続にもかかわらず死が間近にせまっている状況と定義し，具体的には，①脳死と判断された場合，②生命維持が人工的な装置に依存し，必須臓器の機能不全が不可逆的な場合，③治療法がなく，数時間ないし数日以内に死亡することが予測される場合，④積極的な治療の開始後に回復不可能な病気の末期であることが判明した場合をあげている．これらの定義上の特徴は，治療者の観点から捉えられていることである．

亜急性型終末期：がんの治療を放棄した時点から，死亡するまでの期間，また，病状が進行して，生命予後が半年あるいは半年以内と考えられる時期と定義されている（日本学術会議臨床医学委員会終末期医療分科会，2008）．これは予後の視点から判断されていることが特徴である．

慢性型終末期：日本老年医学会の「立場表明」（2012）では，「病状が不可逆的かつ進行性で，その時代に可能な限りの治療によっても病状の好転や進行の阻止が期待できなくなり，近い将来の死が不可避となった状態」と定義している．

上記の3分類された終末期の内容には差異があると同時に，死亡までの期間も異なることから，終末期を期間で定義することは適切ではないとして，全日本病院協会の終末期医療に関するガイドライン策定検討会（2009）は，以下の3条件を満たす場合を「終末期」と定義している．

1. 医師が客観的な情報をもとに，治療により病気の回復が期待できないと判断すること
2. 患者が意識や判断力を失った場合を除き，患者・家族・医師・看護師等の関係者が納得すること
3. 患者・家族・医師・看護師等の関係者が死を予測し，対応を考えること

3 終末期を意味するさまざまな用語

終末期ではその期間に注目するために，その捉え方により定義が微妙に異なってくるのに対し，末期は終わりに近い状態に焦点をおいた用語として使われている．広辞苑では，ある物事の末の時期，終わりに近いころと説明されているが，医療では，特に，末期がんとか，末期状態という使い方がされ，間もなく死に至ることが確実で，重篤な状態のがん患者という意味合いで使われている．

「ターミナル」とは，英語のterminalをカタカナで表記したもので，「終わりの，末端の，終末の」などを意味し，例えばthe terminal stage（末期），また「終点の，終着駅の」などを意味し，a terminal station（終着駅）のように使われる．あるいは「病気・患者が末期の」を意味し，例えば，a terminal cancer（末期がん）といった使い方をしている．

「臨死期」は死が間近い時期を意味しているが，その間近いという期間をどう捉えるかによっ

て内容が異なってくる．英国でEllershawら（2003）が開発したLCP（Liverpool Care Pathway）においては，対象患者をthe dying patientと進行形（-ing）でよんでいることから，まさに死が刻々と近づいている状態をイメージすることができる．LCPは臨死期にある患者のケアツールである．このLCPでは，臨死期を予後数日または1週間と判断し，さらに，①患者が終日臥床状態である，②半昏睡・意識低下が認められる，③経口摂取がほとんどできない，④錠剤の内服が困難であるのうちの2項目以上が該当していることを条件にあげている．以上から，臨死期という用語には，死に向かうプロセスの中で，「ダイイング（dying）」に焦点を当てられていることに注意する必要がある．

「end-of-life：エンドオブライフ」を，人生の終焉を迎える直前の時期，すなわち臨死期と捉えるのか，あるいはもっと以前からを意味して捉えるかによって，エンドオブライフケアの内容が異なってくる．終末期の生活を充実したものにするためには，終末期の早期から，あるいはそのもっと以前の状態から開始する必要があると考える．そもそもすべての人間に等しくくる終末期に対して，普段から準備をするという見方をすると，期間を設定する必要があるのだろうか．

2 終末期にある患者のケアに対する用語

終末期にある患者へのケアは，hospice：ホスピス（ケア），terminal care：ターミナルケア，palliative care：緩和ケア（パリアティブケア），end-of-life care：エンドオブライフケア，hospice palliative care：ホスピスパリアティブケアへと，時代の要請の中で期待されるケアの内容に焦点が当てられ，こうした用語が使われ変遷してきている．

その差異をみると，終末期ケアやターミナルケアは死が近づいた患者のケアに焦点が当てられており，ホスピス（ケア）や在宅ホスピスケアでは，ケアの場が強調されている．また緩和ケア（パリアティブケア）は症状緩和に焦点が当てられ，主にがんやエイズを対象として捉えられている．特にわが国ではがんの症状緩和を目的とした医療・ケアという意味で使われてきたようである．

1 ホスピス

ホスピスの語源はそもそも旅の巡礼者が宿泊する教会を意味していた．病で倒れた旅人や巡礼者，孤児や貧困者らをホスピスに収容し，聖職者らが世話をしたのである．したがって，ホスピスとは，ケア施設全般を意味していることになる．

特にホスピスが終末期に結びついたのは，シシリー・ソンダーズ（Saunders, Cicely）の貢献が大きいとされている．1967年にセント・クリストファー・ホスピス（St. Christopher's Hospice）を開設し多くの人々を救済した．そして，末期がん患者が体験するさまざまな苦痛や苦悩に対して全人的苦痛（トータルペイン：total pain）という概念を提唱した（図2-2）．このトータルペインは，身体的苦痛（physical pain）精神的苦痛（mental pain），社会的苦痛（social pain），スピリチュアルペイン（spiritual pain）の4要素から成り立っているが，これらが相互に影響し合うことにより，患者は全人的苦痛として体験することになる．したがって，painであるがその実態はdistress（苦痛）とsuffering（苦悩）であることに注目する必要がある．

こうしたトータルペインの考え方が，1989年と2002年WHOによる緩和ケアの定義に影響を

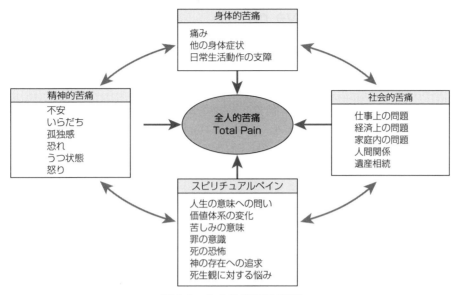

図 2-2　全人的苦痛の理解
(淀川キリスト教病院ホスピス編 (2007). 緩和ケアマニュアル 第5版. p.39 最新医学者より転載)

与えることになる．オピオイド鎮痛薬を積極的に用いることにより，身体的苦痛・精神的苦痛・社会的苦痛・スピリチュアルペインから解放して安寧をもたらすような緩和ケア（palliative care）の実践が強調されていくことになったのである．

また，Ferrell と Coyle（2006）は Twycross と Lack（1990）の痛みの認知に影響する諸因子（身体的要因，怒り，抑うつ，不安）に基づき，図 2-2 に示したように，組織損傷などの身体的要因だけでなく，精神的要因・社会的要因・スピリチュアル要因による痛みの具体的な内容を提示し，これらをアセスメントする必要性を強調している．

2 ターミナルケア

終末期という時期を注目した終末期医療に対して，欧米で「ターミナルケア」の用語が使われたのは 1950 年から 60 年代といわれている．

佐々木（2012）によれば，わが国では，終末期ケアは福祉・保健・心理の分野で，またターミナルケアは医療・看護・福祉の分野で使われてきたとしている．特に臨床場面にターミナルケアの概念が普及し，研究内容として，死に向かう人々のケア，末期患者に対するチーム医療，ホスピス運動や症例研究などをあげている．

ターミナルケアの用語は，1980 年代以降から看護教育カリキュラムにおいて，ターミナルケア教育の中に導入されている（林ほか，1983, 1984）．看護師国家試験出題基準の終末期看護（大項目）の中に，終末期にある患者への看護（中項目）があり，5つの小項目（①全人的苦痛のアセスメントと苦痛軽減への援助，②死の受容過程とアセスメントと援助，③疼痛アセスメントと援助，④症状マネジメント：呼吸困難・下肢浮腫・排便異常・食欲不振・睡眠障害，⑤家族ケア）があげられている（厚生労働省医務課，2013）．

3 緩和ケア（palliative care）

　1970年代にホスピス（ケア）の考え方をもとに英国で始まり，カナダやアメリカで発展したといわれている．
　WHOは死に向かうプロセスに焦点を置き，palliative careを1989年と2002年に定義している．1989年には，「治癒を目指した治療が有効でなくなった患者に対する積極的な全人的ケアである」と定義され，さらに2002年には，「痛み，そのほかの身体的，心理社会的，スピリチュアルな問題を早期発見し，適切なアセスメントと治療を行うことにより，生命を脅かす疾患に関連する問題に直面している患者と家族のQOLを改善させるアプローチである」と定義されている．そして表2-1のような具体的な内容をあげている．
　WHOが提唱したpalliative careにおいては，ケア対象患者の病気を「がん」とは特定していない．最後の1項目，すなわち「病気の早い時期から，また化学療法や放射線療法などの延命治療が行われている最中においても，さらに副作用や合併症を把握し管理するための検査段階においても実施される」のみが，がんに対する治療による副作用に対する緩和ケアを推測させる．しかし，全体的には，上記のトータルペインに対して，表2-1で示したようなケア実施し，一人ひとりの患者のQOLを高めることを目標としている．
　ところが，わが国では，緩和ケアは「がん」と強く結びついて発展してきた．医療政策として緩和ケア病棟が設置され，1990年に緩和ケア病棟入院料が医療保険の診療報酬となったことにより，年々緩和ケア病棟は増加し，2016年には378施設になっている．しかしながら，緩和ケア病棟の入院対象者はがん末期とAIDSの患者に限られてきた．がん患者が体験する4つの苦痛のうち，特に身体的苦痛の緩和を意図した狭い範囲での緩和医療が中心になり，ケアの視点が薄れたのではないだろうか．そのため，医療者中心の緩和医療が強調され，患者の主体的な意思決定を支援するケアリングの趣旨がないがしろにされてきたものと推測される．
　このように，わが国ではがん医療との関連が強調されたために，本来のケアの視点が弱められ，疼痛管理，症状緩和，胸水や腹水のコントロール，栄養管理，臨死期の処置などの具体的な医療的処置に焦点が当てられた結果，緩和医療や緩和ケアという言葉は状況に応じて曖昧に使われたのであろう．緩和医療ということばには，Palliative MedicineとPalliative Careの両方の意味を包含し，その中間的なニュアンスを持っているという柏木（2007）の言及に納得させられる．

3 病気の発症から死に至るまでの医療とケア

　図2-3は，がん患者の病気の発症から死に至るまでの軌跡に従って，患者およびその家族にさまざまな医療とケアが連続して提供されている現状を図にあらわしたものである．ここでは，図中に示したケアを中心に時系列にそってその意味を概説する．

1 積極的治療と消極的治療

　病気の進行に応じて，さまざまな検査が実施されことにより，がんが特定されると病名が告知され，がんに対する積極的な医療が実施される．しかし予後不良が明白になるに従って，徐々に消極的医療へ移行してゆく．さらに，そこに緩和医療が追加される．わが国の医療現場では，多

表 2-1　WHO による緩和ケア（Palliative Care）の定義（2002）

| Palliative care is an approach that improves the quality of life of patients and their families facing the problem associated with life-threatening illness, through the prevention and relief of suffering by means of early identification and impeccable assessment and treatment of pain and other problems, physical, psychosocial and spiritual. Palliative care:

・provides relief from pain and other distressing symptoms;
・affirms life and regards dying as a normal process;
・intends neither to hasten or postpone death;
・integrates the psychological and spiritual aspects of patient care;
・offers a support system to help patients live as actively as possible until death;
・offers a support system to help the family cope during the patients illness and in their own bereavement;
・uses a team approach to address the needs of patients and their families, including bereavement counselling, if indicated;
・will enhance quality of life, and may also positively influence the course of illness;
・is applicable early in the course of illness, in conjunction with other therapies that are intended to prolong life, such as chemotherapy or radiation therapy, and includes those investigations needed to better understand and manage distressing clinical complications. | 緩和ケアとは，生命を脅かす病気による問題に直面する患者やその家族の，痛みやその他の身体的，心理社会的，スピリチュアルな問題を早期に発見し，的確なアセスメントと治療を行うことで，苦痛を予防し軽減して，生命の質をより良くするアプローチである．

緩和ケアは，
・痛みとその他の苦痛な症状から解放する．
・生きることを積極的に肯定すると同時に，死を正常なプロセスとして尊重する．
・意図して死を早めたり，引き延ばしたりしない．
・心理的側面とスピリチュアルな側面から患者ケアを統合する．
・死に至るまで，患者が積極的に生きていけるようにサポートシステムを提供する．
・家族が患者が病気の間も死別後も対処できるようにサポートシステムを提供する．
・患者と家族のニーズにはチームで対応する．必要時，死別後カウンセリングなどの援助をする．
・QOL を向上させ，病気の経過に肯定的な影響を与える
・病気の早い時期から，また化学療法や放射線療法などの延命治療が行われている最中においても，さらに副作用や合併症を把握し管理するための検査段階においても実施される． |

（WHO Definition of Palliative Care. WHO ホームページより転載 (www.who.int/cancer/palliative/definition/en/)．筆者訳）

くの場合，死に至るまで疾病に対する医療と緩和医療が混在して持続されてきたように見受けられる．こうしたことは，ひとたび緩和ケアに移行したならば，がんを治療するための医療は行わないアメリカとは大いに異なっている．

2 インフォームドコンセントと予後告知

　図 2-3 の上段には告知の時期を考えるために，病名告知と予後告知をあげた．すなわち未告知や不十分なインフォームドコンセント，時期を逸した告知などによるさまざまな影響が最期まで持続する．PET などの検査の普及により確定診断が容易になったことも背景にあって，病名の告知は比較的実施されるようになったが，予後告知に関しては十分ではなく，その実施率は低いと報告されている（吉田，2008）．
　統合的症状マネジメント（内布ほか，1999）はチームアプローチである．しかし，予後告知が

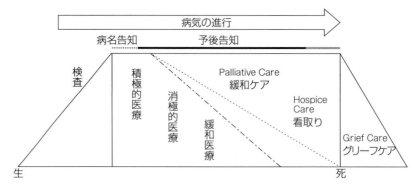

備考：病気の進行に応じて，積極的医療，消極的治療，緩和医療，緩和ケア，EOLC（エンドオブライフケア），Hospice Care などの提供を受けている．積極的医療とは積極的な疾病中心の治療を意味し，消極的医療とは，最小限にした疾病中心治療である．緩和医療とは緩和ケアと同義に使われることが多いが，症状緩和，特に身体的苦痛に焦点を置いた医療である．EOLC，Hospice Care，看取りなどは臨死期のケアであり，それぞれの捉え方のもとに使われている．Grief Care は遺族の悲嘆ケアである．図中の −・−・− は医療，……… は緩和ケアの開始と終了を示している．

図 2-3　終末期がん患者の医療とケアの現状

されない状況では，患者自身が今体験している症状を認知・評価し，さらに具体的な反応を言葉で表出することはできない．したがって，その症状マネジメントによる効果は期待できないことになる．

また，予後告知に関しては，「いつ」「誰に」また「どのように」告知されているかが重要である．患者の意思決定支援のために，十分なインフォームドコンセントに基づく予後告知を早期に実施することを緩和ケア学会では強調しているが，なかなか効果をあげていないのが実情である．

わが国では家族を優先して医師が告知してきた（吉田，2014）．そのため，患者に予後告知がされていない状況下では，医療職者と患者間，また患者と家族間のコミュニケーションに不和が生じている．そして患者主体であるべき意思決定や患者のための適切な care goal を設定できず，その結果として，エンドオブライフケアの効果が上げられない状況を生み出している．

3 死の認識

人は死期が近いことを医師から伝えられて認識するのだと医療者はいう．確かに，医師より病名が知らされ，検査や治療を受け，最後には予後の告知を受ける．そして，通常はそこで初めて死を認識するものと医療者は捉えている．すなわち，病気の延長線上に死があり，それを医師から知らされて，死期が近いことを認識するというのである．

しかしながら，医師から死期を知らされて死を自覚するというより，患者自身で死を自覚するのでないだろうかと筆者は考えている．体力の衰えにより普段の生活行動が難しくなり，さらに衰弱が進むと，生きるためのセルフケア行動がとれず，ものごとを集中して考えられなくなった状況から総合的に死が近いことを自覚し，徐々に死を受け入れてゆくものでないかと考えている．

4 エンドオブライフケアを意味するさまざまなケア用語

図 2-3 には，疾病に対する医療は緩和ケア期やホスピスケア期にあってもなお持続しているという状況を点線で示した．アメリカでは，緩和ケアの終了と同時にエンドオブライフケア（多く

の場合，在宅ホスピスケア）が開始されるが，わが国では，鮮明な線引きはなく，さまざまなレベルの医療や症状緩和が実施されながら，緩和ケア，エンドオブライフケア，ホスピスケア，看取り，ダイイングケアなどのさまざまな用語が混在しているのが実情である．

1）緩和医療と緩和ケア

緩和医療という言葉は確かに存在するが，明確な定義は見当たらず，緩和ケアと同義に捉えられている場合が多い．がん終末期にみられる症状緩和を，また治療による副作用に伴う症状の緩和もあわせて目的とした身体的苦痛の緩和に焦点をおいた医療という印象を受ける．

緩和ケアは医療とは異なる視点からチーム体制で進められるアプローチである．がんや医療行為に伴うさまざまな苦痛・苦悩に起因したトータルペインの緩和を目標にした緩和ケアが実施されている．

緩和ケア病棟運営の手引き 2014 年版（日本ホスピス緩和ケア協会，2014）によれば，ケアのポイントとして，①入院前後の情報収集，②入院時の苦痛の評価・ケアプラン，③チームによるケアカンファレンス，④症状マネジメント，⑤死が近づいた時のケア，⑥家族ケア・遺族ケア，⑦スタッフへのケア，などがあげられている．

余命が告知され，緩和ケア病棟あるいはホスピス（病棟）で緩和ケアが実施されるのが望ましいことであるが，現実には一般病棟で，がん末期の症状緩和を目標にケアが実施されている．しかしながら，そこには専門看護師や認定看護師らのスペシャリストが必ずしも存在しているわけではない．しかも消極的ながん治療も実施されているのだから，症状緩和ケアの効果は十分ではないことが推測される．

2）看取り

わが国では，臨死期にある人の世話を「看取り」とよんできた．この用語は日本人の生活に密着したところで抵抗なく使われてきたわが国独自な言葉である．特に在宅や老人施設でよく使われている．箕岡（2011）によれば，無益な延命治療をせずに，自然なプロセスの中で死にゆく高齢者を見守るケアをすることと定義されている．

また吉岡ら（2009）は，看取りケアとは「家族のセルフケア能力を高め，家族としてのまとまりを維持・強化し，家族の看取りを支援するために，看護師が終末期のがん患者と家族に行うケア行動」と定義して，一般の看護師の具体的な行動分析から看取りケア尺度を開発している．看取りの構成要素として 5 因子：①悔いのない死へのケア，②癒しの魂のケア，③苦痛緩和の保証，④情報提供と意思決定のケア，⑤有効なケアの調整をあげている．

3）ダイイングケア（dying care）

ダイイングケアは，看護介入分類（Dochterman & Bulechek, 2004），いわゆる NIC（Nursing Intervention Classification）において，「死に向かうためのケア」と訳され，人生の最後の段階において，身体の安楽と精神の平安を促進することと定義されている．

その具体的なケア内容として 24 項目があげられている．しかしながら，わが国の看護師はモニタリングや日常生活の援助介入に対しては積極的であるが，リスト中の①死について話し合う意思があることを伝える，②死に対する気持ちを分かち合うように患者と家族を支援する，③悲嘆の各段階を通じて患者と家族を支援するなどに対しては非常に消極的である（Ogasawara et al., 2005）．

4）スピリチュアルケア（spiritual care）

　NANDA-I（Herdman & Kamitsuru, 2017）ではスピリチュアルペインは，「人生の意味を，自己・他者・世界・超越的存在とのつながりを介して経験する能力の低下に，苦しんでいる状態」と定義され，その介入として，看護介入分類（NIC）（Dochterman et al.（Eds.），2013）では霊的支援（spiritual support）が推奨されている．これはより偉大な力とのバランスと結合を感じられるように患者を援助することと定義され，具体的なケア行動として28項目があげられている．その一部を抜粋して以下に示す．

- 信頼を確立し，共感を示すコミュニケーション技法を用いる．
- 過去の生活を振り返り，霊的強さとサポートを提供してきた出来事や人間関係に焦点を当てるように指導する．
- 尊厳と尊敬をもって患者を取り扱う．
- 回想法によってライフレビューを勧める．
- 心配事を表出できるように，開かれた態度で接する．
- 患者の気持ちをいつも聞けるようにしておく．
- 患者の気持ちへの共感をあらわす．
- 苦しいときは看護師がいつでも支えになると言って患者を安心させる．
- 病気や死に関する患者の気持ちに対して，開かれた態度で接する．
- 適切な方法で怒りを表出し，発散できるように，患者を援助する．

　窪寺（2004）によれば，スピリチュアルペインとは人生を支えていた生きる意味や目的が，死や病が身近になることによって脅かされて経験する全存在的な苦痛としている．

　人としての在り方には，時間的存在，関係的存在，自律的存在の3つがあるとされている．死期が迫り，明日という未来がないというとき，人は，①今，自分自身が存在していることの意味を見失い，②今体験している苦痛にどんな意味があるのかわからないと苦しむ，③死後の自己に対する不安，④これまでの人生に対する悔いや罪責感などに関しての苦悩と直面する．

　また窪寺（2004）は，スピリチュアルケアの中心にあるものとして，①ケアの中心は人間であり，人間が人間らしく生きられるようにするための援助，②共感的意識すなわち，患者の痛みを，ケアする援助者も共有すること，③相互依存的関係すなわち，ケアを提供する側にも成長の機会を与えていること，④水平な関係すなわち，同じ地平に立てば患者の立場に立った場合に置き換えて，患者にとって必要なケアを提供できるなどをあげている．

5）グリーフケア（grief care）

　対象喪失によって起こる一連の心理過程を悲哀または喪（mourning）とよび，この心理過程で経験する落胆や絶望の情緒体験を悲嘆（grief）という．またグリーフワーク（grief work）とは，近しい人を亡くした人が，その悲嘆を乗り越えようとする心の努力であり，死別に伴う苦痛や環境変化などを再調整して，新しい関係をつくり上げることと定義されている（Lindemann, 1944）．したがって，グリーフケアはグリーフワークを支えること，すなわち，悲嘆の表現としてあらわれるさまざまな感情や行動，あるいは身体的な反応などを，正常な反応として，ともに受け止めることができるように，遺族のそばで寄り添い，支えることであるといえる．

　グリーフケアは一般的に患者の死後，遺族に対して実施される．しかし悲嘆（グリーフ）は対象の喪失後に生じるだけでなく，喪失を予期した段階から始まる場合もある（予期悲嘆）．したがって，予後告知後，早期から予期悲嘆に対するケア（レスパイトケア）も必要である．レスパ

イトとは，休息や息抜き・小休止という意味があり，家族が一時的に介護から解放され，ゆっくりと休息をとれるように支援することである．海外ではグリーフケアより，bereavement care（遺族ケア）の方が一般的に使われているようである．

4 エンドオブライフケアの定義

1 元来のエンドオブライフケアの定義

エンドオブライフケアは，Foley（1999）がアジア太平洋ホスピス緩和ケアネットワークの学術集会で，「人生の終焉を迎える直前の時期の患者へのケア」の意味で初めて用いた言葉である．現在，アメリカやカナダでは，緩和ケアと高齢者医療を統合する考え方として発展してきている（佐々木，2012）．注目は終焉を迎える直前の時期のケアとしていることと，緩和ケアに高齢者医療を加えていることである．

2 日本エンドオブライフケア学会による定義

わが国では，2016年7月に設立した日本エンドオブライフケア学会の定款において，エンドオブライフケアとは，「すべての人に死は訪れるものであり，年齢や病気であるか否かに関わらず，人々が差し迫った死，あるいはいつかは来る死について考え，最期までその人らしい生と死を支えること，ならびに生と死を見送った家族が生きることを支えるケアである」と定義されている．

ここでは，年齢や病気であるか否かに関わらずとあるように，その人が死を考えるときエンドオブライフケアが始まることを意味している．すなわち，死因を言及せず，時期も終焉の直前とは限定していない．上記Foleyによるエンドオブライフケアの定義は狭義で，一方，わが国のエンドオブライフケア学会の定義は広義といえよう．エンドオブライフケアの内容として，その人らしい生と死を支えることが強調されている．また生と死を見送った家族もエンドオブライフケアの対象であり，よりよくその人らしく生きることを支えることも含まれている．

3 本書におけるエンドオブライフケアの定義

「エンドオブライフ」を人生の終焉を迎える直前の時期，すなわち臨死期をエンドオブライフと捉えるのか，あるいはもっと早期からを意味して捉えるかによって，エンドオブライフケアの内容が異なってくる．終末期の生活を充実したものにするためには，終末期の早期から，あるいはその以前から開始する必要がある．そもそもすべての人間に等しくくる終末期に対して，普段から準備をするという意味では，期間を設定する必要はないと考えるが，本書では，下記のような狭義と広義のエンドオブライフケアを採用する．図2-4は本書が捉えるエンドオブライフケアの範囲を示したものである．

1) 狭義のエンドオブライフケアの定義

臨死期（死に向かうプロセス）を通して行われる，death & dying care すなわち身体の安楽と精神の平安を促進することを目的としたケアである．具体的には，対象者のcare goalを患者

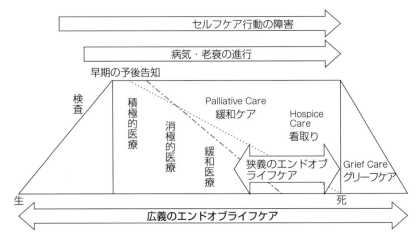

備考：図中の −・−・− は医療，……… は緩和ケアの開始と終了を示している．緩和ケアは積極的医療が実施されているときに始まり，死亡に至るまで持続することを意味している．

図2-4 本書が捉えるエンドオブライフケア

とともに設定したうえでケア内容を特定して対象者の QOL・QODD を充実させることである．

2）狭義のエンドオブライフケアの特徴

(1) 対象者の積極的医療あるいは消極的医療は中止され，基本的に治療に伴う副作用や合併症を管理するための検査も受けない．
(2) 対象者は病名や予後の告知を受け，早期から最期まで意思決定のための ACP が継続される．
(3) 対象者はセルフケア行動に制限があり，死が近いことを認識している．
(4) 終末認識（awareness of dying）では，対象者本人も家族も，また医療職者も，オープン認識のもとで交流する．
(5) 狭義のエンドオブライフケアでは，病気の増悪や老衰に伴うトータルペインの観点から緩和ケアを継続する．
(6) 狭義のエンドオブライフケアは，対象者が望む臨終の場（ホスピス，在宅，施設，病棟）で提供される．
(7) 対象者のセルフケア行動の充足のためにケアが提供される．
(8) 狭義のエンドオブライフケアには，緩和ケア，ホスピスケア，看取りケア，スピリチュアルケア，グリーフケアなどが含まれる．
(9) 多職種の連携チームによるアプローチでケアを実施する．

3）広義のエンドオブライフケアの定義

広義のエンドオブライフケアとは，病気の発症や老衰が始まってから死を迎えるまで，そしてその後は遺族へのグリーフケアへと移行するという連続体を意味する．さらにその定義は拡大して，対象者が病人・健康者を問わず，生や死を意識し QOL・QODD を目標にさまざまなレベルでの支援（カウンセリング・教育・介助）を求めたとき，いつでも提供される多職種の連携チームによるケアリングを意味する．

4）広義のエンドオブライフケアの特徴

（1）残されたエンドオブライフという視点ではなく，病因や老衰などにより生から死に至る4パターンにおいてエンドオブライフケアが存在する．
（2）対象者の積極的医療・消極的医療中においても，対象者の意思決定支援の観点（ACP）からの care goal を設定してエンドオブライフケアを提供する．
（3）広義のエンドオブライフケアはトータルペインの観点から提供される．
（4）対象者・家族および医療職者間の交流は，オープン認識のもとで，エンドオブライフケアが提供される．
（5）すべての人が対象で，病人だけでなくエンドオブライフに関心がある家族，健康者を含む．
（6）一般市民のエンドオブライフケアに関する講演や啓蒙教育を含む．
（7）日常から死を語り合う環境づくりのために，幼児から児童・生徒・学生へ，生と死に関する教育（death education）が求められる．
（8）医療職者へのエンドオブライフケア教育を徹底させる．

引用文献

Dochterman, J. M., et al. (Eds). (2013). 中木高夫, 黒田裕子監訳（2015）. 看護介入分類（NIC）原著第6版：Nursing Interventions Classification (6th ed.). エルゼビア・ジャパン．

Ellershaw, J. & Ward, C. (2003). Care of the dying patient: The last hours or days of life. BMJ, 326 (7379), pp. 30-4.

Fink, R. & Gates, R. (2006). Pain assessment. In B. R. Ferrell & N. Coyle (Eds.), Textbook of palliative nursing (2nd ed.). p.101, Oxford University Press. http://www.e-sanitas.edu.co/Diplomados/paliativos/Modulo%204/imagenes/libro%20enfermeria%20y%20cuidado%20paliativo.pdf (2018.3.5. アクセス).

Foley, K. M. (1999). アジア太平洋ホスピス・緩和ケア・ネットワーク学術総会. 千葉大学COEスタートアップ「生活文化に即したエンド・オブ・ライフケア」研究プロジェクトホームページ．

林滋子ほか（1983）. 看護基礎教育における成人看護学教育内容に関する総合的研究：その1 成人看護学教育内容の現状と今後の動向. 日本看護科学会誌, 3 (1), pp. 62-76.

林滋子ほか（1984）. 看護基礎教育における成人看護学教育内容に関する総合的研究：その2 成人看護学教育内容の精選. 日本看護科学会誌, 4 (1), pp. 23-37.

Herdman, T. H. & Kamitsuru, S. (2017). 上鶴重美訳（2018）. NANDA-I 看護診断：定義と分類 2018-2020 原書第11版. p. 475, 医学書院．

看護学大辞典（2013）. 看護学大辞典 第6版. p. 1000, メヂカルフレンド社．

柏木哲夫（2007）. 生と死の医学（1）終末期医療をめぐるさまざまな言葉. 総合臨床, 56 (9), pp. 2744-2748.

窪寺俊之（2004）. スピリチュアルケア学序説. pp.62-63, 三和書店．

Lindemann, E. (1944). Symptomatology and management of acute grief. The American Journal of Psychiatry, pp. 141-148.

Lunney, J. R., et al. (2003). Patterns of functional decline at the end of life. JAMA, 289 (18), pp. 2387-2392.

箕岡真子（2012）. 日本における終末期ケア"看取り"の問題点：在宅のケースから学ぶ. 長寿

社会グローバル・インフォメーションジャーナル，17，pp. 6-11．www.ilcjapan.org/chojuGIJ/pdf/17_02_2.pdf（2018.3.2. アクセス）．
永井良三，田村やよい監修（2013）．看護学大事典 第6版．メヂカルフレンド社．
全日本病院協会終末期医療に関するガイドライン策定検討会（2009）．終末期医療に関するガイドライン：より良い終末期を迎えるために．全日本病院協会ホームページ．
日本エンドオブライフケア学会．定款（2016年6月10日）．日本エンドオブライフケア学会ホームページ（2018.3.2. アクセス）．
日本学術会議臨床医学委員会終末期医療分科会（2008）．対外報告 終末期医療のありかたについて：亜急性型の終末期について．日本学術会議ホームページ．www.scj.go.jp/ja/info/kohyo/pdf/kohyo-20-t51-2.pdf（2018.3.5. アクセス）．
日本ホスピス緩和ケア協会（2014）．緩和ケア病棟運営の手引き2014年版．日本ホスピス緩和ケア協会ホームページ．https://www.hpcj.org/med/tebiki2014.pdf（2018.3.5. アクセス）
日本救急医学会救急医療における終末期医療のあり方に関する特別委員会（2007）．救急医療における終末期医療における提言（ガイドライン）．日本救急医学会ホームページ．http://www.jaam.jp/html/info/info-2007116.htm（2018.3.5. アクセス）
日本老年医学会（2012）．「高齢者の終末期の医療およびケア」に関する日本老年医学会の立場表明 2012．日本老年医学会ホームページ．
Ogasawara, C., Hasegawa, T., & Kume, Y., et al. (2005). Nursing diagnoses and interventions of Japanese patients with end-stage breast cancer admitted for different care purposes. International Journal of Nursing Terminologies and Classifications, 16 (3-4), pp. 54-64.
佐々木隆志（2012）．エンド・オブ・ライフケアの概念構成と変遷に関する研究．静岡県立大学短期大学ブ研究紀要（26），pp. 29-34.
Twycross, R. G., et al. (1990). Therapeutics in terminal cancer. Churchill Livingstone.
内布敦子ほか（1999）．Integrated Approach to Symptom Manegement (IASM) について（1）：IASMのための記録用紙，分析スタンダードの開発．がん看護，4（5），pp. 414-417.
吉田沙欄，平井啓（2008）．「患者・家族の希望を支えながら将来に備える」ための余命告知のあり方．遺族によるホスピス・緩和ケアの質の評価に関する研究，pp.86-90.
吉岡さおり，小笠原知枝，中橋苗代ほか（2009）．終末期がん患者の家族支援に焦点を当てた看取りケア尺度の開発．日本看護科学学会誌，29（2）pp. 11-20.
全日本病院協会終末期医療に関するガイドライン策定検討会（2009）．終末期医療に関するガイドライン：より良い終末期を迎えるために．全日本病院協会ホームページ．https://www.ajha.or.jp/topics/info/pdf/2009/090618.pdf（2018.3.5. アクセス）．

第3章
エンドオブライフケアにおける生命倫理

　第3章では，生命倫理（バイオエシックス）に医療倫理と臨床倫理（看護倫理）を含めた．

　「倫理的問題への対処の仕方」については，倫理の意味と分野および医療倫理の4原則（自律尊重，無危害，善行，正義）を述べ，症例検討シートを紹介した．「日本人の死の捉え方の背景にあるもの」については，死を通した生の観点からパターナリズム・家族中心主義・儀礼的意味を説明した．「エンドオブライフケアにおける生命倫理」については，患者と医療者の立場から安楽死と尊厳死を分類し，生命倫理上の問題点を明示した．「スピリチュアリティと宗教」については，スピリチュアリティ（霊性，神気性）の定義を確認し，患者と看護師のコミュニケーションにおいて起こる臨床倫理（看護倫理）的な対立例（信仰レベル）・成立例（事柄レベル）・障壁例（意味レベル）を図式化した．

1 倫理の基礎的理解

1 倫理の意味

「広辞苑 第6版」(2008) によると，倫理（ethics：エシックス）とは「①人倫のみち，実際道徳の規範となる原理．道徳．②倫理学の略」とある．また，人倫（humanity：ヒューマニティ）とは「人と人との秩序関係．君臣・父子・夫婦など，上下・長幼などの秩序．転じて，人として守るべき道．人としての道」，道徳（moral：モラル）とは「人のふみ行うべき道．ある社会で，その成員の社会に対する，あるいは成員相互間の行為の善悪を判断する基準として，一般に承認されている規範の総体．法律のような外面的強制力を伴うものでなく，個人の内面的な原理」とある．

倫理（学）という用語は道徳性（morality：モラリティー）と同義で使われている場合もあるが，倫理（学）には公的状況における明確な基準（ガイドライン）が求められることが多い．倫理（学）は，使われる文脈や分野によって「生命倫理（学）」「医療倫理（学）」「臨床倫理（学）」という合成語が使用される．看護倫理（学）については，「臨床倫理（学）」に位置づけることができる（表3-1，図3-1）．

表 3-1 倫理（学）の合成語と分野

生命倫理（学） bioethics バイオエシックス	一般に生命科学と医療技術の発達がもたらした社会的倫理問題を，学際的に考察する応用倫理学の一分野．
医療倫理（学） health care ethics ヘルスケアエシックス	医療全般にかかわる倫理的問題を扱うより広い分野．医療にかかわる臨床決断，社会政策，医療従事者の持つべき規範，法律などのあり方を倫理的見地から考え総合的に研究する分野．
臨床倫理（学） clinical ethics クリニカルエシックス	臨床現場における倫理的問題を解決することを主目的とし，患者診療で直面する倫理的問題を同定，分析，解決し，医療従事者・医学生に対する倫理学教育，臨床研究などを扱う分野．
看護倫理（学） nursing ethics ナーシングエシックス	「advocacy：患者の権利擁護，ニーズ援助，プライバシー尊重」「accountability：健康増進，疾病予防，健康回復，苦痛緩和に関する責任」「cooperation：医療従事者との協働性」「caring：患者への気づかい」を看護倫理的機能とする分野．

(浅井篤．第1章臨床倫理学総論．；大西香代子．(2003)．第4章看護の倫理．福井次矢，浅井篤，大西基喜編，臨床倫理学入門．p.3，p.257，医学書院より作成)

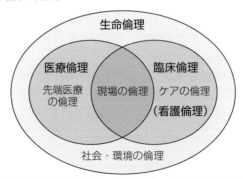

図 3-1 生命倫理，医療倫理，臨床倫理（看護倫理）の位置づけ

2 医療倫理の4原則

ビーチャムとチルドレス（Beauchamp & Childress, 2001）は，医療倫理上の問題解決にあたる医療従事者に向けて，「自律尊重原則」「無危害原則」「善行原則」「正義原則」の4原則を提唱している（表3-2）．ここでいう原則とは「判断の基礎となる根本的な行動基準・道徳的規準」のことをいう．この4原則は，絶対的な拘束力をもつものではないが，他の原則と対立しない限り柔軟な拘束力をもつ概括的な義務といえる．それぞれの原則は表3-2に示すとおりである．

この医療倫理の4原則に従い，医療従事者は，患者の希望にそって（自律尊重），善を促進しつつ害は与えず（善行・無危害），医療が公平・公正な方法で行われること（正義）を目指す．しかし，ケアの計画や治療方針の選択などにおいて医療従事者に葛藤が生じた場合には，ジョンセンら（Jonsen & Siegler, 2002）が考案した症例検討シート（臨床倫理4分割法）による検討法が推奨されている．この4分割法を利用することで倫理的問題の所在が明らかとなり，自分が下した判断や行為が単に直観や経験によるのではなく，医療従事者の持つ共通の規範（倫理的価値観）に基づくものとして説明することができるようになる（表3-3）．

症例検討シートは，倫理的な問題点への気づきと明確化を促すツールである．〈医学的適応〉→〈患者の意向〉→〈周囲の状況〉の順で問題点のチェックをし，検討していく．この時点で方針案を出し，さらにこの方針案について患者の〈QOL〉への影響という観点から検討を重ねていく．また，表内のチェック項目以外の内容がある場合は適宜追加していく．同一内容を複数の枠内に記載してもよいし，枠外に〈その他〉を設けてもよい．

最終的には，患者のQOLだけでなく，家族と医療者のQOLへの影響についても考慮する．臨床倫理的〈QOL〉＝「患者の満足・幸福・調和」×「家族の満足・幸福・調和」×「医療者の満足・幸福・調和」であり，この値が最大になる方針・方策を探求したい．もし，「満足・幸福・調和」に一箇所でもマイナスとなる箇所があれば，臨床倫理的〈QOL〉はマイナスとなる．

表3-2 医療倫理の4原則

自律尊重原則 respect for autonomy	自律とは「自由かつ独立して考え，決定する能力」であり，「そのような考えや決定に基づいて行為する能力」である．患者が自分で決定できるよう，重要な情報の提供，疑問への丁寧な説明などを行い，患者の決定を尊重し従うことを，患者にかかわる周囲のすべての人々に求められていることを意味する．
無危害原則 non-maleficence：avoiding harm	無危害とは「人に対して害悪や危害を及ぼすべきではない」ということであり，善行原則と連動した意味合いをもつ． 医療従事者の責務には，「患者に危害を加えない」「患者に危害のリスクを背負わせない」が含まれているといえる．
善行原則 beneficence：the promotion of what is best for the patient	善行とは「患者に対して善をなすこと」である． 医療の文脈においてこの原則に従うことは，患者のために最善を尽くすことを要求しているといえる． この最善とは，医療従事者の考える患者にとっての最善の利益をさすのではなく，患者の考える最善の利益をも考慮することを意味する．
正義原則 justice （公平原則）	正義とは「正当な持ち分を公平に各人に与える意思」をいい，正義原則とは「社会的な利益や負担は正義の要求と一致するように配分されなければならない」ものをいう． 医療従事者は，個々の患者に費やすことができる資源の範囲，提供できる治療の限界について判断することを求められている．

（Beauchamp, T. L., & Childress, J. F.（2001）．立木教夫，足立智孝監訳（2009）．生命医学倫理 第5版．pp.73-344，麗澤大学出版会を参考に筆者作成）

表 3-3 症例検討シート

■ 医学的適応（Medical Indications）	■ 患者の意向（Patient Preferences）
善行と無危害の原則 1. 患者の医学的問題は何か？ 　病歴は？ 診断は？ 予後は？ 2. 急性か，慢性か，重体か，救急か？可逆的か？ 3. 治療の目標は何か？ 4. 治療が成功する確率は？ 5. 治療が奏功しない場合の計画は何か？ 6. 要約すると，この患者が医学的および看護的ケアからどのくらい利益を得られるか？ また，どのように害を避けることができるか？	自律性尊重の原則 1. 患者には精神的判断能力と法的対応能力があるか？ 能力がないという証拠はあるか？ 2. 対応能力がある場合，患者は治療への意向についてどう言っているか？ 3. 患者は利益とリスクについて知らされ，それを理解し，同意しているか？ 4. 対応能力がない場合，適切な代理人は誰か？ その代理人は意思決定に関して適切な基準を用いているか？ 5. 患者は以前に意向を示したことがあるか？ 事前指示はあるか？ 6. 患者は治療に非協力的か，または協力できない状態か？ その場合，なぜか？ 7. 要約すると，患者の選択権は倫理・法律上，最大限に尊重されているか？
■ QOL（Quality of Life）	■ 周囲の状況（Contextual Features）
善行と無危害と自律性尊重の原則 1. 治療した場合，あるいはしなかった場合に，通常の生活に復帰できる見込みはどの程度か？ 2. 治療が成功した場合，患者にとって身体的，精神的，社会的に失うものは何か？ 3. 医療者による患者のQOL評価に偏見を抱かせる可能性はあるか？ 4. 患者の現在の状態と予測される将来像は延命が望ましくないと判断されるかもしれない状態か？ 5. 治療をやめる計画やその理論的根拠はあるか？ 6. 緩和ケアの計画はあるか？	忠実義務と公正の原則 1. 治療に関する決定に影響する家族の要因はあるか？ 2. 治療に関する決定に影響する医療者側（医師・看護師）の要因はあるか？ 3. 財政的・経済的要因はあるか？ 4. 宗教的・文化的要因はあるか？ 5. 守秘義務を制限する要因はあるか？ 6. 資源配分の問題はあるか？ 7. 治療に関する決定に法律はどのように影響するか？ 8. 臨床研究や教育は関係しているか？ 9. 医療者や施設側で利害対立はあるか？

(Jonsen, A. R., Siegler, M., & Winslade, W. J. (2002). 赤林朗，蔵田伸雄，児玉聡監訳（2006）臨床倫理学：臨床医学における倫理的決定のための実践的なアプローチ 第5版．p.13，新興医学出版社より転載)

2 日本人の死の捉え方の背景にあるもの

1 日本人の人間観，身体観

　死（エンドオブライフ）にかかわる医療従事者は倫理問題に直面することが多く，その要因として多様な価値観（死生観や健康観）の相違をあげることができる．例えば，地域文化（道徳や習俗）や信仰（宗教や宗派）に起因する死の捉え方の不一致によって，患者と医療従事者の間，医療従事者の間，患者とその家族の間で，葛藤（対立）やジレンマ（板挟み）が生じる．
　日本は，19世紀末から西洋の医学と文化を積極的に導入した．その影響は，病院で死を迎える人が戦後8割まで増加したことに反映されている．そして，西洋医学の発展と延命技術の進歩

に伴い，命の終焉に関する意識（安楽死や尊厳死への関心）も高まってきた．

日本には，人間を個人的・要素的にみるのではなく，世間的・有機的に捉える人間観が古くからあった．また，心臓には「心・神（こころ・こころ）」が宿ると考える身体観をもち合わせていた．その人間観と身体観は，脳死や植物状態の人でも心臓死まで延命治療することに無理なくつながる．西欧で強まった個人主義が日本にも流入してきたが，現在でも家族や世間体を重視する傾向が残っている．つまり，日本では，自己重視派と他己重視派が混在しているのであり，強固な自己重視（利己主義）は尊厳死の肯定につながり，一方，強固な他己重視（利他主義）は自分以外の人のための自己犠牲につながることになる．あるいは，家族中心による推定意思や医療優先による医学的判断によって，本人の意思が軽視・無視されたりする危険性もある．

表3-4に，日本人の死の捉え方の背景にある「死生観」「パターナリズム」「家族中心主義」「儀礼的意味」についてまとめて整理しておく．

表3-4　日本人の死の捉え方の背景にあるもの

死生観：死を通した生の捉え方		
パターナリズム ：家父長主義・父権主義	家族中心主義 ：家族優先・家族重視	儀礼的意味 ：習俗的言動・宗教的言動
統率者たる家父長（権力者）が家族成員（従属者）に対して支配命令し，後者がその権威に服従恭順することを重視するという見方・考え方．	家族内の人間関係を家族外に拡大・擬制していく規範を重視するという見方・考え方．家業，家風，家柄などの観念を伴う場合もある．	日常の活動と区別される形式的行動．呪術宗教的行為と世俗的行為が含まれる．聖性・道徳性・真実を提示している場合もある．

（牧田勲，笠原政治，鈴木正崇（1999）．福田アジオほか編，日本民俗大辞典 上．p. 385, p. 357, p. 510, 吉川弘文館により筆者作成）

2 死生観：死を通した生の捉え方

「広辞苑」（2008）によると，死生観とは「死と生についての考え方．生き方・死に方についての考え方」とある．この死生観という日本語は英語圏にはあてはまる言葉がなく，死生観に近い言葉としてthanatology（タナトロジー）が用いられている．thanatologyはギリシャ語 *Thanatos*（タナトス：死）を由来としており，直訳すると「死亡学」となる．また，人間の死や生殖，死と生の関連や特徴を明らかにしようとする学問としては，「死生学」がある．「死生学」は，死に関する科学，死のあり方や死にゆく人，その近親者の援助方法を学ぶ学問である．要するに，死生観を体系的に学ぶための学問として位置づけられよう．

かつて，日本人の多くが自宅で死を迎え，家族や親族に囲まれて看取られてきた．事情によっては，地域社会であるムラやコミュニティなどの地縁によって看取られ，葬儀が執り行われてきた．それが，現在では家族や共同体成員ではない医療従事者（例えば看護師）が看取るという構図に転換され身内の「死」の看取りはまれな行為になってきたのではないだろうか．その結果，身近な「死」が覆い隠され，「死」が放つ臭い，空気感，臨場感が奪われ，「死」をもたらすものの危険性や恐怖感が薄らいできたのではないかと考えられる．

有史以来，洋の東西を問わず，「生」と「死」にまつわることは宗教に委ねてきた．「死」の観念（死生観）は，文化的あるいは宗教的な要因に強く影響を受けながら形成されていく．この観念（死生観）は，したがって，亡くなった人に対してどのように振る舞えばよいのかについての

指示性をもつ．日本においても「生」と「死」にまつわることは宗教，特に仏教の影響を強く受けていると考えられる．仏教用語の「生老病死」で表現されるように，元々「生きてきたように死ぬ」や「生きることは，すなわち死ぬこと」のように我々日本人は「生」と「死」を延長線上（連続性）として捉えてきた．その思いに基づき，「死は終わりではない」「死は通過点である」ということを信じてきた．そこに，欧米の「死亡学」とは違う，日本独特の「死生学」「死生観」が存在する．

3 パターナリズム：家父長主義・父権主義

paternal とは「父親中心の」という意味である．そして，パターナリズム（paternalism）とは，ある利益のためには，本人の生活や行動に干渉し制限を加えるべきであるという考え方をあらわしている．この圧力は，親と子，医者と患者との関係（力に優劣がある関係）などにみられることが多い．

医者と患者におけるパターナリズムは，例えば「医学の専門家の私が言うとおりにしていれば，間違いないのだから，すべてを私に任せて，養生しなさい」という場面にあらわれている．紀元前の医療状況下で書かれた「ヒポクラテスの誓い」の根底にも，「知らしむべからず，依らしむべし（教えは不要，従わせる）」というメッセージが流れていた．そのメッセージの影響もあって，患者の自主性を無視する医師の態度の常態化へと至った．「ヒポクラテスの誓い」は，世界の医師が遵守してきた宣言である．そこには，「善行原則」「無危害原則」「正義原則」に通じる内容が記されているものの，「自律尊重原則」については触れられていない．したがって，患者の知る権利や患者の同意を求めるという思考は長く停止したままであった．現在では，パターナリズムへの批判・反省から，インフォームドコンセントや自己決定の概念が重視されるようになった（高瀬，1998）．インフォームドコンセントとは「医師が患者に病状・治療方針を十分に説明し患者の納得・同意を確認してから治療を進める」という診療原則をいい，自己決定については「自律尊重原則」に通じるものである．

しかし，インフォームドコンセントや自己決定の意識や態度を，すべての患者が備えていとはいえないだろう．さらに，インフォームドコンセントや自己決定を，医療者が患者に強要する事態が起こった場合，形を変えたパターナリズムの復権が危惧されよう．パターナリズムの表出は医療を提供する側の留意すべき点であり，例えば，自己決定をするかしないかも含めて患者が自己決定できる開放的な医療体制化が必要といえる．

4 家族中心主義：家族優先・家族重視

家族（家）の経済状況に影響を及ぼす要因の1つとして，家族構成員の病気があげられる．そのため，家族構成員の病気が「家族全員の病気」として認識された社会的経緯がある．「患者と家族は一体」と看做してきた大家族の風土であったが，核家族化した現在においても「家族は第二の患者」と言い換えられて継承されている．医療現場においては，家族機能の状態もアセスメントの対象とされ，悲嘆や死別後の喪失などを見据えたケア計画が立案される．

時代の変化とともに，経済成長の変動，医療制度の改革，伝統的家父長制度の衰退などがあり，家族中心主義から個人中心主義へと重点が移り，個人が家族の範囲を決定し，治療や療養先を患者個人が選択・決定することも多くなってきた．しかし，家族（家）が社会的な基本単位ではなくなってきたといいつつも，特に「死」を意識せざるをえないエンドオブライフケアにおいては，

意思決定支援を含め家族（遺族となる人）への支援やサポートが重要であることに変わりはない．
　かつて，日本では「病」や「死」を医師が告知する際，その相手は患者本人ではなく家族に行ってきた．その告知のパターンとしては，下記が知られている．
　①患者本人には告げない「無告知パターン」
　②患者本人にも告げるが家族の意向を聞いてからという「家族優先パターン」
　③患者家族ともに意見をださず医師にお任せする「自己決定拒否パターン」
　④患者と家族が「異なる意見を主張するパターン」
　⑤患者本人から家族に告げることを希望しない「患者独自パターン」
　「無告知パターン」は，パターナリズムとの関連性が考えられる．また，「家族優先パターン」が先行する理由としては，家族（家）中心主義だけでなく「おまかせ医療」と表現される「日本人的性格（患者メンタリティ）」なども考えられる．

5 儀礼的意味：習俗的言動・宗教的言動

　人の死にまつわる習俗（慣習）には，「看取り」「末期の水」「湯灌」などがよく知られている．これらの習俗（慣習）にはさまざまな「云われ（物語）」があるが，「次の世界への旅立ち」「死者の蘇生」「来世への準備」といったいわば儀礼的（宗教的）意味づけがある．例えば，現在も病院内で行われている儀礼的行為として「着物の左前合わせ」「帯（ひも）の縦結び」「逆さ水」などがある．これは，非日常的な行為による「生」と「死」の明確化であり，亡くなった「患者」を「死者」にする変換行為でもある．

　日本における仏教の看取りは，「往生要集」(985) を撰した源信による．「往生要集」は，今でいう死の受容に関するテキストといわれている．その巻中末には「臨終行儀」という項があり，治病・療病と看取り，葬送に関することが述べられている．そこには看病人の心得と病人の心得が書かれている．看取る人はもちろん，看取られる側，つまり死んでいく人にも作法がある．看病人は，病人を別の住居（無常院，今でいうホスピス）に移し，浄浴・浄衣（香油を用い，身を洗い清め，新たな衣に着替える），仏像を西方に向け安置し，香を焚き，鐘を鳴らし，華を散らす．病者を荘厳にし，屎尿・吐唾があれば随時これを除くとある．これらの指示は，別室に患者を移し，清拭や着替えを行い，食事の世話をし，念仏を唱え，排泄物の処理を行い，つねに病人をきれいにしておくようにという看病人の心得である．一方，看取られ人（臨死の病人）は，死への恐怖を払拭するために，目を閉じ，念仏を唱え合掌をするように説かれる．そして共に死に向かい，彼の地での再会を約束し，彼の地に送り出す．

　現在，病院や施設において看護師が行っている「死後の処置」には，いくつかの看取りの作法とでもいえる決まった方法がある．その決まった方法を看護師は連綿として行っている．看護学生は日本古来の習俗（慣習）としての死後の処置の手技を習得するが，その由来や処置を行う理由（儀礼的意味）などについては，教授（伝承）されることは少ない．

3 エンドオブライフケアにおける生命倫理

1 安楽死と尊厳死

　はじめに,「広辞苑」(2008) を開き,一般的な安楽死 (euthanasia:良き死) と尊厳死 (death with dignity ／ natural death:自然死) について確認しておきたい.安楽死とは「助かる見込のない病人を,本人の希望に従って,苦痛の少ない方法で人為的に死なせること」とある.一方,尊厳死とは「一個の人格としての尊厳を保って死を迎える,あるいは迎えさせること.近代医学の延命技術などが,死に臨む人への人間性を無視しがちであることへの反省として,認識されるようになった」とある.端的にいうと,安楽死は「患者の死を許容すること」であり,尊厳死は「患者の死期を早めること」といえる.ところが,生命倫理学的には,この端的表現では説明が不十分である.その理由として,安楽死や尊厳死にはさまざまな要因(本人の意思の有無,医療者の介入の程度,病態の重症度など)が交錯していることがあげられる.そのため,安楽死と尊厳死の生命倫理学的な定義や分類については視点の異なる考え方が提言されている (谷田,2012).

　本項では,患者と医療者双方の立場を考慮した生命倫理学的な視点からみた安楽死と尊厳死の分類を示す (表 3-5).

表 3-5　生命倫理学的な視点からみた安楽死と尊厳死の分類

		医療者の行為・措置		
		積極的 :一般的にいう安楽死	消極的 :延命行為の不開始／中止	間接的(結果的) :致死予見的な医療行為
患者の意思	自発的	自発的積極的安楽死 =自殺幇助(介助)	自発的消極的安楽死 ≒尊厳死	自発的間接的安楽死 ≒尊厳死
	非自発的	非自発的積極的安楽死	非自発的消極的安楽死	非自発的間接的安楽死
	反意的	医療殺人	違法医療行為	

　表 3-5 に関連する生命倫理上の問題が,医療現場ではどのような場面において生じるのだろうか.具体的な場面例として,以下を列挙しておく.
①緩和医ケアよりも延命を優先し,患者が息を引き取るまで延命措置を続ける.
　:患者の依頼・意思を前提としない,生命至上主義・延命至上主義.
②緩和医ケアが困難なため,薬物の使用などによって患者を死亡させる.
　:患者の依頼がある場合は,自発的積極的安楽死.
　:患者の依頼がない場合は,非自発的積極的安楽死.
　:患者の意に反する場合は,反意的積極的安楽死(医療殺人).
③延命治療を中止して緩和ケアを行い,患者の死を待つ.

：患者の依頼がある場合は，自発的消極的安楽死（尊厳死）．
：患者の依頼がない場合は，非自発的消極的安楽死．
：患者の意に反する場合は，反意的消極的安楽死（違法医療行為）．
④延命治療よりも緩和医ケアを優先させ，結果的に患者の死を早めてもよいとする．
：患者の依頼がある場合は，自発的間接的安楽死（尊厳死）．
：患者の依頼がない場合は，非自発的間接的安楽死．
：患者の意に反する場合は，反意的間接的安楽死（違法医療行為）．

2 生命至上主義

人間の生は，それ自体において神聖であるとする考え方を生命至上主義（vitalism）という．要は，「命が一番大事」ということである．この考え方の線上にSOL（sanctity of life：サンクティティオブライフ：生の尊厳）があり，その延長線上にQOL（quality of life：生の質）がある（森川，2004）．SOLでは，次の3点が主張されている．
①人為的に人の死を導いてはならない（命の継続を阻んではならない）．
②第三者が，ある人の命の価値を問うことはできない（命に条件をつけてはならない）．
③すべての人命は平等に扱われなければならない（命に優劣をつけてはならない）

看護師は，時に，患者へのケアにおいてSOLとQOLの狭間に立たされ，倫理的ジレンマ（ethical dilemma：板挟み）に陥る．

3 終末期医療およびケアのあり方

厚生労働省は，エンドオブライフケアに携わる医療者が陥る倫理的ジレンマへの対応策のひとつとして，「人生の最終段階における医療・ケアの決定プロセスに関するガイドライン」とその解説編を公表している（2007年5月，2018年3月改訂）．
基本的な考え方と人生の最終段階における医療およびケアのあり方（概略）は次の通りである．

基本的な考え方
　人生の最終段階における医療・ケアにおいては，できる限り早期から肉体的な苦痛等を緩和するためのケアが行われることが重要である．緩和が十分に行われた上で，医療・ケア行為の開始・不開始，医療・ケアの内容の変更，医療・ケア行為の中止等については，最も重要な本人の意思を確認する．確認にあたっては，適切な情報に基づく本人の意思決定であること（インフォームドコンセント）が大切である．
　本人の意思が明確でない場合には，家族等の役割がいっそう重要である．意思を推定する者を前もって定めている場合は，その者から十分な情報を得たうえで，本人が何を望むか，本人にとって何が最善かを，医療・ケアチームとの間で話し合う必要がある．
　本人，家族等，医療・ケアチームが合意に至るなら，それはその本人にとって最もよい人生の最終段階における医療・ケアだと考えられる．合意に至らない場合には，複数の専門家からなる話し合いの場を設置し，その助言により医療・ケアのあり方を見直し，合意形成に努めることが必要である．

人生の最終段階における医療・ケアの在り方
① 医師等の医療従事者から適切な情報の提供と説明がなされ，それに基づいて医療・ケアを受ける本人が多専門職種の医療・介護従事者から構成される医療・ケアチームと十分な話し合いを行い，本人による意思決定を基本としたうえで，人生の最終段階における医療・ケアを進めることが最も重要な原則である．
② 人生の最終段階における医療・ケアについて，医療・ケア行為の開始・不開始，医療・ケア内容の変更，医療・ケア行為の中止等は，医療・ケアチームによって，医学的妥当性と適切性を基に慎重に判断すべきである．
③ 医療・ケアチームにより，可能な限り疼痛やその他の不快な症状を十分に緩和し，本人・家族等の精神的・社会的な援助も含めた総合的な医療・ケアを行うことが必要である．
④ 生命を短縮させる意図をもつ積極的安楽死は，本ガイドラインでは対象としない．

4 リビングウィル

日本尊厳死協会は，安らかに自分の死を迎えたいと希望する患者に「リビング・ウイル：終末期医療における事前指示書」を推奨している．リビングウィルは「生前意思」と換言できる．つまり，「自分の命が不治かつ末期であれば，延命措置を施さないでほしい」という自発的意思の表明である．以下に，その本文を転載する．

表 3-6 終末期医療における事前指示書

2017 年 7 月改訂版
リビング・ウイル - Living Will －終末期医療における事前指示書－

　私は，私の傷病が不治であり，かつ死が迫っていたり，生命維持措置無しでは生存できない状態に陥った場合に備えて，私の家族，縁者ならびに私の医療に携わっている方々に次の要望を宣言いたします．
　この指示書は，私の精神が健全な状態にある時に私自身の考えで書いたものであります．
　したがって，私の精神が健全な状態にある時に私自身が破棄するか，または撤回する旨の文書を作成しない限り有効であります．

- □ 私の傷病が，現代の医学では不治の状態であり，既に死が迫っていると診断された場合には，ただ単に死期を引き延ばすためだけの延命措置はお断りいたします．

- □ ただしこの場合，私の苦痛を和らげるためには，麻薬などの適切な使用により十分な緩和医療を行ってください．

- □ 私が回復不能な遷延性意識障害（持続的植物状態）に陥った時は生命維持措置を取りやめて下さい．

　以上，私の要望を忠実に果たしてくださった方々に深く感謝申し上げるとともに，その方々が私の要望に従ってくださった行為一切の責任は私自身にあることを付記いたします．

（日本尊厳死協会ホームページより転載．（2017.7.5. アクセス））

4 スピリチュアリティと宗教

1 スピリチュアリティとは

　スピリチュアリティ（spirituality）は，一般的には「霊性」と漢字表記されるが，現在では片仮名で表記されることが多く，スピリチュアル（霊的）と併記されることもある．その意味内容は多様であり，スピリチュアリティと宗教の関係についても種々の意見がある．そのため，本項では世界保健機関（WHO：World Health Organization）の見解を基点としておきたい．

　WHO のテクニカルリポート（1990）には，「"霊的 spiritual"とは，人間として生きるということに関連した経験的一側面であり，身体感覚的な現象を超越して得た体験をあらわす言葉である．多くの人にとって，"生きていること lives"がもつ霊的な側面には宗教的な因子が含まれるが，"霊的"は"宗教的 religious"と同じ意味ではない．霊的な因子は身体的，心理的 psychological，社会的因子を包含した人間の"生 life"の全体像を構成する一因子とみることができ，生きている意味や目的についての関心や懸念とかかわっていることが多い．とくに人生の終末に近づいた人にとっては，自らを許すこと，他の人々との和解，価値の確認などと関連していえることが多い」と明記されている．

　WHO の見解からは，スピリチュアリティまたはスピリチュアルについて，広義的な意味と狭義的な意味が示唆される．広義の場合は「宗教的な因子が含まれる」用語であり，狭義の場合は「宗教的と同じ意味ではない」とする用語である．用いられ方によって，スピリチュアリティまたはスピリチュアルの意味が異なってくるのである．そこでここからは，スピリチュアリティについて，広義の場合は「霊性（包括的スピリチュアリティ）」と表記し，狭義の場合は「神気性（私的スピリチュアリティ）」と表記して用いる．また，心理面の性向をあらわす用語については，「心理性（メンタリティ）」と表記する．これらの用語の定義を表 3-7 に示す．

表 3-7　霊性，心理性，神気性の定義

霊的次元	霊性 impersonal spirituality 包括的スピリチュアリティ	自意識を超えた規範的または絶対的な意識（外在影響力） ：個人や集団の宗教性・道徳性・習俗性・神秘性などを包含する超越的つながり性
精神的次元	心理性 mentality メンタリティ	受動的な一次的意識（認知・感情） ：自分の体外または体内から発せられた情報刺激を受けて作動する反応的つながり性
精神的次元	神気性 personal spirituality 私的スピリチュアリティ	能動的な高次の意識（意気・観念） ：自分自身および自分以外との非物質的な結びつきを志向する内発的つながり性

（比嘉勇人（2017）精神看護学における「精」「神」論考：心理性（メンタリティ）と神気性（私的スピリチュアリティ）．富山大学看護学会誌，16（2），pp.97-106 より転載）

2 臨床におけるスピリチュアリティ

　上でみたように，医療現場における霊性（包括的スピリチュアリティ）は「宗教（信仰），道徳（倫理），習俗（地域文化）など」にかかわるものとして理解される．一方，神気性（私的スピリチュアリティ）は「生きている意味や目的についての関心や懸念」にかかわるものとして理

解される．ここで，「生きている意味や目的についての関心や懸念」の根拠を何に見いだすかによって宗教とのつながりの有無が生じる（杉岡，2014）．

　米国にあるデューク大学の「スピリチュアリティ・神学・健康センター」の所長で，精神科医療，高齢者医療の専門医の資格をもつコーニックは，なぜ医療者が忙しい臨床現場の中であえて患者のスピリチュアルニーズに取り組まなければならないのか，その理由について7つ指摘している（Koenig, 2008）．

①多くの患者は宗教的であり，大多数が自分たちの信仰が医療の中で考慮されることを望んでいる．高齢，女性，病気，そして宗教的な患者は，自らの宗教的な要求を医療者に認めてもらいたい，そして対応してもらいたいと思っている．しかし，患者は医療者の機嫌を害したり，あるいは不愉快にしたくないので，自分ではそうした宗教的要求を言い出せず見えない壁を作る．

②宗教が患者の病気への対処能力に影響を与える．アメリカのある地域では90％近くの患者が，病気になったときに宗教的信念の助けを受けており，こうして宗教を利用する患者は他の患者よりも上手に病気に対処していた．

③宗教的信念と実践が医学上のアウトカムに影響を与える可能性がある．ストレスが身体に与える効果を考えれば，患者のスピリチュアルニーズと感情面のニーズが満たされないことは患者の免疫，内分泌，循環器系に負の影響を与える．

④患者は信仰のコミュニティから遠く離れて入院することもあり，宗教的援助を提供してくれる場所から孤立することも多い．

⑤宗教的信念と儀式は患者が行う医学上の決定と対立したり，あるいは医学上の決定に影響を与える．特に，がん，重大な肺疾患，人生の最終段階の状況にある患者，キリスト教原理主義グループ，エホバの証人，非主流派の宗教団体の患者などである．こうした信念やそれに関連する儀式がどのように患者の望むケアに影響を与え，入院中と退院後の患者の医学上の決定に影響するのかがわからなければ，文化的に適切で，全人的な医療を実践することができない．宗教的信念により，患者が医療や精神的ケアを求める分岐点は左右される．

⑥宗教的信念と関与は退院後や医師の治療が終了したあと患者がコミュニティで受けるヘルスケアとモニタリング（監視）に影響を与える．協力的な信仰コミュニティの中にいる患者はそのコミュニティの人々に電話や訪問，感情的な支援の提供，診療所への車での送迎，服薬のチェック，きちんと食事を取っているかどうかの確認などをしてもらう．協力的な信仰のコミュニティがこうした援助をしていることを医療者は知る必要がある．

⑦医学，看護学，精神医学の研修プログラムは今ではあらゆる卒業生が患者のもつ文化的背景に考慮した医療を提供することを保証するよう要求されている．病院認定合同委員会は，急性期病棟，老人ホーム，在宅医療サービスを受ける人のすべての患者で，スピリチュアル・ヒストリーをとり，文書に残すことを要求した．

　そしてコーニックは，7つの指摘を踏まえ，「患者は身体的，心理的，社会的要求と，スピリチュアル（霊的）な要求をもつかけがえのない人間である．医療効果を最大限に高め人間全体を治療しようとするのであれば，こうした要求に取り組まなければならない」と主張する．ここで論じられている多くは宗教的組織とのつながりが示唆されるが，臨床倫理学上の問題は上記の①〈障壁〉と⑤〈対立〉において起こり得る（図3-2）．神気的次元の〈障壁〉において起こり得る臨床倫理学上の問題とは，意味レベル（個人的な意味）のコミュニケーションが交わせないということである．そのため，看護師は患者の真意・信念を共有することができず，患者との信頼関係が築けないでいる．また，霊的次元の〈対立〉において起こり得る臨床倫理上の問題とは，信

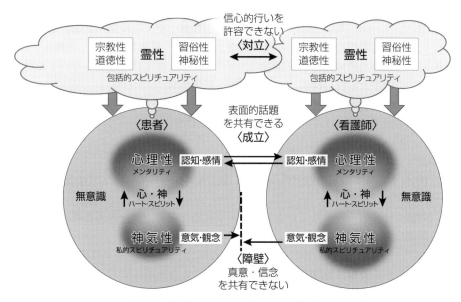

図 3-2　患者と看護師における障壁例，成立例，対立例

仰レベル（物語的な規範）のコミュニケーションが交わせないということである．そのため，看護師は患者の信心的行いを許容することができず，患者との親和関係が築けないでいる．なお，心理的次元の〈成立〉においては，事柄レベル（一般的な意味）のコミュニケーションが交わせている．そのため，看護師は患者の表面的話題を共有することができ，患者との役割関係が築けている．

3　スピリチュアル・コンピテンシー

近年，看護師のコンピテンシー（力量）として，スピリチュアル・コンピテンシーが求められている（藤村，2012）．スピリチュアル・コンピテンシーとは本項でいう神気的能力（内発的・能動的な力）を指しており，患者の「意気（望み・支え）」「観念（意味・自覚・価値）」を表現する権利を尊重する力，神気的ケアを看護計画に適切に織り込む力，死を迎える際の意思決定とケアに関する患者・家族の望みを話し合うために，適切な情報や機会を調整する力，総合的な調整力などを看護師が獲得・準備していることを意味する．患者の神気性は，「生きている意味や目的についての関心や懸念にかかわる私的なニーズ」として捉えられ，そのアセスメントおよびケアの実践は倫理や道徳的意思決定に重要で欠かせないものとして位置づけられる（Taylor, 2002）．

引用文献

Beauchamp, T. L. & Childress, J. F. (2002). 立木教夫，足立智孝監訳 (2009). 生命医学倫理 第5版. 麗澤大学出版会.

藤村龍子 (2012). 看護における徳の倫理. シリーズ生命倫理学編集委員会，浜渦辰二，宮脇美

保子編, 看護倫理. p. 228, 232, 丸善出版.

Jonsen, A. R., & Siegler, M.（2002）. 赤林朗, 蔵田伸雄, 児玉聡監訳（2006）臨床倫理学：臨床医学における倫理的決定のための実践的なアプローチ 第5版. p. 13, 新興医学出版社.

Koenig, H. G.（2008）. 杉岡良彦訳（2009）スピリチュアリティは健康をもたらすか：科学的研究にもとづく医療と宗教の関係. pp. 147-150, 医学書院.

厚生労働省人生の最終段階における医療の普及・啓発の在り方に関する検討会（2018）. 人生の最終段階における医療・ケアの決定プロセスに関するガイドライン 解説編. 厚生労働省ホームページ.

森川功（2004）. SOL と QOL. 臨床看護, 30（12）, pp. 1804-1809.

杉岡良彦（2014）. 哲学としての医学概論：方法論・人間観・スピリチュアリティ. pp. 398-404, 春秋社.

高瀬昭治（1998）. 社会的存在としての人間から医療行為をみる. 斎藤隆雄監修, 生命倫理学講義：医学・医療に何が問われているか. p. 13, 日本評論社.

谷田憲俊（2012）. 安楽死・尊厳死をめぐる生命倫理の問題状況. シリーズ生命倫理学編集委員会, 甲斐克則, 谷田憲俊編, 安楽死・尊厳死. pp. 2-4, 丸善出版.

Taylor, E. J.（2002）. 江本愛子, 江本新監訳（2008）スピリチュアルケア：看護のための理論・研究・実践. p. 14, 医学書院.

World Health Organization（1990）. WHO Technical Report Series No. 804. 武田文和訳（1993）. がんの痛みからの解放とパリアティブ・ケア：がん患者の生命へのよき支援のために. p. 48, 金原出版.

第4章
患者の権利と意思決定支援

　患者の権利と意思決定はエンドオブライフにおいてその人がその人らしく最期を迎えることができることを実現するために非常に重要な要素である．また，近年の動向として社会における倫理観の発達や積極的な患者家族の医療にかかわる意思決定への参加が発展してきていることを受け，医療従事者も意思決定を支えるための技術と知識が必要となる．

1 患者の権利

1 歴史的背景

　患者の権利という概念は，1940年代から1960年代にかけての人種差別反対運動や女性解放運動などの流れとともに，欧米を中心に広く意識化されてきた．ここでは，いかなる文化背景や経済背景をもつ者にも自分自身の受ける医療に関する自己決定権があることを明記している．国際看護師協会（International Council of Nurses）は「ICN看護師の倫理綱領」（1953，2012改訂）において，「看護には，文化的権利，生存と選択の権利，尊厳を保つ権利，そして敬意のこもった対応を受ける権利などの人権を尊重することが，その本質として備わっている．看護ケアは，年齢，皮膚の色，信条，文化，障害や疾病，ジェンダー，性的指向，国籍，政治，人種，社会的地位を尊重するものであり，これらを理由に制約されるものではない」とし，患者の権利を守るという看護師の立場を支持している．

　歴史的には第二次世界大戦中のドイツでの人体実験の惨事を受けて，1947年に「ニュルンベルク綱領」が提示され，1948年の国連総会では「世界人権宣言」が採択され，その後同年に世界医師会（WMA）が「ジュネーブ宣言」を採択した．このように，医療にかかわる患者の自己決定権と倫理そして医療規範は，その後何度も社会の倫理意識の顕在化と高度医療の発展を受けて，世界医師会を通して検討されてきている．この一端として，1964年に採択された「ヘルシンキ宣言：人間を対象とする医学研究の倫理的原則」（WMA）ではインフォームドコンセントという概念がはじめて取り入れられている．また，ヘルシンキ宣言では，医療情報の提供とともに医学研究参加にあたっての患者の権利が明記されている．

2 WMA リスボン宣言

　患者の権利に関するWMAリスボン宣言（World Medical Association Declaration on the Rights of the Patient, 1981）では，①良質の医療を受ける権利，②選択の自由の権利，③自己決定の権利，④意識のない患者，⑤法的無能力の患者，⑥患者の意思に反する処置，⑦情報に対する権利，⑧守秘義務に対する権利，⑨健康教育を受ける権利，⑩尊厳に対する権利，⑪宗教的支援に対する権利について医療者のとるべき行動の姿勢が明記されている．この宣言の中でエンドオブライフに大きくかかわる項目は，自己決定の権利，患者の意思に反する処置，情報に対する権利，尊厳に対する権利，宗教的支援に対する権利である．以下に，これらについて，エンドオブライフとの関わりを中心に述べる（本文中の【　】内はリスボン宣言（日本医師会訳）からの引用を示す）．

1）自己決定の権利

　【患者は，自分自身に関わる自由な決定を行うための自己決定の権利を有する】．【患者は自分自身の決定を行ううえで必要とされる情報を得る権利を有する】とされているが，患者はどの程度まで情報を得たいのかということを選択する権利ももつ．このため，看護師を含む医療従事者はその個人が，病名告知，予後告知やより深い治療方針やケア計画について，どの程度の情報を受けたいと考えるのかを明らかにしなければならない．そのうえで，自身のケア計画を立てたいという意思をもつ患者には，十分な情報を提供し，それぞれの選択肢における利点とリスクを説

明しなくてはならない．

2）患者の意思に反する処置

【患者の意思に反する診断上の処置あるいは治療は，特別に法律が認めるか医の倫理の諸原則に合致する場合には，例外的な事例としてのみ行うことができる】．

日本では，患者の意思を擁護する法律の制定に向けて，専門家，民間団体などによる支援活動が行われている．しかしいまだ確立には至っていないため，どのような医療処置を行うかは，医療従事者の倫理的な判断にゆだねられている．心肺蘇生を行わない（DNAR：do not attempt resuscitation），気管内挿管を行わない（DNI：do not intubate），経管栄養の拒否などの問題は，エンドオブライフに大きくかかわってくる．事前指示書などの提示，または意識がはっきりしている時の家族や大切な人との十分なコミュニケーションにより患者本人の意思や希望が明らかにできていることが最も好ましいが，いまだ多くの場合は書面に書き表されていることは少なく，本人や家族から指定された意思決定代理人に判断をゆだねることも多い．しかし，これは単に延命を求めるのかどうかという単純な事柄ではなく，患者の身体状況や予後などが説明されたうえでの意思決定支援となる．このため，継続的な意思確認を行うことができる医療体制が必要である．

3）情報に対する権利

【患者は，いかなる医療上の記録であろうと，そこに記載されている自己の情報を受ける権利を有し，また症状についての医学的事実を含む健康状態に関して十分な説明を受ける権利を有する】．【患者は，必要があれば自分に代わって情報を受ける人を選択する権利を有する】．

リスボン宣言では，患者が自分自身に代わって医療情報を受け意思決定をできる代理人を任命できるとしているが，先に述べたように日本ではこれを擁護する法律は確立していない．このため，患者があらかじめ事前指示書などを用いて意思決定代理人を任命している場合は，それを尊重するべきである．ここでの看護師の役割は，患者に意思決定能力があるとき，意思決定代理人としてあらかじめ指名した人がいるのかどうか，書面に残す意思があるのかなど確認すること，またそれらの患者の意思や希望をほかのチームメンバーと共有することなどである．また，医師から医療情報の説明が行われる場合，患者の理解度を確認しながら面談を続けられるよう支援することが必要となる．患者や家族への説明がさらに必要と思われる場合は，患者・家族面談を計画することも看護師の役割である．

4）尊厳に対する権利

【患者は，その文化および価値観を尊重されるように，その尊厳とプライバシーを守る権利は，医療と医学教育の場において常に尊重されるものとする．患者は，最新の医学知識に基づき苦痛を緩和される権利を有する．患者は，人間的な終末期ケアを受ける権利を有し，またできる限り尊厳を保ち，かつ安楽に死を迎えるためのあらゆる可能な助力を与えられる権利を有する】

尊厳ある終末期という価値観は比較的新しい．1970年代ごろまでは，すべての医療は少しでも長く生きながらえることが目標であり，ありとあらゆる医療技術をもって延命に努めることがよいことであると考えられていた．しかし，医療技術の発展とともに寿命が伸び，その人らしく生きるということはどういうことなのかと考える意識が高まってきた．医療の目標も延命だけではなく，その人によって定義された尊厳ある生き方やQOLを高めることを医療の意思決定時に考慮されるようになった．しかしながら生き方やQOLの考え方は1つの尺度で測れるものでは

ないため，患者の意思決定への支援や医療行為への同意などは医療者にとっても非常に複雑なものとなった．

リスボン宣言で提唱される，人間的な終末期ケアを受ける権利や，安楽に死を迎える権利は，それまであまり語られなかった尊厳ある死や，どのように亡くなっていくのかという過程への認識を高めることとなった．

5）宗教的支援に対する権利

【患者は，信仰する宗教の聖職者による支援を含む，精神的，道徳的慰問を受けるか受けないかを決める権利を有する】

日本では患者の信仰について，医療従事者が意識的にかかわることは少ないが，エンドオブライフにおいては，患者の意思に従い，信仰する宗教の考え方，信条を尊重したケアが重要となる．例えば，キリスト教では，亡くなる際に司祭（プロテスタントでは牧師）が立ち合うことを非常に重要視する場合がある．またエホバの証人の信者は輸血を受け入れられないため，医療従事者の勧める医療行為と患者の希望が相反する場合が生じることとなる．このような場合に医療従事者は倫理的なジレンマを経験する場合も少なくない．エンドオブライフケアでは，患者の信仰する宗教信条を考慮したケアを実施するために，どのような医療行為が受け入れられないのか，どのような宗教的支援を望むのか，また，どのような最期を希望するのかなど，十分な情報収集を行い，医療チーム間でのコミュニケーションを図り，ケアを行う必要がある．その結果，患者・家族が，患者の意思を尊重したケアを受けたと感じることが重要となる．

2 エンドオブライフにおける意思決定モデル

1 パターナリズムとインフォームドコンセント

実践において患者の権利を擁護するためには，患者の意思決定を支えることが必要である．リスボン宣言以前は，医師が勧める医療（処置，治療やケア）を受けることが一般であった（パターナリズム）．しかし，患者の主体的な意思決定の権利が認められるようになり，医師による一方的な医療の決定ではない方法の必要性が顕在化していった．この流れを受け，インフォームドコンセントが広まっていった．

インフォームドコンセントとは，医療者から医療行為について，十分な情報が提供され（情報開示），患者・家族がその医療行為について十分に理解し，納得したうえで合意することである．

しかし，インフォームドコンセントでは，患者の希望をどのように医療従事者が理解するべきなのか，また医療従事者がこの患者がどのような人でどのような嗜好，社会背景，人生体験をしてきたかを理解するという要素が十分に考慮されないという問題がある．

特にエンドオブライフにおいては，医療者は，患者の考える尊厳やQOLの意味を理解する努力を行い，その人の生き方や価値観を十分に考慮しなければならない．米国医学研究所が2001年に発表した声明では，「個人（患者）の嗜好，ニーズや価値観を尊重し対応したケアを提供しなくてはならず，すべての臨床意思決定は患者の価値観をもとにすることを保証しなければならない」（Institute of Medicine, 2001）としている．

2 シェアードディシジョンメイキング（SDM）

　近年欧米では，個人の価値観を十分に考慮するため，シェアードディシジョンメイキング（shared decision making：SDM）というモデルが，エンドオブライフに限らず広く推奨されている．SDMはまだ確立した翻訳はなく，共有意思決定や共同的意思決定などと紹介されているが，SDMの直訳は「（情報を）分かち合ったうえで意思決定を行うこと」である．インフォームドコンセントが医療従事者が医療情報を提供し同意書のサインを求めることと誤って理解されていることと同様に，この情報を分かち合うということを，単に医療情報を提供することと誤解されることが少なくない．しかしSDMにおける「情報を分かち合う」とは，医療情報だけでなく，患者の嗜好や価値観も情報の一部と認識し，医療従事者と患者・家族の相互的なコミュニケーションにより情報を分かち合うことを指している．

　エンドオブライフにおける意思決定では，リスクが高く，確実性が低い医療行為について意思決定を求められることが多い．このため，SDMを実施したうえで，医療の方向性を決定することが望まれる（Whitney et al., 2004）．

3 意思決定能力の評価

1 意思決定能力

　エンドオブライフでは，誰が意思決定するのかが重要である．本人の意識が，清明であり自己による意思決定が可能であると認識される場合は，本人の意思の尊重が最も重要となるが，本人が意思決定をできないと評価された場合は，代理人が意思決定をすることになる．しかし，意思決定をする能力があるかどうかの評価は容易でない場合が多い．

　歴史的にさまざまな評価方法が提案されており，MoCA（Montreal Cognitive Assessment）やMMSE（Mini-Mental State Examination：ミニメンタルステート検査）のように，点数により意思決定能力を測定するという方法は，現在も活用されている．しかしながら，臨床における意思決定能力は単に特定の点数を超えるか超えないかで判断することはできない．これは患者の意思決定能力は状態により経時的に変化すること，また問題の複雑さの程度により評価の解釈が変わるためである．

　意思決定能力は，意思決定のキャパシティー（capacity）とコンピテンシー（competency）に分類される．意思決定のコンピテンシーは，法的に定められるものであり，キャパシティーは臨床判断である．また意思決定のコンピテンシーが，あり／なしと判断されるのに対し，キャパシティーは高度から低度までさまざまな程度で判断される．例えば，低いキャパシティーでも判断できるものの1つとして，「水を飲みたいですか？」という質問に対し，患者は「はい」もしくは「いいえ」と返答でき，ケア提供者はその意思をケアに反映することができる．これに対して，高いキャパシティーを求められる質問の1つとしては，治療の選択肢を選ぶ，安楽を目的とした医療への移行を行うかの判断などがある．

2 意思決定能力の評価方法

　臨床における意思決定キャパシティーの評価は，会話を通して得られる質的な情報によって行われる．臨床倫理的観点から一般的に広く受け入れられているものに，アッペルバウムとグリッソ（Appelbaum & Grisso, 1988）によって提唱された4つの項目による評価方法がある．
　①選択した治療を明確に（医療従事者に）伝えることができる．
　②医師から説明された，それぞれの選択肢に関連する情報を理解している．
　③それぞれの選択肢を選んだ結果どのようなことが起こるのかを理解している．
　④それぞれの選択肢がなぜ提案されているのかの理由づけができる．
　これらの項目を評価していくにあたっては，Open-ended question が使われる．例としては，「あなたの病気はどのような状態にあると思いますか？」「その選択肢を選んだ場合，どのような良い点がありますか？ またそれに伴うリスクや弊害はどのようなものですか？」などがあげられる．「医師からどのように説明されましたか」や「これまでに知っている病気の状況はどのようなことですか」などの質問は，患者や家族が何を理解していてどの部分の情報が欠如しているのかを査定するために有意義である．がん治療で，専門医が「完治はできませんが，抗がん剤治療で延命もしくは症状の軽減ができます」と説明した場合，患者や家族は，抗がん剤を投与していれば亡くなることがないと錯覚していることも多い．
　さらに，上記の4つの項目に加え，重要な意思決定においては経時的にも評価して，選択が一貫していることなども考慮しなければならない（Sorrentino, 2014）．
　意思決定キャパシティーを評価した後に最も重要なことは，患者の理解の程度にかかわらず，つねに患者が意思決定に参加できるよう配慮することである．すなわち，前述のMoCAのような数値化して評価するツールで意思決定能力なしと評価されたとしても，臨床的には医療従事者が患者のレベルや程度に合わせて説明を行うなどにより，患者が意思決定に参加できるようにつとめることが必要である．特にエンドオブライフでは，患者を排除して意思決定が行われないように配慮しなければならない．
　意思決定能力の評価尺度は，第14章-7「意思決定能力測定尺度」を参照．

引用文献

Appelbaum, P. S. & Grisso, T. (1988). Assessing patients' capacities to consent to treatment. The New England Journal of Medicine, 319 (25), pp. 1635-1638.

Institute of Medicine (US) Committee on Quality of Health Care in America (2001). Crossing the Quality Chasm: A New Health System for the 21st Century. National Academies Press.

International Council of Nurses (2012). 日本看護協会訳．ICN 看護師の倫理綱領．http://www.nurse.or.jp/nursing/international/icn/document/ethics/pdf/icncodejapanese.pdf（2018.3.1. アクセス）．

Sorrentino, R. (2014). Performing capacity evaluations: What's expected from your consult. Current Psychiatry, 13 (1), pp. 41-44.

Whitney, S. N., et al. (2004). A typology of shared decision making, informed consent, and simple consent. Annals of Internal Medicine, 140 (1), pp. 54-59.

World Medical Association Declaration on the Rights of the Patient (1981). 日本医師会訳

（2005）．患者の権利に関する WMA リスボン宣言．http://www.med.or.jp/wma/lisbon.html（2018.3.1. アクセス）．

4 意思決定支援の実際

　エンドオブライフにおいて頻繁にみられる問題の1つに，本人の意思決定能力が著しく低下しており，その都度本人の希望を聞くということができないという問題がある．認知症や高齢による判断能力の低下，さらに，呼吸機能低下による CO_2 貯留や腎機能低下による尿毒症状は意識を朦朧とさせ，患者との意思疎通が困難となっていく．このような状況となる前に，本人の希望する医療やケアを確認するために実施されるのが，アドバンスディレクティブ（advance directive：AD，以下 AD）やアドバンスケアプランニング（advance care planning：ACP，以下 ACP）である．

　ここでは，AD や ACP に含まれる内容として，①予後告知，②ケアゴール，③意思決定代理人，④ QOL，⑤心肺蘇生，⑥経管栄養について説明する．

1）予後告知

　エンドオブライフケアでは，予後告知や余命に関するオープンディスカッションが不可欠である．本人がどこまで知りたいのかを，意思決定キャパシティーとともに査定する必要がある．査定結果に応じてどの程度の情報開示を誰に行うかを決める．本人がすべての情報開示を求めない場合，または本人に意思決定能力がない場合は，誰に情報開示をするのかを本人に確認する．あらかじめ意思決定代理人が任命されていることが最も好ましい．

　予後告知は科学的根拠に基づいて行い，最も現実的と考えられる今後の身体・意識の変化についても開示する．病態生理的に，患者が経口摂食を行わなくなった場合，どれくらい生きられるのかも含まれる．特定の日数ではなく，一定期間を提示されることが多い．死が間近に迫っていない場合は，経口摂取の状況や病状の変化により余命が変わるため，特定の日数を示すことが困難なためである．本人の意識がなくなった場合も，家族への情報提供は継続される．

2）ケアゴール

　ACP や緩和ケア・コンサルテーションを通して，つねに意識的に話し合いをしなくてはならないのは，ケアゴール（目標）の設定である．ケアゴールは，①完治，②延命，③安楽の3つに分けられる．それぞれの選択に利点，欠点，リスクがあり，患者・家族がその人に合った治療やケアが選択ができるよう援助しなければならない．

　ケアゴールを設定するための話し合いを行う場合，患者・家族が予後について十分理解していることが前提となる．エンドオブライフでは，延命か安楽のいずれかを選択することになり，延命には QOL の維持・向上が伴わないことが多い．このことを患者・家族が十分理解できるように説明しなければならない．例えば COPD の末期では，延命のために気管内挿管を行い心臓停止まで人工呼吸器を使うことができる．しかしこの場合鎮静を行わなければならず，家族と会話できる時間が延びるわけではない．死を遅らせることはできるが，本人にとって意義があることなのか，あらかじめ本人の希望や価値観を聞いておく必要がある．

　このように，利点，欠点，リスクについて，医療者は患者・家族が十分理解できるように説明

する必要がある．また状況によって，随時ケアゴールを変えることができることも伝える必要がある．

3）意思決定代理人

　ADや事前指示書の内容の中で最も重要なことの1つに，意思決定代理人の選任がある．ここで，患者が陥りやすい混乱は，最も愛する人や最も信頼する人を1人選ばなければならないと勘違いすることである．意思決定代理人は，「最も自分という人間を理解し，その状況で意識があればどのような選択をするのかをわかってくれていると思われる人」であり，本人の意思を擁護してくれるであろうと思われる人でなければならない．家族が選ばれることが多いが，血縁関係だけでなく，親しい友人等を選ぶこともできる．実際に本人が意思決定をすることが不可能な状態になったとき，意思決定代理人としての役目を果たせることが重要である．特に高齢者では，配偶者も高齢である場合が多いため，意思決定が困難となることも多い．医療従事者は意思決定代理人を変更する必要がないかを，継続的に確認する必要がある．

4）QOL

　QOLはあくまで個人個人によって定義づけられるため，その人の生き方や価値観と非常に深いつながりがある．例えば，長期療養型施設にいる高齢者であり，家族が週一度面会に来ることを，「週に一度しか来てもらえなくて寂しく，生きがいを感じられない」と表現する人もいれば，「家族は毎週来てくれて，体は不自由になったが楽しい毎日」と感じる人もいるかもしれない．食事や排泄介助が必要な身体状態を，「それでも生きていられて有意義だ」と感じる人もいれば，「このような状態で生きているとはいえない」と感じる人もいる．

　QOLについての話し合いでは，その人が何に価値観があると考え，どのようなことに生きがいを感じるのかを，できるだけ具体的に話してもらうことが有効である．

5）心肺蘇生

　心肺蘇生についての意思決定の話し合いを行う場合，患者だけでなく家族も参加するとよい場合が多い．心肺蘇生は一般的にはよく理解されていない場合が多く，家族を交えて話し合いをすることにより家族への教育の場にもなるためである．

　DNARを選ぶことは「治療を行わない」もしくは「医療を受けない」ことと混同されることが多いが，これは別の項目となる．そして本人がDNARを選択した場合，なぜその選択をしたのかを，家族・意思決定代理人に理解してもらうことが重要で，実際に心肺蘇生を行わなかったときに，家族・意思決定代理人の精神的負担の軽減につながる．

　また，DNARは，DNIとともに話し合いをすることが多い．DNIは，呼吸不全が起こった場合に医療処置を行わないことと誤解されやすいが，DNIは気管内挿管に特化した項目であり，呼吸困難や呼吸不全に対する処置については，別にその人の希望を明らかにするための話し合いをしなければならない．例えば，鼻カヌラやマスクによる酸素吸入は受けたいが，BiPAP®などは受けたいもしくは受けたくないなどである．これらの希望も変化していく場合があるため，継続的に確認する必要がある．

6）経菅栄養

　経菅栄養は嚥下ができない場合や栄養の補給が不十分な場合に，選択肢の1つとなることが多い．一時的であれば，利用してもよいと考える人もいれば，管から人工的に栄養を注入するのは

いやだと考える人もいる．科学的かつ倫理的には適用条件は限定されたものであるが，単に栄養状態が十分でないという説明だけで，長期的に期待される回復や病状悪化などとの関連を十分に説明されていない場合がある．経管栄養に関する利点，欠点，リスクについて，患者・家族が理解できるように説明し，患者のQOLや価値観を尊重して決められるよう支援する．

5 事前指示書

1 事前指示書の現状と問題点

1）事前指示書とは

　事前指示書とは，自分が意思決定できなくなったときに備えて，どのような医療・療養を受けたか，あるいは受たくないかなどを記載した書面のことである（厚生労働省，2018）．事前指示には，代理人指示と内容的指示がある．代理人指示とは，意思表示できなくなった場合に，本人に代わりに意思決定を行う人を事前に指名しておくことである．内容的指示とは，心肺停止時に心肺蘇生法を希望するかしないか，延命のための人工呼吸器の使用を希望するかしないか，抗生物質の強力な使用を希望するかしないか，鼻チューブによる栄養補給を希望するかしないか，などを前もって指示しておくことである（後述の例3を参照）．

　日本尊厳死協会（2017）では，「終末期医療における事前指示書」をリビングウィル（Living Will）とし，「自分の命が不治かつ末期であれば，延命措置を施さないでほしい」と宣言するものであるとしている（日本尊厳死協会のリビングウィルは，第3章-3を参照）．

　ここで，事前指示書とAD，ACPとの差異を，本書の視点から明記しておく．

　ADは意思決定能力が低下して判断できなくなった時に備えて，自分に行われるであろう医療行為や，今後どうしてほしいのか，また誰に自分を託すのかなどを，前もって指示（意思表示）することを意味する．ADでは，意思表示を書面に残すかどうかは言及されていないため，口頭で伝えたことも含まれる．このような意思表示を自らの意思で書面に残したものが，事前指示書である．

　ACPは，今後患者が受ける医療やケアなどについて決めるために，医療従事者と患者・家族が話し合うプロセスを意味し，話し合いの中で具体的な目標（ケアゴール）を定め，それに向かって患者のエンドオブライフを支援してゆくものである．すなわち，ACPが話し合いのプロセスであるのに対し，ADには話し合いのプロセスは含まれておらず，往々にして医療選択に際して行われる医療者と患者との最初の面談での意思表示と認識されていることがある．

2）事前指示書普及の実態

　厚生労働省では，患者の意思を尊重した望ましい人生の最終段階における医療のあり方を検討するために，一般国民や医療者を対象に，「人生の最終段階における医療に関する意識調査」を5年ごとに実施している．この調査では，事前指示書をあらかじめ作成しておくことについてどう思うか尋ねている．2013年の調査結果では，一般国民の69.7％が事前指示書をあらかじめ作成しておくという考え方に賛成しているが，実際に事前指示書を作成しているのは3.2％と非常に少ないことが報告されている．その後，2018年の再調査では，一般国民の66.0％が事前指示書をあらかじめ作成することに賛成しているが，実際に作成しているのは依然として8.1％と低

かった．このことから，事前指示書が普及していないことが明らかである．

3）事前指示書が普及しない理由

　事前指示書が普及しない理由にはさまざまなことが考えられる．その1つには，事前指示書の作成の前提として，本人が，家族等や医療介護関係者と話し合っておくことが必要であると考えるが，それができていないことである．前出の2018年調査において，一般国民の約6割が話し合ったことがないと回答している．その理由として，「話し合うきっかけがない」「話し合う必要性を感じない」「知識がないため何を話し合っていいのかわからない」などがあがっていた．

　2つには，事前指示書に対する医療関係者の関心の低さに関係している．同調査で医療者に，患者が医療・療養の選択について意思決定できなくなった場合に備えて，事前指示書を用いることを勧めるかどうかを質問したところ，約5割が事前指示書を勧めていない（用いていない）と回答していたことから推測される．

　3つには，事前指示書の内容的指示について知識がないことがあげられる．事前指示書に書かれる内容について，具体的にどのような医療がどのような状況で行われるのか/行われないのかを，十分に理解できないことにより，事前指示書の準備の必要性を認識できず，その作成に至らないことが推測される．

　以上のような事前指示書の作成に至らない直接的な理由のほかに，下記のような日本人の死に対する根強い考え方も理由として考えられる．

4）事前指示書が普及しない背景にある日本人の考え方

(1) パターナリズムと家族中心主義

　医師先導の医療に慣らされている人々にとっては，医療を受ける側の患者から，自己の意思を医療に反映させるという患者主体の考え方そのものに当惑していることが推測される．こうした事態を打開するためには，早くから医師主体の医療ではなく，患者主体の医療という考え方を啓蒙する教育が必要である．

　日本人の家族重視の考え方（家族中心主義）は終末期の医療場面においても影響している．現代は家族間の人間関係が希薄になってきたとはいえ，終末期の親子・夫婦・親族間の人間関係は複雑である．特に高齢者は，家族（子どもや孫）への負担を残すことを嫌う．家族への負担を気遣うあまりに，老いて終末期を迎えた段階で，事前指示書に自分の意思を残すことがわがままになるのではと思っている気配さえある．しかし，島田ら（2015）が，外来患者を対象とした調査結果に基づき強調しているように，むしろ，家族が判断に困らないように，意識が鮮明なうちに意思を記載した事前指示書を作成することが家族の負担を軽減するうえで重要であろう．

(2) 日本人の死に対する考え方：死生観，諦観

　日本では，意思決定の主体は本人であるとする欧米型の考え方とは異なり，自己主張を控え，現状にあらがうのではなく，そのまま受け止めることを求められることが多い．そのため，人生の最終段階のおける医療においても，自分の意思を述べることには消極的であり，医師に決定を委ねてきたといえよう．また，現状を仕方がないと諦観する態度となってしまうのではないだろうか．こうした態度や考え方は最終段階の医療の選択においてでさえ，根強く残っているように思われる．

　普段の生活の中で，死への関心や認識が低いことも事前指示書が普及しない背景の1つであると考える．日本人の豊かな生活では，生を謳歌することに貪欲であるが，死は嫌われ，拒絶され，

タブー視さえされる．こうした背景には，日本人の価値観に歪みが生じ，生や若さを重視し，死や老いを否定する姿勢があるからではないかと懸念される．

こうした価値観は，死生観について家庭や学校でどのような教育がなされてきたのかということに関係しているように思われる．病気になったとき，重篤な事態になったとき，そして終末期を迎え，死が迫ったとき，死についてどう考え，どう対処したいのかなど，日頃から話し合っておく必要がある．そうしておけば，抵抗なく事前指示書を作成し，自分の意思を安心して書面に残すことができる．一方，家族や医療従事者は患者の意思を尊守することが可能になる．

5）事前指示書の問題点

清水（2015）は事前指示書が活用されない問題点として，①指示作成時と指示履行時の間の時間に隔たりがある，②表明された指示から作成時の本人の真意を解釈するのが難しい，③指示履行時の状況が変化しているため，事前指示の文言に対応させるのが難しい，④指示した時点と現在の私の希望とは違いがある，⑤臨床の場に持ち込まれた事前指示書の位置付けができない，⑥公表されている事前指示書の様式が不適切である，⑦死ぬ時のことを考えることに抵抗がある，などを指摘している．

2 事前指示書の例

事前指示書の書式は，全国的に統一されているものはない．また，わが国では事前指示書について，いまだ法律で定められていないのが現状である．しかし，文書形式に違いはあるものの，代理人指示と内容的指示が記載されているという点では共通している．下記に3つの例をあげる．

例1　FIVE WISHES：5つの願い

これは，人々が思い病気にかかった時に，受けたい医療行為・介護について計画を立て，それが受け入れられようとするための支援を目的とした非営利団体，Aging with Dignity によって作成されたものである．米国ではこの「5つの願い」を記載した事前指示書の携帯用カードを準備している．必要になったときに，自分の意思を記載したカードをみせることにより医療関係者へ通知することができる．以下は「5つの願い」の項目で，具体的にはチェックボックスに印をし，短文を追加する体裁になっている．最後に自筆のサインを入れる．

(1) 私が意思決定をできなくなったときに，私に代わって意思決定してほしい人は…
(2) 私が受けたい，あるいは受けたくない医療行為は…
(3) 私が心地よく過ごせるようにするためにしてほしくないことは…
(4) 私が人々に求める介護やケアは…
(5) 私が愛する人々に知ってもらいたいことは…

例2　ENDING NOTE：エンディングノート

超高齢化社会そして近い将来多死社会を迎えることを背景にしてか，盛んに終活という言葉が使われるようになった．2017年の雑誌「ゆうゆう」にENDING NOTE：エンディングノートが付録になっていた（吉川監修，2017）．かなり詳細な内容で33ページにもなっている．その中に「病気になったら」の項で，以下の内容があげられている．

○自分で判断がくだせなくなったら
　代わりに判断してもらいたい人の名前
　　　第1希望（名前：　　　　　　　　続柄：　　　　　　　連絡先：　　　　　　　）
　　　第2希望（名前：　　　　　　　　続柄：　　　　　　　連絡先：　　　　　　　）
○告知について
　　□　告知しないでほしい　　　　　　□　病名のみ告知してほしい
　　□　すべてありのままに伝えてほしい　□　家族に任せる　　　□　その他
○延命治療について
　　□　最期までできるかぎりの措置をしてほしい
　　□　回復の見込みがなければ延命措置はしなくてよい
　　□　苦痛を和らげる措置だけはしてほしい　　　□　家族にまかせる
　　□　尊厳死の宣誓書を作成している
　　　　□　公正証書で作成　□　日本尊厳死協会に入会　□　自分で作成

例3　筆者らが検討した事前指示書

　いくつかの事前指示書を参考に，重視されていた内容的指示をあげ，希望事項に✓する方法で作成した．最後に記載日とサインを入れる．
（1）人生の最終段階になったときの希望　（希望の選択肢にチェック✓してください）
　　①心臓マッサージなどの心肺蘇生法　　　□　希望する　　□　希望しない
　　　注：心肺蘇生とは，死が迫ったときに行われる，心臓マッサージ，気管挿管，気管切開，人工呼吸器の装着，昇圧剤の投与等の医療行為．
　　②延命のための人工呼吸器の使用：　　　□　希望する　　□　希望しない
　　③抗生物質の強力な使用：　　　　　　　□　希望する　　□　希望しない
　　　注：通常の抗生剤治療で改善しない場合，さらに強力に抗生物質を使用するかどうか．
（2）口から食べられなくなったときの希望
　　①鼻チューブによる栄養補給：　　　　　□　希望する　　□　希望しない
　　②胃ろうチューブによる栄養補給：　　　□　希望する　　□　希望しない
　　③点滴による水分補給：　　　　　　　　□　希望する　　□　希望しない
　　　注：点滴による水分補給は，栄養はほとんどなく，重度の脱水にならないようにするための水分補給．
（3）基本的な希望
　　①痛みなど　：　　　□　できるだけ抑えて欲しい　　□　自然のままでいい
　　②最期を迎えたい場所：　□　病院　　□　自宅　　□　施設
（4）自分で判断が下せなくなった場合，代わりに判断してもらいたい人
　　〔名前：　　　　　　　〕〔連絡先：　　　　　　　　　　　　　　　　　　　〕

引用文献

Aging with Dignity（2007）．公益財団法人長寿科学振興財団ウェブサイト：健康長寿ネット．エンド・オブ・ライフ：大切な選択．5つの願い．https://www.tyojyu.or.jp/net/kenkou-tyoju/tyojyu-shakai/pdf/fivewishesjapanese.pdf（2018.7.9. アクセス）．

厚生労働省（2018）．平成29年度人生の最終段階における医療に関する意識調査結果（確定版）．http://www.mhlw.go.jp/file/05-Shingikai-10801000-Iseikyoku-Soumuka/0000200749.pdf

(2018.4.27. アクセス).
厚生労働省（2014）．人生の最終段階における医療に関する意識調査報告書．http://www.mhlw.go.jp/bunya/iryou/zaitaku/dl/h260425-02.pdf（2017.9.2. アクセス）.
島田千穂ほか（2015）．終末期医療に関する希望伝達の実態とその背景．日本老年医学会誌, (52) 1, pp. 79-85.
清水哲郎（2015）．事前指示を人生の最終段階に関する意思決定プロセスに活かすために．日本老年医学会雑誌, 52 (3), pp. 224-232.
日本尊厳死協会ホームページ．http://www.songenshi-kyokai.com/living_will.html（2018.4.27. アクセス）.
吉川美津子監修（2017）．ENDING NOTE 豊かな人生を送るためのエンディングノート．ゆうゆう, 2017年10月号付録.

6 アドバンスケアプランニングにかかわる現状と今後の取り組み

　一人ひとりの希望にそった生き方を実現するために，その意思を十分に尊重し，患者にとって最善となる医療やケアをより一層充実させていくことが望まれる現代において，アドバンスケアプランニング（ACP）の概念が注目され，取り組みが始められている．本項では，ACPの背景と現状，今後の取り組みの方向性について述べる．

1 アドバンスケアプランニングの背景

　ACPとは，「今後の治療・療養について患者・家族と医療従事者があらかじめ話し合う自発的なプロセス」である（National Health Service, 2009）．患者を取り巻く重要他者・医療福祉関係者が，将来のケアの方向性も含む患者の意向や希望をともに話し合い，共有することを目的とした営みであり，繰り返し行われる継続的なプロセスである．

　ACPの考え方の背景には，米国における1950〜1960年代の消費者による権利運動の出現があり，それまでの医師のパターナリズムにより患者の意向が尊重されてこなかったことへの反省から，患者の権利や自律性を尊重する「患者中心の医療」へのパラダイムシフトに端を発している．1990年には，「患者自己決定法」（Patient Self-Determination Act：PSDA）が制定され，ヘルスケアにおける自己決定権，治療を拒否する権利，事前指示の権利の3つの権利が強調された．それゆえ，アドバンスディレクティブ（AD）が広く認識されるようになった．しかし，ADを用いた大規模介入研究であるThe SUPPORT study（The SUPPORT Principal Investigators, 1995）において，患者の意向を示した文書は患者の終末期においてほとんどインパクトをもっていなかったという結果が明らかとなり，事前指示の制度がうまく機能していなかったことが露呈した．その理由として，事前指示書の実際の完成率は低く，完成させた患者においても治療についての希望を医師と話し合っていなかったこと，死や死の過程について医療者が患者と話し合うことに躊躇していたこと，医療者のコミュニケーション技術が不十分であることなどが先行研究の概観から報告されている（小川, 2016）．

このような背景からADの限界が認識され，事前指示書の「作成」に焦点を当てるのではなく，話し合いのプロセスに焦点を当てた取り組みであるACPの重要性が認識されるようになった．わが国においては，2015年の「人生の最終段階における医療の決定プロセスに関するガイドライン」において，ACPの概念が盛り込まれたことにより注目されるようになった（厚生労働省，2015）．多死社会が迫り，地域包括ケアの重要性が叫ばれる現代において，最期をどう迎えるかという議論について国民の関心が高まる中で，ACPはこれからの医療における実践の中核を担うことが予測される．

2 アドバンスケアプランニングの取り組みの方向性

先述したようにACPは，患者にかかわる人びとが，患者の将来のケアについての意向や希望を話し合うプロセスである．すなわち，患者が最期までその人らしく生き抜くことを支えるケアのプロセスであるといえる．ACPはADの限界の認識から発展した考え方であるが，ADを排除せず内包している概念でもある．ADをツールとして，コミュニケーションを継続していく場合もある（会田，2017）．

ACPの話し合いには，①患者本人の気がかりや意向，②患者の価値観や目標，③病状や予後の理解，④治療や療養に関する意向や選好，その提供体制などの内容が含まれる（National Health Service, 2009）．これらの話し合いは，病状が悪化し，死が差し迫った状況において始めるのではなく，病気が診断されてから，治療期，維持期，終末期の全ての段階において進められ，積み重ねていくべきものであるといえる．

ACPの実践には，患者や家族との向き合い方が重要である（近藤，2017）．その人らしさを尊重し，相手を理解しようとする姿勢，語りのなかから患者や家族の価値や信念を洞察し，対話によってそれらを深め，意味を明確にして共有していくことが求められる．そのためには，人の心理過程を理解する基本的知識を備え，難しい場面においても患者のそばにとどまり対話を継続する力，言語化する能力，医療者の価値を押し付けていないかと立ち止まり，内省する姿勢に裏付けられた卓越したコミュニケーション技術が求められているといえる．そして患者にとっての最善を尊重するためには，早期からのACPを多職種チームで取り組み，外来，入院，在宅などさまざまな場面・場所で話し合いの内容を共有し，患者の意思を"つなぐ"ことが重要である．

このようにACPは高度実践であると捉えられるが，それと同時に，臨床で日常的に実践していることでもある．日々の関わりの中で患者や家族から語られる思い，自己概念や価値に大きく影響する仕事や家族に対する考えなどの情報を，対象理解にとどめるのではなく，ACPとして意図的に捉え，患者と家族，関連する職種と共有していくことがACPの第一歩であるといえる．ACPは特別な方法論ではなく，一人ひとりの個別性を重視した，その人らしさを支えるケアリングであるとも捉えることができ，これからのエンドオブライフケアの質を左右する重要な取り組みであるといえる．

引用文献

会田薫子（2017）．ACPの背景にある臨床倫理の問題・課題．がん看護，22（7），698-705．
近藤まゆみ（2017）．その人らしさを支えるアドバンス・ケア・プランニング（Advance Care Planning）．がん看護，22（7），pp. 667-670．
厚生労働省（2015）．人生の最終段階における医療の決定プロセスに関するガイドライン．

https://www.mhlw.go.jp/file/06-Seisakujouhou-10800000-Iseikyoku/0000078981.pdf（2018.8.10 アクセス）.

National Health Service (2009). Planning for your future care A Guide. https://www.nhs.uk/planners/end-of-life-care/documents/planning-for-your-future-care.pdf（2018.8.10 アクセス）.

小川朝生（2016）．アドバンス・ケア・プランニングとはなにか．Modern Physician, 36（8），pp. 815-819.

The SUPPORT Principal Investigators (1995). A controlled trial to improve care for seriously ill hospitalized patients. The study to understand prognoses and preferences for outcomes and risks of treatments (SUPPORT). Journal of the American Medical Association, 274（20），pp. 1591-1598.

第5章
エンドオブライフの病態的特徴

　エンドオブライフの病態を理解することは，エンドオブライフケアにおいて重要な症状緩和や意思決定支援を考えるうえで，礎になる知識である．単に知識として学ぶだけでなく，エンドオブライフケアの根拠として活用することが望まれる．
　本章では，まず，死の定義，臨死期の徴候について述べたあと，エンドオブライフの病の軌跡4パターンと，病態の全体像を，突然死，悪性新生物（がん），臓器不全，フレイル（frailty）・認知症に分けて概説した．さらに，予後を予測するスコア，臨死期の心肺蘇生とDNARについて言及した．

1 死の定義

1）死の三大徴候

　人の死をどのように定義するかは「人」をどのように捉えるのか，また思想の相違や価値観によってさまざまな見解がみられる．

　日本において，死を判定するための明確な判定基準は見当たらない．死亡が確認できるのは医師であり，その判定は医師の医学的経験に基づいて行われる．

　いわゆる死の三大徴候は「呼吸の不可逆的停止」「心臓の不可逆的停止」「瞳孔拡散（対光反射の喪失）」とされる．機能停止の順序性は病態によって異なるが，呼吸停止後，脳機能が停止するまでに5分程度とされる．

2）脳死判定

　米国では，人口100万人あたりの臓器提供が25.6人（2012年）であり，日本のみならず他国と比較しても臓器移植が実施される割合が多い．臓器移植に関して米国では統一死亡判定法（Uniform Determination of Death Act：UDDA）および全米臓器移植法（National Organ Transplant Act, Public Law 98-507.）が制定されていて，統一死亡判定法（§1, 1981）において「人の死」とは，心肺機能の不可逆的停止と脳幹を含む脳機能全体の不可逆的停止の2つがあることを規定しているという（IRODaT, 2012; 伊藤, 2014）．

　日本では，1997年に制定された脳死移植法が2010年に改訂された．法的脳死判定基準を表5-1に示す．この判定は，脳死後に臓器を提供する場合に行われ，判定資格医2名以上が2度にわたり実施する．

2 臨死期の徴候

　臨死期には特有の症状が出現する．後述するリバプールケアパスウェイ（Liverpool Care Pathway：LCP）によると，終日臥床状態となり，半昏睡／意識低下が起こり，経口摂取がほとんどできなくなり，内服が困難な状態となると，予後1週間程度であるとされている．また，これらの症状だけでなく1週間前と比較すると，何か様子が変わった，という状態になると週単位で症状が重篤化していく．

　重篤化し，意思疎通が損なわれる患者を前に家族はこのまま死期が近づいているのではないか，もしかしたら，この症状は今だけで少ししたらよくなるのではないかなど，症状について一喜一憂し心理的負担が増大する．臨死期に出現する症状については，その症状が出現する前に患者および家族に説明をし，治療・ケアについての意向を確認しておく必要がある．

1 臨死期の特徴的な症状

　死亡直前（数日～数時間）の状態は，まず，意識の障害やせん妄が生じ，約40％に死前喘鳴が生じる．次に，呼吸が浅くなるのに伴い，下顎呼吸が生じる．さらに，循環不全，チアノーゼ，橈骨動脈の脈拍触知ができなくなるという経過をとる（木澤ほか, 2015）．

表 5-1 脳死判定基準

法的脳死判定項目	具体的検査方法	検査部位と結果
1. 深昏睡の確認	・顔面への疼痛刺激 　滅菌針等による疼痛刺激 　眼窩切痕部への指による強い圧迫刺激	全く顔をしかめない 　JCS* 　300 　GCS** 　3
2. 瞳孔の散大，固定の確認	瞳孔径（通常の室内の明るさ）	左右の瞳孔径が 4mm 以上
3. 脳幹反射の喪失	・対光反射 　両側上眼瞼を同時に拳上し両側瞳孔を観察する．直接反射・間接反射を確認する． ・角膜反射 　一側上眼瞼を拳上し角膜を露出し，綿棒あるいは綿球などの先端をこより状にして角膜を刺激する． ・毛様脊髄反射 　両側上眼瞼を同時に拳上し両側瞳孔を観察できるようにし，顔面に手指，あるいは滅菌針などで刺激を与える．両側瞳孔散大の有無を確認する． ・眼球頭反射 　頭側を約 30 度拳上し正中位から一側に回転し，眼球が頭部の運動と逆方向へ偏位するか観察する．頭部の左右両方向で行う． ・前庭反射 　被験者の頭部を約 30 度拳上し，耳の下に氷水を受けるための膿盆をあて，50mL 注射筒に氷水を入れ，カテーテルを接続．外耳道にカテーテルを挿入し，両眼の観察を可能にした状態で氷水を注入する．注入は 20～30 秒かけて行う．眼球が氷水注入側に偏位する観察する． ・咽頭反射 　喉頭協を用い，十分に開口させ，吸引用カテーテルで咽頭後壁を刺激し，咽頭筋の収縮の有無を観察する． ・咳反射 　気管内チューブを超えて，気管支壁に到達するまでカテーテルを挿入し，機械的刺激を与え，咳が出るか観察する．	・直接反射，間接反射における瞳孔の動きがないとき対光反射無とする． ・両側とも角膜刺激による瞬目が認められない時のみ，角膜反射なしとする． ・両側とも疼痛刺激による瞳孔散大が認められない時のみ毛様脊髄反射なしとする． ・どちらの頭部回転でも，両側眼球が固定し，眼球の逆方向偏位が認められないとき眼球頭反射なしとする． ・両側外耳道への刺激で，眼球編位が認められない場合には前庭反射なしとする． ・繰り返しの刺激に対し咽頭筋の収縮が認められないとき咽頭反射なしとする． ・繰り返しの機械的刺激に対し咳が認められない場合には咳反射なしとする．
4. 平坦な脳波	少なくとも 4 誘導の単極導出および双極導出で心電図を同時記録し，30 分以上の連続記録を実施する．検査中に呼名を左右の耳に 3 回ずつ大きな声で行う．顔面への疼痛刺激を実施する．	適切な技術水準を守って測定された脳波において，脳波計の内部雑音を超える脳由来の電位がない脳波であることを確認．
5. 自発呼吸の停止	他の判定項目をすべて行った後に行う 100％酸素で 10 分間人工呼吸を実施，PaO_2 レベルがおおよそ 35～45mmHg であることを確認．6L/分 100％の酸素投与後，無呼吸を確認する．	自発呼吸の有無は，胸部または腹部に手掌をあてるなどして慎重に判断する．
6. 6 時間以上経過した後の一連の同じ検査	第 1 回の脳死判定が終了した時点から 6 歳以上では 6 時間以上，6 歳未満では 24 時間以上を経過した時点で第 2 回目の脳死判定を開始する．	

＊ JCS（Japan Coma Scale）Ⅲ-300：痛み刺激で反応しない
＊＊ GCS（Glasgow Coma Scale）合計点 3：痛み刺激で開眼しない，発語がみられない，運動がみられない
（厚生労働科学研究費補助金厚生労働科学特別研究事業「脳死判定基準のマニュアル化に関する研究班」研究代表者有賀徹（2011）法的脳死判定マニュアル 平成 22 年度，厚生労働省ホームページをもとに作成）

1）意識障害

患者の意識が亡くなる直前まで保たれている割合は30％といわれている（Pautex et al., 2009）が，家族は亡くなる直前まで意識は保たれていると思っていることがある．意識障害は，病状の悪化によるものと，投与している薬剤の影響によるものがある．このため，投与中の薬剤についての説明は患者だけでなく，家族に対しても十二分に実施し，信頼関係を崩すことがないようにつとめなければならない．

2）終末期せん妄

終末期せん妄（terminal delirium）は，一般的に死亡直前24〜48時間の状態で，腎不全を含む不可逆的な多臓器不全の状態や，不可逆的な代謝障害を生じ，全身状態の改善が困難となった結果，改善の見込みがなくなった場合を指す（木澤ほか，2015）．

3）死前喘鳴

死前喘鳴とは，気道分泌の亢進により，唾液が軌道内を呼吸と共に前後して生じる音のことである．患者には意識がないため苦痛ではない．死前喘鳴は約40％の患者に出現し，出現してから死亡までの平均時間は57時間である（木澤ほか，2015）．

4）下顎呼吸

肺が硬直し，拡張しなくなり頸部が喘ぐように動くことで起こる．下顎呼吸は95％の患者に出現し，出現してから死亡までの平均時間は7.6時間である（Morita et al., 1999）．

5）四肢のチアノーゼ

血圧低下，循環不全であることを示す四肢のチアノーゼが出現する．四肢のチアノーゼは80％の患者に出現し，出現してから死亡までの平均時間は5.1時間である（木澤ほか，2015）．

6）橈骨動脈の拍動の触知困難

橈骨動脈の拍動を触知できなくなることは，最終的にはすべての患者に出現し，出現してから死亡までの平均時間は2.6時間である（木澤ほか，2015）．

以上の経過をたどることを認識し，死亡直前には，検査や治療を見直し，身体的苦痛の評価と対応を検討する．褥瘡予防を目的とした定期的な体位変換を見直し，苦痛緩和のための体位変換に変更し，バイタルサイン測定についても回数を適宜減らすことも考慮することが必要である．

引用文献

IRODaT（International Registry in Organ Donation and Transplantation）（2012）．IRODaT Newsletter 2012, p. 4. http://www.irodat.org/img/database/grafics/newsletter/IRODaT%20Newsletter%202012.pdf（2018.4.9. アクセス）．

伊藤暁子（2014）．アメリカの2006年改訂統一死体提供法．外国の立法：立法情報・翻訳・解説／国立国会図書館調査及び立法考査局編，（262），pp. 3-13.
http://dl.ndl.go.jp/view/download/digidepo_8841948_po_02620002.pdf?contentNo=1&alternativeNo=

木澤義之ほか編（2015）．緩和ケアの基本66とアドバンス44：学生・研修医・これから学ぶあ

なたのために. p. 89, 117, 150 & 151, 南江堂.
Morita, T., et al. (1999). The Palliative Prognostic Index: A scoring system for survival prediction of terminally ill cancer patients. Support Care Cancer, 7 (3), pp. 128-33.
Pautex, S., et al. (2009). State of consciousness during the last days of life in patients receiving palliative care. Journal of Pain and Symptom Management, 38 (5), p. e1-3.

3 エンドオブライフの病の軌跡 4 パターン

　一般的な病の軌跡，特に日常生活に影響する機能や日常生活動作（ADL：activities of daily living）が低下していく経過を理解することで，病の時間枠を考え，医療や保健，福祉サービスを含めて必要とするものを推測していく手助けとなる．患者とその家族は，病の状況も含めて感情のコントロールにも活かしていくことが可能となると考える．また，エンドオブライフおける機能の低下，人種，慢性疾患，家族という患者の属性がエンドオブライフの費用に大きく影響しており（Kelley et al., 2011），医療保健福祉従事者は，病の軌跡の特徴に応じて実践する積極的なケアや緩和ケア，政策を考えていくうえでも病の軌跡を理解していくことは役に立つ．
　Lunneyらは（2002），病によって死に至るまでの経過における機能の低下を 4 パターンの軌跡として紹介した．4 パターンとは，突然死，悪性新生物（がん），臓器不全，フレイルで，米国におけるメディケアのデータから対象者の基本属性，ケアの提供内容，メディケアの費用を分析し，明らかな違いを指摘した．その後，米国のコホート研究によって，高齢者の亡くなる 1 年前の機能について，日常生活動作，すなわち，小さな部屋の間の移動，身だしなみ，衣服の着脱，食事，ベッドから椅子への移乗，トイレの使用に関する 7 動作を分析し，病の軌跡として機能の低下する経過に違いのあることを明らかにした（Lunney et al., 2003）．
　本項では，病の軌跡の 4 パターンにみられる ADL と身体機能の低下について概説する．

1）突然死のパターン

　心筋梗塞や脳卒中など，突然死のパターンでは，亡くなる直前まで機能は独立し，機能は低下していないため，日常生活動作は自立している．
　日常生活動作に関する障害の軌跡は，Gill らの地域在住高齢者を対象とした 10 年以上の縦断的研究において，亡くなる前の 1 年間では，突然死の約 50％がまったく障害がなく，壊滅的に進む障害は約 30％であった（Gill et al., 2010）．亡くなる直前まで機能が維持され，急速に機能が低下し死に至る軌跡に顕著な特徴がある．

2）悪性新生物（がん）の軌跡パターン

　がんによる死亡において，最後の 1 年の当初では比較的よく機能は維持されているが，亡くなる前の短い期間，およそ何週間かあるいは数カ月間において機能が障害されていた（Luney et al., 2003）．また，カナダのがん患者 7,882 名の調査から，亡くなる前の 6 カ月間に疼痛・嘔気・不安は大きく変化ないが，亡くなる前 1 カ月間で呼吸困難・倦怠感・眠気・食欲低下・全般的な機能の低下が著しいことが報告されている（Domeisen et al., 2013）．
　Gill らの報告（2010）では，亡くなる前の 1 年間に，まったく障害のないものが約 20％，壊滅的に進む障害が約 34％，加速的に進む障害や段階的に進む障害が合わせて約 40％，永続的な重

度な障害が約4％であった．亡くなる前の1年間において，がんによる病態によっても必ずしも同じ日常生活動作などの機能低下の軌跡とは限らないが，まったく障害がないあるいは永続的な重度な障害はない場合が多い．

がんの原発巣や種類が異なっても一般的にこのような傾向にあることが指摘されている．

3）臓器不全の軌跡パターン

臓器不全では，心不全，腎不全や肝不全など，病態はさまざまで，進行は多様な要因が複雑に関係し，エンドオブライフ期における病態的特徴は一概に説明できないといわれる．疾患のみならず，さまざまな要因によって影響を受け，「死に至る過程は動的なプロセスである（dying phase is a dynamic process）」（森田，白土，2015）．

うっ血性心不全や閉塞性肺疾患のような臓器不全では，決して安定した状態で落ち着いているわけではなく，一時的な急性増悪と改善を繰り返しながら状態が徐々に悪化し，長期間にわたる日常生活動作等の制限が生じる．臓器不全の悪化が進むと，身体機能がさらに低下し日常生活動作ができなくなり，やがて死亡する．死の予測が難しい臨床パターンである．

Gillらの報告（2010）による臓器不全では，まったく障害のないものが約12％，壊滅的に進む障害約15％，加速的に進む障害約22％，段階的に進む障害約33％，永続的な重度な障害が約18％であった．臓器不全による長期にわたる日常生活への影響の程度が異なることを考えなければならない．

4）フレイル（frailty）・認知症の軌跡パターン

近年，わが国における少子高齢化の社会構造において，厚生労働省による高齢者のフレイルに関するモデル事業が，本格的に取り組まれている．

Gillらの報告（2010）では，フレイルは，亡くなる前の1年間で，まったく障害のないものが約14％，壊滅的に進む障害約19％，加速的に進む障害約15％，段階的に進む障害約27％，永続的な重度な障害が約25％であった．日常生活動作は，フレイルの程度によって，亡くなる前の1年間は維持されているもの，徐々に低下するもの，すでに重篤な状態のまま経過するなど，低下の程度も進行もさまざまである．しかし，進行性認知症では，永続的な重度の障害があったものは約70％，日常生活動作に障害のないものは約2％であり（Gill, et al., 2010），亡くなる前の1年間における日常生活動作への支援が重要である．

このように，突然死以外の，悪性新生物，臓器不全，フレイル／認知症における日常生活への機能，すなわち日常生活動作の軌跡について検証され始めているが，その複雑性のため，疾患別にみる機能や病態の軌跡について確固とした根拠を明らかにするのは容易ではない．

引用文献

Domeisen, B. F., et al.（2013）. International palliative care experts' view on phenomena indicating the last hours and days of life. Support Care in Cancer, 21（6），pp. 1509-1517.

Kelley, A. S., et al.（2011）. Determinants of medical expenditures in the last 6 months of life. Annals of Internal Medicine, 154（4），pp. 235-42.

Lunney, J. R., et al.（2002）. Profiles of older Medicare decedents. Journal of American Geriatrics Society, 50（6），pp. 1108-1112.

Lunney, J. R., et al.（2003）．Patterns of functional decline at the end of life. JAMA, 289（18），pp. 2387-2392.
Gill, T. M., et al.（2010）．Trajectories of disability in the last year of life. New England Journal of Medicine, 362（13），pp. 1173–1180.
森田達也，白土明美（2015）．1　死亡までの過程と病態についてのエビデンス．死亡直前と看取りのエビデンス．東京都文京区，医学書院，1-22.

4 エンドオブライフの病態

　エンドオブライフの病態を理解することは，症状緩和や意思決定支援においても有用である．根拠をもったケアの礎になる．突然死，悪性新生物（がん），臓器不全，フレイル（frailty）・認知症について，それぞれの定義，主たる疾患名，主な病態について概説する．

1 突然死

(1) 突然死とは
　突然死の定義に一定のものはなく，目的によりさまざまに定義される．日本救急医学会は，「通常の生活を営んでいた，健康にみえる人が急速に死に至ること．外因死（交通事故など）は含まれない」と定義している．類義語である「急死」は，直前の健康状態を問わず，急変し死に至ることのみを示す．

(2) 主たる疾患名
　成人における突然死の原因については，循環器系疾患，特に虚血性心疾患が最も多く，次いで脳血管疾患が多い．東京都や佐久地域での剖検データでは，虚血性心疾患（主に心筋梗塞），高血圧，弁膜症，特発性心筋症，心筋炎，心サルコイドーシス，原因不明の突然死（青壮年急死症候群），肺梗塞，大動脈瘤，肺炎，脳血管疾患など多彩であった（高松，2000）．器質的心疾患に伴う持続性心室頻拍はしばしば致死的で，不整脈死をきたす危険が高い．

(3) 主な病態
　突然死をきたす基本病態は，虚血性心疾患や脳血管疾患などの心血管疾患である．突然死は前ぶれもなく突然に死に至る経過を示す．死亡前の身体機能は高レベルあるいは正常であり，死は予期せず突然に訪れるため，終末期はたとえあってもわずかな期間である．エンドオブライフケアにおける突然死は，末期腎不全における心血管疾患や慢性心不全における致死的不整脈など，原疾患の自然経過で起こりうるものと，必ずしも原疾患と関連しない急性疾患・病態によるものや原因の特定できないものとがある．身体機能は予後を規定する原疾患によってさまざまである．

2 悪性新生物（がん）

(1) 腫瘍とは，特に悪性新生物（がん）とは
　腫瘍は，細胞が生体による制御を逸脱し，自律的に増殖し続けることによって生じる腫瘤・病

変である．腫瘍には，発育が緩徐で遠隔転移しない良性腫瘍と，発育が速く遠隔転移して生命を奪う悪性腫瘍がある．上皮性細胞の性格をもつ悪性腫瘍を癌（癌腫），非上皮性の悪性腫瘍を肉腫とよぶ．「がん」というひらがな表記は悪性腫瘍全体を示すときに用いられる．上皮細胞由来のがん（上皮性の悪性腫瘍）に限定する場合には，「癌」という漢字表記が用いられることが多い（松野，2015）．

(2) 主たる疾患名

がんは，基本的には全身のあらゆる臓器，組織から発生する．その中でも死亡者が多く，がん検診の効果が科学的に証明されていている肺がん，大腸がん，胃がん，乳がん，子宮がんは「主要五大がん」といわれる．

(3) 主な病態

がんには自律性増殖，浸潤と転移，悪液質という特徴がある．がん細胞は，局所で増殖しつつ浸潤能を獲得する．周囲に浸潤したがん細胞は，血管やリンパ管に侵入し，原発巣とは離れた遠隔臓器に腫瘍を形成する（転移）．転移の経路には，血行性転移，リンパ行性転移，播種の3種類がある．がんによる死の大部分は転移による．

悪液質は，食思不振，体重減少，筋肉量減少を主徴とし，疲労感，倦怠感，早期満腹感を伴う症候群である．がん悪液質は，腫瘍や免疫細胞から分泌された炎症性サイトカインにより引き起こされた全身性炎症が病態の中心となる．炎症性サイトカインは視床下部に作用し，食思不振やエネルギー消費量の増加を引き起こすだけでなく，糖質代謝，脂質代謝，蛋白質代謝のすべてに異常を生じ，体脂肪や骨格筋の消耗に作用する（濱ほか，2014）．がん悪液質はがんによる死因の約30%を占める．生命予後が月単位のがん患者に対しては，がん悪液質の発症を遅らせ，症状の軽減を図ることが重要である．悪液質の進行度分類は厳密には確率されていないが，欧州緩和ケアグループは，①前悪液質，②悪液質，③不可逆的悪液質の3病期に分類することを提唱している．

また，がん自体やがん治療に関連した原因により生じる，緊急対応を要する病態がoncologic emergencyである．高カルシウム血症，気道・消化管・尿路からの大量出血，上大静脈症候群，心タンポナーデ，脊髄圧迫，抗利尿ホルモン不適切分泌症候群，肺塞栓症，腫瘍崩壊症候群などがある．浸潤や転移による管腔臓器や脈管の閉塞，出血，血栓形成，臓器の圧迫による機能障害，内分泌異常など，さまざまな病態により生じる．

3 臓器不全

臓器不全を呈する病態の中で，特に慢性心不全，慢性呼吸不全（特に慢性閉塞性肺疾患），慢性腎不全について述べる．

1）心不全

(1) 慢性心不全とは

心不全は，「なんらかの心臓機能障害，すなわち，心臓に器質的および/あるいは機能的異常が生じて心ポンプ機能の代償機転が破綻した結果，呼吸困難・倦怠感や浮腫が出現し，それに伴い運動耐容能が低下する臨床症候群」と定義される（日本循環器学会ほか合同研究班，2018）．従来，心不全は急性・慢性に分類されるが，明らかな症候が出現する前から早期に治療介入する

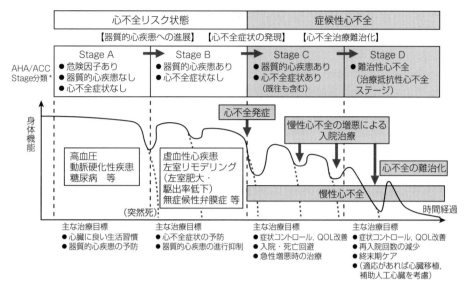

図 5-1　心血管疾患から心不全への臨床経過と各ステージにおける主な治療目標イメージ
(厚生労働省（2017）．第4回心血管疾患に係るワーキンググループ 資料．厚生労働省ホームページより転載，一部改変．
https://www.mhlw.go.jp/file/05-Shingikai-10901000-Kenkoukyoku-Soumuka/0000165484.pdf（2018.7.25. アクセス））

有用性が示されているために，この分類の重要性は薄れている．

(2) 主たる疾患名

心筋梗塞や心筋症（心筋が直接的に障害を受ける），弁膜症や高血圧（負荷が心筋組織に長期的に加わり機能障害を生じる），不整脈（頻拍や徐脈等のリズム異常により血行動態が悪化する），先天性心疾患などがある．また，浸潤性疾患（アミロイドーシス，サルコイドーシスなど），内分泌・代謝疾患（甲状腺機能異常，糖尿病など），栄養障害（ビタミン B_1 欠乏（脚気）），化学物質（アルコール多飲），薬剤（β遮断薬，カルシウム拮抗薬，抗不整脈薬など）など，心臓以外の原因もある．

(3) 主な病態

心不全は，心腔内に充満させた血液を駆出する心ポンプ機能の障害により出現する．左室収縮能により分類され，左室駆出率が低下した心不全と左室駆出率が保たれた心不全に大別される．心ポンプ機能の低下により，動悸，息切れ，呼吸困難，浮腫などの症状が出現する．当初は，安静時には無症状であるが，労作時に動悸や息切れがみられる．重症化すると安静時にも症状が出現し，夜間発作性呼吸困難や起座呼吸もみられる．病状の進行に伴い，QOLが低下し，日常生活が障害される．

心不全の進行は4段階に分類される（図5-1）．ステージ（stage）の進行に伴い，身体機能は次第に低下する．発症により身体機能が大幅に低下しても，多くは元の状態近くまで回復する．しかし，急性増悪を繰り返しながら身体機能は低下し，最期は急速に死に至る．急性増悪時に回復するか否かは治療をしてみないとわからないため，終末期の判断は容易ではない．

「急性・慢性心不全診療ガイドライン」（日本循環器学会ほか合同研究班，2018）では，おおむね年間2回以上の心不全入院を繰り返し，有効性が確立しているすべての薬物治療・非薬物治療

が行われたか，治療が考慮されても，NYHA心機能分類Ⅲ度（高度な身体活動の制限がある．安静時には無症状．日常的な身体活動以下の労作で疲労，動悸，呼吸困難あるいは狭心痛を生じる）より改善しない患者を「ステージD 治療抵抗性心不全ステージ」と定義している．ステージDは心不全の末期状態（end-stage）である．これらの患者は，補助人工心臓や心臓移植などを含む特別の治療（回復の可能性が残る）もしくは終末期ケアの適応となる．なお，終末期（end-of-life）は，「繰り返す病像の悪化あるいは急激な増悪から，死が間近にせまり，治療の可能性のない状態」と定義される（日本循環器学会，2010）．

2）呼吸不全：特に慢性閉塞性肺疾患

(1) 慢性呼吸不全をきたす慢性閉塞性肺疾患とは

「タバコ煙を主とする有害物質を長期に吸入曝露することで生じた肺の炎症性疾患である．呼吸機能検査で正常に復することのない気流閉塞を示す．気流閉塞は末梢気道病変と気腫性病変がさまざまな割合で複合的に作用することにより起こり，通常は進行性である．徐々に生じる労作時の呼吸困難や慢性の咳，痰を特徴とするが，これらの症状に乏しいこともある」と定義される（日本呼吸器学会，2013）．

(2) 主たる疾患名

慢性呼吸不全を引き起こす呼吸器疾患には，慢性閉塞性肺疾患（COPD：chronic obstructive pulmonary disease），肺結核後遺症，間質性肺炎，肺がんなどがある．肺だけではなく，筋萎縮性側索硬化症や筋ジストロフィーなどの神経・筋疾患により引き起こされることもある．

(3) 主な病態

慢性呼吸不全は，動脈血中の酸素分圧が60mmHg以下になる状態が1カ月以上続くが，その主たる原因はCOPDであり，気道の慢性炎症により，完全には可逆的でない気道閉塞を生じ，労作時呼吸困難，咳や痰の増悪を生じるものである（図5-2）．また，COPDには増悪という病態がある．「息切れの増加，咳や喀痰の増加，胸部不快感・違和感の出現あるいは増強などを認め，安定期の治療の変更や追加が必要となる状態」である．ウイルスや細菌による気道感染などが契機となる．

COPDは，慢性の経過をたどり増悪と改善を繰り返す．増悪を契機に致死的な状態に陥るが，回復の見込みを判断することは難しい．増悪や軽快を繰り返す時には，呼吸困難等の症状の悪化に加え，低栄養や骨格筋の廃用萎縮が進行する．病状が進行すると，呼吸器症状だけでなく，疲労感，るいそう，睡眠障害，窒息への恐怖感，抑うつ，せん妄などがみられる．

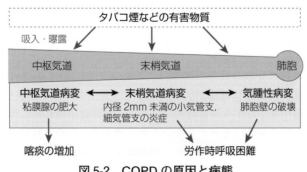

図5-2　COPDの原因と病態

3）末期腎不全

(1) 末期腎不全および慢性腎臓病とは

慢性腎臓病（chronic kidney disease：CKD）は，腎障害あるいは糸球体濾過量（glomerular filtration rate：GFR）が 60mL/min/1.73 m^2 未満の状態が 3 カ月以上持続することと定義される（日本腎臓学会，2012）．腎機能は加齢に伴い低下するため，高齢者では CKD が増加する．GFR の低下に伴い CKD は進行し，GFR が 15mL/分/1.73 m^2 未満になった状態を末期腎不全（end-stage kidney disease：ESKD）という．慢性腎不全は不可逆的であり，ESKD に至った場合には回復の可能性はない（表 5-2）．

(2) 主たる疾患名

2016 年末現在，透析患者においては，糖尿病性腎症（38.8％）が最も多く，次いで慢性糸球体腎炎（28.8％），腎硬化症（9.9％）の順である（日本透析医学会，2017）．

(3) 主な病態

慢性腎臓病が進行して不可逆的な ESKD の病態になると，尿毒症や高カリウム血症，心不全などを呈するため，生命の維持が困難となる．心筋梗塞，心不全などの心血管疾患や脳卒中の発症率および死亡率が高くなる．ESKD の治療選択には，腎代替療法と保存的治療の継続がある．腎代替療法には，腎臓の機能をほぼすべて肩代わりする腎移植と，水・電解質および老廃物の除去を手段とする透析療法（血液透析と腹膜透析）がある．わが国ではほとんどの患者が血液透析を選択する．

「病の軌跡」を援用して，透析非導入の ESKD（CKD ステージ G5）患者と維持透析患者の軌跡が示されている．前者は，身体機能が比較的保たれた状態が続くが，最期の 1 カ月で急速に低

表 5-2 慢性腎臓病（CKD）の重症度分類

原疾患	蛋白尿区分		A1	A2	A3
糖尿病	尿アルブミン定量（mg／日）		正常	微量アルブミン尿	顕性アルブミン尿
	尿アルブミン／Cr 比（mg／gCr）		30 未満	30〜299	300 以上
高血圧 腎炎 多発性嚢胞腎 移植腎 不明 その他	尿蛋白定量（g／日）		正常	軽度蛋白尿	高度蛋白尿
	尿蛋白／Cr 比（g／gCr）		0.15 未満	0.15〜0.49	0.50 以上
GFR 区分（mL／分／1.73 m^2）	G1	正常または高値	≥90		
	G2	正常または軽度低下	60〜89		
	G3a	軽度〜中等度低下	45〜59		
	G3b	中等度〜高度低下	30〜44		
	G4	高度低下	15〜29		
	G5	末期腎不全（ESKD）	<15		

重症度は原疾患・GFR 区分・蛋白尿区分を合わせたステージにより評価する．CKD の重症度は死亡，末期腎不全，心血管死亡発症のリスクを□のステージを基準に，□，■，■の順にステージが上昇するほどリスクは上昇する．

（KDIGO CKD guideline 2012 を日本人用に改変）

（日本腎臓学会編（2012）．CKD 診療ガイド 2012．p.3．東京医学社より転載）

表 5-3 「維持血液透析の見合わせ」について検討する状態

1) 維持血液透析を安全に施行することが困難であり，患者の生命を著しく損なう危険性が高い場合．
   ① 生命維持が極めて困難な循環・呼吸状態などの多臓器不全や持続低血圧など，維持血液透析実施がかえって生命に危険な病態が存在．
   ② 維持血液透析実施のたびに，器具による抑制および薬物による鎮静をしなければ，バスキュラーアクセスと透析回路を維持して安全に体外循環を実施できない．

2) 患者の全身状態が極めて不良であり，かつ「維持血液透析の見合わせ」に関して患者自身の意思が明示されている場合，または，家族が患者の意思を推定できる場合．
   ① 脳血管障害や頭部外傷の後遺症など，重篤な脳機能障害のために維持血液透析や療養生活に必要な理解が困難な状態．
   ② 悪性腫瘍などの完治不能な悪性疾患を合併しており，死が確実にせまっている状態．
   ③ 経口摂取が不能で，人工的水分栄養補給によって生命を維持する状態を脱することが長期的に難しい状態．

(日本透析医学会血液透析療法ガイドライン作成ワーキンググループ．透析非導入と継続中止を検討するサブグループ(2014)．維持血液透析の開始と継続に関する意思決定プロセスについての提言．日本透析医学会雑誌, 47 (5), p.279 より転載)

下する．後者は，慢性心不全や COPD と同様の軌跡をたどる．透析導入を見合わせた場合，透析を導入した場合，透析を中止した場合の生命予後は大きく異なる．透析導入を見合わせた場合の 1 年生存率は 65％，中央値は 1.95 年であった（73 名の CKD 患者，年齢 40〜93 歳，原疾患の 28％が糖尿病腎症，平均 eGFR12mL/min を対象とした観察研究（Wong et al, 2007））．また，透析中止後の死亡までの平均日数は 7.8 日，約 8 割の患者は中止後 10 日以内に死亡したとの報告がある（Fissell, 2005）．

透析導入の際に考慮すべき要因として余命がある．高齢者は平均余命が短くなるため，延命を目標とするとその意義は小さくなる．末期がんや重症心不全などは，導入しても生存率は極めて低い．日本透析学会は，患者の尊厳を考慮した場合に透析非導入を治療の選択肢とすべき状態を提言している（表 5-3）．

透析患者の主な死因は感染症，心不全，悪性腫瘍，脳血管障害である．また，終日就床している状態で透析を続ける患者も少なからずいる．透析治療は社会復帰を目指す救命治療であったが，延命治療という側面が強まっているといえる（日本透析医学会，2014）．

4 フレイル・認知症

1) フレイル（frailty）

(1) フレイルとは

近年，老年医学の分野において，これまで「老衰」「虚弱」などと表現された高齢者の状態が，フレイル（frailty）という概念を用いて理解されるようになった．フレイルとは，「加齢に伴う予備能力低下のため，ストレスに対する回復力が低下した状態」を表す frailty の日本語訳として日本老年医学会が提唱した用語である（荒井ほか編，2018）．フレイルは施設入所，入院，死亡などの不幸な転帰と関連する．

一方，老衰に対する医学的な定義はなく，一般的には「年老いて心身が衰えること」とされる．高齢者が明らかな疾患を認めず，次第に心身の機能が低下し死亡した場合に，老衰による死と診断されると思われる．死因統計の基礎となる死亡診断書（死体検案書）における死因としての老

衰は，高齢者で他に記載すべき死亡の原因がない，いわゆる自然死の場合に用いられる．ただし，他の病態・疾患を併発して死亡した場合にも，因果関係に従って老衰と記入される．

(2) 主たる疾患名

加齢や複数の慢性疾患が関与する．心不全患者におけるフレイルの頻度は19％から40％と一般集団より効率である．糖尿病もフレイル発症リスクを増加させる．COPD患者のフレイルは身体機能障害と関連し，新たな予後予測因子である．保存的CKD患者におけるフレイルの頻度は，一般集団より高率である．フレイルは認知症と合併すると死亡率が高くなる．逆に，運動介入は，栄養，薬物，認知，社会的な介入と組み合わせることにより，フレイル高齢者の認知機能の改善が期待できる（荒井ほか編，2018）．

(3) 主な病態

病理学的には純粋な老衰による死は極めてまれであり，多くは何らかの疾患によって死亡すると考えられる．したがって，臨床における老衰による死は，患者の人生に寄り添った医師が，医学的事実だけでなく患者背景を勘案し，患者家族との合意を得たうえで診断される，社会的な概念ともいえる．

フレイルについては，自立・健康と要介護状態の中間的な段階と位置づける考え方と，要介護状態までを含める考え方とがある（荒井ほか編，2018）．後者は人生の最終段階まで含めるため，フレイルの程度に応じて医学的にどのような治療・ケアが最適であるかを判断する一助となる．フレイルのスケールを表5-4に示す．

2) 認知症，特にアルツハイマー型認知症

(1) 認知症とは

認知症とは，一度正常に達した認知機能が後天的な脳の障害によって持続性に低下し，日常生活や社会生活に支障をきたすようになった状態をいい，それが意識障害のないときにみられる（日本神経学会，2010）．

(2) 主たる疾患名

認知症や認知症様症状きたす疾患は多い．アルツハイマー型認知症，レビー小体型認知症，前頭側頭型認知症などの中枢神経変性疾患，多発梗塞性認知症や慢性硬膜下血腫などの血管性認知症，正常圧水頭症などが代表的な疾患である．甲状腺機能低下症やビタミンB12欠乏症などの内科的疾患や神経梅毒，慢性アルコール中毒なども原因となる．薬剤性認知障害の原因として，向精神薬だけでなく，身体疾患に対する抗パーキンソン病薬や抗コリン薬，抗ヒスタミン薬などがある．正常圧水頭症，慢性硬膜下血腫，甲状腺機能低下症，薬剤性認知障害などは早期の診断・治療により回復が期待されるため，treatable dementiaという概念で扱われる．

(3) 主な病態

さまざまな原因疾患があるため，病態は多彩である．区別すべき疾患・病態として，せん妄，加齢に伴う正常な認知機能低下，うつ病などがある．原因によって症状が異なるため，治療やケアを考えるうえで診断は重要である．

本項においては，認知症の半数以上を占め，病態や自然経過などが最も解明されているアルツハイマー型認知症について述べる．アルツハイマー型認知症は，病理学的に神経原線維変化，ア

表 5-4 臨床フレイル・スケール（Clinical Frailty Scale）

1	壮健（very fit）	頑強で活動的であり，精力的で意欲的．一般に定期的に運動し，同世代のなかでは最も健康状態がよい．
2	健常（well）	疾患の活動的な症状を有してはいないが，上記のカテゴリ1に比べれば頑強ではない．運動の習慣を有している場合もあり，機会があればかなり活発に運動する場合も少なくない．
3	健康管理しつつ元気な状態を維持（managing well）	医学的な問題はよく管理されているが，運動は習慣的なウォーキング程度で，それ以上の運動はあまりしない．
4	脆弱（vulnerable）	日常生活においては支援を要しないが，症状によって活動が制限されることがある．「動作が遅くなった」とか「日中に疲れやすい」などと訴えることが多い．
5	軽度のフレイル（mildly frail）	より明らかに動作が緩慢になり，IADL のうち難易度の高い動作（金銭管理，交通機関の利用，負担の重い家事，服薬管理）に支援を要する．典型的には，次第に買い物，単独での外出，食事の準備や家事にも支援を要するようになる．
6	中等度のフレイル（moderately frail）	屋外での活動全般および家事において支援を要する．階段の昇降が困難になり，入浴に介助を要する．更衣に関して見守り程度の支援を要する場合もある．
7	重度のフレイル（severely frail）	身体面であれ認知面であれ，生活全般において介助を要する．しかし，身体状態は安定していて，（半年以内の）死亡リスクは高くない．
8	非常に重度のフレイル（very severely frail）	全介助であり，死期が近づいている．典型的には，軽度の疾患でも回復しない．
9	疾患の終末期（terminally ill）	死期が近づいている．生命予後は半年未満だが，それ以外では明らかにフレイルとはいえない．

＊この臨床フレイル・スケールは9段階で構成されているが，最高度のカテゴリ9はフレイルとは直接関係なく，がんなどの疾患の終末期が相当する．
＊このスケールの原著は，Morley らが Rockwood らの研究報告を改変したものである．

Morley, J. E., et al. (2013) Frailty consensus: A call to action. Journal of the American Medical Directors Association, 14 (6), pp. 392-397. 日本語版初出：会田薫子訳（2015）．超高齢社会のエンドオブライフ・ケアの動向：フレイルとエンドオブライフ・ケア．Geriatric Medicine（老年医学），53（1），pp. 73-76.
Rockwood, K., et al. (2005) A global clinical measure of fitness and frailty in elderly people. CMAJ, 173 (5), pp. 489-495.
（会田薫子（2015）．老衰のエンドオブライフ・ケアに必要な「医療とケアの倫理」：「適切な医学的判断」と「人生の物語り」のある終末期ケアのために．訪問看護と介護，20（10），p. 843 より転載）

ミロイド β を特徴とする．これにより，大脳皮質，海馬，前脳底部で，神経細胞死，シナプス減少，アセチルコリン低下が起こり，認知症を発症し，認知機能に障害が起こる（日本神経学会，2017）．アルツハイマー型認知症は潜行性に発症し，緩徐に進行する．軽度の時期は近時記憶障害が特徴的である．中等度の時期になると，実行機能障害や見当識障害，失行などが出現し，手段的日常生活動作（IADL：instrumental activities of daily living），日常生活動作（ADL）が障害されていく．重度の時期には，自立性が著しく障害され，寝たきり・全介助の状態となり，身体合併症が多くなる．身体的な問題は，尿・便失禁→起立・歩行障害→嚥下障害の順で出現することが多い．転倒・骨折，誤嚥性肺炎や褥瘡などの急性疾患に悩まされる．最期は治療困難な肺炎や臓器不全により死に至る（平原，2011）．進行した認知症の生命予後は極めて不良である．生命予後を予測する方法は確立されていないが，アルツハイマー型認知症の経過を ADL の障害によって7段階に分類した FAST（functional assessment staging）が有用である．最も高度の

表 5-5　アルツハイマー病の進行ステージ

ステージ	臨床診断	特　徴
1	正常成人	主観的にも客観的にも機能障害なし
2	正常老化	物の置き忘れ，もの忘れの訴えあり．換語困難あり
3	境界領域	職業上の複雑な仕事ができない．熟練を要する仕事の場面では機能低下が同僚によって認められる
4	軽度	新しい場所への旅行は困難 パーティーの計画，買い物，金銭管理など日常生活での複雑な仕事ができない
5	中等度	TPO に合った適切な洋服を選べない．入浴させるために説得することが必要なこともある
6a	やや重度	独力では服を正しい順に着られない
b		入浴に介助を要する，入浴を嫌がる
c		トイレの水を流し忘れたり，拭き忘れる
d		尿失禁
e		便失禁
7a	重度	最大限約 6 個に限定された言語機能の低下
b		理解しうる語彙は「はい」など，ただ 1 つの単語となる
c		歩行能力の喪失
d		坐位保持機能の喪失
e		笑顔の喪失
f		頭部固定不能，最終的には意識消失（混迷・昏睡）

Sclan, S. G., et al.（1992）. Functional assessment staging（FAST）in Alzheimer's disease: Reliability, validity, and ordinality. International Psychogeriatrics, 4 Suppl 1, pp. 55-69. により作成.
（神﨑恒一（2012）. アルツハイマー病の臨床診断. 日本老年医学会雑誌，49（4），p. 421 より転載）

段階（ステージ 7）では，言語理解は困難となり，歩行や座位保持も困難となる．米国のメディケアは，ステージ 7c 以降をホスピス入居の要件の 1 つと定めている（表 5-5）.

引用文献

荒井秀典編集主幹，長寿医療研究開発費事業：要介護高齢者，フレイル高齢者，認知症高齢者に対する栄養療法, 運動療法, 薬物療法に関するガイドライン作成に向けた調査研究班（2018）. フレイル診療ガイド 2018．ライフ・サイエンス

Fissell, R. B.（2005）. Factors associated with "do not resuscitate" orders and rates of withdrawal from hemodialysis in the international DOPPS. Kidney International, 68（3），pp. 1282-1288.

濱卓至ほか（2014）. 日本緩和医療学会編，専門家をめざす人のための緩和医療学．pp. 97-101. 南江堂.

平原佐斗司（2011）. 平原佐斗司編，チャレンジ！非がん疾患の緩和ケア．pp. 60-16, 南山堂.

松野吉宏（2015）. 日本臨床腫瘍学会監修，『入門腫瘍内科学改訂第 2 版』編集委員会編，入門腫瘍内科学 改訂第 2 版．pp. 16-17, 篠原出版社.

日本腎臓学会編（2012）. CKD 診療ガイド 2012, 東京医学社.

日本循環器学会ほか 2008-2009 年度合同研究班（2010）. 循環器病の診断と治療に関するガイドライン（2008-2009 年度合同研究班報告）：循環器疾患における末期医療に関する提言. 日本循環器学会ホームページ.

日本循環器学会ほか合同研究班（2018）. 日本循環器学会／日本心不全学会合同ガイドライン：

急性・慢性心不全診療ガイドライン（2017年改訂版）．p.11，日本循環器学会ホームページ．
日本呼吸器学会COPDガイドライン第4版作成委員会（2013）．COPD（慢性閉塞性肺疾患）診療と治療のためのガイドライン 第4版．日本呼吸器学会．
日本救急医学会．医学用語解説集．日本救急医学会ホームページ http://www.jaam.jp/html/dictionary/dictionary/index.htm（最終更新日：2009年10月26日）．
日本神経学会監修，「認知症疾患治療ガイドライン」作成合同委員会編（2010）．認知症疾患治療ガイドライン 2010．医学書院．
日本神経学会監修，「認知症疾患診療ガイドライン」作成委員会編（2017）．認知症疾患診療ガイドライン 2017．医学書院．
日本透析医学会血液透析療法ガイドライン作成ワーキンググループ，透析非導入と継続中止を検討するサブグループ（2014）．維持血液透析の開始と継続に関する意思決定プロセスについての提言．日本透析医学会雑誌，47（5），pp. 269-85．
日本透析医学会（2017）．わが国の慢性透析療法の現況．2016年12月31日現在．日本透析医学会ホームページ．
高松道生（2000）．剖検例からみた内因性来院時循環呼吸停止（突然死）例の死因の検討．日本救急医学会雑誌，11，pp. 323-332．
Wong, C. F., et al. (2007) Factors affecting survival in advanced chronic kidney disease patients who choose not to receive dialysis. Renal Failure, 29 (6), pp. 635-659.

5 予後の予測

1 予後を予測するスコア

　患者の状態から今後の死期が近いことを的確に予測していくことは容易ではない．特にがんに罹患した患者の場合，病の軌跡からだけでは予測することは難しく，死期を含めた予後の予測を理解することは，治療や療養場所の選択においても患者・家族の支援につながる．
　今日では，予後を予測する尺度が開発され，その信頼性や妥当性について検証されている（Claribel, et l., 2017; 森田，白土，2015; 日本緩和医療学会, 2014）．病の軌跡では活動や機能の状態の変化をみており，この活動や機能を判断する指標として，Karnofsky Performance Scale (KPS) (Karnofsky et al., 1948) や Eastern Cooperative Oncology Group (ECOG) の Performance Status (Oken et al., 1982) がある．患者の機能やADLを評価しながらも，機能が低い場合の臨床医の予後は予測しやすいが，概して予測における正確性に確証のないこともあり，他の臨床的，検査データ，疾患に関連する要因も含めて予後を推測できるよう研究が進められている．
　予後を月単位で予測する指標として，Palliative Prognosis Score (PaP score) (Maltoni et al., 1999) やPrognosis in Palliative Care Study (PiPS) (Gwilliam et al., 2011) が開発されている．PaP score は，Karnofsky Performance Scale も含めて，臨床医による予後予測や食欲不振，呼吸困難，白血球数やリンパ球数の割合から得点を算出し，30日の予後を予測する指標である（巻末付録 表1）．PaP score は，予後因子としてのせん妄が含まれていないため，せん妄を含めたD-PaP score も開発されている．PiPSには，血液データを含めないA modelと血液データを含

めるBmodelがある.

さらに，日本で開発された，Palliative Prognostic Index（PPI）（Morita et al., 1999）は，Palliative Performance Scale（PPS）（Anderson et al., 1996）に加え，経口摂取量，浮腫，安静時呼吸困難，せん妄を評価し，患者の予後が6週間以内か短いか，3週間より短いか予測する（巻末付録 表2）.

いずれにしても，これらのスケールを用いて予後を予測しても，その予測精度は検証されているが，100％ではないことを認識しておく必要がある．あくまでも目安に過ぎない．

2 看取りのクリティカルパス

Liverpool Care Pathway（LCP，以下LCP）は，「患者・家族が安楽・安心して臨死期を過ごせるために必要なケアを確実に受けられる」ためにイギリスのRoyal Liverpool UniversityとMarie Curie Center Liverpoolのグループにより作成された看取りのクリティカルパスである（Ellershaw & Wilkinson, 2003）．LCPは臨死期のケアのため，現在も改訂が続けられている．日本では日本ホスピス・緩和ケア研究振興財団がLCP日本語版を2010年にリリースし，その使用について普及を図り，看取り期のケアの見直しと改善に取り組んでいる．

LCPの使用基準は表5-6のとおりであり，臨死期の定義となっている．

また，現在の症状について，患者を支えるチーム全体が可能性のある改善策を考慮し尽くしていることが前提となっている．

LCP日本語版での使用基準が示しているように，終日臥床し，半昏睡／意識低下がみられ，経口摂取がほとんどできなくなり，錠剤の内服が困難な状態になると，おおよそ予後が1週間程度であると推察できる．そこに至るまでの徴候として，衰弱，倦怠感，経口摂取量の低下，嚥下機能の低下，気道分泌物の増加などがあらわれる．経口摂取の低下に伴い，脱水傾向となり尿量が減少し，尿失禁や便失禁をおこすようになり，血圧が低下するとともに頻脈あるいは徐脈，または不整脈があらわれる．

指標やスコアはあくまでも目安であって，患者の個別性やこれまでの経過を踏まえて総合的に判断することが必要である．

表5-6 LCPの使用基準

患者に関わる多職種チーム全体が予後数日または1週間程度と判断し，かつ次の項目のうち2項目以上が当てはまる場合：
- 患者が終日臥床状態である
- 半昏睡／意識低下が認められる
- 経口摂取がほとんどできない
- 錠剤の内服が困難である

（宮下光令（2010）．LCP日本語版の使い方．Liverpool Care Pathway（LCP）日本語版普及グループ編．Liverpool Care Pathway（LCP）日本語版使用マニュアル，p.14，（財）日本ホスピス・緩和ケア研究振興財団より転載．http://www.lcp.umin.jp/manual_ver1.pdf（2018.8.3. アクセス））

引用文献

Anderson, F., et al. (1996). Palliative performance scale (PPS) : A new tool. Journal of Palliative Care, 12, pp. 5-11.

Claribel, P. L., et al. (2017). Prognostic tools in patients with advanced cancer: A systematic review. Journal of Pain and Symptom Management, 53 (5), pp. 962-970.

Ellershaw, J. & Wilkinson, S. (2003). Care for the dying: A pathway to excellence. Oxford University Press.

Gwilliam, B., et al. (2011). Development of prognosis in palliative care study (PiPS) predictor models to improve prognostication in advanced cancer: Prospective cohort study. British Medical Journal, 343, d4920.

Karnofsky, D. A., et al. (1948). The use of nitrogen mustards in the palliative treatment of carcinoma: With particular reference to bronchogenic carcinoma. Cancer, 1 (4), pp. 634-656.

Maltoni, M., et al. (1999). Successful validation of the palliative prognostic score in terminally ill cancer patients. Italian Multicenter Study Group on Palliative Care. Journal of Pain and Symptom Management, 17 (4), pp. 240-247.

Morita, T., et al. (1999). The Palliative Prognostic Index: a scoring system for survival prediction of terminally ill cancer patients. Support Care Cancer, 7 (3), pp. 128-133.

Oken, M. M., et al. (1982). Toxicity and response criteria of the Eastern Cooperative Oncology Group. American Journal of Clinical Oncology, 5 (6), pp. 649-655.

森田達也，白土明美 (2015)．1 死亡までの過程と病態についてのエビデンス．死亡直前と看取りのエビデンス．pp. 1-101，医学書院．

日本緩和医療学会編 (2014)．専門家をめざす人のための緩和医療学．南江堂．

6 臨死期の心肺蘇生と DNAR

　生命を脅かす疾患とともに生きている患者は，臨死期を自然な経過の中で迎えることを期待することが多い．しかし，患者の意に反した心肺蘇生が開始されるケースも存在する．DNAR (do not attempt resuscitation) とは，「患者本人または患者の利益にかかわる代理者の意思決定をうけて心肺蘇生法をおこなわないこと」と定義される（日本救急医学会，2017）．そして，DNAR 指示とは，「心肺停止 (cardio pulmonary arrest: CPA) の際に，心肺蘇生術 (cardio pulmonary resuscitation: CPR) を実施しないという患者（家族）の意思にそって，医師が出す指示 (order)」である（日本臨床倫理学会，2016）．DNAR の対象となる患者の前提条件は，「生命を脅かす疾患」に直面していることである（日本集中治療医学会倫理委員会，2017）．現在，日本では DNAR について法整備はされておらず，その概念について患者の医療拒否権を含め，社会的な合意は得られていない現状がある．

　小野ら (2017) の「救急隊員が行う応急処置に関する要望書」の使用状況に関する事例報告によると，平成 18 年から 24 年までの 7 年間で，救急搬送された内因性 CPA 患者 1090 名のうち，救急活動記録からターミナル期と判断された対象は 47 名あった．そのうち DNAR の申告があった対象は 12 名であり，実際に要望書（一切の救急救命処置を家族が望まないことについて家族が署名する独自の書類）が提出されたのは 11 名であった．要望書が提出されなかった 1 名につ

いては，DNAR意思確認書類（事前指示書）が家族らから提出されたケースであり，これにより CPA時のCPRは実施されなかった．要望書が提出された11名中1名は，高齢者施設（通所介護）利用中の対象であり，施設職員が要望書を記入し，CPRを実施せず不搬送となったケースであった．書面と口頭の違いはあるが，両者ともDNARの意思を事前に表明しており，家族や代理人に伝えていたことから，CPR不実施は速やかに決断された．4名は，現地にて死亡が確認され不搬送と判断されたが，家族の希望によりCPR不実施のまま医療機関に搬送されたケースであった．残る4名は救急救命士による特定行為の実施を了承されず，一時救命処置のみで医療機関に搬送されたというPartial DNAR指示のケースであった．

日本集中治療医学会は，「Do Not Attempt Resuscitation（DNAR）指示の在り方についての勧告」を2017年に発表した（西村，丸藤，2016）．その中で，胸骨圧迫はするが気管内挿管はしないなどのCPRの部分指示を意味する「Partial DNAR指示」は実施すべきではないと述べている．その理由は，Partial DNAR指示は不完全なCPR指示であり，DNAR指示の考え方とは一致しないためである．

また，箕岡（2016）はDNAR指示の問題点の一つとして，終末期医療とDNARの混同をあげている．DNAR指示はCPA時のCPR不実施の指示に限られており，その他の治療や医療ケアに影響を及ぼすことはない．しかし，CPR以外の多くの医療・看護・ケアが不開始，差し控え，中止されている現状があり，その中でも侵襲的治療（人工呼吸器装着，血液透析）の差し控えが多い．さらに，医療機関がこれらの現状を黙認している可能性があることについて指摘している（箕岡，2012）．これは，医療者間においてもDNARについての認識の違いがあり，合意形成がされていないことに起因する（加藤，2015; 折笠，八巻，2016; 小野ほか，2017）．

現時点において，DNAR指示に対するガイドラインは存在しない．日本集中治療医学会のDNAR指示の在り方についての勧告では，DNAR指示に関わる合意形成は，厚生労働省（2015）「人生の最終段階における医療の決定プロセスに関するガイドライン」（2018年に改訂「人生の最終段階における医療・ケアの決定プロセスに関するガイドライン」），または日本集中治療医学会，日本救急医学会，日本循環器学会（2014）「救急・集中治療における終末期医療に関するガイドライン：3学会からの提言」にそって実施することを推奨している（西村，丸藤，2017）．

終末期医療について自身の意思を表明しておく事前指示書やリビングウイルがある．しかし，一般国民における事前指示書やリビングウイルの作成率は3.2%であり，一般に普及しているとは言い難い（厚生労働省，2014）．また，DNARは，それらの中でCPRの部分だけの意向である（阿部，2016）．臨死期の治療方針については，患者・家族や近親者・医療従事者との話し合いの中で適切な情報提供と説明がなされ，患者本人による決定がされることが原則である．患者の意思の確認が困難な場合は，家族や近親者および医療ケアチームが患者の意思を推定し，患者にとって最善な医療内容が判断される必要がある（厚生労働省，2018）．そのため，事前指示書等の書面作成を目的とするのではなく，患者が家族（代理意思決定者）や医療者と共に，DNARを含めた治療，療養生活，医療・看護ケア等について包括的に話し合うプロセス（アドバンスケアプランニング：ACP）の重要性が高まっている．

引用文献

阿部泰之（2016）．Advance Care Planning. 森田達也，木澤義之（監），緩和ケアレジデントマニュアル，pp. 30-31，医学書院．

小野和幸ほか（2017）．救急現場で遭遇するDNARの現状と問題点．日本臨床救急医学会誌，

20，pp. 64-68.
折笠春奈，八巻ルミ子（2016）．看護師のＤＮＲに対する意識調査：アンケートより見えてきた認識の違い．日本医療マネジメント学会誌，17（suppl），p. 220.
加藤愼（2015）．DNARの法的課題．蘇生，34（2），pp. 71-74.
厚生労働省（2014）．人生の最終段階における医療に関する意識調査報告書．厚生労働省ホームページ．
厚生労働省（2018）．人生の最終段階における医療・ケアの決定プロセスに関するガイドライン．厚生労働省ホームページ．
西村匡司，丸藤哲（2017）．日本集中治療医学会，Do Not Attempt Resuscitation（DNAR）指示の在り方についての勧告．日本集中治療医学会雑誌，24，pp. 208-209.
日本救急医学会，DNAR，www.jaam.jp/html/dictionary/dictionary/word/0308.html（2017.5.20.アクセス）．
日本集中治療医学会倫理委員会（2017）．DNAR（Do Not Attempt Resuscitation）の考え方．日本集中治療医学会雑誌，24（2），pp. 210-215.
日本集中治療医学会，日本救急医学会，日本循環器学会（2014）．救急・集中治療における終末期医療に関するガイドライン：3学会からの提言．http://www.jsicm.org/pdf/1guidelines1410.pdf（2017.5.29.アクセス）．
日本臨床倫理学会（2016）．II POLST（DNAR指示を含む）作成に関するガイダンス．square.umin.ac.jp/j-ethics/pdf/POLSTガイダンス.pdf（2017.5.29.アクセス）．
箕岡真子（2012）．蘇生不要指示のゆくえ：医療者の為のDNARの倫理．ワールドプランニング．
箕岡真子（2016）．日本臨床倫理学会による「POLST（DNAR指示を含む）作成指針」作成の経緯と今後の展望．日本臨床麻酔学会誌，36（3），pp. 308-312.

第6章
エンドオブライフ期にある患者と家族の心理

　医師より病名告知や予後告知を受けた瞬間から，患者や家族の死に対する態度は一変する．内面では激しく動揺しさまざまなイメージを描き苦悩していることが窺われる．
　1節では，エンドオブライフ期の患者と家族によくみられる心理について，喪失体験による心理的反応すなわち喪あるいは悲哀の過程から考える．具体的には喪失による気持ちの動揺が激しい初期段階と，初期段階を脱した後に起こる内面的な深い悲哀の段階に分け，事例を含めながら具体的な心理的な反応を概説する．2節では病名告知を受けた患者自身の喪失体験の手記，3節では最愛の対象である身内を看取った家族の喪失体験について述べる．

1 エンドオブライフ期の患者と家族によくみられる心理状態

1 喪失体験

　小此木（1980）によれば，喪失の対象として，①近親者の死，②環境の変化に伴う役割などの喪失，③自己のアイデンティティとなるものの喪失，④自分自身の死を予期する喪失などがあげられている．ここでは①と④の喪失を対象として，患者と家族に生じる心理状態の変化に焦点を当てる．

　余命告知とは，身体的な自己喪失の究極にある死を告げ知らせることを意味している．したがって余命が告知されたときから，患者は予期された死，すなわち自己喪失に対する「予期悲嘆」のプロセスを体験していくことになる．一方，家族にとっても，家族の一員である患者の予期された死は，密接な関わりをもって生活してきた大事な人を喪失するという「予期悲嘆」を体験することになる．つまり，患者も家族も喪失を体験することに留意する必要がある．

　Kubler-Ross（1975）は，死の受容に至るプロセスについて次のように述べている．エンドオブライフの患者（dying patient）は，情緒的危機や混乱から，否認，怒り，取り引きなどのさまざまな段階を行きつ戻りつしながら，現実の状況になんとか対処しつつ，またその人なりの希望をもちつつ生きぬこうとする．しかし，ひとたび身体機能が著しく低下し始めると，情緒反応も弱くなりうつ状態となる．そして最後の段階で，死を是認し受容してゆくものと捉えている．

2 喪失初期段階の情緒的危機を伴う心理状態

　患者が余命告知をされたとき，あるいは愛する身内を亡くしたとき，どのような反応を示すのだろうか．小此木（1979）は，以下のように説明している．愛する対象や依存している対象を失ったとき，人は激しく動揺し，どうすればよいのかわからず混乱し，情緒的危機に陥る．この情緒的危機とは，対象喪失による強い悲しみを伴う情動反応と同時に，その状況に対して適切な対応が取れず動揺する反応である．つまり激しい悲しみだけでなく，自分を制御できずに，どうしたらよいのかわからず，パニック状態に陥るのである．この反応は急激に起こり比較的早く回復する．

1）心理的動揺

　心理的動揺は悲哀の初期段階にみられる激しい情動であり，予後を確定できない時には不安や否認などの情動を伴う．さらに，死が避けられない確実なものとなったときには，その激しさを増し，自律神経の興奮による心悸亢進や呼吸促拍などを伴い，一時的にショック状態に陥る．時には，感情が麻痺し無感動・無感覚になる場合もあるといわれる．

　ここではNさんを例にあげよう．

　検査を受ける段階から，もし「がん」だったらどうしようと不安をみせていた．いよいよ検査の結果がでて，医師から病名を知らされ，今後の治療法について説明を受けた．さらに予後について説明を受けた時の様子は一見落ち着いているかにみえたが，後で聞くと頭の中は真っ白であったという．自宅に帰り，医師に告げられたことを反芻しつつ，「ときどき痛いけれども長く続

くわけではないし，ふつうの生活はできているのだから，それほど悪くはないのではないか．初期の段階に違いないのだから，早く治療をすれば，大丈夫」と思ったという．そして，翌日にはきちんと化粧をして，夕食を準備してなんでもないようなふりをし，家族とおしゃべりを続けていた．

しかし，こうした状態は長く続かず，確実に腹痛は強くなっており，次に受診したとき，主治医から病気はかなり進行しており，有効で積極的な治療が必要と告げられた．その時，Nさんが受けたショックは大きく，恐怖心が強くなり，さまざまなことが頭の中で交錯し，医師の具体的な病態や治療などの説明は記憶になかったという．

2）恐　怖

デーケン（Deeken, 1995）は，死への恐怖について，①苦痛への恐怖，②孤独への恐怖，③尊厳を失うことへの恐れ，④家族や社会の負担になることへの恐れ，⑤未知なるものを前にしての不安，⑥人生に対する不安と結びついた死への不安，⑦人生を不完全なまま終えることへの不安，⑧自己消滅への不安，⑨死後の審判や罰に関する不安という9つのパターンをあげている．エンドオブライフの患者にとって，恐怖の感情は，死がいつ訪れるか，またどのように訪れるのかわからないことに関連していることが多い．

ここではMDS（骨髄異形成症候群）のYさんが示した恐怖について述べる．

Yさんは，以前から血小板数が低いと指摘されていたがあまり気に留めている様子はなかった．クリニックの医師から少し低すぎると指摘され，大学病院での精密検査を勧められた．その結果，MDSと診断された．亡くなる直前まで，血液像にみられる変化だけで，ほとんど自覚症状はみられなかった．治療を進める中で，赤血球数や白血球数はどんどん低下してゆき，身体のどこかが，いつ，出血するかわからない，また感染症をおこすかもわからないなどというリスクを指摘されたものの，自覚症状はほとんどなかった．それだけに，言葉に出せない恐怖心と闘っていたに違いない．しかし，ついに，「明日死んでもおかしくないですよ」と医師に脅されるようにして入院したのが最期となった．

この患者のようにデータ上では致命的な状態であってもまったく自覚症状がないとき，予後が悪く余命いくばくもないことを自覚できるだろうか．初めは，漠然とした不安感を示していたに過ぎなかった．しかし，次第に，感染症や出血を恐れ，外出もできなくなった．意識が鮮明であるだけに，脳に大出血が起これば，死につながるという恐怖心は非常に強いものだったに違いない．

3）怒　り

怒りの感情は，なぜ私がこんな病気になり，死ななければならないのだという理不尽に対して必ずしもあらわれるわけではない．死が迫っており，わたしは死ななければならないのだということを否認しきれないときに，怒りの感情に変わる．また怒りは容易に羨望や恨みの感情に変わる（Ross, 1975）．

ここでは，病名告知や予後告知をする医師の態度や言動に対して激しい怒りを示したNさんを例にあげる．

がんセンターの医師から，ステージⅣの膵臓がんと診断され，4剤併用の抗がん剤治療を勧められた．Nさん（女性）は家族の希望に応え，一度は受け入れたものの，ステージⅣの意味と抗がん剤の4剤併用によるさまざまな副作用などに関する説明を医師に求めた．これに対する医師の見下したような対応に，Nさんは怒りを爆発させた．

さらに，緩和ケア病棟でのエンドオブライフケアを選択しようとしたNさんは，緩和ケア病棟をもつ病院にゆき，どのような手続きをして緩和治療を受けられるのか，医師に説明を求めた．しかし，その医師は非常に傲慢な態度で，入院の許可や治療やその他一切はすべて，緩和ケア責任者である私（医師）が決定するのであって，あなた（患者）ではないと告げたという．Nさんは，そのときのことを，声を震わせながら話している．がんセンターでの治療を勇気をもって断り，緩和ケアを受けながらエンドオブライフを全うしようとしていた，ただでさえつらい時期に，こうした仕打ちにあい，怒り心頭に発したのである．

Nさんは緩和ケア病棟である程度の痛みや症状をコントロールしながら日常生活を過ごすなか，ちょっとしたことでいら立つようになった．正面切って怒りの感情を出せないときには，いら立ちの感情に変わり，いらいらした態度や行動が，特に身近にいる家族に向けられた．家族の些細な言動がきっかけとなり，自分の気持ちをわかってくれないと，いら立つのである．しかし，家族は患者が苦しんでいることを承知しているがゆえに，黙り込んでしまう．するとNさんはその姿を見てますますいらだつという悪循環を繰り返し，事態を深刻にしてしまった．

3 内面的な深い悲しみの段階

悲嘆（grieving）は，NANDA-I（Herdman & Kamitsuru, 2015）において，「情緒面・身体面・スピリチュアル面・社会面・知的側面の複雑な反応と行動を含む正常なプロセスであり，実際の喪失，予測される喪失，または知覚した喪失を個人や家族や地域社会が毎日の生活に組み込む手段となるプロセス」と定義されている．

また，Lammer（2013）も，悲嘆とは重大な意味をもつ喪失に対するごく正常な反応であると定義し，正常性を強調している．よくみられる悲哀の徴候として，強い情緒的緊張の波と感情の喪失などの心理的状態があり，またそれだけでなく，身体的状態（身体的愁訴，神経障害，消化障害），外的態度（溜息や嘆きなどの表出，表出の欠如や遅延），知覚や精神状態（外界との関係，自己との関係；自尊心の喪失，故人との関係；故人への没入などさまざまな状態）が観察されるとしている．

悲哀と悲嘆の意味は通常，同義に使われているようだが，国語辞典において，前者はこころの中の意味で，悲哀を感じるという表現をしており，後者は悲哀による行動面が強調され，悲嘆に暮れるという用い方がされている．

小此木（1980）は，初期段階の情緒的な危機を乗り越え，なんとか周りと関係をもち，適応状態が少しずつ回復してくると，次に，心の深い内面で起こる悲嘆のプロセス（grieving process）が始まるとしている．このプロセスは通常6カ月から1年ぐらい続くとされる．

悲嘆の状態を評価するために，さまざまな悲嘆反応測定尺度（TRIG, GEI, CBI, MGM）が開発されている．中でもMGM（Miyabayashi Grief Measurement）は，宮林（2003）によって，日本人遺族を対象に開発された悲嘆尺度である．「思慕と空虚」「疎外感」「鬱的な不調」「適応の努力」の4因子から成る悲嘆の構造が明らかにされている．また東村，阪口，柏木（2001）は，死別というストレスフルな喪失体験が人に及ぼす影響のポジティブな側面に注目し，死別経験による成長感尺度を開発している．因子分析の結果，「人間関係の再認識」「自己の成長」「死への態度の変化」「ライフスタイルの変化」「生への感謝」などの構造をもつ5つの下位尺度を明らかにしている．こうした悲嘆反応の構造を測定することによって，喪失者の悲歎反応の状態を理解することが可能である．

エンドオブライフの患者は，こうした心理過程を通して，さまざまな人々との関わりや自己実

現を目指したこれまでの人生を整理し，最終的には自己の死をあるいは家族の死を穏やかに，ときには諦観して受け入れ，現世と別離してゆくのではないだろうか．

以下に，患者を看取った筆者の経験の中で，悲嘆のプロセスでよく遭遇した心理状態として，こころの痛みを伴う深い悲しみ，うつ，あきらめ，感謝や優しさを伴う思慕の感情などについて述べる．

1）こころの痛みを伴う深い悲しみ

喪失対象との対面は非常に苦しいものである．激しい悲しみにうち沈み，いら立ちや怒りや恐怖に震え，再び会えることがない人への思慕の情にさいなまれて慟哭する．ときにはさまざまな防衛機制のもと，無感動や不適応行動となるといわれる（小此木，1980）．

ここでは筆者の喪失体験を吐露する．職場から帰り，ほっとしたときに喪失感がどっと押し寄せる．ともに生活していたときにはそれほど存在意義を意識したことはなかった．しかし，1人食卓の前に座り，ともに乾杯した人がそばにいないということを覚ったとき，どっと感情が湧き出すような思いに駆られ，涙がにじむ．そして，思い出となるものを取り出し見入ったり，さわったりしている．さらに涙が込み上げ，思慕の感情が募る．

悲しみに明け暮れてはいけないと，思い出の品を少しずつ処分しようとするが，なかなか減っていかない．携帯のメールのやりとりなど消去することがなかなかできない．処分することにより，その人との思い出が消え去るような気がしてダメなのである．罪悪感さえ沸いてくる．

悲哀の心理は，酒を飲み，遊びや仕事に没頭して逃避したり，表面的な適応により一見忘れたようにみせて抑圧される場合が多いという（小此木，1980）．しかし，悲哀が生じた現実と対面してこれを受け止めない限り，悲哀は繰り返されることに留意しなければならない．とはいえ，無理やり現実に対面させ忘却を強制する必要はないとも考える．その人の人生においてまぎれもなく重要な人であったことを思い出し考えるひとときは，悲しみを伴っていたとしても，こころの安寧にもつながっているように考えられるからである．

2）「あきらめ」を根底にした「しかたがない」

「しょうがない」「しかたがない」という諦観という人生観が日本人にはよくみられるといわれる．「しょうがないよ」と淡々と話す老いた患者に老人施設で接したことがある．死ぬことに歯向かって戦いを挑んでも無意味であるということがわかるがゆえに，粛々とその現実を受け入れるほうが楽であることを，その老人は訴えていたように思われる．敢えて闘おうとはしないが，粛々と受け入れる術を，これまでの長い人生の中で，人生訓として培ってきたのではないだろうか．

時間的制約の中で喪失を受け入れざるを得ないという気づきが生じた段階で，受容のプロセスが始まると考える．すなわち，置かれている環境を振り返り，そして現実吟味が始まり，少し前向きの姿勢が生じることにより適応のプロセスが始まるものと考える．

こうした「しかたがない」という諦観を根底にした死を消極的に是認する感情は，絶望感や虚無感から逃れることにより，希望を見いだそうとする力にもなっているのではないだろうか．こうした感情は，心を穏やかにする境地に至るために，ある意味では重要なステップとも考えられる．

3）抑うつの感情

病状が悪化し自分の死を否定しきれなくなると，諦め，絶望し，気力を失い，抑うつ的になる．喜怒哀楽の感情が表情や態度には出ず，無表情となり，何をするにもおっくうになる．そして家

に引きこもり，人に会おうとしない．思考も抑制され，気力がなくなり，過去の過ちや夢を果たせなかったことに対する後悔，将来の希望や仕事を否定的に捉え，落ち込んでゆく，いわゆるうつ状態である．

この抑うつ状態では，これまでの自己に対するこだわりや未練などから，感情を心の奥深い内部に閉じ込め，何事にも反応しないという選択をして，自己あるいはそれに同等のものの喪失に対する脅威から自己を防衛して，なんとか自己を維持している段階といえるだろう．

Kübler-Rossは，エンドオブライフ期の患者のうつ状態を準備性うつと反応性うつに分けている．前者は，臨死期において，死を受け入れてゆくプロセスにおいて，喪失に対する不安や絶望感から塞ぎ込み，うつ状態に陥る．そして自分の殻の中に閉じこもり，ものごとに対する関心や興味を示さなくなる．一方，後者は，心身の変調や環境の変化に反応してうつ状態が引き起こされる．一時的で時間の経過とともに自然に回復する，あるいはカウンセリングなどにより対処されている．

4）感謝や優しさを伴う思慕の情

エンドオブライフの患者（dying patient）が家族や友人に見せる感謝や優しさは，悲嘆プロセスの受容の段階において見受けられる．喪失の対象を忘却するのではなく，悲嘆のプロセスを通して，さまざまな苦悩を体験したのち，対象が喪失した現実をゆっくりと受け止めてゆくものと考える．受容を可能とする背景には，一連の悲嘆のプロセスを通して，人間も他の生物と同様，永遠に生き続けることはできないという自然の摂理を悟ることが前提になっているのではないだろうか．そのうえで，患者は，死による喪失の本質，すなわち人々とのこれまでの関わりの終結や自己実現の断念という現実に直面し，そしてそれを受け入れるように自分自身を励まし，死に伴うすべてを受容していくことができるものと考える．

前記したエンドオブライフを迎えた末期がん患者のNさんは，モルヒネを打ちながら息子たちが計画した歌舞伎座の観劇や東京タワーに出かけ楽しいひとときを過ごし，ショッピングを楽しみ，息子に靴を新調した．また家族に囲まれてディナーを楽しむなどして，残してゆく息子や家族がかかわりあう場を設け，思い出となる記念写真を撮らせている．こうしたエピソードは残された時間がわずかであると覚った母親が子どもに残した優しさであろう．一方，家族にとっても，永遠の別離という現実に対面せざるを得ない状況に至ると愛おしさが増し，優しい思慕の情が言葉や態度にあらわれる．

また前記した恐怖の感情にさいなまれながらエンドオブライフを迎えたYさんは，確実に訪れる，しかしいつ訪れるか予測できないに死に対面し続けながら，悲嘆の言葉はあまり多くは語られなかった．そして最後までパソコンに向かい執筆に勤しみ，自己実現への道を目指し続けていた．最後の入院直前に，「人生の中で楽しい生活がつづけられたことに感謝しているよ，ありがとね」と告げた．入院後，状態が急激に悪化，意識を喪失しておだやかに逝った．このYさんもまた残していく者への感謝の念と思慕の情を示している．

引用文献

Deeken, A.（1995）．死への準備教育 第3巻：死を考える，メヂカルフレンド社．
Herdman, T. H. & Kamitsuru, S.（2015）．日本看護診断学会監訳，上鶴重美訳（2015）．NANDA-I 看護診断：定義と分類 2015-2017 原書第10版．p. 359, 医学書院．
東村奈緒美，阪口幸弘，柏木哲夫（2001）．死別経験による成長感尺度の構成と信頼性・妥当性

の検証. 臨床精神医学, 30（8）, pp. 999-1006.
Lammer, K. (2004). Trauer verstehen. ケルスティン・ラマー著, 浅見洋, 吉田新訳（2013）. 悲しみに寄り添う：死別と悲哀の心理学. 新教出版社.
小此木啓吾（1979）. 対象喪失：悲しむということ. 中公新書577, p. 44, 中央公論新社.
小此木啓吾（1980）. 愛する対象を失うとき. 小此木啓吾, 小川捷之編. 臨床社会心理学第3号：成熟と喪失. 現代のエスプリ. pp. 92-113, 至文堂.
Kübler-Ross, E.（1974）. Questions and answers on death and dying. エリザベス・キューブラー・ロス著, 川口正吉訳（1975）. 死ぬ瞬間の対話. 読売新聞社.
宮林幸江（2003）. 悲嘆反応に関する基礎的研究：死別悲嘆の下部構造の明確化とそのケア. お茶の水医学雑誌, 51（3, 4）, pp. 32-40.

2 多発性骨髄腫で自家移植治療を体験した患者の心理

患者紹介： 69歳，女性，教員，独身，1人暮らし．
診断名：多発性骨髄腫．
治療経過：化学療法・自家造血幹細胞移植（自家移植）のため約8カ月の入院，1年近い通院治療を受ける．発症時は63歳で，2年後に長年勤務した仕事の定年退職を迎えるという時であった．入院治療の8カ月間は休職となる．
　現在は治療が終了して6年が経過しており，定期的に経過観察を受けている．病状は安定しているが，治療後10年間の再発率はかなり高く，経過観察は一生涯必要と伝えられている．
　ここでは，発症時から現在までの経過を振り返り，心の動きを記述する．

1 予期しないがんの発症
症状の自覚から診断がつくまでの3カ月間

　いつものように自転車で帰宅途中，自転車を降りた瞬間，腰部に「ビシッ！」と今までに体験したことのない激痛が走った．自転車も支えられず，歩くこともままならない．いったい何が起きたかわからないまま体を引きずるようにして家にたどり着いた．「横になって休めば楽になるかもしれない」と思い，横になり，一晩様子をみたがその痛みはやわらぐことがなかった．立ち上がることも，座ることもできない．ほんの少し上半身を動かすだけでも腰（背骨）に先の太い，尖ったようなものが突き刺さるような感覚があった．腕の力で体を移動させ，物につかまり何とか立ち上がるが，歩くこともままならない．一歩，一歩の歩みにも，激痛をこらえながらの移動で，混乱しながら整形外科医院を受診した．
　腰部レントゲンの結果は「脊椎すべり症」とのこと．ならば痛み止めを飲んで安静にしていれば治るのかと思ったが1カ月経っても痛みが軽くなる兆しはなかった．診断は「椎間板ヘルニア」と変わるが，一向に治らない．この間，処方された痛み止めの薬を使用しながら自ら患部を温めたり，冷やしたりと思いつくことをやり続けた．
　診断は正しいのだろうか？　不安がよぎるようになった．その気持ちを医師に伝え，MRI検

査を実施．結果は「胸椎，腰椎の圧迫骨折4カ所」という状態だった．さらに生化学検査をした結果「多発性骨髄腫の疑い」となった．

「がんが疑われます．化学療法が必要となりますので大きな病院で受診してください」との電話連絡を受け，「がん」という予想をしなかった診断に対して「え～！どうしよう，私どうなるの？」という思いと，家族や仕事のことが一気に頭に思い浮かび，一瞬落ち着きをなくしていた．「もっと早くMRI検査をしていたら……」との後悔の思いと，反面で「やっと原因がわかった，これで痛みが止まる！」とホッとした気持ちが生じていた．

大学病院での骨髄穿刺や諸検査の結果,「多発性骨髄腫」の確定診断を受け，入院治療計画が伝えられた．入院・治療にあたり，初発で死ぬことはないと間近な「死」を思い浮かべることはなかったが，長期の入院・治療になることは理解できる．職場のこと，家族への細かな伝言・連絡など結局いざというときのことを考えた行動をとっていた．仕事は休職となる．

この間，症状を自覚してからすでに3カ月が経っていた．

2 がん治療の開始：がん患者を認識
入院治療と外来治療を合わせての7カ月間

1）最初の入院

入院初日，主治医より治療計画を説明される．家族は「がんであること」をかなり心配していたが，私は3カ月の診断の遅れが治療に影響しないのかが気になっていた．その時点では，治療開始の遅れは大きく影響しないと聞き，一安心しながら，すべては医師にお任せするしかないと覚悟を決めていた．

自家移植の治療方針に向けて，前段階の症状改善や抗がん剤治療が開始した．かなり強い鎮痛剤のおかげで背部から腰部の激痛はすぐに抑えられ，初期のころはベッド上安静の退屈さと食欲不振，倦怠感を除けば自覚的には特に何事もなかった．入院当初は検査も多いが，大部屋で，職場関係の面会人もあり，日常の生活から離れた孤立感を抱くことはなかった．2カ月後，一時退院をして外来通院治療期間もあり，精神的には落ち着いていた．

2）再度の入院と自家移植治療

しかし再び入院し，自家移植の治療に入ると，造血幹細胞の採取のための準備・採取，中心静脈カテーテルの挿入，移植実施などが続き，生還を左右する1つ1つの処置・治療に確実に成功してほしいと緊張しながら医師の言動をみつめて，願っていた．副作用は目に見えてあらわれ，吐き気・嘔吐，食欲不振，倦怠感，脱毛などと本に書かれているとおりに出現してきた．体重は毎日1kg～2kgずつ減少し，肋骨が見えるほど痩せていった．「痩せてうれしい」と思ったのは数日間で，この痩せはどこまで続くのかと不安にすらなった．圧迫骨折のため身長が低くなったうえ，脱毛し，腰痛のため軟らかいベッドに寝ていた体は猫背となり，頬がこけ，四肢の筋肉が落ち，肋骨が見えるほどの自分の容姿を鏡に映したとき，あまりに変貌した姿に「私はがんで，抗がん剤の治療を受けた」ことを確認した．「この姿のまま終わりたくはない」．なんともいえない現実を受け入れるだけの無力な気持ちになっていった．

治療中は，個室で感染予防体制下となったが，多くの医療者の支援のもとそれでも気持ちは落ち着いていた．ただ，吐き気・嘔吐，食欲不振，倦怠感のような副作用は主観的なものであり，他人にその不快さをわかってもらえないことはつらかった．本当に不快な時には医療者に対しても「そ～っとしておいてください」「いちいち聞かないで状態を判断してください」と伝えたい日々

が続いた．吐き気のある時の食事は「お食事ですよ」という言葉を聞くだけで不快となり，匂いを嗅いだ瞬間に吐いてしまう状態だった．入浴は貧血がひどく，倦怠感が強い時は重労働となる．入りたくない．トイレでさえ輸液ポンプがついているので負担となる．日増しに眠れない日々が続くようになり，深夜まで窓の外を眺め，いろいろな考えが浮かぶなか，夜が明けるのを待ち続けた．抗がん剤の治療は想像をこえたつらさだと体験してはじめて感じた．

3）退　院

治療や経過観察のための検査は日曜日を除き毎日続き，移植後2カ月も経つ頃には状態の快方が感じられるようになった．この頃になると職場の様子も気になり始め，入院はいつまで続くのだろうか，退院はいつできるのかなどを考えるようになった．自宅療養が可能か否かを決める骨髄穿刺の結果を恐る恐る医師に尋ねた．「結果は良かったですよ」と言われたときは，安堵で涙が出るほどであった．

退院は可となったが，副作用で衰えた体力は十分でなく，1人で生活することや週1回の通院には困難と不安があった．しかし「退院」という言葉は一段階クリア，生還したという思いでうれしかった．初回の入院から7カ月が経っていた．

3 自宅療養・通院治療
社会から孤立した1人の闘病生活（職場復帰までの約2カ月間）

これで健常時の生活に戻れると喜びいっぱいで退院したが，化学療法を受け，移植後のはとんどをベッド上，病棟内で過ごした身体には，1人で生活することは想像をこえてはるかに困難なものであった．抵抗力が落ちているため感染には要注意．食欲不振，倦怠感は続いているのでベッドから離れることができず，生活に必要な食事，入浴，掃除などは何もできなかった．また骨髄腫という疾患から骨折しやすいので要注意のうえ，2階にある家から外出するのにも筋力が落ちており，階段の昇降は1人でできず，行動範囲は室内中心と限られていた．

要介護2級の認定を受け，訪問看護師やヘルパー，介護タクシーの方々の支援を受けながら生活をしていたが，そこには週に1度，30分程度の会話があるのみで，その頃の一番の楽しみは不思議なことに通院であった．外出時は車椅子が必要，歩行時は両手で杖をつくという状態で，週に1度の通院はかなりの重労働だったが，外出ができる，主治医・看護師等患者の私を知る人たちに会える，という喜びの場となり，病院で半日を過ごして帰っていた．でも，家に戻ればまた1人を実感し，ベッド上で過ごすだけであった．

通院時の検査結果で「状態は落ち着いている」ことはわかっていた．しかし，入院中のように，毎日訪室してくれる人もなく，患者としてしか何もできない自分に対して，次第に「私は1人なのだ」「社会から孤立している」という思いが生じるようになった．そして「この状態はいつまで続くのか？」という不安に襲われるようになってきた．

仕事を考えると，定年まで1年半という時期になっていた．退職後をどのように過ごすのかといった将来設計は考えついてなく，「私は1人で生きていかねばならない……」との思いと「いろいろやるべきことをしていない・時間がない」との思いが重なり合って押し寄せ，息苦しく感じられるようになっていた．そうした思いはどんどんと消極的な後ろ向きのかたちであらわれてきた．

幼少からの多くの人々との出会い，過ごした日々が一気に思い出され，「今その人たちを訪ねなければもう二度と会えないかも知れない……」など，「もう二度とできないかも知れない」と

いう元気な時には思いもつかなかった事柄が，次々と思い浮かぶようになり落ち着いていられない．そんな思いは日が暮れるにつれ強くなり，隣家の灯りが次第に消えていくのを見ていると息苦しく，家じゅうの窓をあけ，悶々として，夜が明けるのを待つという日が続いた．精神的に苦しくてじっとしておれない．診察日でない日に病院に駆け込み，主治医に伝えて，精神安定剤を処方してもらうこともあった．冷静に考えると，多くの人たちと連絡を取って自分とのつながりを失いたくない，私が存在していることを伝えたいとの思いだったように思われる．

そのような精神状態のなか，相変わらず食欲不振は続いており，食事はほとんど摂れない状態だった．訪問看護師からこの状況が主治医に報告されて，次の受診時に「栄養失調」と診断がつき，一時的に入院治療を勧められたとき，「ここでまた入院したら，いつ退院できるかわからないから嫌です」と言い，涙がこぼれた．入院は栄養状態が整うまでとはわかっていた．でも何だろう，社会の中に入っていく時期が遠のいていくという先のみえない不安な心境だった．「1週間で退院と約束してください！」と訴え入院し，体力回復に臨んだ．

4 職場復帰から現在まで

とにかく職場に復帰したかった．仕事がしたいというわけではなく，「わたし」の居場所がほしかった．「1人ではない．人とともに生きて仕事をしている自分」がほしかった．主治医はそんな私の気持ちを受け止めてくれ，回復状態を診ながら，治療開始後10カ月で職場復帰が許可された．往復はタクシーを利用，両手に杖をつく状態での復帰である．産業医のカウンセリングを受けながら，半日から少しずつ勤務をするという状況だったが，今までの苦しい気持ちが嘘だったかのように晴れて，食事や睡眠なども少しずつとれるようになっていった．定年までの1年半，職場の人々に助けられ仕事を続けられて，幸せな時間を過ごし続けることができた．

治療の影響を受けた身体は1年ごとに回復し，4年も経過すると杖なしで歩行もできるようになり，外見は「がん」を体験した人とは見えなくなった．現在は，定期的な経過観察を続け，状態は安定しており，何事もなかったかのように過ごしている．しかし，一生涯の経過観察が必要であることから再発に対する不安がないわけではない．「もし再発しても新薬が開発されているので，治療ができます」という主治医の言葉に「何とかなる」と思い，日々を過ごしている．幸い新しい職場を得て，自分の居場所があることを真摯に受け止めながら生活をしているが，この体験を機に，一期一会の気持ちが強くなり，前向きに今私に与えられたこと，今できることを大切にするように心がけている．

振り返るととても大変な体験であったが，自分の生き方を考えるよい機会になったと受け止めている．

3 「がん患者の家族」になるということ

1 事例A

1）家族ががんと告げられて

「かかりつけの整形外科の先生が家族と話がしたいと言われたけど，病院に来られる？」と母からの電話に，整形外科医がなぜ？と不審に思いながら，病院に出向いた．「腎臓に児頭大の腫瘍があります．専門医に受診してください．」と告げられ，突然〈がん患者の家族〉になった．そういえば「血圧が高い，腰が痛い，足がむくむ」といわれていたのに，「年だから」と軽んじてきたことを悔やんだがもう遅い．

ひとまず，懇意の泌尿科医に相談し，翌日入院させた．「手術は無理，分子標的治療を試みても厳しい」との医師の言葉に，母は自身のCT画像を見ながら「もって2カ月だね」と医師に返した．がん患者が自らに最後通告をした瞬間だった．

このやりとりを他人事のように傍観しながら，きっと母も他人事と思いたいのではと感じた．その証拠に，医師との面談の後，「治療を続けるには，自宅からどうやって通ったらいいのか，治療にはどの時間がかかるのか」と，生き続ける希望は捨てていなかった．この気持ちに家族は救われた．

しかし，刻一刻とがんは浸食し，入院時には病棟内を歩き回り入浴もできていたことが，好きなものが食べられなくなり，夜間，トイレに行こうとして6回も転倒し，とうとう，ベッド上安静を強いられた．まるで坂道を転げ落ちるように，病状の悪化が加速した．徐々にやせ細り，腹満感と呼吸苦そして極度の便秘にその表情は険しく変貌した．家族の心に，鉛の塊が大きくなっていった．患者も家族もがんの進行に気持ちがついていかない．

そんな時，若い担当ナースが「もう，氷しか口にされないので，配食されている高カロリーゼリーを病棟で凍らせたものを召し上がっていただいてもいいですか？」と聞いてくれた．素直にうれしく思い，その真剣な眼差しに応えたいが，患者の身体はもう限界だった．

2）家族の危機

危機理論の創始者ともいわれているカプラン（Caplan, 1964）は，「危機とは，不安の強度な状態で，喪失に対する脅威，あるいは喪失という困難に直面してそれに対処するには自分のレパートリーが不十分で，そのストレスを対処するのにすぐ使える方法をもっていないときに経験するものである」と述べている．急病や外傷，病気の急性憎悪などの危機的状態が発生すると，心理的にはまず最初に平衡状態を保っていた心の状態が揺さぶられることになる．この状態を発生させるトリガーを，難問発生状況（hazardous environment）とよび，この難問発生状況によって心理的恒常性（心理的安定性）が損なわれるところから，その恒常性を取り戻し適応へと至る（あるいは逆に危機へと至る）心の過程を記述するものが，危機理論の主な概念である．危機は，患者と家族に同期し，先の見えないトンネルに引き込んでいく．おそらく元のようにはならないと予測されたとき，家族は患者の希望に添いたいと真に思う．ただ単に，食べたいものは？　痛いところはない？　との問いは，家族が心の安定を求めている症状である．今日は食べられた，痛くはなかった，ほんの些細な変化を願う．が，しかし，確実に死に向かっている患者を直視できない家族は，その弱さに自身を責めていく．こんな時，ただただ話を聞いてくれる人がいるだけで心の平穏は保たれる．心に擦り傷が増えていく中で，どうしてもっと早く教えてくれなかっ

たのか，手術は本当に無理なのかなど，良かれと思って聞きただす言葉の多くは，家族の心の傷を深める．残された時間が限られていく焦燥感がさらに家族を苦しめる．

亡くなる3日前，母が希望していた永代供養先になかなか思い切りがつかず，勇気を振り絞って，信心していた総本山がいいのではと耳元で確かめたとき，母の顔は穏やかになった．そして，病室から見える公園の紅葉をもっと近くで見たいと車椅子に乗せてもらい，病院のカフェでミルクティをひとさじ飲んだ満足げな顔が，今も唯一の救いとなっている．

2 事例B

1）患者は聞いていない

住民健診で義母に大腸がんが見つかり，入院，手術が慌ただしく過ぎた頃，病室で見つけた新聞のチラシの裏を見て，愕然とした．そこには，「こんな身体になるなんて，みんなに申し訳ない．手術前にこんな身体なるとは聞いていなかった」と鉛筆の走り書き．主治医と術後の面談の際に，そのチラシを見せ「これ，どう思われますか？」と聞いてみた．案の定，主治医は，「腸閉塞になるともっと苦しくなるため，ストーマを造りますと絵を描いて説明しましたよ．ご本人も納得されていました．でも，もう一度ご本人にお話ししましょう」と穏やかに言った．やはり，患者は本当に聞いていなかったと確信した．医師が伝えたいことが患者に伝わっていない限り，患者は聞いていないのである．

家族は患者と医師の間で板挟みとなり，心の揺れが増幅されていく．がんは摘出できず，ストーマを造って一時しのぎであるという肝心なことは，患者には伝わっていない．

がんの告知でおそらくすでにそれ以上の説明は，封印されていたと想像する．医師に対して「お任せします．家族のいいようにお願いします」と患者が口にするのは，これ以上の説明は，もうごめんである，聞きたくないの裏返しだったかもしれない．

患者の気持ちを大切にする，尊重すると言うのはたやすいが，それを具体的に実行することは難しい．患者自身も本当の気持ちを口にすることには，実は抵抗が強い．それが自尊感情でもある．義母の不信は時間で解決できたのか，よくわからない．家族の悔いは今も残ったままである．

2）看護師の言葉は重い

退院後，自宅で療養していた義母は，がんの痛みから逃れない日々が続いていた．それは，深夜の義父からの電話で事態の重さが発覚した．毎晩，痛みに耐えかねるとお風呂に入り，そのまま何時間も出てこなくなるという．身体を温めると痛みがやわらぐらしい．痛み止めの内服薬と座薬をもらって退院したはず．飲んでも効かないのかと心配になり聞いてみると，「痛み止めはクセになり，頻繁に飲むと効かなくなると看護師さんに退院の時に言われたから，飲んでいない．座薬も使っていない」とひたすら耐えていたという．

病院の看護師は，退院後の患者の本当の痛みを知る由もない．退院指導とは名ばかりの一方的で誤った説明が，患者と家族を疲弊させる．一番つらいのは患者本人ではあるが，その痛みに耐える姿を見続ける家族は，同じほどつらい．患者の痛みをやわらげる看護が欲しいと切に願う．

3）緩和ケア

WHO（世界保健機関）による緩和ケアの定義（2002）によれば，「緩和ケアとは，生命を脅かす疾患による問題に直面している患者とその家族に対して，痛みやその他の身体的問題，心理社会的問題，スピリチュアルな問題を早期に発見し，的確なアセスメントと対処（治療・処置）を

行うことによって，苦しみを予防し，やわらげることで，クオリティー・オブ・ライフ（QOL：生活の質）を改善するアプローチである」と提言している．

　がんに伴う体の痛みのほとんどは，鎮痛薬を適切に使うことで治すことができる．痛みをやわらげるために必要な量は，痛みの原因や，強さ，鎮痛薬に対する反応の個人差などによって異なる．そのため，それぞれの患者にとって十分に痛みを止めることができる量を，患者に鎮痛薬の効果を尋ねながら痛みによる生活への影響がなくなる量まで調節することが必要である．また，現在，痛みの治療に多く用いられるWHO方式がん疼痛治療法は，世界的に，最も効果的で安全な治療法とされている．この方法では痛みの強さに従って段階的に鎮痛薬を使うが，強い痛みにはモルヒネなどの医療用麻薬（オピオイド鎮痛薬）が使われる．

　モルヒネなどの医療用麻薬に対して，「中毒」「命が縮む」「最後の手段」といった誤ったイメージをもつ患者は少なくない．しかし，世界における20年以上の経験から，がんの痛みの治療には，モルヒネなどの医療用麻薬による鎮痛治療が効果的であり，誤解されているような副作用は，医師の指示のもとに使用している限り，認められないことが明らかになっている．医療用麻薬の一般的な副作用としては，嘔気・嘔吐，眠気や便秘などがあるが，多くの副作用は予防や治療ができる．がんの痛みは軽いうちに治療を始めれば，短期間に十分な鎮痛が得られるものがほとんどである．疼痛緩和の基礎知識が不十分な看護は，患者の命を縮め，家族を苦しめることを熟知して欲しい．

　がんとわかったとき，治療が行なわれているとき，病状が進行して治る見込みがなくなったとき，残された時間が限られていると知ったとき，その時々で，患者と同様に，家族の心はさまざまに揺れ動き，精神的にも肉体的にも追い詰められていく．家族は，患者と同じ感情を抱き，体感する「第二の患者」といわれる所以である．

　義母は退院して数カ月で再入院し，家族の同意を得てセデーションにより安らかに旅立つことができた．

第7章
エンドオブライフの生活環境

　日本は多死社会を迎えて，死に至るまで生活する場の選択は大きな課題になっている．第7章では，エンドオブライフにある人たちのさまざまな生活の場に焦点を当て，エンドオブライフケアの在り方を考える．

　具体的には，現在でも7割以上の人が死亡している急性期病院の一般病棟，がんやHIVの患者が対象となる緩和ケア病棟とホスピス，多くの人々が望む居宅（自宅），在宅ホスピス，高齢者介護施設を紹介し，これらの生活環境の特徴，エンドオブライフケアの実際と課題について述べる．また，エンドオブライフにある患者と家族が活用できる社会資源を紹介し，活用に際しての看護師の役割について考える．

1 一般病棟

1 一般病棟の現状

　厚生労働省の人口動態調査によると，病院で死亡する人の割合は，1951年には11.6％であったが，その後急激に増加し2016年は73.9％である．依然として約7割以上の人が病院の一般病棟で死亡している．

　特定機能病院やがん拠点病院，地域の総合病院といった急性期病院の一般病棟では，主に急性期にある疾患の検査や治療が行われ，患者の回復を促し，早期に退院できることを基本としている．厚生労働省の病院報告によると，2016年の一般病棟の平均在院日数は16.5日であり，患者の入退院がめまぐるしい．入院患者の疾患は，心疾患や脳血管疾患をはじめさまざまであり，あらゆる健康レベルの患者がおり，同じ環境の中に急性期と終末期の患者が混在している．そのため，緊急性が高い急性期の患者の処置やケアが優先され，終末期患者や家族に対応する時間が十分にとれない現状がある．また，これらの一般病棟の居住環境は，急性期の患者が短期間の療養する場として考えられており，エンドオブライフにある患者や家族にとって，落ち着いて療養できる生活環境とはいえない．

　がん患者への緩和ケアを提供するホスピスや緩和ケア病棟は，現在363施設（国立がん研究センター，2017）あり年々増えている．しかし，これらの病棟に入院できる患者はわずかであり，ほとんどのがん患者は一般病棟で亡くなっている．これに加え，高齢化社会に突入し，一般病棟でも高齢者の慢性疾患患者が増加している．一般病棟において，高齢者やがん以外の慢性疾患患者や家族に対するエンドオブライフケアへの取り組みは遅れている．

2 一般病棟においてエンドオブライフケアを受ける患者の生活環境

1）病床環境

　多くの患者は4人以上が入室する多床室で入院生活を送っている．第4次医療法改正（2000年4月）により，一般病床の患者一人当たりの床面積は，新築や改善の場合は4.3m²から6.4m²（新築・改築の場合）に引き上げられた．しかし，依然として多くの一般病棟では患者1人の空間はカーテンのみで仕切られた狭いものであり，そこに，簡易なベッドや床頭台，テレビ，面会者用の椅子などが置かれているにすぎない．患者のプライバシーを保つことは難しく，家族などの面会者が訪れても，患者のそばにゆっくりといられる環境ではない．また，トイレや浴室も共同である．食事は，決まった時間に配膳され，飲酒や喫煙は禁止されている．消灯時間や面会時間も決められ，衛生上の問題からペットや生花，食べ物の持ち込みや，病棟によっては子どもの面会が禁止されている場合もある．このように，一般病棟では患者が自宅にいるときのように自分のペースで生活することは難しい．

2）生活環境

　一般病棟では，患者が急変した場合や，死が近いと予測される状況になると，多床室から個室にベッドごと移動されるケースが多い．終末期であると判断された患者には，点滴ルートや尿道留置カテーテルなどのカテーテル類が装着され，酸素マスクや心電図モニターをはじめとした治

療や観察に必要な器材などが装着される．また，患者の状態の確認や処置やケア，モニターなどのアラーム音が鳴るたびに医療者が部屋を出入りする．このような状況で，付き添う家族は緊張感や不安を抱くことも少なくない．カテーテル類やモニターなどの機材が装着されたまま最期を迎えることも多く，家族が穏やかに患者を看取ることができる環境とはいえない．

3）IT化による生活環境の変化

科学技術の著しい発展に伴い医療現場でも技術の研究が進み，高度で最先端の治療が日々開発されている．病院はIT化が進み，治療用ロボットなどの機器が増え，電子カルテを導入している施設も多い．

これらの科学技術の発展により，さまざまな疾患の治療効果が上がり多くの患者がその恩恵を受けている．その一方で，一般病棟では，高度で最先端の治療を受ける患者の処置やケアが複雑になり，病室内にはさまざまな医療機器や電子機材がおかれ，それに伴う医療者の業務も増大し煩雑になってきている．また，電子カルテの導入により，患者情報等はすべて電子化され，医療者はパソコンなどの端末機器を持参し患者のベッドサイドに訪れる姿が珍しくない．電子カルテの導入など病院のIT化により，医療者は病院のどこにいてもパソコン上でカルテを開けばタイムリーに必要な患者情報や検査結果などをみることができ，多職種で情報共有の効率化を図ることにつながっている．また病院での記録保管の問題の解決にもつながっている．

しかし，医療者はパソコン等の端末機に向かって情報入力する業務の負担が増え，端末機の操作に意識が向き，患者や家族と顔をみながら話をするといったコミュニケーションの問題が生じ，不満をもらす患者や家族も増えている

3 一般病棟におけるエンドオブライフケアの実際

1）一般病棟でエンドオブライフケアを受ける対象

一般病棟に入院している患者の疾患は，がん，心疾患，呼吸器疾患，腎疾患，脳血管疾患などさまざまであり，急性期，慢性期，回復期，終末期とあらゆる病期の患者が混在している．また，子どもから高齢者までの発達段階にある患者が入院している．最近では，複数の慢性期疾患を持つ認知症の患者も増えている．

がん患者の場合，終末期になると緩和ケア病棟やホスピス，在宅への移行も可能であるが，患者や家族が積極的な治療を希望している場合，一般病棟で最期まで看取ることも多い．心不全やCOPD，腎不全などの終末期の患者は，急性憎悪するたびに一般病棟への入退院を繰り返し，そのまま最期を迎える場合が多い．

2）一般病棟におけるエンドオブライフに関連するケア

(1) 疾患や治療に伴う苦痛に対するケア

一般病棟では，さまざまな疾患や病期の患者がおり，患者の状態によって検査や治療が提供され，症状や治療に伴う苦痛緩和へのケアが提供されている．

一般病棟のがん患者は，手術や化学療法，放射線治療などの治療を受けている者が多く，治療による副作用に対するケアが提供されている．しかし，がん患者への全人的な苦痛に対する緩和ケアが充分に提供されていない現状がある．

このような背景から，全国のがん診療拠点病院などの病院では，一般病棟での緩和ケアの充実を図るために，診療報酬の改定（2002年）で緩和ケア診療加算が新たにつくられた．緩和ケア

の教育を受けた身体症状，精神症状の緩和を担当する医師各1名，緩和ケアの経験を有する看護師，薬剤師の4名から構成される緩和ケアチームにより，一般病棟のスタッフへの教育やコンサルテーション，患者や家族への直接介入がされている．また，がん看護専門看護師や緩和ケア認定看護師などの専門性を持った看護師による緩和ケアも提供され，がん患者への緩和ケアの体制は整ってきている．しかし，多くの病院はこのような体制が整っていない．また，がん以外の慢性疾患患者は緩和ケアチームの対象ではなく，一般病棟でのがん以外の患者への緩和ケアのニーズは高まっている．

(2) 日常生活へのケア

一般病棟に入院するエンドオブライフの患者は，身体機能が低下し，行動範囲はベッド上，もしくは病棟内にとどまっていることが多い．生活上の刺激が少なく，日にちや時間の感覚が低下していく．このような状態が続くことで，睡眠への支障をきたし食欲や意欲の低下につながる．また，全身状態の悪化により入浴などが難しくなり，清潔ケアはベッド上での清拭や手足浴などが行われ，排泄もトイレに移動することが難しくなり，患者のQOLは著しく低下する．

このような患者に対し，できるだけ患者の状態に合わせたセルフケアの方法や援助を工夫したケアが提供されているが，急性期の患者が混在する一般病棟では，エンドオブライフにある患者の状態やペースに合わせてケアを提供することは難しい．

(3) DNARと看取り

救命や延命治療を提供する役割を担う病院では一般病棟への入院時に，終末期医療や救命医療の現場において心肺停止状態に陥ったとき，心肺蘇生などの蘇生処置を試みないで欲しいという患者の意向であるDNAR (do not attempt resuscitation) について確認をする施設が増えている．しかし，病気の進行や治療の経過とともにつねに変化する患者や家族の意向について再確認がされず，患者が終末期になって改めて患者や家族に意向を確認する場合が少なくない．

また一般病棟で，患者の状態が急変した場合などは，患者がDNARの意向を示していても家族の希望で，心臓マッサージや気管内挿管，人工呼吸器の装着などの蘇生術が施行される場合があり，医療者が倫理的なジレンマを抱えることもある．

4 一般病棟におけるエンドオブライフケアの課題と対策

1）看護師の課題と対策

これまでの看護師の基礎教育では，終末期ケアや緩和ケアに関する教育はがん患者を対象にしたものが多く，教育機関によって教授内容や配分時間数が異なり，エンドオブライフケアに必要な知識や技術については十分に教育されていない．そのため，看護師の多くが，臨床でエンドオブライフケアの経験を積みながら知識や技術を修得しなければならない．

一般病棟では，患者の疾患の治癒，救命や延命を目的とした治療に関心がある医師が多く，緩和ケアや終末期ケアなどに関心がある医師は少ない．そのため，エンドオブライフにある患者や家族へのケアは，看護師が大きな役割を果たす．しかし，一般病棟の看護師の教育背景や年齢もさまざまであり，緩和ケアや終末期ケアに関心がある看護師ばかりではない．また，エンドオブライフケアに関する知識や技術，コミュニケーション・スキルが不十分であることや，身近な死を経験していないために，エンドオブライフにある患者とのケアや関わりに困難感やストレスを感じている看護師は多い．

今後は，一般病棟でもがん患者のみではなく，高齢者や他の慢性疾患患者に対するエンドオブライフケアの質を高めるために，看護師に対するエンドオブライフケアの教育を行い，看護師を支援するための勉強会や研修会を行っていく必要がある．

　近年は，エンドオブライフケアに関心が高まり，看護師を対象としたELNEC-Jなどをはじめ，関連する学会や日本看護協会によりエンドオブライフケアに関する研修会やセミナーが開催されている．

2）療養場所の選択にかかわる意思決定支援の課題と対策

　がん患者は，最期の2カ月くらいで急速に機能が低下するといった特徴的な病の軌跡をたどる場合が多いため，医療者が患者の予後を予測しやすく，終末期ケアや看取りのケアへの移行が比較的スムーズである．しかし一般病棟では，患者や家族の希望で最期まで化学療法や放射線療法などの治療が行われることも多い．症状緩和を目的とした治療であっても，患者や家族にとってはがんの治療であることに変わりはなく，わずかな可能性を期待しているために，療養の場に関する意思決定が遅れることがある．また，終末期になってから自宅に帰ることや緩和ケア病棟やホスピスに転院を希望する場合もあり，療養場所の移行がスムーズにいかないことが多い．

　一方で，心不全や腎不全，呼吸器疾患などの慢性疾患患者は，全身状態の悪化と回復を繰り返しながら徐々に機能が低下する病の軌跡をたどる場合が多く，いつが終末期に入る時期なのか判断が難しい．患者や家族は，急性増悪によって入院しても治療によって回復すると認識している場合が多い．また，医療者も繰り返し入院してくる患者に対し，また回復したら退院するだろうと認識しやすい．患者自身も医療者もいずれは死がくると意識しながらも，それがいつくるのかわかりにくいまま症状が進行し，患者が終末期であることを意識するのは，症状が急激に悪化し死が差し迫った時となる可能性が高い．そのため，患者のエンドオブライフに関する意向を確認し支援する時間が短いことが多い．高齢患者の場合も，さらにゆっくりと機能が低下し，症状が悪化したことがわかりにくいことも多く，いつから終末期となるのか判断が難しい．そのため，患者や家族の療養場所の選択への意思決定が遅れる．

　急性期病院では，患者の入院期間が長期化することによる診療報酬の問題や，急性期の治療を必要とする患者のためのベッドを確保する必要性から，入院期間が長期の患者に転院を勧めることがある．このような場合，患者や家族にとっては，新たな転院先を探さなければならず，深刻な問題となることがある．特に，エンドオブライフにある患者や家族の中には，病院から見捨てられたと感じ，医療者に不信感やいら立ちを抱くものもいる．

　急性期病院は，患者の診断・治療期から継続的に医療やケアを提供できるというメリットがある．医療者は，患者が疾病の診断・告知を受ける段階から，エンドオブライフケアを行う必要性があることを意識してかかわり，疾病の再発・進行，治療方法の変更や中止となった時点で，必ず患者と家族と話し合いの場を持つことが重要である．アドバンスケアプランニング（ACP）は「将来の意思決定能力の低下に備えて，今後の治療・ケア・療養に関する意向，代理意思決定者などについて患者・家族，そして医療者があらかじめ話し合うプロセス」と定義され，話し合いのプロセスが重視されている（長江，2014）．短い時間でも話し合いのプロセスを重ねることで，医療者と患者・家族がお互いの価値観や考え方，人柄を理解する機会が増え，信頼関係を築くことにつながり，エンドオブライフにかかわる深刻な話し合いも可能になる．話し合いのプロセスの中で，患者や家族が療養場所の希望を表出できるようにかかわり，患者や家族が望む療養場所でエンドオブライフの時期を過ごすことができるように支援をする必要がある．

　今後は，このような病院での取り組みとともに，一般の人々に対して健康である時から教育を

行い，いずれくる最期をどこでどのように迎えたいかについて考えてもらうことが必要である．

引用文献

国立がん研究センターホームページ．がん情報サービス．病院を探す，緩和ケア病棟のある病院を探す．http://hospdb.ganjoho.jp/kyotendb.nsf/xpPalliativeSearchTop（2017.5.8. アクセス）．

長江弘子（2014）．看護実践にいかすエンド・オブ・ライフケア 第1版．p. 38, 日本看護協会出版会．

2 緩和ケア病棟

　日本ホスピス緩和ケア協会（2014）では「ホスピスと緩和ケア病棟に関して歴史的な違いはあるが，役割や機能について明確な違いはない」と述べている．しかし，いわゆる欧米型の「終の棲家」としてのホスピスと，日本の緩和ケア病棟には似ていて非なる部分がある．この項では，あえて両者を別のものと捉え，主に国内の緩和ケア病棟について述べることにする．

1 緩和ケア病棟の変遷

　ホスピス緩和ケア白書2014（日本ホスピス・緩和ケア研究振興財団，2014）に掲載の資料を用いて，日本の緩和ケア病棟の歴史について述べる．1981年に聖隷三方原病院に日本初の緩和ケア病棟が開設された．その後1984年には淀川キリスト教病院に西日本初のホスピスが開設，1987年には国立療養所松戸病院に国立病院初の緩和ケア病棟が開設された．1993年には神奈川県に独立型の緩和ケア病棟「ピースハウス」が開設されている．

　また，1990年には診療報酬に緩和ケア病棟入院料が新設され，緩和ケア病棟が正式に制度化された．このころから各地に緩和ケア病棟が開設され始めた（恒藤，2004）．

　日本ホスピス緩和ケア協会ホームページに示されている「緩和ケア病棟入院料届出受理施設数・病床数の年度推移（2017年11月15日現在）」によると，1990年に5施設117病床であった緩和ケア施設は，2000年には88施設1,659床，2016年には377施設7,709病床となっている．

2 緩和ケア病棟の特徴

1）制度上の特徴

　緩和ケア病棟は，診療報酬で緩和ケア病棟入院料の算定が認められ，緩和ケア病棟として厚生労働省に承認されるための施設基準が定められている．施設基準は，対象患者・生活環境・設備・ケアの体制等に関連する項目がある．以下に抜粋して示す．

- 主として悪性腫瘍患者または後天性免疫不全症候群に罹患している患者を入院させ，緩和ケアを行う病棟を単位として行うこと．
- 夜間において看護師が複数配置されていること当該病棟において1日に看護を行う看護師の数は，常時当該病棟の入院患者の数が7またはその端数を増すごとに1以上であること．
- 当該病棟内に緩和ケアを担当する常勤の医師が1名以上配置されていること．なお，複数の

病棟において当該入院料の届出を行う場合には，病棟ごとに1名以上の常勤医師が配置されていること．
- 当該病棟にかかわる病棟床面積は，患者1人につき内法による測定で，30m²以上であり，病室床面積は，患者1人につき内法による測定で，8m²以上であること．
- 当該病棟内に，患者家族の控え室，患者専用の台所，面談室，一定の広さを有する談話室を備えていること．
- 当該病棟は全室個室であって差し支えないが，特別の療養環境の提供にかかわる病床の数が5割以下であること．
- 緩和ケアの内容に関する患者向けの案内が作成され，患者・家族に対する説明が行われていること．

緩和ケア病棟入院料の算定については2018年度の診療報酬の改定で以下のように定められた．
- 緩和ケア病棟入院料1　30日以内：5,051点，60日以内：4,514点，61日以上：3,350点．
- 緩和ケア病棟入院料2　30日以内：4,826点，60日以内：4,370点．61日以上：3,300点．

緩和ケア病棟入院料1の算定に当たっては，在宅復帰率，在院日数等が加味されるようになり，緩和ケア病棟においても，在宅移行を促進させる方向に動いている．

2）緩和ケア病棟の入院患者の特徴

日本の緩和ケア病棟のほとんどが厚生労働省認可の緩和ケア病棟であり，入院する患者の最大の特徴はがん患者とHIVの患者に限られることである．この点は疾患を特定していない欧米のホスピスとは大きく異なっている．宮下ら（2016）の調査では2014年の緩和ケア病棟の在院期間の平均は33.4日であった．また，死亡退院の割合は84%であった．このことから，緩和ケア病棟においては死が差し迫った状況で入院してくる「看取り」の患者が多いといえる．

このほか症状コントロールが困難な患者や，在宅療養に移行するための準備・調整をする患者，在宅療養中の患者で家族の介護疲労の緩和を目的に入院している患者等が入院している．

3　緩和ケア病棟の生活環境

1）緩和ケア病棟の種類

緩和ケア病棟の種類には，病院内の一病棟としてホスピス緩和ケア病棟をもつ「院内病棟型」，病院の敷地内に，独立した建物としてホスピス緩和ケア病棟を持つ「院内独立型」，ホスピス緩和ケアを専門とし，独立した建物でケアを提供する「完全独立型」がある．宮下ら（2016）の報告では，それぞれの比率は院内独立型15.2%（41施設），院内病棟型82.6%（223施設），完全独立型2.2%（6施設）であった．また，87.4%が100〜500床以上の病院に設置されていた．これらのことから，緩和ケア病棟は病院の一部分として機能していることがわかる．

2）緩和ケア病棟の設備

病棟床面積の規定は1人あたり，8m²以上と規定されている．これは一般の病床の6.4m²よりも広い．室内の設備に関して，多くの緩和ケア病棟では家族の付き添いができるよう病室は広めにつくられている．家族の休息が十分に取れるようなソファーベッドや和室・畳コーナーを取り入れている施設もある．また，ベッドのすぐ脇にトイレを設置してポータブルトイレの使用をしなくともできるだけ最期まで排泄が自立するよう配慮されている施設もある．

共有スペースに関しては，施設基準で定められている患者家族の控室，患者専用の台所，面談

室，談話室のほかに，リフトバスを備えた入浴施設，花壇が整備されたテラスが多くの緩和ケア病棟に取り入れられている．

3）緩和ケア病棟のスタッフ

施設基準で述べたように，緩和ケア病棟の看護師の数は 7：1 病棟の一般病棟の看護師の数と同じである．ここに緩和ケア認定看護師，がん性疼痛看護認定看護師，がん看護専門看護師などのスペシャリストが配置されている場合が多い．また，身体介護のために，介護職員を配置している病院もある．このほか数は少ないが，スピリチュアルケアの専門職やチャンプレンなどスピリチュアルケアや宗教的なケアの提供に力を入れている緩和ケア病棟もある．

4 提供される医療・ケア

1）医療処置

宮下ら（2016）は，緩和ケア病棟の医療処置の実施状況は，経口 34.2％，注射 18.6％，ホルモン 43.9％，放射線治療 42％，CV ポート植え込み 72.9％，神経ブロック 68.8％ と報告している．このことから，緩和ケア病棟においては，症状緩和にかかわる麻薬を中心とした薬物療法は無論のこと，がん薬物療法や放射線治療などの医学的管理も多く行っているといえる．

2）日常生活援助・環境調整

緩和ケア病棟に入院する患者は，全身状態の悪化に伴い日常生活が制限されている患者が多く，日常生活援助は重要である．さらに，呼吸困難等の苦痛を呈する患者に「体力温存療法」を行う際も日常生活援助は重要な要素となる．

患者に負担感を与えないような日常生活援助の工夫や，安全にトイレまで歩行することができるような環境調整が，患者の自己価値観の低下を抑制することに役立つこともある．また，「患者の役に立ちたい」という家族のニーズを満たすために，日常生活ケアに家族の参加を促すこともある．このように，日常生活援助や環境調整は単に ADL の補完という意味のみならず患者や家族の苦痛緩和の方略としても重要な位置を占めている．

3）生活を楽しむための支援

動物については，面会ができる施設とそうでない施設がある．飲酒については，許容されている施設が多い．また喫煙に関しては許可されていない施設がほとんどである．緩和ケア病棟が病院の一部として存在しているがゆえに，制限があるのが現状である．

4）カンファレンスの充実

緩和ケア病棟に入院する患者の苦悩は多様である．多方面の意見を参考にできるだけ広い視野で物事を捉え対応することが重要である．このため，緩和ケア病棟においてはカンファレンスを重要視している．ホスピス緩和ケア協会（2014）では，多職種が参加して患者のケア全般について話し合いをする「ケア全般のカンファレンス」，スピリチュアルな面に焦点を絞って話し合う「スピリチュアル・ケアカンファレンス」，鎮静や輸液の減量など，倫理的な問題がある場合それらをテーマに話し合う「倫理的問題のカンファレス」，自宅退院や多施設へ転院する場合に関連する職種間で話し合いを行う「退院調整カンファレンス」，患者の死亡後に緩和ケア病棟で提供したケアを振り返る「デスケースカンファレンス」をあげている．

5）ボランティア活動

　緩和ケア病棟には暖かい家庭的な雰囲気が必要である．多くの緩和ケア病棟では，ボランティアの協力により，このような雰囲気づくりが実現している．ティーサービス，花壇の手入れ，季節の飾りつけなどをボランティアが担っているところが多い．また各自の特技を生かして「音楽療法」「マッサージ」「絵手紙教室」などのサービスを提供している施設もある．ボランディアの「誰かのために役に立ちたい」という暖かなこころが，患者・家族に医療者とは異なった癒しを提供してくれる．

6）遺族ケア

　入院中の家族へのケアに加えて，患者の死亡後の遺族ケアにも力を入れている病院が多い．遺族への手紙やはがきの送付，遺族会の開催や遺族外来などが実施されている．

5 緩和ケア病棟の今後の課題

　森田ら（2009）らの報告によれば，「緩和ケア病棟に入院した遺族の約半分が，緩和ケア病棟への紹介は遅すぎた」と述べている．この調査から，10年余り経過した現在でも緩和ケア病棟の紹介は依然として「遅い」傾向にあり，入院後数日で死亡する患者や，緩和ケア病棟待機期間に死亡する症例も少なからずある．この点を改善するには，治療病院において，緩和ケア病棟と緩和ケアチームの紹介を促進する努力などとともに，緩和ケア病棟の見学や緩和ケア外来のアクセスが気軽にできるような試みが望まれる．また市民に向け「緩和ケア病棟」について情報提供する機会をつくることも必要である．

6 日本の緩和ケア病棟と欧米型ホスピス・在宅ホスピスの比較

　日本の緩和ケア病棟は病院であり，医学的管理を多く行っている．残された時間が短いことが多く，「その人らしく生きる」「生活を楽しむ」という要素が少ない場合が多い．これに対して欧米のホスピスは，病院というよりは居住施設の要素を含んでいる．残された時間に余裕のある患者も多く滞在しており「その人らしく生きる」「生活を楽しむ」要素が強いと考えられる．

　次に在宅ホスピスと緩和ケア病棟を比較してみる．現在在宅ホスピスは進化しており，緩和ケア病棟に入院しているのと同等の医学的介入を在宅ホスピスで受けることができる．看護師による専門的なケアを24時間受けられるという点か否かという点が最大の違いである．

　緩和ケア病棟・ホスピス・在宅ホスピスいずれがよいというのではなく，何が患者にとって必要で，それが得られる場はどこなのかを，患者・家族とそれを取り巻くケア提供者がともに考え調整することが重要である．

　実際には，国内には欧米型のホスピスはほとんどなく，選択肢として考えることができない．今後，現状ある施設が欧米型のホスピスに類似した形に転身していくことに期待したい．

引用文献

日本ホスピス・緩和ケア研究振興財団（2014）．ホスピス緩和ケアの歴史を考える年表．恒藤暁，森田達也，宮下光令編．ホスピス緩和ケア白書2014．pp. 82-85，青海社．
日本ホスピス緩和ケア協会．緩和ケア病棟入院料届出受理施設数・病床数の年度推移（2017年

11月15日現在）．日本ホスピス緩和ケア協会ホームページ．https://www.hpcj.org/what/pcu_sii.html（2018.2.14.アクセス）．

日本ホスピス緩和ケア協会（2014）．緩和ケア病棟運営の手引き2014年度版．pp. 4-4, ホスピス緩和ケア協会．

宮下光令，今井涼生（2016）．データでみる日本の緩和ケアの現状．志真泰夫，恒藤暁，細川豊史ほか編．ホスピス緩和ケア白書2016．pp. 64-89, 青海社．

Morita,T., Miyashita, M., Tsuneto, S., et al.（2009）．Late referrals to palliative care units in Japan: Nationwide follow-up survey and effects of palliative care team involvement after the Cancer Control Act. Journal of Pain and Symptom Management, 38（2），pp. 191-196.

恒藤暁（2004）．Ⅱ わが国のホスピス・緩和ケア病棟の実態．日本ホスピス・緩和ケア研究振興財団「ホスピス・緩和ケア白書2004」編集委員会編．ホスピス・緩和ケア白書2004．pp. 10-15, 日本ホスピス・緩和ケア研究振興財団．

3 ホスピス

1 ホスピスとは

　ホスピス（hospice）は，ラテン語のhospitiumを語源とする．元は「聖地への巡礼者，旅人，貧困者，病人を休ませ，歓待する家」を指すものであり，宿泊施設（hotel）と医療施設（hospital）を兼ね備え，加えて魂の安らぎを提供する，言うなれば「おもてなしの場」であった．

　現在のようなホスピスは，1879年アイルランドのダブリンで始められたアワー・レディース・ホスピスというキリスト教団体のボランティア活動に，その端を発する．次いで1905年にイギリスのロンドンで，セント・ジョセフ・ホスピス，1967年同地にシシリー・ソンダースがセント・クリストファー・ホスピスを開設した．ここで初めてモルヒネによる痛みのコントロールが行われた．

　日本初のホスピスは1981年，静岡県浜松市にある，聖隷福祉事業団　総合病院　聖隷三方原病院において開設された．開設の理念は「最も困難な状態にある人に対して，適切な介護と医療，適切な環境を提供する．経済的，社会的，宗教的な差別を一切行わず，特に経済的，社会的な弱者，身寄りのない人を大切にする．その基盤にたち，肉体的な苦痛，孤独，不安などを軽減し，患者様やご家族と共に生命の意義を考えつつ，最期まで人間らしく尊厳を持って，有意義に生き抜くことができるように援助する」である．はじめは専用の病棟を作ることは困難で，まずは一般病棟に専門の医師と看護師が患者を訪ねる形でホスピスケアが行われた．しかし，現在のようにがん告知が当たり前に行なわれていないなか，専用の病棟の必要性が重視され，半年後に結核病棟の一部を改築・整備して1982年名称を「ホスピス」へ変更した．1990年5月に厚生労働省より緩和ケア病棟の承認を受けている．

　聖隷三方原病院でホスピスが開設された10年後の1991年に，全国ホスピス・緩和ケア病棟連絡協議会（現：日本ホスピス緩和ケア協会）が発足し，2003年にホスピス緩和ケアの理念を「ホスピス緩和ケアは，生命を脅かす疾患に直面する患者とその家族のQOL（人生と生活の質）の改善を目的とし，さまざまな専門職とボランティアがチームとして提供するケアである」と定義

している．

2 ホスピスケアの特徴

　ホスピスでは，抗腫瘍治療は実施していないが，患者のQOLの維持または向上につながる症状緩和治療（放射線治療／神経ブロック／輸血など）は積極的に実施している．
　また，最期まで自宅で生活したいという患者や家族の希望を支えるために，自宅で症状が増強したり，家族が介護疲労で休息が必要になった場合には，患者の一時入院を受け入れ，患者や家族がともに体調を整え，より長く自宅での生活を継続できるように支援している．
　ホスピスケアの特徴は，身体的苦痛だけでなく，心理・社会・スピリチュアルの全人的視点から患者・家族を理解し支援することを何より大切にすることである．例えば，死が近づいていることを感じ孤独感や不安が増強することで，痛みにも敏感になりつらさが増強するような場面では，患者が家族のぬくもりをつねに感じられるよう，家族が病室に寝泊りし病室から仕事に出勤できるように支援している．また，動くこともままならなくなり娘の結婚式に母親として出席することができないことで，母親としての役割を果たせない苦悩から悲しくて夜も眠れないような患者がいる時には，ホスピス内で娘さんの結婚式を執り行えるようにし，患者が家族と一緒に結婚式を楽しみに希望をもって生活できるように支援することもある．このような結婚式を実施することで，家族は患者のために結束を強め，最愛の人が亡くなった後にも皆で生きることへの力になると考えている．
　ホスピスでは，患者と家族が医療従事者と，最期の時をどのようなことに価値をおき，どのように過ごしたいと考えているかいつも話し合っている．どのように最期を迎えたいかに焦点を当てるのではなく，どのように生き抜きたいかに焦点を当て精一杯支援することで，患者・家族が希望をもって生活できるからである．例えば，家族同様にかわいがっている愛犬とともに安楽に過ごしたいという希望があれば，愛犬とともに過ごせるよう環境を整え，毎晩家族と一緒に晩酌することが何より楽しみである患者には，家族の面会時に，患者と家族が一緒に晩酌を楽しめる環境を提供している．
　ホスピスの医療スタッフは，たとえ患者ががんで腸が詰まっていても，食べることを中止したり，食べるための支援はできないとは言わない．どうしたら食事の楽しみを残せるか患者や家族と一緒に考えていく．例えば，口の中で好きな味を味わって飲み込まずに出すことで，舌で味覚を楽しむ提案をしている．
　最期まで排泄だけは自分でやりたいと希望する患者は多い．ホスピスでは歩けないからすぐにおむつに変更するのではなく，何とかトイレに行ける方法を患者・家族と模索する．例えば，ベッドをトイレに近づけ歩行距離を最短にするよう工夫をしたり，患者が自分で排泄できたと感じられるよう複数の看護師で移動を介助しトイレに座れるよう支援している．
　患者・家族の価値観はそれぞれである．医療者の価値観を患者・家族に押しつけることなく，患者・家族が大切にている，大切にしてきた価値観や希望を医療者が理解してかかわることを大切にしている．

3 ホスピスの設備，病床環境

　ホスピスは，患者・家族が，「人生最期の時を自分らしく生活する場所」であるための環境が整えられている．

例えば聖隷三方原病院のホスピスはすべてが南向きの個室である．すべての個室に庭があり，庭に出るための窓は，ベッドが通れる大きな規格になっている．動けない患者でもベッドのまま庭に出て外の空気を感じたり，緑を楽しんだりできるようになっている．また，病室ではなく少しでも住まいと感じられるよう，障子や2畳ほどの畳スペースがある．畳の上に布団を敷いて自宅で寛いでいるかのように過ごしている患者も多い．壁に設置してあるコルクボードには，家族写真や手紙など，大切な人たちから贈られたものが飾られている．病室には，医療ガスのアウトレット等医療機器を取り付ける設備が完備されているが，常時は木製の棚の中に隠しておき医療機器が目に触れることなく生活ができる環境となっている．

共用部分の廊下は外光を取り入れ明るく，所々に憩いの場所として数人が座ることのできるコーナーが設置されている．ここは，家族同士が団らんしていたり，家族が患者と離れ医療者に気持ちを表出するなどの語らいの場所として使用されている．「ひとを支えるのはひとの手でありたい」という思いから病棟内すべての場所に手すりは設置されていない．その他の共有スペースには，談話室やキッチンがある．キッチンでは主婦である患者が家族のために食事をつくったり，家族が，食欲が低下した患者のために，家庭で慣れ親しんだ味つけの食事をつくったりしている．談話室には語らうスペースはもちろんのこと，親ががんになりホスピスで付き添う小さな子どもが遊ぶためのスペースもある．

4 ホスピスで働くさまざまなスタッフ

ホスピスでは，医師や看護師，看護補助者，事務職員以外に，臨床心理士やリハビリ訓練士，栄養士，歯科医師，歯科衛生士，メディカルソーシャルワーカー，チャプレン，ボランティアなど多くの職種が勤務している．聖隷三方原病院における各職種の役割を例に上げ以下に記す．

患者や家族が安楽に希望する生活が継続できるよう医師は薬剤や処置などによる患者の症状コントロールを中心に行い，看護師はケアを実施している．

臨床心理士は，逃れられない死を前にして恐怖や解決のつかない不安を抱く患者の話を聴いたり，最愛の人を失う家族の苦悩を丁寧に聴き，少しでも心穏やかに過ごせるように支援している．また遺族となった家族の苦悩を軽減するためのケアも実施している．

リハビリ訓練士は，病状の悪化とともに動けなくなり，死が迫っていることに直面し焦り苦悩している患者に，たとえ歩けるようにならなくても，残された機能をどう使うかを患者や家族とともに考えたり，筋力の低下を少しでも維持できるよう支援している．

歯科医師や歯科衛生士は，食事摂取量が少なくなり唾液分泌量低下により口腔内のトラブルを抱えることが多い患者の口腔環境の確認や口腔内ケアを実施している．口腔内環境を整えることで，味覚異常を改善させるなど最期まで食事が楽しめるように支援している．

メディカルソーシャルワーカーは，主に，経済的な問題に対応することが多い．特に独居の患者や身寄りのない患者が自分の財産をどのように片づけるのか，亡くなった後の自分自身の手続き上の問題などへの対応は他の職種にはできない重要な役割である．

チャプレン（牧師）は，ホスピスで過ごしている患者・家族のために，また職員のために祈っている．チャプレンは，患者と家族，スタッフに対し，毎朝の礼拝を通じ聖書に記されている「神の愛」を伝え「隣人」となって，死に向かっていく患者の気持ちに寄り添い思いを傾聴し，支えている．

ボランティアは，患者が社会とつながる大切な存在である．医療者ではない視点で患者や家族の傍にいて，療養環境を整えたり，マッサージや車椅子で散歩を手伝ったり，話し相手になるな

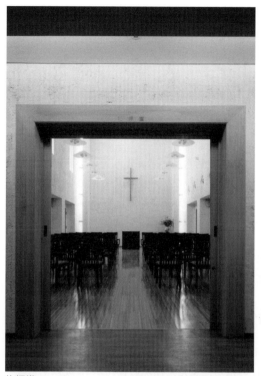
礼拝堂

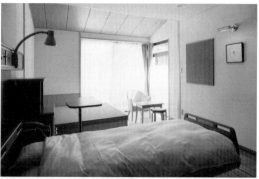
病室

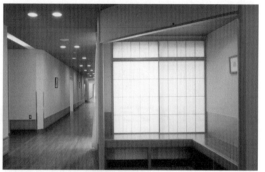
廊下の一角にある休憩スペース

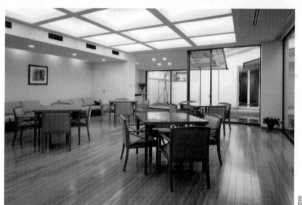
談話室

図7-1　聖隷三方原病院のホスピス

ど，生活に潤いと楽しみを与えている．

5 ホスピスの課題

　日本においてホスピスの数は限られている．ホスピスに入所を希望し，入院予約をする患者は多くいるが，半数近くは入所の順番がこないまま亡くなる現状にある．病院によっては，緩和ケアチームがあり，一般病棟で良質な緩和ケアを受けられるが，緩和ケアチームがない病院や，施設，在宅でホスピス入所を待機している患者も多い．ホスピス同様の設備を準備することは難し

いが，どの療養場所であっても，身体のみならず精神，社会，スピリチュアルに対する苦痛にも目が向けられ，患者が最期まで希望をもって生き抜くことへのケアが受けられるようになることが理想である．

4 居宅（自宅療養）

エンドオブライフでは，さまざまな症状が出現し，その生活も療養者により違いがある．多くの時間を自宅で過ごす療養者にとって，生活環境はQOLに大きな影響を与えるため，その整備は重要である．自宅におけるエンドオブライフケアは，療養者が家族等が暮らす場所で，本人の希望する最期を迎えられるように，一人ひとりにあったケアを提供し，本人と家族等の生活を支援するケア活動である．このようなケアは，看護職だけで担えるものではなく，多職種チームの連携と各種のサービスを利用することにより可能になる．

本項では「在宅」を住み慣れた自宅（居宅）とする．

1 エンドオブライフと地域包括ケアシステム

1960年代頃までは自宅で最期の時を迎える人が約80％であったが，医療の進歩や家族構成の変化等により，今では医療機関での死亡が約80％にのぼる．また，団塊の世代が75歳以上となる2025年を見据えて，約33万人が病院から在宅に移行することになると推測されている（社会保障制度改革推進本部，2015）．

こうした現状により，国は高齢者の自立生活の支援と尊厳の保持を目的に，可能な限り住みなれた地域で，自分らしい暮らしを人生の最期まで続けることができるよう，地域の包括的な支援・サービス提供体制として地域包括ケアシステムを推進している．

地域包括ケアシステムとは，医療，介護，介護予防，住まい，生活支援を地域で包括的に提供できる支援体制をつくるということである．

地域包括ケアシステムの土台は，「本人の選択と本人・家族の心構え」とされ（図7-2），意思決定としての本人の選択と心構えを重視すること，また，療養者を支える家族の心構えも重要となる．

2 医療機関から在宅への移行支援

在宅への移行支援には，在宅療養を支える訪問看護をはじめ，さまざまなケアサービスが整えられつつあり，地域包括ケアシステムの推進により，病院から在宅移行の流れは加速している．しかし，病院での退院時の方針，在宅看取りに向けた退院準備は，患者・家族の希望する在宅療養生活とギャップがあることもあり，支援が必要である．

1）入院早期からの退院支援計画

入院早期から退院支援計画を作成し，退院調整を図ることでスムーズな退院が可能となる．そのためには，病棟で実施するケアや処置の患者・家族への教育の場面に，訪問看護師も一緒に参加することで，患者・家族の状態を知ることもでき，在宅移行期の生活の安定，予防的に予測的

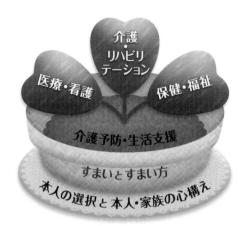

図7-2 地域包括ケアシステムの捉え方
（出典：三菱ＵＦＪリサーチ＆コンサルティング「＜地域包括ケア研究会＞地域包括ケアシステムと地域マネジメント」（地域包括ケアシステム構築に向けた制度及びサービスのあり方に関する研究事業），平成27年度厚生労働省老人保健健康増進等事業，2016年）

にかかわることにつながり，看護連携の機会となる．また，退院計画に訪問看護師がかかわることで，地域での療養生活の整えやサービスの活用方法も含めた退院支援がスムーズに行える場合がある．

入院中の外泊時には，訪問看護を利用し，病院看護師・訪問看護師が連携をとり支援することが効果的である．医療機関が患者の症状や状態，在宅移行後も継続するケアなどを訪問看護師に情報提供することで，訪問看護師はケアや環境について事前に準備ができる．外泊後には，自宅での課題・問題点や指導が必要な内容を病院看護師と情報を共有し，退院支援にあたることができる．

医療機関にとって在宅移行は責務であり，医療機関スタッフは非常に短時間で退院調整をしなければならない．そのためには，退院前に実施する退院時合同カンファレスの開催が重要となる．退院時合同カンファレスには，患者・家族が参加し，患者と家族の状態の把握とともに，アドバンスケアプランニングの内容，患者・家族がどのような生活を望んでいるのか，どのように最期を迎えたいか等，患者の希望と選択について，在宅ケアのチームメンバーが理解，共有できるよい機会であり，さらに，看護師と他職種連携の機会となる．

2）訪問看護との連携

退院後には，医師の「特別訪問看護指示書」により14日間は，回数の制限なく訪問看護を提供できる．退院から在宅への移行期は，生活の安定とケア体制をつくる重要な時期であり，十分なケアを実施することにより，これからの暮らしと最期までどう生きたいかを患者・家族とともに考え，支援することができる．そのために医療機関の看護職は，退院前に患者・家族のセルフケア能力等をアセスメントし，在宅移行にあたっての訪問看護の必要度について，医師と検討を行う必要がある．

3）退院支援の評価の充実（診療報酬）

2016年には退院支援の積極的な取り組みや医療機関間の連携等を推進するため「退院支援加

算（2018年改定で「入退院支援加算」に改称），「地域連携診療計画加算」が新設された．また，退院直後に入院医療機関の看護師が患者の自宅などを訪問し，退院後の在宅における療養の指導を行った場合の評価として「退院後訪問指導料」「訪問看護同行加算」が新設された．これは，医療機関の看護師が在宅療養を知る機会になり，在宅移行の視点が広がり，より退院後の在宅生活を踏まえたアセスメントが実施できるようになる．さらに，実際の訪問が退院計画に活かされ，在宅移行が円滑になると考えられている．入院患者は，退院後には在宅で暮らすこととなる．この「退院後訪問」「訪問看護同行」等を積極的に活用し，医療機関の看護師と訪問看護師の連携を強め，在宅ケアを支えている訪問診療，訪問看護，訪問リハビリテーション等の多職種との連携の機会となることが望まれる．

　退院後の生活の場となる在宅では，今後，高齢者夫婦世帯や独居者がさらに増加すると考えられており，人生の最終段階における本人の意思の尊重は極めて重要である．また，本人の意思決定は，時間の経過に伴い変化することを前提に，変化に対応できる支援が欠かせないと考える．エンドオブライフでは，人生の最終段階の多様な考え方，希望に対応した，生活を支えるため，人生の最終段階の医療や介護を含めた医療・介護サービスを多職種と連携していくことが必要となる．医療と生活の両方を支えることができる看護職による継続看護，看護連携，他職連携といったチームケアの中でマネジメントができる看護職が中心となって支えていくことが重要である．

3 在宅ケアの療養環境

1）多職種との連携

　自宅での療養は，住み慣れた環境で自分らしい生活をおくることができ，家族たちと一緒に過ごせる時間をもち，起床，食事，就寝時間などの生活のリズムも本人のペースで本人の望む生活をおくることができる．しかし，医療器材が整備され，医師や看護師が24時間のケアにあたる医療機関に比べると，医療的なケア体制は劣る．

　在宅ケアでは，療養者の治療や健康管理のため，訪問診療医（主治医）から訪問看護指示書による指示を受け，訪問看護を実施する．そのため，在宅での生活を継続するためには，いつから，どのような症状が出現しているのか，どの程度悪いのか，痛いのか，本人・家族は何について困っているのか，看護職として考えられる症状や程度，事柄について情報を収集し，生活を踏まえたアセスメントから抽出した課題や問題を医師と連携し，ケアしていくことが重要である．また，デイケアなどの通所系サービス，訪問診療や訪問介護などの訪問系サービスを利用するなどの社会資源を活用する在宅療養では，それらのサービスにかかわる多職種との調整・連携が必要である．

2）生活環境

　エンドオブライフの在宅療養は，本人・家族にとって，①快適であること，②安心できること，③安全であること，④居心地がよいこと，⑤動きやすいことを重視し，本人・家族の希望する生活を目指し，環境を整える必要がある．居室の掃除や片づけは，きれいに掃除をすることや整理整頓することより，生活している療養者・家族が過ごしやすいことを優先する．勝手に片づけることや模様替えをすることは避け，療養者・家族とよく話し合い，療養者・家族が精神的に落ち着くことを意識して，環境づくりに努める．何よりもまず，療養者・家族が慣れ親しんだ生活を尊重し，住環境を整えることが重要である．

　自宅では，療養上の世話やたんの吸引，酸素療法，経管栄養などの医療処置も，医療機関とは

異なり，本人・家族が医療機器を管理し，医療処置を実践することが多い．そのため，自宅では介護を行う家族にとっても，介護しやすい生活環境を整えることが療養者の在宅生活の継続につながる．多くの時間を過ごす居室環境は特に重要となる．また，居室から景色が見えるなどの時間的な経過を感じられる，家族の様子が感じられるような環境づくりも大切である．エンドオブライフの療養者にかかわっている訪問看護師が身体症状等をアセスメントし，環境整備の調整役を担うことは，本人の生活上の安全の確保とともに，介護者の介護負担の軽減という役割も果たすことになる．

3）安全対策と住環境

入院前には自宅で無理なく行えていた生活や行動が，退院後には身体・精神機能の低下等により，不自由となることは少なくはない．そのような状況になったときに，自宅で，安心して，安全な生活ができるように，住宅改修や福祉用具の活用が必要となることがある．

例えば，少しの段差でも段差を解消する，床を滑りにくくする，手すりの設置を行うなどである．手すりは，握りやすく滑らないものを移動動線上の適正な場所に取りつけるほか，段差がない場所や階段にも必要である．玄関には，式台や手すり，立ち上がり用の椅子等を設置する．住宅改修が難しい場合は，段差や階段を確認しやすいよう足元にセンサー照明を設置するなどの安全対策が必要である．

エンドオブライフの安全対策では，感染予防も重要となる．在宅における感染源は，家族や訪問する在宅ケアスタッフが自宅に外部から持ち込むことになる．家族や在宅ケアスタッフには感染しない微生物でも，防御力や抵抗力の弱まっている在宅療養者には危険である可能性が高い．そのため，家族や在宅ケアスタッフは帰宅時や訪問先到着時に，手洗い・手指消毒を実施する必要がある．自宅での感染予防は，スタンダードプリコーション（標準予防策）を順守し，その療養者の生活にあった感染予防対策を立てることが重要となる．

4）社会資源の活用

療養者や家族は社会資源に関してほとんど知識がない場合が多い．療養生活や住環境も人それぞれであり，身体状況が変化しやすい．療養者が発信している異常についてのサインや症状が在宅エンドオブライフの自然な経過の症状なのか，苦痛を軽減する必要がある症状なのか，介護に伴う問題なのかなどをアセスメントし，適切な社会資源の活用について利用者や家族にわかりやすく提案，説明できることが必要となる．看護師が提案や説明が行えなくても，家族・本人がどこに，誰に相談を行ったらよいか，助言できることが必要である．訪問・通所サービス，福祉用具などの社会資源を活用し，生活環境を整える必要がある．

引用文献

社会保障制度改革推進本部（2015）．医療・介護情報の活用による改革の推進に関する専門調査会第1次報告：医療機能別病床数の推計及び地域医療構想の策定に当たって．首相官邸ホームページ．

5 在宅ホスピス

1 在宅ホスピスの重要性

　住み慣れた場所で身近な人やペットとともにいること，好きな時間に好きなことをして生活できることは，療養者にとって大きな力となる．見慣れた風景や生活音，匂い，植物，風，光，そしてそれらの変化も大きな意味をもつ．

　わが国の2015年の高齢化率は26.7％であるが，30％台へと上昇することが予測される2025年を前に，国民一人ひとりが住み慣れた地域で安心して生活を継続し，人生の最期を迎えることができる環境を整備していくことが喫緊の課題となっており，地域包括ケアシステムの構築が推進されている．

　がん対策推進基本計画第2期（2012年6月）では，重点的に取り組むべき課題の1つに「がんと診断された時からの緩和ケアの推進」をあげ，「がん患者とその家族が可能な限り質の高い生活を送れるよう，緩和ケアが，がんと診断された時から提供されるとともに，診断，治療，在宅医療などさまざまな場面で切れ目なく実施される必要がある」とし，「在宅緩和ケアを含めた在宅医療・介護を提供していくための体制の充実を図る必要がある」ことも明記されている．

　千葉県松戸市は，在宅，急性期病院，緩和ケア病棟のいずれにおいても適切なホスピスケアが提供され，患者の希望や病状によって療養の場を選択できる体制をつくり，これをホスピストライアングルと呼んでいる（川越，2016）．今後このような取り組みが他の自治体でも行われることが期待される．

　内閣府「高齢者の健康に関する意識調査」（2012年）によると，治る見込みがない病気になった場合，自宅で最期を迎えたい者は54.6％と最も多く，次いで病院などの医療施設が27.7％となっている．また，実際に在宅で最期を迎えた療養者や家族の満足度は高い（瀬戸山ほか，2000）．そして，がんの最期を迎える場所として，自宅と病院では生存期間にほとんど違いがないか，むしろ自宅の方がやや長いという報告もあり，末期がん患者が在宅医療を選んだ場合に余命が短くなる可能性は低い（Hamano et al., 2016）．さらに，末期がんで，食事や呼吸が不自由であるが，痛みはなく，意識や判断力は健康なときと同様の場合，人生の最終段階を過ごす場所として，医師の53％，看護師の62％が居宅をすすめるとしている（厚生労働省，2014）．一方，自宅での死亡割合は2016年人口動態調査によると13.0％と少なく，急変や介護負担への懸念が影響している．病院での死は約73.9％となっている．現代においては，死にかかわる経験が少ない人が多く，在宅死が可能であるという情報や手段も広く知られていない．

　以上のように，国が推進する在宅でのエンドオブライフは，国民のニーズや療養者・家族の満足感と合致し，生存期間への悪影響はなく，医療者も推奨している．しかし，末期がんであっても在宅で最期を迎えることができるということは広く知られておらず，より一層の周知が必要である．

2 在宅ホスピスにおける訪問看護の役割と課題

　訪問看護は，病気や障害をもった人が住み慣れた地域や家庭でその人らしく療養生活を送れるよう，看護師が生活の場へ訪問して看護を提供し，自立への援助を促し，療養生活を支援するサービスである．川越（2013）は，在宅ホスピスケアの中心的役割を果たすのは訪問看護師である

表 7-1　エンドオブライフケアにおける訪問看護のサービス内容

問題領域	看護・リハビリテーションの内容
環境的問題領域	療養環境調整（衛生面・心理面），環境整備，事故防止等
心理・社会的問題領域	社会資源の活用支援，福祉用具の利用支援，医療費等助成制度等の活用支援，退院時カンファレンス，サービス担当者会議，意思決定支援，家族間の人間関係の調整，介護負担への支援，外出の支援，精神・心理状態の安定化のケア，リラックスのためのケア，言語訓練，文字盤・コール・パソコン等の使用，中核症状・BPSDに対するケア，療養者の権利擁護，看取りの体制への相談・助言，エンゼルケア，死亡確認に関する支援，グリーフケア等
生理的問題領域	全身状態の観察，疼痛コントロール，全人的苦痛の緩和ケア，関節可動域訓練，筋力訓練，座位・立位訓練，歩行訓練，マッサージ，ストレッチ，体位変換，拘縮予防，呼吸訓練，排痰法，吸引，吸入，在宅酸素療法，人工呼吸器管理，気管切開部ケア，食事介助，飲水介助，経管栄養管理，嚥下訓練，スキンケア，創傷処置，褥瘡予防・処置，排便介助，浣腸，摘便，人工肛門ケア，腹部マッサージ，温罨法，排便調整指導，排尿介助，排尿調整指導，膀胱留置カテーテル管理，人工膀胱ケア等
健康関連行動問題領域	食事・水分摂取に関する助言，睡眠等日常生活リズムの調整，ADL訓練，作業療法，入浴・シャワー・部分浴介助，全身清拭，部分清拭，洗髪・ドライシャンプー，陰部・臀部洗浄，おむつ交換，口腔ケア，髭剃り，爪切り，服薬管理，内服介助，点眼，湿布，坐薬，末梢点滴，中心静脈栄養，採血，血糖測定，インスリン注射等

と述べ，ホスピスケアは基本的に看護介入であること，看護師は医療支援だけでなく生活支援も行えることを理由としてあげている．表 7-1 は，訪問看護のサービス内容について，オマハシステム（Martin, 2004）の問題領域をもとに筆者が整理したものである．

　全人的な看護を行うという基本方針は，在宅においても施設看護と同様である．在宅では，よりその人らしい希望にそった療養が可能であり，訪問看護にはそれが実現できるよう支援することが求められる．治療や集団生活のルールが優先される施設看護と異なり，在宅看護では，療養者の個々の希望・ニーズを最優先する看護を行うことができる．

　技術面においては，訪問看護では各家庭にある物を工夫して使用したり，物品のコストや使用方法，環境への個別の配慮が必要であったりなど看護技術を応用することが多く，創造的な看護を行うことができる．例えば，点滴や経管栄養のボトルをつるす際にハンガーを使ったり，ベッド上での洗髪や陰部洗浄にペットボトルを使ったりすることがある．また，人工呼吸器や在宅中心静脈栄養法など，医療処置が必要な療養者への看護も多い．

　一方，訪問看護師の人数は全看護師の約 4％と少ない．2013 年に訪問看護に従事する看護職員数は約 4 万 1 千人であり，「訪問看護アクションプラン 2025」（日本看護協会ほか，2015）の目標の約 15 万人に大きく及んでおらず，マンパワー不足が深刻な問題となっている．その原因の 1 つとして，訪問看護師の負担が指摘されている．訪問看護師は基本的に居宅において 1 人で看護を行うため判断力が必要とされ，難しい倫理場面に直面することもある．実際には，他の訪問看護師や医師らと連絡をとりながら看護を行うため，負担は軽減される．また，療養者や家族と密にかかわり QOL 向上に大きく貢献することができるため，訪問看護師の達成感は大きい．

　在宅ホスピスにおいて主要な役割を担う訪問看護は，療養者に寄り添い希望をかなえるよう支援することができ，自立的・創造的に全人的なケアを行うことができる，やりがいの大きな仕事である．訪問看護師の能力や負担，ニーズに見合った診療報酬上の評価や待遇の改善が喫緊の課題である．

3 在宅ホスピスにおける多職種連携

　在宅ホスピスでは，多職種・多機関が連携してケアを行う．中でも，医師と訪問看護師が大きな役割を担う．主治医は在宅医，特に在宅療養支援診療所の医師であることが望ましいとされている．在宅療養支援診療所は，地域において在宅医療を支える24時間の窓口として，他の医療機関と連携を図りつつ24時間往診などを提供する診療所であり，2006年の医療法改正で新設された．また，在宅医や訪問看護師にとって病院の医師や看護師との連携が重要であり，各地で病診連携，診診連携，看看連携の取り組みが拡大している．居宅介護支援員（ケアマネジャー）や訪問介護も，重要な役割をもつ．これらの福祉職に対する医療や看取りの教育も，訪問看護師の重要な役割である．理学療法士，作業療法士，言語聴覚士，薬剤師，歯科医師，管理栄養士などの訪問のニーズも高まり，活動が広がっている．近隣住民やボランティアによるインフォーマルなサポートも大きな役割を果たしている．

4 在宅で利用できる新たなサービス

　訪問による在宅ホスピスケアとあわせ，以下のようなサービスの充実が期待されている．

1）看護小規模多機能型居宅介護（複合型サービス）

　看護小規模多機能型居宅介護は，通い・泊まり・訪問看護・訪問リハビリ・訪問介護・ケアプランを一体化し，一人ひとりに合わせた柔軟な支援を行うサービスである．看護師を中心としたトータルケアの事業所であり，「かんたき」と通称される．以下のようなニーズのある人々を支援するため，2012年度に新設された．
　①退院直後の在宅移行．
　②看取り期や病状不安定期における在宅生活の継続．
　③家族に対するレスパイトケアや相談対応による負担軽減．
　あらかじめ計画された曜日・時間に決められたサービスを利用する従来の方法が困難な療養者などの大きな力となっている．

2）ホームホスピス

　ホームホスピスは，自宅に近い環境で自然な看取りができる場所であり，自宅で過ごすことは難しいが病院や施設に入りたくない人の生活の場として活用されている．主に末期がん患者や高齢者が入居している．ホームホスピスには一軒家が使われ，自宅に近い環境で5〜7人程度の高齢者が共同生活をしている．

3）デイホームホスピス

　欧米では，施設としてのホスピスよりも，患者の家庭を訪問する在宅ホスピスが重視されており，デイホスピス（通所型ホスピス）を実施しているところも多い．日本では，がんサバイバーの増加に伴い，がん患者や家族の交流の場として，街のコミュニティサロン，病院内やキャンパス型サロンなどの活動が広がっている（阿部，安藤，2015）．
　その他，まちの保健室やマギーズ東京など，地域で生活する人々が利用できる，社会に開かれた相談の場を運営する取り組みも，全国的な展開が進んできている．

引用文献

阿部まゆみ，安藤詳子（2015）．がんサバイバーを支える緩和デイケア・サロン．pp. 38-44, 青海社．
Hamano, J., et al.（2016）．Multicenter cohort study on the survival time of cancer patients dying at home or in a hospital: Does place matter? Cancer, 122（9），pp. 1453-1460.
川越厚（2013）．がん患者の在宅ホスピスケア．p.36, 医学書院．
川越正平（2016）．地域における医療・介護の統合にむけたネットワークの構築：多主体連動によるまちづくりに向けた松戸市における実践から．保健医療科学，65（2），pp. 114-119.
厚生労働省（2014）．人生の最終段階における医療に関する意識調査報告書．p. 74, 厚生労働省ホームページ．
Martin, K. S.（2004）．The Omaha System: A key to practice, documentation, and information management（2nd ed.）．Saunders.
日本看護協会ほか（2015）．訪問看護アクションプラン2025：2025年を目指した訪問看護．日本訪問看護財団ホームページ．http://www.jvnf.or.jp/2017/actionplan2025.pdf（2018.2.16. アクセス）．
瀬戸山修ほか（2000）．緩和ケアモデルのアウトカム指標に関する研究．緩和医療学，2（4），pp. 475-482.

6 高齢者向け施設

　高齢者向け施設（高齢者ケア施設や高齢者介護施設＊）では，高齢者の暮らしを支える一日一日のすべてがエンドオブライフケアである．高齢者向け施設で暮らす人の多くは何らかの疾患があり，身体機能が低下している．元の状態に戻ることが難しい要介護状態にあり，あるいは超高齢期に入り身体機能のすべてが緩やかに衰退へと進行している．つまり，そこで暮らす人のすべてがエンドオブライフケアの対象といえる．高齢者の身体機能が安定している段階のエンドオブライフケアは，いつもの場所でなじみのある人の輪の中で過ごす穏やかな日々と時々起こる刺激を楽しむ生活への援助である．疾病の悪化や急な身体機能の低下が起きている段階のエンドオブライフケアは，疾病あるいは身体機能の回復と平行して，もしや訪れるかもしれない別れへの準備を目指す援助である．すでに臨死期に入った段階のエンドオブライフケアは，その人が望む旅立ちへの援助であり，安楽な環境の提供や身体の苦痛を取り除く援助とともに，その人にとって重要な人々とも深くかかわり，残される人々の心の準備を支えながら，本人の旅立ちを皆で看護（みまも）る援助である．

1 エンドオブライフケアが提供される高齢者の住まい

　高齢者や要介護者が介護を受けながら暮らすことができる場所は多様である．高齢者のエンドオブライフケアが行える場所は，住宅型と施設型に大別される．設置主体は公的なものと民間運営のものがあり，介護保険法に定められる3施設がエンドオブライフケアが行われる主要な高齢

＊高齢者介護施設は要介護が入居要件となる施設．入居要件が多様であり，介護保険法に定められていないその他の施設を高齢者ケア施設とする．

者介護施設である．エンドオブライフケアが提供される高齢者の多様な住まいについて，費用や高齢者のADL自立度の観点を含め特徴を表7-2と表7-3に示した．この表から，各場所が対象とする人とその利用目的などの違いが見えてくる．

1）住宅型施設／住宅
(1) 有料老人ホーム／サービス付き高齢者向け住宅

　2015年の介護保険改正以降，住宅型といわれる介護付き施設が増加している．住宅型といっても，介護保険施設と同等な介護を受けることができ，条件が満たされていれば看取り加算の申請が可能なものが多い．有料老人ホームの一部やサービス付き高齢者向け住宅とよばれるものがこれらに該当する．入居費用は高額なものから比較的低額なものまで幅が広く，入居契約は入居一時金として高額な費用を要する利用権方式と賃貸マンションのような月払い式の賃貸借契約がある．近年は，賃貸借契約に利用者ニーズが多く，設置も増えている．住宅型施設には，高齢者のADLレベルが自立している時から利用ができ，夫婦での利用が可能なものがある．介護・医療が必要になった時には料金を自己負担する形で自由に社会サービスを追加利用でき，「自宅で最期を迎える」に近いエンドオブライフケアを実践できる．生活スタイルの自由度も高く，外出の制限もなければ家族や親戚の宿泊・その他訪問者の制限が少ないなど，多様なエンドオブライフケア体制を整えられる利点がある．ただし，日頃のサポートは付帯サービスによる違いがあり，医療や介護の専門職がいない，あるいは24時間体制ではなく夜間の緊急サポート体制が弱いという点が見受けられる．急な発病等の場合は病院へ搬送という形で死を迎える可能性がある．

　介護付き有料老人ホームやサービス付き高齢者向け住宅は要介護と認定されていることが入居条件になる場合，あるいは設置主体が提供する介護サービスを利用して入所を継続する場合がある．費用は，要介護度に合わせた介護保険を含む入居料金が設定され，24時間体制でケアスタッフが施設に在中している．また，有料老人ホーム，軽費老人ホーム，養護老人ホーム，サービス付き高齢者向け住宅のうち，特定施設入居者生活介護を行う事業所では，看取り介護加算が算定できる．

(2) 認知症高齢者グループホーム

　認知機能の低下があるが身体的には自立した生活を維持できる高齢者が少人数グループとなり1つの家で暮らすといった家庭的な雰囲気を重視した住宅型の高齢者介護施設である．グループホームでもエンドオブライフケアは可能であり，看取り加算が申請できる．しかし，申請における要件を満たすには看護師配置や夜間態勢，24時間体制の整備などの課題があり，実際に看取りを行った場合でも加算を申請していないことが多いと指摘されている(全国訪問看護事業協会，2015)．理由として，グループホームの設置基準には看護師配置の必要がないが，看取り加算の申請を行う場合には体制を整える必要が生じることがあげられる．グループホームに居住する高齢者が必要に応じて外部の訪問看護ステーションから訪問看護を受けることは介護保険，医療保険の両者共に利用可能であり，最期の医療者サポートを受けられないわけではない．しかし，訪問看護を導入するには，グループホーム入居者と訪問看護ステーションが医療連携の契約を行い，医療連携体制加算の算定をするなど手続きが必要となり，急に臨死期に入った場合は病院へ搬送するしかない状況となる．これまで生活してきた場所とその仲間たちと穏やかな最期を迎えたいと本人が希望する場合，アドバンスケアプランニングがより重要になる．

(3) シニア向け分譲マンション

　シニア向け分譲マンションは，一般の分譲マンションと同様の所有権がある資産であり，高齢者向けに居室や建物が構築されて販売されている．物件数は多くなく，介護保険の導入と高齢者

表 7-2　エンドオブライフケアを提供する住宅型の高齢者向け施設

	住宅型施設／住宅				
名称	有料老人ホーム	軽費老人ホーム	認知症高齢者グループホーム	サービス付き高齢者向け住宅	シニア向け分譲マンション
根拠法	老人福祉法第29条	社会福祉法第65条 老人福祉法第20条の6	老人福祉法第5条の2第6項	高齢者住まい法第5条	民間運営
対象者	高齢者	低所得高齢者	認知症高齢者	高齢者	制限なし
特徴	【介護付き】ホームが提供する介護サービスを利用して要介護になったあとも入居を継続できる. 【住宅型】介護が必要になったとき,入居者が選択して地域の介護サービスを利用してホームに入居を継続できる. 【健康型】介護が必要になったときに契約が解除され退去の必要がある.	身体機能が低下しているなどの理由により自立した生活が不安な者であり,家族の援助を受けることが困難な60歳以上の者.	・要介護/要支援者であり認知症である者が共同で生活を行う. ・民家などを改装した場所での共同生活であり,自宅のような雰囲気を残して生活ができる. ・運営主体により費用にはばらつきがある.	・単身でも夫婦でも入ることができる. ・60歳以上あるいは,要介護や要支援の認定を受けている60歳未満のものも入ることができる. ・民間経営が多く,個別の利用基準による. ・賃貸料金の仕組みで支払うことが多い. ・運営主体により費用にはばらつきがある.	・60歳や65歳以上の要支援1,2程度までの人が入居条件となっている物件が多い. ・年齢制限や居住者数制限がない. ・物件により広さ,間取りはさまざまである. ・分譲マンションであり,一般の住宅購入に準じた契約となる.
設置主体	限定なし	地方公共団体 社会福祉法人 知事の許可を得た法人	限定なし	限定なし	限定なし

住まい法の整備がなされてからは,新規物件も少ない.介護が必要になった場合は,社会サービスを利用して自宅で最期まで過ごすことができるが,一般的な在宅におけるエンドオブライフケアと同等の条件となる.

2）公的介護保険施設

　介護保険3施設として,特別養護老人ホーム,介護老人保健施設,介護療養型医療施設（療養型）がある.

（1）特別養護老人ホーム

　特別養護老人ホーム（以下特養と略す）は,所得に応じた費用の支払い体制があり,高齢者介護施設の中では入居費用が最も安価といわれる.特養は,老健と比較すると生活支援が主な目的となり,リハビリへの取り組みが弱い.しかし,個室整備が整った施設が多く,入所期間に期限がないことから「終の住処」ともいわれる.生活の場所であり,その生活の延長線上でエンドオブライフケアが提供できる.特養は,高齢者介護施設の中でエンドオブライフケアの実践場所といえるが,規定される看護師配置数は老健よりも少なく,医師も非常勤体制でよいため,医療度が低い高齢者へのエンドオブライフケアは導入しやすいが,医療が必要と判断されると病院へ搬送されるのが現状である（全国老人福祉施設協議会老施協総研,2015）.従って,「どのような最期をどこで迎えたいか」などアドバンスケアプランニングが重要視されている.

　特養には,ユニット型施設と従来型施設があり,ユニット型施設は平成15年に創設され,2015年度では57.9%と半数以上を占めている.また,ユニットを含む特別養護老人ホームの個室率は72.5%と高く,介護老人保健施設（45.3%）に比べるとその人らしさの尊重を生活空間に

表7-3 エンドオブライフケアを提供する施設型の高齢者向け施設

	施 設 型			
	公的介護保険3施設			施 設
名 称	介護老人福祉施設（特別養護老人ホーム）	介護老人保健施設	介護療養型医療施設	養護老人ホーム
根拠法	老人福祉法第20条の5 介護保険法	介護保険法	医療法（病院・診療所） 介護保険法	老人福祉法第20条の4
対象者	65歳以上であり，要介護3以上の居住における介護が困難な者	要介護1以上の者	医療の必要な要介護高齢者	環境的，経済的に困窮した高齢者
特 徴	・終の住処といわれ退所の必要がない． ・介護保険を使って入所する． ・費用が安価である．	・リハビリ等の提供を行い，在宅復帰を目指す． ・介護保険を使って入所する． ・運営主体により費用にばらつきがあるが特別養護老人ホームよりは価格が高い．	・医療がつねに必要であり，施設や居宅での介護が困難な要介護高齢者が入所する． ・介護保険と医療保険が適応される．	・65歳以上で環境的，経済的理由により居宅で養護ができない者が入所する．
設置主体	地方公共団体 社会福祉法人	地方公共団体 医療法人	地方公共団体 医療法人	地方公共団体 社会福祉法人

おいて実現しやすい（厚生労働省，平成27年介護サービス施設・事業所調査の概況）．高齢者1人あたりの居住空間は原則個室であり，その面積は10.65㎡以上と定められており介護保険施設の中では，最も広い生活の場が確保されている（表7-4）．

　ユニット型施設とは，10人以下の少人数グループを1ユニット（生活単位）として入居者とケアスタッフを固定し，小さな村にみる顔なじみの仲間同士による生活の実現を目指したシステムである．居室は完全個室であり，個人のプライバシーの保護と生活リズムや生活習慣の自由が尊重される生活がある．また，共同のリビングスペースがあり，そこでは同じユニットの仲間との交流ができる．従って，施設という共同空間にもかかわらず，個別性を尊重した生活があり，かつ他者交流が断絶しない仕組みで社会性の維持を可能にしている．多機能トイレや風呂なども同じユニットメンバーでの共有となるが，好きな時間に入ることができるなど集団生活の場にみられる一斉行動が少ないことも特徴である．このような仕組みは，適応力が低下している認知症高齢者が精神的に安定して暮らす場所として適している．一方，従来型施設とは，フロア単位の数十人の居住者が個室あるいは多床室の生活空間をもち，デイルーム，トイレ，風呂などはフロア単位あるいは施設全体で共有する仕組みの施設である．施設職員は，フロアを分けず施設全体で担当シフトを組む．

　特養は，当初，従来型方式の施設設置から始まったため，設置年数が新しいほどユニット型が多い．ユニット型，従来型ともに特養の居室は，個人のタンスあるいはテレビ，テーブルや椅子などの持ち込みがある程度可能である．ベッドは低床で木目調が多く，個人の趣味にあわせて絵や飾りで壁やベッド周りが装飾されており，個性のある生活の場が形成されている．共通スペースの調度品は家庭的な雰囲気となるように工夫がなされ，このような環境で日々の生活とエンドオブライフケアが提供される．

　かつて特養は「特養待ち」という言葉があるほど，入所までの待機期間が長く，申請時から5年待つこともあるほど困難なものであった．しかし，2015（平成27）年以降の介護保険改正に

表7-4 公的介護保険施設の居住環境の比較

		介護老人福祉施設（特別養護老人ホーム）	介護老人保健施設	介護療養型医療施設（療養病床を有する病院の場合）	一般病院 一般病床
1人あたりの居室面積・定員数	従来型	10.65m²以上，原則個室	8m²以上，4人以下	6.4m²以上，4人以下	6.4m²以上
	ユニット型	10.65m²以上，原則個室			
人員基準も当てはめた人員配置例（入所者100人あたり）		医師：1名（非常勤可） 看護師：3名 介護職員：31名（看護：介護は3:1以上，看護師は別に基準あり） 栄養士：1名 機能訓練指導員：1名 ケアマネジャー：1名	医師：1名（常勤） 看護師：10名 介護職員24名（看護・介護は3:1，うち看護は2/7以上） 栄養士：1名 理学療法士または作業療法士，言語聴覚士：1名 ケアマネジャー：1名	医師：3名（うち常勤1名） 看護師：17名 介護職員：17名（看護6:1以上，介護6:1以上） 栄養士：適当数 理学療法士・作業療法士：適当数 ケアマネジャー：1名	医師：7名（医師16:1以上） 薬剤師：1名（薬剤師70:1以上） 看護師34名（看護師3:1以上） 栄養士1名（100人以上の病院に1名以上） 理学療法士・作業療法士：適当数

より，特養の入居条件が要介護度3以上となると課題であった入居待機期間の長さが解消された．現在，特養では要介護度が高い高齢者が増えたため，特養職員のエンドオブライフケアへの関心がよりより高くなっており，看取り件数も増加している．今後も増える独居高齢者のエンドオブライフケアは，訪問看護の利用だけでは限界があるといわれている．特養でのエンドオブライフケアの充足は社会的に求められている．特養で働く介護職員へのエンドオブライフケア研修や教育の充実が進められているが，今後は継続的に系統立てられた教育プログラムを構築するなどエンドオブライフケアの質を高めていくための発展が求められている．

(2) 介護老人保健施設

介護老人保健施設（以下，老健）は，在宅への復帰を目指す高齢者や生活機能の復帰を目指す高齢者を対象とした施設であり，特養に比べてリハビリの要素が強い生活支援が行われる．看護師の配置が特養に比べて多いため，医療度が高い高齢者の入所が可能である．老健には，在宅強化型，在宅復帰・在宅復帰支援機能加算型，従来型の3つの類型があり，施設の在宅復帰率にあわせて施設での生活支援に違いがあり，リハビリへの取り組みも多少の違いがある．在宅への復帰を目指す生活を目的とする場合は，在宅強化型施設での生活が適しており，リハビリがしたいが急な改善は見込みが薄い高齢者の場合や生活の場所をなるべく安定させたい場合には，従来型老健が適している．老健は，医師1名の常勤体制があり，24時間の看護師配置体制があることから医療機器の整備に限界はあるが，緊急時対応からさまざまな対応ができ，エンドオブライフケアも行われている．リハビリテーション専門職の配置も充実しており，最期まで身体のリラクセーションや拘縮予防が可能である．しかし，居室形態は大部屋を設置した施設の場合，エンドオブライフケアの場所の確保に課題がある．例えば，入居者の重要な他者が宿泊することができない，エンドオブライフケア時の頻回の訪室が他の入居者の生活に影響を与えるなどの理由から処置室のような場所で最期を迎える場合もあり，病院で迎える臨終時の無機質な場所での最期と変わらないことがある．設置から年数が経過している老健ほどこの課題を抱えている．また，併設病院がある老健では，これらの課題と施設看護師の負担軽減という理由から，最期を隣接する

併設病院に搬送する形でエンドオブライフケアを行うことも少なくない．職員のエンドオブライフケアへの関心が高いか否かにより最期の迎え方に幅があるのが現状である．

(3) 介護療養型医療施設

介護療養型医療施設は，頻回な喀痰の吸引や中心静脈栄養を行っているなど医療行為がつねに必要な医療度の高い高齢者が療養生活をする場所である．病院と同じ医療設備があり，かつ介護保険を利用できるため介護サービスの側面が追加されている．積極的な治療の必要はないが医療度が高い場合とは，上記のほかに呼吸管理が不安定であり酸素療法が必要な高齢者，排液を目的に体外ドレーンが挿入されている高齢者などである．ここでのエンドオブライフケアは，病院における臨終期とほぼ同じである．居室は大部屋が主であり，関係者の宿泊は難しく，ベッド上生活のまま臨終を迎える場合が多い．医療体制が整っているため延命医療を受けやすい環境にあることから，細かい状況における本人や家族のアドバンスディレクティブが重要であるが，本人が意思を発するあるいは意思決定することが難しいケースが多く，意思決定支援の難しさが課題である．

以上のように，高齢者は健康状態や生活機能の程度に合わせて，あるいは，その人の経済的な条件にそって，自身に適した生活の場所を選択することができるが，住まいの場所によりエンドオブライフケアを行える条件は多様である．高齢期の住まいを考える際には，エンドオブライフケアまでの長期的な視点をもって選択されることが大切であり，看護師は，そのための知識を備え，情報提供と意思決定支援を行う必要がある．

2 ユニット型特別養護老人ホームでのエンドオブライフケアの紹介

ユニット型特養におけるエンドオブライフケアの一例として，まず高齢者の身体機能が安定している時のエンドオブライフケアを紹介する．それは，「緩やかな日課といえる生活リズムで整えられた生活と時々起こる刺激のある生活を支える」ケアである．

1日は，食事の時間を中心に構成されている．ユニットごとに備えられたミニキッチンでは炊飯器から湯気が立ちこめ，米が炊き上がるいい匂いがドアの隙間から居室に流れ込む．必要な人にのみ行われる職員の時間排尿誘導ケアの声とその物音が静かながら，朝の静けさに響く．このような朝の気配を感じた高齢者が起床し，身支度を整え出す．それぞれの高齢者がそれぞれのペースで朝の始まりを感じ，朝のルーチンを始める．デイルームに集まった人から職員が食事を提供し始め，各人の朝食が始まる．ユニットによってはみんなが揃うまで待って，「いただきます」を一斉に挨拶することもある．ユニットごとのルール次第である．食事が終わった人は，次の日課に入っていく．口腔ケアを誘導される人，体操教室や施設のイベントに参加する人，TVを観る人，家族が訪ねてくる人とさまざまである．食事介助が必要な人もこの時間の中に溶け込んで介助されている．昼食，夕食も同様に進んでいくが，このほかに午前10時頃と午後3時頃にコーヒータイムやおやつタイムとして脱水予防の観点から定期的な水分摂取が組み込まれている．

他のユニットからの訪問者は，職員も含め「おじゃまします」「こんにちは」と挨拶しながら入ってくる．他のユニットに入ることは他者の自宅に伺うのと同じである．入居者も見知らぬ訪問者には敏感である．見慣れない顔が入ってくるとじっと見つめられる．

週のうち数日は，レクリエーションや体操が企画されるため，自身の予定を遂行したい人以外はこれに参加する．このようになじみのある人々との穏やかな毎日を過ごしつつ，月単位での誕生会や年単位の四季を取り入れた行事（花見，公園散策，夏祭り，盆踊り大会，運動会，秋祭り，

文化展，クリスマス会，もちつき，節分など）が時々の刺激になる．一般市民ボランティアやシニアボランティアらによって企画されたものは，施設内で四季を感じる工夫や社会参加ができる工夫が凝らされていることが多く，近くのファミリーレストランに食事にいくなどの外出企画，保育園児や中学生ボランティアの訪問や大学生の研修など，世代間交流の刺激もある．このような日々の暮らしを支える支援すべてが，高齢者にとってのエンドオブライフケアでありユニット型特養で行われている．

　次は，臨死期に入った段階のエンドオブライフケアである．それは，ナイチンゲール（Nightingale, 1860）が示したような居室内に新鮮な空気が取り入れられ，暖かさが保たれ，陽光さす清潔で静かな環境の中で一人ひとりのニーズに即した援助を行うケアである．最期まで口から食べたい人には，食べられる形態を最期まで工夫して提供している．風呂に入りたいと希望する人には，安全に配慮しながらその希望をかなえている．家族がそばに寄り添っていたいならば，宿泊を含めてそれらを受け入れているし，最期の時にだけ連絡をしてほしい親族であれば，職員が最期まで寄り添い，1人で旅立つ恐怖が軽減されるように援助する．本人の訴えがなくても痛みや苦しみはできるだけ取り除くという方針でケアは行われるが，延命医療は基本的に行うことがない．そのことは，事前に意思確認をし，その都度，説明と同意得て看取る．延命医療を希望する場合は，病院へ搬送して入院となる．一時的に入院した場合でも，特別養護老人ホームの設備および運営に関する基準第22条により3カ月以内であれば施設との調整により退院後に円滑に元の施設に戻ることができると定められている．このように高齢者介護施設でのエンドオブライフケアは，つねに最期までどのように生き抜きたいかを尊重して行われている．

引用文献

厚生労働省（2015）．平成27年介護サービス施設・事業所調査の概況．厚生労働省ホームページ．
Nightingale, F.（1890）．Notes on nursing．湯槇ます，薄井坦子，小玉香津子ほか訳（2011）．
　　看護覚え書：看護であること看護でないこと 改訂第7版．現代社．
全国老人福祉施設協議会老施協総研（2015）．特別養護老人ホームにおける看取りの推進と医療
　　連携のあり方調査研究事業報告書．全国老人福祉施設協議会ホームページ．
全国訪問看護事業協会（2015）．平成26年度全国訪問看護事業協会研究事業「認知症グループホームと訪問看護ステーションの今後の連携のあり方に関する調査研究」報告書．全国訪問看護事業協会ホームページ．

7 社会資源の活用

1 エンドオブライフにある患者・家族を取り巻く環境

　近年，少子高齢化に伴い世帯構造が大きく変化している．2015（平成27）年国民生活基礎調査によると，世帯人数は2.49人と減少の一途を辿っている．また，65歳以上の者のいる世帯が47.1％を占めており，その中でも夫婦のみの世帯が31.5％，単独世帯が26.3％と，その割合は年々増加している．このような構造変化は，老老介護，認認介護といった問題を引き起こし，家族内だけの支援では限界があることを示している．特にエンドオブライフにある患者は医療・看護ニーズが高く，家族を含めさまざまな支援を必要としている．患者・家族のQOL・QODの向上を目的とするエンドオブライフケアにおいては，社会資源の効果的な活用が必要不可欠である．

2 エンドオブライフにある患者・家族が利用できる社会資源

1）社会資源とは

　社会資源は，「個人や集団が福祉ニーズを充足するための施設，設備，資金，法律，人材，技能などの総称」と定義されており（小野，2013），供給主体によりフォーマルな社会資源とインフォーマルな社会資源に分類される．それぞれの特徴を表7-5に示す．

2）エンドオブライフにある患者・家族が利用できる社会資源

　フォーマルな社会資源として主なものを表7-6，表7-7に示す．
　インフォーマルな社会資源には，家族，親族，友人，知人，近隣住民，ボランティア，患者会，家族会などがある．患者と支援者が愛情や信頼でつながっていることが特徴であり，それゆえインフォーマルな社会資源は，患者の精神的ケアとして大きな意味をもつ．しかしながら，ケアマネージャーを対象とした調査では，利用している社会資源は介護保険制度によるフォーマルなものがほとんどで，インフォーマルな社会資源の活用は十分でないことが報告されている（馬場，2002；斎藤，2005）．そのため，患者・家族にもっとも近い存在であり，患者・家族のケアニーズを把握することができる看護師が患者・家族の中に潜在するインフォーマルな社会資源を見つけだし，支援へとつなげることが重要となる．
　エンドオブライフにある患者のニーズは多種多様であり，年齢，病状，家族構成などによっても異なる．そのような多様かつ変化していくニーズに応えるためには，フォーマルな社会資源とインフォーマルな社会資源の特徴を理解したうえで，両者をうまく組み合わせ活用する必要がある．そして，必要な社会資源を適切なタイミングで患者・家族に提供することが重要である．

3 社会資源活用における看護師の役割

　2008（平成20）年の診療報酬改定に伴い多くの病院では退院支援を担う専門部署が設置され，退院調整看護師（退院調整看護師がいない場合は，退院支援を専門とする看護師）や医療ソーシャルワーカーなどが専門性を活かしながら退院支援を行っている．エンドオブライフにある患者の場合は，ケアニーズの把握や在宅移行のタイミングを見極めるために専門的知識が必要なことから，退院支援においては退院調整看護師が中心的な役割を担うことが多い．しかし，退院調整

表7-5　供給主体による社会資源の分類と特徴

供給主体	特　徴
フォーマルな社会資源	・制度化された社会資源であり，行政によるサービスや公的サービスを提供する民間組織によるサービスがある． ・サービス提供に関する評価基準が設定され，専門的・安定的・継続的なサービスの供給が可能である． ・利用者の生活変化に対応するような柔軟性は乏しい．
インフォーマルな社会資源	・制度化されていない社会資源であり，家族・親戚・友人・近隣の人・ボランティア等からのサポートである． ・お互いの信頼や愛情で繋がっており，善意からのサービスを柔軟に提供することが可能である． ・専門的・安定的・継続的なサービスの提供は難しい．

表7-6　主な社会保険制度

制　度	利用のタイミング	申請窓口	サービス
高額療養費制度	1カ月あたりの医療費の自己負担額が高額であった場合	加入する医療保険の窓口	自己負担額が限度額内ですむ（差額ベッド代，食事代は除く）
医療費控除	1年間に一定以上の医療費の自己負担があった場合	税務署	一定の金額の所得控除が受けられる
傷病手当金	病気などで働けず給料ももらえない場合	加入する公的医療保険の窓口	1日につき標準報酬日額のの2/3が，最長1年6カ月間支給される
障害年金（障害基礎年金，障害厚生年金）	病気などで重度の障害が残り，経済的支援が必要になった場合（65歳未満）	市区町村の国民年金課の窓口，社会保険事務所	障害の等級によって年金が受けられる
身体障害者手帳	身体に障害を負ったとき	市区町村の障害担当窓口，福祉事務所	障害の種類や程度によってさまざまな支援が受けられる
介護保険制度	介護を必要とする状態になった場合	市区町村の介護保険窓口，地域包括支援センター	要支援，要介護によってさまざまな支援が受けられる
高額介護（予防）サービス費	負担額の合計が一定金額を超えた場合	市区町村の介護保険窓口	自己負担額が限度額内ですむ
高額医療・高額介護合算療養費制度	医療保険と介護保険の両制度の自己負担額が一定の基準額を超えた場合	市区町村の介護保険窓口，加入する医療保険の窓口	医療保険・介護保険の自己負担額が，両方の費用の限度額内ですむ（差額ベッド代，食事代は除く）
介護休業給付金	介護休業で無給になった場合	勤務先管轄のハローワーク	雇用保険の被保険者で一定の条件を満たしている場合，給与の40%が支給される
成年後見制度	身寄りがなく，今後の生活設計を後見人に頼みたい場合	地域包括支援センター，社会福祉協議会など	本人の利益を考えた支援（代理契約といった法律行為など）が受けられる
雇用保険制度（失業等給付）	退職して無給になったとき	ハローワーク	雇用保険の被保険者期間や年齢に応じて給付金が支給される
生活保護制度	あらゆる手段を講じても経済的に困ったとき	福祉事務所	最低限の生活の保障が受けられる

看護師がその専門性を十分に発揮し，スムーズな在宅移行を実現するためには，患者の最も身近にいる病棟看護師や外来看護師が適切なタイミングで退院支援部門に橋渡しをしなければならない．つまり，退院支援においては，橋渡しをする側の病棟看護師や外来看護師の役割が非常に重要であるといえる．ここでは特に病棟看護師・外来看護師の役割について述べる．

1）患者を"地域で生活する人"と捉える

患者の生活を支えることが看護師の役割とされながらも，病院という日常からかけ離れた環境においては，看護師は患者を"患者"として捉え，"地域で生活する人"として捉える意識が十分でないと考える．"地域で生活する人"という認識が薄ければ，退院後に必要となるケアニーズを十分捉えきれず，それは円滑な在宅移行を阻害するだけでなく，退院後の生活に大きな影響を与える．そのため，看護師は，患者を"地域で生活する人"と捉え，入院時より退院を見据えた関わりをもつ必要がある．

2）今後起こり得る変化の予測と患者を含めた家族全体のケアニーズの把握

エンドオブライフにある患者は，治療やそれに伴う症状により身体・心理・社会・スピリチュアルな側面においてさまざまな変化を余儀なくされる．そして家族もまた看病や役割の変更など多くの変化を求められる．しかし，専門的知識に乏しく，今おかれている状況に対応することで精一杯な患者・家族は，今後起こり得る変化や対応すべきできごとをイメージすることが難しい．看護師は，医師やその他専門職者と情報交換をしながら，今後，患者に起こり得る変化とそれにより生じる生活の変化を予測し，患者・家族のケアニーズを把握する必要がある．特にがん患者の場合は，最後の1カ月で病状が急激に変化することが多いため，早期から今後起こり得ることの予測を立て，先を見越した準備を進める必要がある．

3）多職種間での連携

社会資源は人の生活で利用されることでその意義を果たすものである．エンドオブライフにある患者・家族の周りに存在する社会資源を，患者・家族と結びつけていくことが重要となる．看護師は早期から患者・家族のケアニーズを把握するとともに，速やかに院内の退院支援部署につなげる．そして退院調整看護師は，在宅ケアチームの訪問看護師，かかりつけ医，ケアマネージャーなどと連携を取っていく．退院支援部署がない場合は，居住地区のケアマネージャーや地域包括支援センターに相談する．このように，患者・家族と各種サービスの間をそれぞれの専門職種が互いにつないでいくという作業が非常に重要となる．

患者・家族が不安や揺らぎを感じるのは在宅ケア開始期がもっと多いといわれている．その時期に適切な支援が提供されない場合は在宅療養の継続は難しい．エンドオブライフにある患者の場合，タイミングを逃すと在宅移行が難しくなるケースもあり，在宅への円滑な移行，切れ目のないサービスの提供を可能にするためには，まずは病棟看護師が退院支援部門につなげ，早期から生活を支える体制を整えていく必要がある．

表7-7 エンドオブライフにある患者・家族が利用できる主な社会資源

	支援内容	提供機関	提供者	主な制度
居宅サービス	医療ケア・看護ケア	＜医療ケア＞ 病状管理・症状コントロール，歯科診療，薬剤指導，リハビリテーションなど ＜看護ケア＞ 療養上の世話，診療の補助，心理的支援，家族支援，看取り支援など	・病院 ・在宅療養支援診療所 ・訪問看護ステーション ・調剤薬局 ・歯科医院	・医師 ・訪問看護師 ・理学療法士／作業療法士／言語療法士 ・歯科医師 ・薬剤師	・医療保険 ・介護保険
	介護ケア	＜身体介護＞ 入浴介助・清拭，食事介助，移動介助，排泄など ＜生活援助＞ 掃除，洗濯，調理，買い物など	・介護支援事業所 ・在宅療養支援診療所 ・訪問看護ステーション	・介護福祉士 ・訪問介護員	・介護保険 ・障害者総合支援法
	住環境の整備	住宅改修，福祉用具（車椅子，歩行器，特殊寝台など）の貸与・販売など	・福祉用具販売業者	・福祉用具業者	・介護保険 ・障害者総合支援法
	ショートステイ	施設に短期間入所し，入浴・排泄・食事等の介護や日常生活上のお世話，機能訓練を行う	・介護老人福祉施設 ・介護老人保健施設など	・看護職員 ・介護福祉士 ・介護職員 ・理学療法士／作業療法士／言語療法士	・介護保険 ・障害者総合支援法
地域密着型サービス	小規模多機能型居宅介護	「通い」を中心に「訪問」や「泊まり」を組み合わせた多機能なサービス（日常生活上の世話，機能訓練など）を行う	・小規模多機能型居宅介護事業所	・看護職員 ・介護職員	・介護保険
	定期巡回・随時対応型訪問介護看護	定期的な巡回または随時通報により利用者の居宅を訪問し，入浴，排泄，食事等の介護，日常生活上の緊急時の体を行う	・介護支援事業所 ・訪問看護ステーション	・訪問看護師 ・訪問介護員	・介護保険

※介護保険を利用する場合は，居宅介護支援事業者や地域包括支援センターの介護支援専門員がケアプランの作成，関連機関との連絡調整を行う．
※障害者総合支援法の場合は，特定相談支援事業者の相談支援専門員がサービス計画作成，関連機関との連絡調整を行う．

引用文献

馬場純子（2002）．介護支援専門員のケアマネジメント業務の現状と課題．人間福祉研究，(5)，pp. 63-86.

斎藤順子（2005）．介護支援専門員の職務意識とその課題：利用者主導のケアマネジメントの実践に向けて．総合政策研究，(19)，pp. 105-123.

小野達也（2013）．山縣文治，柏女霊峰編．社会福祉用語辞典 第9版．p. 151，ミネルヴァ書房．

第8章
エンドオブライフケアに活かす諸理論

　エンドオブライフケアに活かす理論には非常に多くのものがあるが，基礎的な理論の理解という観点から，死の認識理論，ストレス・コーピング理論，危機理論と危機介入モデル，ソーシャルサポートシステム論，病気の不確かさ理論，症状マネジメントモデル，コミュニケーション理論，家族理論を概説することにした．
　それぞれの理論では，用語の理解，理論の構成要素，実際の実践現場や研究へ活用などに焦点を当てる．

1 死の認識理論

死の認識理論（死のアウェアネス理論）とは，「死が間近である」という認識に関連する社会的相互作用についての理論であり，グレイザーとストラウス（Glaser & Strauss, 1965）によって提唱された．この理論は，1960年代前半のアメリカにおいて，複数の社会学者が，6つの病院の一般病棟で3年以上のフィールドワークを実施した結果をまとめたものである．本理論は，1960〜1970年代に生じたホスピス運動など，終末期患者へのかかわり方に関する社会の大きな変化を加速させた．また，この研究により，質的研究法の代表例であるグラウンデッド・セオリー（grounded theory）が構築された．

1 終末認識

終末認識（awareness of dying）とは，「患者，家族，医療者など社会的相互作用に関与する一人ひとりが，患者の医学的病状判定（病名，ステージ，死の確実性，死の時期など）について何を知っていて，他の人たちが何を知っていると思っているのか」という文脈（context）を意味する．

グレイザーらは，患者が死にゆく状況の中で，患者・家族，病院スタッフなどにどのような種類の出来事が起こっているのか，すなわち，患者と病院スタッフに生じやすい相互作用，病院スタッフが活用する戦略，相互作用や戦略の生じる条件，相互作用や戦略が患者の死にかかわる人やものにどのような影響を及ぼすのかを調査した．その結果，患者の医学的病状判定について，誰が何を知っているかという視点に立てば，ほとんどのケースについて，その患者を取りまく状況を理解することができると述べている．そして，本理論を活用することにより，患者に終末を告知すべきか迷っている医師は患者，家族，医療者に起こる変化や影響を予想でき，医療者はエンドオブライフケアをより充実できるとしている．このように終末認識は，患者，家族，医療者が厳しい現実に対処するときの準拠枠となる．

終末認識は，閉鎖認識，疑念認識，相互虚偽認識，オープン認識の4つに分類される（図8-1）．

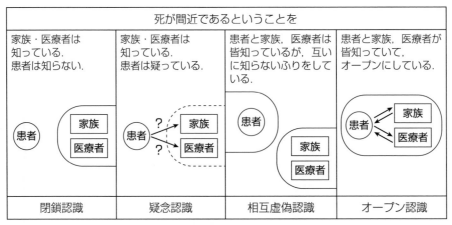

図8-1　終末認識の4つのタイプ

1）閉鎖認識（closed awareness）

閉鎖認識では，医療者は，死が間近であるということを家族に知らせているが，患者には知らせていない（患者は知らない）．この場合，死の情報が患者以外の人々によってコントロールされている．病状が悪化している場合，説明を受けていなければ患者は自分の状態を理解できなくなり，苦しみ，孤立する．家族にとっても，患者に悲しみを率直に表現できないために，苦しみが増す．医療者も，真実を知られないよう警戒する必要があり，緊張状態が持続する．閉鎖認識は不安定であり，予期せぬ告知，つまり，うっかり知られてしまうことが起こり得る．

2）疑念認識（suspected awareness）

疑念認識では，医療者は，死が間近であるということを家族に知らせているが，患者には知らせていない．患者は疑っている．この場合，病状に疑念を抱いた患者がさまざまな情報入手戦術を用い，かけひきを行う．例えば患者は「もう助からないのですね」と会話にわなをかけ，家族や医療者の反応を手がかりにしようとする．また，患者は，一瞬の偶然の手がかりを見逃さずに病状を知ることがある．医療者は，死の話題を避けるために，雑談で患者の気をそらしたり，話しにくい雰囲気をつくったりする．このようなかけひきに際し，看護師は心理的緊張を強いられる．疑念認識は，オープン認識や相互虚偽認識に変化しやすい．

3）相互虚偽認識（mutual pretense awareness）

相互虚偽認識では，死が間近であるということを医療者，家族と患者が知っているが，互いに知らないふりをし，そのような事実はないかのように振る舞う．例えば，食事や睡眠など安全な話題に限定して，いつもと同じ日常を演出する．筆者は，相互虚偽認識は，患者の死にかかわる人々の相互の思いやりの結果であることも少なくないと考えている．この認識は，かかわる人々の状況を保とうとする努力に支えられており，支えのなくなった相互虚偽認識はオープン認識に変化する．

4）オープン認識（open awareness）

オープン認識では，死が間近であるということを医療者，家族と患者が知っていて，かつ，互いに知っているということを明らかにしている．完全なオープン認識では，患者は自己決定に基づいてその人らしく過ごし，自分らしい死を迎えることが可能になりやすい．患者が適切に死に直面できるよう援助することに多くの看護師はやりがいを見いだす．

ただし，オープン認識はあいまいさを含む．例えば，死が間近であるということが開示されたとしても，今度は，死に至るまでの様態や余命が改めて情報管理の対象となる．終末について比較的公然と話されたとしても，不確定要素は残る．また，オープン認識が負の効果を及ぼす場合がある．家族等が，患者が希望する死の迎え方を容認せず，患者の意向を変えようとする場合がある．あるいは，患者が死を直視できないために，心の落ち着きを失い，苦悶の中で死んでいく可能性もある．そしてその姿は家族や医療者に大きな影響を与える．さらに，死が間近であることを知っている患者とは十分に会話ができない医療者もいる．患者との死についての会話やコミュニケーションを引き受けられない看護師がいる場合，そうした話題に積極的にかかわることのできる看護師を配することがある．

2 国内外での状況

1）終末認識の海外での状況

海外では，終末認識についての研究が積み重ねられ，オープン認識が増加しており利点が大きいということが明らかにされてきた．シールら（Seale et al., 1997）は，英国で最も頻度が高かったのは1968年では閉鎖認識，1997年ではオープン認識であったことを明らかにし，ホスピス運動によりオープン認識の頻度が高くなったことを指摘した．ロッカーら（Lokker et al., 2012）は，終末認識は死の受容に関連し，オープンなコミュニケーションは，死にゆく過程の質の向上に寄与すると述べている．このように，現代の欧米にはオープン認識が最良であるという共通認識がある．

2）終末認識の日本での状況

日本人の終末認識は一概に同様とはいえない．また，終末認識についての価値観は時代により変化しており，療養場所による相違もみられる．

筆者ら（長坂〔秋山〕，久米，小笠原，2000）の調査による各認識の割合を図8-2に示す．1999年の病棟調査では，終末認識は閉鎖認識が最多，がんであるという認識（がん認識）はオープン認識が最多であった．また，病棟看護師自身の感情と患者への対応との関連を明らかにした．さらに，病棟看護師はオープン認識において最も肯定的，疑念認識において最も否定的な感情・行動傾向をもつことが示唆された．最近の筆者らの訪問看護師を対象にした調査では，がん認識・終末認識ともにオープン認識が最多であった．

3）終末告知の現状

死への援助に関する問題には文化的側面が大きい．「人口動態社会経済面調査報告（末期患者への医療）平成6年」（厚生省，1994）によると，がんで死亡した人のうち事実を告知されていたのは20.2%だが，「知らせなかったが察していたと思う」人が43.8%に達しており，「知らなかった」人は30%に満たない．察しあうという文化は日本の特徴であり，患者と家族が互いに思いやり，相手の不安や緊張を最小限に抑えようとしている状況がしばしばみられる．筆者らの調査（図8-2）を踏まえると，「察していたと思う」には，疑念認識と相互虚偽認識の両方が含まれると推察される．これらの両認識における状況や人々に与える影響は異なるため，区別して考える必要がある．

厚生労働省（2014）によると，全国一般病院においてがん患者への病名告知率は2006年には

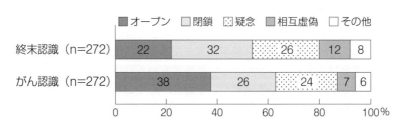

図8-2 終末期がん患者の終末認識・がん認識

（長坂正子，久米弥寿子，小笠原知枝（2000）．終末期がん患者に対する看護師の感情・行動傾向：死のアウェアネス理論による分析．第20回日本看護科学学会学術集会講演集，p.65より転載）

65.7％，2012年には73.5％という報告があり，特に，がん専門施設が先導的にがん告知を進めてきている．日本におけるがん患者への病名告知率は1990-2000年代にかけて大きく向上している．また，エンツィンガーら（Enzinger et al., 2015）は，進行がん患者に予後を告知しても悲しみや不安，医師と患者の関係性は悪化しないことを示唆している．

一方で，終末告知が患者に悪影響をもたらすという意見もある．「予後に関する数値はあくまでも平均値であり，一人ひとりの患者にそのまま当てはまるわけではない．末期と考えられた患者が回復することもある．死が間近であることや具体的な期間を伝えることは，希望を削ぎ状態悪化につながる可能性がある」という意見である．1980年代までの日本において，がん告知や予後告知がタブー視されていた影響も大きい．

「人生の最終段階における医療・ケアの決定プロセスに関するガイドライン」（厚生労働省, 2018）では，人生の最終段階における医療とケアの決定は患者の意思を基本とすることが明記されている．日本老年医学会は「すべての人は，人生の最終局面である「死」を迎える際に，個々の価値観や思想・信条・信仰を十分に尊重した「最善の医療およびケア」を受ける権利を有する」としている．アルフォンス・デーケン（Deeken, 2011）は，告知後のアフターケアの重要性を強調し，知りたくない人には知らないでいる権利を保障するなど，きめ細かい配慮が必要であると述べている．

このような状況において，看護の果たす役割は大きい．

3 医療者の課題

グレイザーら（Glaser et al., 1965）は，「医師たちの口から出る理想的なルールは，その患者が本当に知りたがっているかどうか，もしそうであるなら告知のショックに耐えられるかどうかを，個々のケースごとに医師が判断すべきというものである．しかし，現実には医師の69％から90％は，この理想的なケースバイケースの対応よりも，一律に患者に告知しない方を選んでいる」と指摘している．この傾向は日本でも類似し，医師個人の経験や考え方が大きく影響している．医師の方針が患者・家族の希望にそう場合はよいが，そうでない場合もみられる．

患者の意思の尊重は極めて重要であり，そのための情報提供は欠かすことができない．一方で死にゆくことに関する援助のニーズは多様であり，対処方法を一概にまとめることはできない．多様な状況を把握し分析する際に，死の認識理論が役立つ．

医療者は，終末認識に関する支援に関し自身の考えを構築しつつ，人々の多様な死生観や時代のニーズを知り，個々の患者の意思を第一に尊重したケアを行う必要がある．

引用文献

Deeken, A. (2011). 死とどう向き合うか 新版. pp. 117-130, NHK出版.
Enzinger, A. C., et al. (2015). Outcomes of Prognostic Disclosure: Associations with Prognostic Understanding, Distress, and Relationship with Physician Among Patients with Advanced Cancer. Journal of Clinical Oncology, 33, pp. 3809-3816.
Glaser, B. G., & Strauss, A. L. (1965). Awareness of dying. 木下康仁訳 (1988).「死のアウェアネス理論」と看護：死の認識と終末期ケア. pp. 7-109, 121, 医学書院
厚生省大臣官房統計情報部編 (1994). 平成6年度人口動態社会経済面調査報告：末期患者への医療. 厚生統計協会.

厚生労働省がん対策推進協議会（がん対策推進協議会）（2014）．第42回がん対策推進協議会資料．厚生労働省ホームページ．

厚生労働省（2018）．人生の最終段階における医療・ケアの決定プロセスに関するガイドライン．厚生労働省ホームページ．

Lokker, M., et al. (2012). Awareness of dying: It needs words. Support Care Cancer, 20 (6), pp. 1227-1233.

長坂正子，久米弥寿子，小笠原知枝（2000）．終末期がん患者に対する看護師の感情・行動傾向：死のアウェアネス理論による分析．第20回日本看護科学学会学術集会講演集．p. 65，日本看護科学会．

日本老年医学会（2012）．「高齢者の終末期の医療およびケア」に関する日本老年医学会の立場表明2012．日本老年医学会ホームページ．

Seals, C., et al. (1997). Awareness of dying: Prevalence, causes and consequences. Social Science Medicine, 45 (3), pp. 477-484. 澤井敦（2005）．死と死別の社会学：社会理論からの接近．pp. 59-66，青弓社．

2 ストレス・コーピング理論

1 用語の理解

ストレス・コーピング理論や危機理論を理解するためには，そこで使われる用語，ホメオスタシス，ストレス，防衛機制と対処機制，危機などをまず理解する必要がある．

1）ホメオスタシス（homeostasis）

キャノン（Canon, 1932）が提唱した生態学的概念であり，恒常性と訳される場合もある．その意味は，生体が環境の変動によって影響を受けたときに，以前のバランスのとれた状態に戻ろうとする能力である．外界の変化に対して，体内の条件を一定に保持する働きをする．つまり人間はこの平衡回復能力で生命を維持しているのである．またカプラン（Caplan, 1961）はこの考え方を精神活動にも応用した．喪失や脅威となるストレスによって，こころの平衡状態がくずれると，生体はなんとかしてバランスを取り戻そうとさまざまな方法で問題に対処しようとする．こうした働きはまさに心理的なホメオスタシスである．

2）ストレス

セリエ（Selye, 1936）が提唱した概念である．外界からの刺激（ストレッサー）とそれを受け取る側の間で生じる反応（歪み（ストレイン））をストレスと命名したのである．ストレッサーは有害に作用するあらゆるものがその対象になる．ストレインとはストレッサーそのものに対する初期的な反応で，以下の生態学的側面から説明されているショック相にあたる．

このストレス（反応）が起こるメカニズムは，下垂体・副腎皮質系ホルモン・交感神経などによる連繋された働きの解明により明らかにされている．またこのストレス反応はいかなるストレッサーに対しても同様に反応するという特徴から汎適応症候群（GAS：general adaptation syndrome）という用語を用い，次のように説明されている．これはショック相と反ショック相

からなる警告反応期，抵抗期，消耗期から構成される．最初のショック相ではストレッサーにより，血圧低下，体温の低下，低血糖が起こる．これが引き金となり副腎髄質からアドレナリンが分泌される．次に反ショック相では，視床下部・下垂体前葉から副腎皮質刺激ホルモンの分泌が促進され，副腎皮質からの糖質コルチコイド分泌量が増加されショック相から回復する．その結果，血圧上昇，体温上昇，高血糖，神経・筋緊張が起こり活発に活動できるようになる．抵抗期は反ショック相が続き，ストレッサーに対して抵抗し続け，適応状態になり，副腎皮質ホルモンの分泌は正常にもどる．しかし，ストレッサーによる刺激がさらに持続すると抵抗しきれなくなり，副腎皮質の機能は低下し，血糖値は低下し，ショック相と同様の状態になる．これが消耗期（疲憊期）である．

3）防衛機制（defense mechanism）と対処機制（coping mechanism）

　前者は自己の存在を脅かすものから自分自身を防衛するために働く心理的なメカニズムである．ストレス事態から自分自身が傷つかないように働く自我の機能であり，その多くは無意識の状態で行われている．病気などへの逃避や，以前の未熟な発達段階に逆行して幼稚な言動が現れる退行，内心で欲していることと反対のことをする反動形成など，いろいろな防衛機制がある．中でも抑圧は不快な体験や考えを無意識下に抑え込んで意識に現れないようにする機制であり，神経症へと進展する場合もある．

　後者は，防衛機制とは異なり，破局を予期させる脅威に対して，問題解決を意識して積極的なコーピング行動を促す心理的メカニズムである．自己肯定的で自分の解釈を変える，環境に働きかけるなど，意識的で目標指向的な問題解決行動を導く．対処機制に基づくコーピング行動の特徴は，心理的ストレスを知覚したあと，それをどう評価するかに焦点が置かれていることである．

4）危　機

　喪失や自分の存在を脅かすようなストレスによって，平衡状態がくずれると，なんとかしてバランスを取り戻そうとして，さまざまな手段を用い問題に対処しようとする．しかし，それがうまくいかないときには，内面で緊張が高まり，不安を喚起して，精神活動が適切に機能しなくなり，不均衡になる．その結果，危機状態に陥るのである．この状態が続くと不安は増大し，状況の認知と行動に制約や混乱が生じる．多くの人が体験する危機状態は通常1ないし6週間で回避する（山本，1996）．

　危機は発達的危機と状況的危機に分類される．前者はエリクソンの自我発達論においてみられる．発達の各段階にある特徴的な課題を達成しようとするプロセスで体験する不安定な自我状態を意味している．後者は予期せず発生し，生活を脅かすできごとから感じるものである．例えば，病気，死別，離別，事故，などによって起こる混乱した心理状態である．

　危機には，危険というネガティブな側面だけでなく，それを乗り越えることによって新たな成長へのきっかけをつくるというポジティブな側面があり，カウンセリングにおいては，危機の二面性に注目する必要がある．

2　ラザルスのストレス・コーピング理論

　ラザルスは心理的ストレスに焦点を当て，心理学的側面から捉え，図8-3のようなストレス・コーピング理論（Lazarus, 1984）を提唱した．この理論の中軸にある概念は一次評価，二次評価，再評価の3つの認知的評価である．

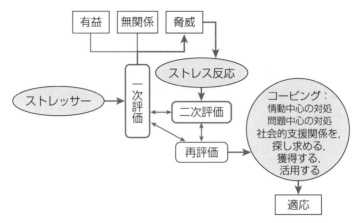

図 8-3　ストレス・コーピング理論の概念図

　一次評価では外的環境から受けるストレスをどのように認知して評価するのかが問われる．すなわち，それは自分にとって有益か，それとも無関係か，あるいは自分にとって脅威となるかを判断する．もし自分の存在を脅かすと判断すれば，上記のストレス反応が生じる．

　脅威と認知されると，次にこの脅威に対して対処する準備はできているのか，すなわち，自分に備わっている身体的，社会的，心理的，物質的資源（Lazarus & Folkman, 1984）はどの程度充実しているのかを値踏みすることになる．備わっている資源をもとに，脅威となる事態にいかに対処できるかを検討する．これが二次的評価である．

　二次的評価の結果，自己に向けられたストレッサーに対して挑戦が可能と判断されれば，情動中心型あるいは問題解決型のコーピング行動を起こすことになる．コーピング行動後，再評価をした結果は，ストレスに適応となるか，あるいはストレス反応の持続となる．

　コーピングは2つに分類されている．1つは情動中心型コーピングであり，ストレス反応による情動的な苦痛を小さくするために，状況や自分自身に対する見方を変えて対処する．例えば，奇跡願望（手術をすれば回復すると願う），自責・回避・緊張の解消（親友に話すことにより緊張感をとる），距離をおく（考えないようにする），肯定的な面を強調する（頑強な身体で，しっかり者の妻がついている）などのコーピング行動がとられる．

　もう1つの問題解決型のコーピングは，環境への働きかけか，あるいは自分自身に働きかける対処行動である．前者では外部の圧力や妨害を変化させる，環境の中の利用できるものを変化させる（同僚の協力を得る），対処手段を変化させるなどにより問題解決を図る．後者では，自分自身に働きかけて欲求のレベルを低くする，別の満足できることをみつける，何か新しい技術を学びとるなどの行動により問題解決を図る．

　コーピング行動に関与する要因として，コーピング行動の目標やその有効性，選択したコーピング行動の数などがあげられているが，特に有用なのは社会的支援である．ソーシャルサポートシステムの有無，ソーシャルサポートシステムの知覚と活用などを確認することが重要である．

3　ストレス・コーピング尺度

　ストレス・コーピング尺度には，ラザルスのストレス対処理論をもとに日本健康心理学研究所が作成した「SCIラザルス式ストレスコーピング・インベントリー」がある．調査Ⅰと調査Ⅱから構成され，前者の質問は64項目，3件法で反応する．反応の結果から，①計画性，②対決型，

③社会的支援模索型，④責任受容型，⑤自己コントロール型，⑥逃避型，⑦離隔型，⑧肯定価値型の8タイプの対処型で評価される．

3 危機理論と危機介入モデル

1 危機状態と危機介入

カプラン（Caplan, 1961）は，危機状態を「人生上の重要目標の達成を妨げる事態に直面したとき，習慣的な課題解決方法をまず用いてその事態を解決しようとするが，それでも克服できない結果発生する事態」であると定義している．

山本（1996）が指摘した危機の発生から回避までのプロセスおける具体的な特徴を以下にまとめた．

(1) ストレスに満ちた事態に遭遇する．
(2) その状況から受けるストレスが自分にとって脅威に感じる．
(3) その結果，精神のバランスを崩し不安定になる．
(4) こうした状態を回避するために，無意識のレベルでさまざまな自己防衛手段をとる，あるいは過去に効果的であったコーピング行動を意識的に使ってみる．
(5) しかし，どんな方法でもうまくいかないとわかったときに，どうしたらよいのかわからなくなり，不安と混乱に陥る．不眠状態や食欲不振，うつ状態などの精神症状が伴う．物事や状況の捉え方が狭くなり，偏った見方になりやすい．
(6) さらに危機状況に追い打ちをかけるようなできごとが起こると，その危機状況は最高に達する．それでも，なんとかして不安定な状態から脱出しようとして新たな対処方法を求める．すなわち，他人に援助を求めようとするこの時期が危機介入の好機となる．
(7) 危機回避の方法が適切であれば，もとの均衡状態に戻る．今までの対処方法では解決されないと自覚した時が，自分自身の見方・考え方を変える有意義な時となる．それが新たな自己の成長につながる．しかし，対処の方法が不適切であれば，問題は解決されず不健康状態が持続することになる．

危機介入とは，危機に直面している人にすばやく適切な方法で危機を回避させ，その後の適応を可能にさせることである．斉藤（1966）は，カプランの平衡回復理論に基づき，人は本来危機を回避するために一人ひとり特有のバランス回復の手段をもっているのであるから，それに気づかせていくことの重要性を強調している．

カウンセリングの実際として，斉藤（1996）は6つのステップ，すなわち，①危機のアセスメント，②信頼関係をつくる，③問題を認識させる，④問題に取り組ませる，⑤決断させ継続的な支援を約束する，⑥ソーシャルサポートシステムによる支援を提案している．

2 フィンクの危機モデル

中村と矢田（1988）は，フィンクの危機モデル（Fink, 1967）を使った分析を紹介している．このモデルは，衝撃，防御的退行，承認，適応の4段階に分けられている．

第1の衝撃の段階は最初の心理的ショックであり，知覚の状態，社会的支援の状態，対処行動などのアセスメントをし，精神安定剤や鎮静剤を用いて介入する．

　第2の防御的退行の段階は，危機に対して自分を守っている状態であるため，静かに見守り，精神的ゆとりが出るまで待つことが重要とされる．

　第3の承認の段階で危機に直面することになる．脅威の原因について知覚させ自己を調整させることになるが，苦痛を伴うので支援者との信頼関係が成立していることが条件となる．

　最後の第4適応の段階では状況に積極的に対処する．具体的には，環境に対する現実的な評価を支持する，この状況を乗り越える能力をもっていることを支持する，社会的支援にも気づかせる，問題解決的対処行動を支援する，などにより危機介入をする．したがって，介入者にはカウンセラーとしての専門的知識や技術が必要となる．

3 アギュララとメズックの危機介入モデル

　アギュララとメズック（Aguilera & Messick, 1974）の危機介入モデルでは，ストレスによって起こる不均衡状態から回復するためには，①現実的な知覚，②社会的支援，③対処機制の3つのバランス保持要因が適切に働く必要があるとしている．

　危機回避の第1の要因は，対面しているストレス事態を現実的に知覚することである．すなわち，ストレスそのものやストレスの背景になっていることがらについて情報を収集してその意味を正確に評価することであり，過大評価や過小評価をしてものごとをゆがめて見ていないかを吟味することである．

　危機回避の第2の要因は，自分を支えてくれる人たちが存在していることである．彼らは心理的に不安定になっている状態を支えるために，傾聴する，何が起こっているか整理するのを助ける，気持ちが落ち着くまで見守る，問題を明確にして対処するために必要な情報を提供する，具体的な対策を提案する，その人自身のもっている能力を積極的に評価して自信をもたせる，などの支援を提供する．

　危機回避の第3の要因は，問題解決のための対処行動を促す対処機制を意味している．対処機制は，自我に対する脅威から自己を守り，現実に問題を解決していく心理的な働きである．

　危機に対する問題解決的な介入のプロセスは，①アセスメント，②計画立案，③危機介入，④評価の4段階で展開される．

　アセスメントの段階では，上記で示した3つのバランス保持要因からアセスメントを行う．すなわち，脅威となっているストレス状態をどのように知覚しているのか，生活にどんな影響があるのかなどを査定する．次に十分な社会的支援を得ているのか，その活用の仕方はどうかなどを査定する．問題に直面したときどのような対処行動をとっているのか，効果的な対処行動をとっているのか，あるいは不安が強く無意識レベルで逃避や退行，抑うつなどの防衛機制をとっていないかなどについても査定する．

　次に計画立案の段階では，3つのバランス保持要因があれば，危機を回避できるので，これらの保持要因のどこに問題があり不足しているかを明らかにし，それを補足するように対処する．例えば，状況を現実的に知覚できておらず，ゆがめて知覚しているのであれば，それを修正するように働きかけることになる．

　危機介入の段階では，現実の危機に直接働きかける危機回避がカウンセリングの目標になる．そして最後に，介入の結果，3つのバランス保持要因が回復されたと評価されれば，危機回避に成功したことになる．

4 ソーシャルサポートシステム論

1 ソーシャルサポートとは

　ソーシャルサポートとは，時を越えて個人の心理的・身体的統合を維持していくうえで重要な役割を演じる，継続的あるいは断続的な結びつきをもち続けていくパターンを意味する（Caplan, 1961）．一般的には，専門職ではない援助者，すなわち，家族や友人，隣人，世話人などによる実際的な手助けや情緒面，物質面への援助を意味している．その意味で，ソーシャルサポートシステムとは誕生時には親の支援から始まり，成長するにつれて支援者が拡大する．成人のソーシャルサポートシステムは通常25人から40人で構成されるといわれる（Kahn & Antonucci, 1980）．
　Cobb（1976）によれば，ソーシャルサポートとは，①大事にされ愛されているという感覚，②コミュニケーションのネットワークに所属し，③尊敬され評価されているという感覚であり，④相互的義務のネットワークであるとしている．
　House（1981）は，①情緒的サポート，②評価的サポート，③情報的サポート，④物的サポートであると定義し，その機能として，ストレスを減少し，健康を増進することによって，ストレスと健康に直接影響をもたらす機能と，ストレスから不健康がもたらされるのを緩衝（緩和）する機能をあげている．

2 ソーシャルサポートネットワーク

　ソーシャルサポートネットワークとは，人が他者と結ぶ特定の社会関係を理解するために使われる概念を意味しているが，ソーシャルサポートと同じ意味ではない．
　Whittaker（1983）は，ソーシャルサポートネットワークを「あらゆる形式の愛情に満ちた世話，すなわち支えのパターンを促進し，日々の生活に対処していくことができるような条件としての支援を提供する，人々の集まりの間に起こる相互的な関係のひとまとまり」と定義している．渡辺（1998）はこれを引用して，人間が成長していく過程において，その人を取り巻く人々とその環境との相互関係が重要な位置を占めていることを強調している．社会福祉の領域では，家族，友人，隣人，地域の世話人などの関係がインフォーマルなソーシャルサポートネットワークといえるだろう．
　KahnとAntonucci（1980）は，個人を取り巻くネットワークの枠組みについて，3層の円で表した護送団（convoy：コンボイ）モデルを提唱した．これは個人が生涯支えあいながら生活していることを図式化したものである．個人に最も近い円は配偶者や兄弟姉妹，子ども，親友などからなり，安定した関係で，役割とはあまり関係しない．次の円の構成メンバーは役割と少し関係があり時間的変化が生じやすい．最も外側の円の構成メンバーは役割変化を最も受けやすい援助関係にある．こうしたコンボイは個人の発達に従い成人まで拡大し続け，老化とともに縮小されると考えられていた．しかし，コンボイの構成数は減少するが，喪失した対象は他の対象によって部分的に穴埋めされ，個人を取り巻くネットワークは生涯にわたり維持されているという報告がある（斉藤，2008）．とはいえ，高齢化がかなり進めば，ネットワークのコンボイの量的・質的変化が大きくなることは予測される．
　小松（1988）は，フォーマルな支援者である専門職者らが，個人の自然発生的なインフォーマルなソーシャルサポートを活用して支援しようとする活動を，ソーシャルサポートネットワーク

アプローチと捉え推奨している．つまり，ソーシャルサポートネットワークアプローチとは，専門職のフォーマルな支援であり，具体的には，看護師が対象者のサポートシステムを理解し，アセスメントし，必要なサポートシステムをつくり，活用し，欠如している部分を一時的にサポートするものである．

　ここで，インフォーマルなサポートとフォーマルなサポートの違いを明確にしておく必要があろう．前者は家族や友人を介して支援する自然発生的なサポートで，永久的な支援であるが，後者は病院や施設の社会集団による支援組織で，時間と場所などの制限付きである．

3 ソーシャルサポートシステム論

　Norbeck（1981）は，ソーシャルサポートシステム論を看護学の実践や研究に貢献する理論であると高く評価している．そしてソーシャルサポートの具体的な特徴として，①人と人との相互作用および関係を指すものである，②この相互作用は課題や問題に対する感情面での支援や実際的な助力を提供する，③支援や助力の提供者は通常は他人や専門家あるいは偶然の知人ではなく，その人が属しているネットワークのメンバーである，④ネットワークのメンバー間で相互的に与えたり，与えられたりするものであるなどをあげている．

　図8-4は，人が受けるストレスと健康に対するソーシャルサポートシステムの直接的効果と緩衝的効果を示したものである．例えば，人が環境からストレッサーを受けると，通常それを認知してストレス反応を起こす．その人のソーシャルサポートシステムが充実しているならば，ストレスそのものが少なく，また健康も維持され向上する．すなわちソーシャルサポートシステムがストレスと健康に直接的に働きかける肯定的な成果である．また，たとえストレスを受けてもその被害は少ない．この効果は，ソーシャルサポートシステムが緩衝的に働くためと考えられている．

　ソーシャルサポートはその人の個人的特性や環境的状況などのさまざまな要因によって影響されることが考えられるが，実際に臨床で活用するときには，こうした観点もよくアセスメントする必要があろう．

4 看護実践におけるソーシャルサポートシステム論の活用

　臨床の看護実践に活用するための研究を導く概念枠組みが開発されている（Norbeck, 1981）．臨床の看護実践におけるこの理論の活用は，アセスメント，計画，実施，評価で展開されている．アセスメントにおいては，ソーシャルサポートに対するニーズや実際に利用できるソーシャルサポートが個人の特性や状況の特性によって影響を受けることを踏まえて査定し，ソーシャルサポートのレベルを判断する必要があることが強調されている．したがって，看護実践にソーシャルサポートを活用するときには，クライエントのソーシャルサポートのレベル，すなわち，ソーシャルサポートシステムがどの程度存在しているのか，それをクライエントはどの程度知覚できているのか，そして現実にそれをどの程度利用できているのか，などを評価する必要があると考える．

　ソーシャルサポートシステム質問紙（NSQQ：Norbeck Social Support Questionnaire）は，Norbeck（1984）により開発され，南（1984）によって日本版が作成されている．この尺度により，ソーシャルサポートの機能的3特性（情感：他者への肯定的な情緒の表現，是認：対象者への行動，認知や見解の肯定と是認，助力：他者への象徴的・物理的助力）と，3つのネットワー

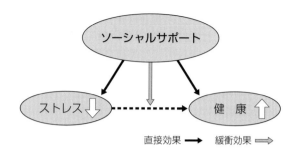

図 8-4　ソーシャルサポートシステムのストレスと健康に対する直接効果と緩衝効果

クの特性（ネットワークの大きさ，関係持続期間，接触連絡の回数），そしてさまざまな喪失などを測定する．尺度の信頼性は内的一貫性や再テスト法，妥当性は内容妥当性，併任的妥当性，構成概念妥当性，予測妥当性などによって確認されている．

引用文献

Aguilera, D. C. & Messick, J. M. (1974). 小松源助, 荒川義子訳 (1978). 危機療法の理論と実際：医療・看護・福祉のために. 川嶋書店.

Canon, W. B. (1936). 栖原六郎, 大沢三千三訳 (1956). 人体の叡知. 創元社.

Caplan, G. (1961). 山本和郎訳 (1968). 地域精神衛生の理論と実際. 医学書院.

Cobb, S. (1976). Social support as a moderator of life stress. Psychosomatic Medicine, 38, pp. 300-314.

Fink, S. L. (1967). Crisis and motivation: A theoretical model. Archives of Physical Medcine & Rehabilitation, 48 (11), pp. 592-597.

House, J. S. (1981). Work stress and social support. Addison-Wesley.

Kahn, R. L. & Antonucci, T. C. (1980). Convoys over the life course: Attachment, roles, and social support. In: Baltes, P. B. & Grim, O. G., Eds., Life Span Development and Behavior, Vol. 3, Academic Press, pp. 253-286.

小松源助 (1988). ソーシャル・サポート・ネットワークの実践課題：概念と必要性. 社会福祉研究, (42), pp. 19-24.

Lazarus, R. S. (1990). 林俊一郎訳 (1990). ストレスとコーピング：ラザルス理論への招待. 星和書房.

Lazarus, R. S. & Folkman, S. (1984). Stress, appraisal, and coping. Springer. 本間寛, 春木豊, 織田正美監訳 (1991). ストレスの心理学：認知的評価と対処の研究. 実務教育出版.

Maguire, L. (1991). 小松源助, 稲沢公一訳 (1994). 対人援助のためのソーシャルサポートシステム：基礎理論と実践課題. pp. 247-249, 川島書店.

南裕子 (1984). Norbeck「ソーシャルサポート質問紙」の日本語版の作成過程. 看護研究, 17 (3), pp. 195-197.

中村めぐみ, 矢田恵美子 (1988). ケース分析：Fink の危機モデルによる分析. 看護研究, 21 (5), pp. 44-49.

Norbeck, J. S. (1984). The process of instrument development for a tool to measure social

support. 野嶋佐由美訳（2003）．ソーシャルサポートを測定する測定用具の開発過程．In 中島貴恵子ほか編．看護研究アーカイブス第2巻．pp. 185-194，医学書院．
Norbeck, J. S. (1981). 聖路加看護大学公開講座委員会訳（1986）．ソーシャル・サポートと演繹的研究法，看護研究，19 (1), pp. 26-43.
齋藤静（2008）．高齢期における生きがいと適応に関する研究：ネットワークの視点から．現代社規文化研究，(41), pp. 63-75.
斎藤友紀雄編（1996）．危機カウンセリング：現代のエスプリ，pp. 51-53，至文堂．
Selye, H. (1936). 杉靖三郎ほか訳（1974）．現代生活とストレス．法政大学出版局．
渡辺晴子（1998）．ソーシャル・サポート・ネットワークのパースペクティブ，社會問題研究，48 (1), pp. 117-138. http://hdl.handle.net/10466/6782（2017.1.7. アクセス）．
Whittaker, J. K., Garbarino, J., & Associates (1983). Social support networks; Informal helping in teh human service. p.29, Aldine.
山本和郎（1996）．危機序説．In 斎藤友紀雄編（1996）．危機カウンセリング：現代のエスプリ，pp. 38-47，至文堂．

5 病気の不確かさ理論

1 "不確かさ（uncertainty）"とエンドオブライフケア

　人は，今この瞬間を生きているという確かさとともに，いつまで生きられるかわからないという不確かさを持ち合わせている．この不確かさは，進行がんや心不全，ALSなどの難病といった生命を脅かす疾患に罹患したとき，あるいは災害や事故などで身の危険を感じる事態に遭遇したときにより切実な意味をもつ．病とともに生きることは，このような不確かさと生きることでもあり，エンドオブライフケアの対象となる人々の不確かさを理解することは非常に重要である．そこで本項では，エンドオブライフケアに活かす理論として，看護学の中範囲理論であるミシェル（Mishel, M. H.）の病気の不確かさ理論（Theory of uncertainty in illness）を概説する．

2 病気の不確かさ理論の概要

　ミシェルの病気の不確かさ理論には，最初に開発された理論（以下，オリジナル理論）と，オリジナル理論を再概念化し発展させた理論（以下，再概念化理論）の2つがある．
　オリジナル理論（Mishel, 1988）は，ラザラスのストレスコーピング理論を基盤として，過去の関連文献や不確かさ測定尺度を用いた調査などから不確かさの認知モデルを導いたものである（図8-5）．ミシェルは不確かさを，"病気に関する出来事の意味を見いだせない状態であり，それは十分な手がかりがないために病気に関する出来事を適切に構造化したり分類することができないときに生じる認知状態である"（Mishel, 1988）と定義した．そして，不確かさをストレッサーと位置づけ，「不確かさをもたらす先行要件」「不確かさの評価」「不確かさへの対処と適応」の3つの主要テーマで理論を構成している．個人の主観的な解釈を意味する認知的スキーマは，不確かさと同様にこの理論の重要な概念となっている．
　再概念化理論（Mishel, 1990）は，慢性疾患や再発リスクを伴う疾患の患者の"持続する不確

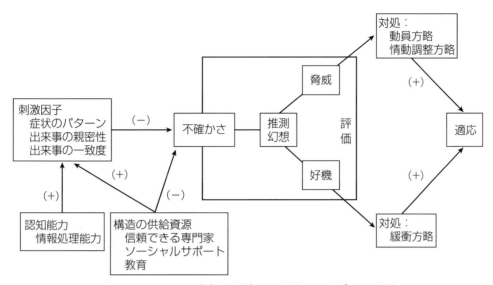

図 8-5 Mishel の病気の不確かさ理論：オリジナル理論

(Mishel, M. H. (1988). Uncertainty in illness. Journal of Nursing Scholarship, 20 (4), p.226 より転載, 筆者訳)

かさ"に着目し，オリジナル理論における「不確かさの評価」の部分を発展させたものである．再概念化理論では，カオス理論を基盤に，病気体験における新たな意味を見いだすために，人々が持続的な不確かさをどのように受け入れていくかが示された．いわゆる伝統的な科学が規則性や安定性，平衡性を目指しているのとは対照的に，カオス理論は混乱や不安定，多様性，不均衡，再編成こそが本来の自然な状態であるという考え方である．再概念化理論では，オリジナル理論の不確かさの定義や主要テーマを保持しつつ，カオス理論を構成する確率論的思考と自己組織化の概念が導入され，新たな主要テーマとして「不確かさの再評価」と「生活 (life) に対する新たな見方の獲得」が加えられた．なお，自己組織化とは，混沌とした状態から複雑な構造が自律的に形成されていくことであり，確率論的思考とは，簡単に言えば絶対視しないこと，つまり白か黒かという二元論ではなく，その間のグレーゾーンを許容するような考え方である．

　この2つの理論の違いを，理論の構造，アウトカム，適用の観点から述べる．まず，理論の構造は，オリジナル理論は，不確かさをもたらす先行要件に始まり適応に至るまでの直線的な"線形モデル"であるのに対し，再概念化理論は，不確かさ自体がフィードバックループ機能をもつ"非線形モデル"である．次に，理論のアウトカム（適応）は，オリジナル理論は，"以前の適応状態もしくは機能レベルに戻ること"であるのに対し，再概念化理論は，"新しい価値システムへの成長"となっている．そして，理論の適用では，オリジナル理論は，"疾患の診断前や診断期，および治療期における不確かさの認知構造の特定"であるのに対し，再概念化理論は，"継続的な自己管理が必要な慢性疾患や再発リスクを伴う疾患をもつ人々の不確かさの経験（不確かさと生きるプロセス）の特定"を目的としている．なお，2つの理論はいずれも患者や家族個々に適用されるものでグループやコミュニティへの適用は考慮されていない (Mishel, 2014)．

　次に，不確かさ理論の理解を深めるために，各々の理論を構成する主要テーマについて概説する．

3 オリジナル理論

1）病気体験における不確かさ

　病気体験における不確かさには，a）症状の曖昧さ，b）治療やケアシステムの複雑さ，c）診断や病気の深刻さに関する情報の欠如または不一致，d）病気の進行や予後の予測不可能性の4つの種類がある（Mishel, 1988）．

2）不確かさをもたらす先行要件

　不確かさは，「刺激因子」「認知能力」「構造の供給資源」の3つ先行要件から認知される．

　「刺激因子」には，"症状のパターン"，"出来事の親密性"，"出来事の一致度"がある．まず，不確かさをもたらす症状のパターンには，病気の深刻さや症状の曖昧さが影響する．例えば，出現した症状が再発によるものか加齢など他の要因によるものなのかの区別がつかず疾患のサインとして認識できないとき，いつ症状が出現するのかが予期できないとき，症状の性質や強さ，頻度や持続時間などが不規則でどうコントロールしてよいかわからないときなどがある．次に，不確かさをもたらす出来事の親密性には，初めて受ける検査や治療など医療の環境や体制に対するなじみのなさがある．そして，不確かさをもたらす出来事の一致度には，予期していたことと実際の出来事とが一致しないときなどがある．

　「認知能力」とは，個人がもつ"情報処理能力"を指し，刺激因子に影響を及ぼす．情報処理能力は，環境的な制約の影響を受ける．発熱や感染，疼痛，向精神薬の服用，あるいは疾患や治療に関する複雑な情報，情報過多，両義的な情報などは，個人がもつ情報処理能力を下げる環境的な制約となる．

　「構造の供給資源」とは，刺激因子に対する説明，解釈，および意味づけを助ける資源を指し，"信頼できる専門家"，"ソーシャルサポート"，"教育"が含まれる．これは，刺激因子と不確かさそのものに影響をもたらす．例えば，患者が医療職者の能力を信頼できなかったり，医療者から適切な情報が得られないと感じることは，不確かさを増大させる．一方，初めて抗がん剤治療を受ける患者への教育によって，患者が自身の治療スケジュールや起こりうる副作用，副作用への具体的な対処方法などの理解が深まれば，出来事の一致度は高まり不確かさは減少する．ソーシャルサポートは，家族や友人，あるいは同じ経験をした人などから受ける支援であり，例えば同病者から治療経験を聞くことで出来事の親密性が高まれば，不確かさは減少するかもしれない．

3）不確かさの評価

　不確かさそのものは中立的な経験である．しかしながら，個人にとって不確かさを維持することがネガティブなアウトカムを予想させるとき，人は不確かさを「脅威」と評価し，不確かさを維持することがポジティブなアウトカムを予想させるとき，人は不確かさを「好機」と評価する（Mishel, 2014）．脅威と好機の両方の評価が同時になされることもある．このような不確かさの評価には，「推測」と「幻想」の2つが影響する．推測とは，関連する過去の経験をもとに不確かさを評価することであり，個人の気質，これまでの経験，知識や構造的な手がかりなどの影響を受ける．幻想とは，前向きな見通しをもって不確かさを捉える見方である．

4）不確かさへの対処と適応

　不確かさを脅威と評価したときの対処は，不確かさを減少させることを目的に，直接的行動，用心，情報探索などの「動員方略」が用いられる．動員方略の効果が得られないときは，不確か

さをマネジメントすることを目的に，不確かさを脅威と評価したことで生じる不安などのネガティブな感情を緩和する「感情調整方略」が用いられる．これには自分自身への励まし，状況の再定義，希望的観測などが含まれる．

また，不確かさを好機と評価したときの対処は，不確かさを維持することを目的に，新たな刺激をブロックする「緩衝方略」が用いられる．これには回避，選択的無視，優先順位の再考，中立化などが含まれる．

その人にとって対処が有効であれば，不確かさが脅威と評価されるか好機と評価されるかにかかわらず，人は適応に向かう．適応とは，以前の適応状態もしくは機能レベルに戻ること，すなわち，その人自身の身体・心理・社会的な機能がもとの良好な状態に戻ることを指す．

4 再概念化理論

1）"揺らぎ（fluctuation）"としての不確かさ

再概念化理論では，不確かさを人間というシステムの一部分に生じた"揺らぎ"と捉えている．その揺らぎが，限られた場所にとどまりいずれおさまっていくものであれば，混乱を招いたり，全体のシステムに影響を及ぼすことはない．しかし，疾患や治療に伴って生じた揺らぎが，個人の生活領域に急速に侵入していくような場合は，個人の人間としての存在や生活の重要な側面に混乱をもたらす．不確かさによって個人に生じる混乱や混沌の程度は，その揺らぎの程度とそれによって影響を受ける生活の重要度による．病状が不安定で再燃するような慢性疾患の場合はこの揺らぎの程度が高い（Mishel, 1999）．

また，揺らぎはそれ自体がフィードバックループとしての機能をもつ．例えば，治療が身体に及ぼす影響の不確かさが，治療経過で出現した症状の原因の不確かさを引き起こすように，病気に関連したある不確かさの存在が他の不確かさを引き起こし，揺らぎを増幅させる．そして，増幅した揺らぎが個人の許容量を超えるとき，混乱や不安定さの感覚が生じる．これらによって，脅威と評価された不確かさが持続することは，混乱の感覚を強め，不安定さのレベルを高める．

2）不確かさの再評価

再概念化理論では，人が持続する不確かさによる混乱や不安定さの中で，その不確かさを再評価することを通して自己組織化がなされる過程，そして，それによって生活に対する新たな見方を獲得することで，不確かさを好機と評価するようになっていく過程が示されている．この不確かさの再評価において重要となるのが確率論的思考である．そのため，確率論的思考が妨げられる状況，例えば，医療職者が予測可能性や確かさを求めることに固執し続けるようなときは，不確かさの効果的な再評価が妨げられ，混乱や不安定さが持続する．

3）生活に対する新たな見方の獲得

持続する不確かさの脅威の中で，生活に対する新たな見方を獲得するためには，確率論的思考が肯定される他者との対話が重要となる．人は，他者との対話を通して不確かさの再評価を繰り返し，その中で持続する不確かさの経験を自己構造のなかに統合していく．そして次第に，不確かさを有害なものではなく自然なものとして認識するようになる．

5 病気の不確かさ理論の看護実践への活用

　病気の不確かさ理論は，オリジナル理論と再概念化理論という2つの理論の背景や特徴を踏まえたうえで，疾患や時期を限定することなく幅広い対象に活用することができる．ミシェルは，病気の体験における人々の不確かさを特定することや，その不確かさを減少させその人自身が不確かさをマネジメントできるようにするための看護実践の重要性を強調し，理論活用の鍵となるものに情報提供とコミュニケーションをあげている（Mishel, 2014）．まず，ケアの対象が抱えている不確かさの原因（不確かさをもたらす先行要件）を理解することは，情報提供やコミュニケーションを効果的に行うための前提となる．そのうえで，不確かさの原因に応じて，例えば疾患や治療過程で患者が経験するであろう身体の変化，生じている症状と疾患との関連性，検査の数値の意味などの情報提供をすることは，不確かさを減少させる．また，同じような不確かさを抱えながらそれとうまくつき合っている他者とのコミュニケーションを促すことも，不確かさを減少させる効果的な方法である．さらに，個々の不確かさに応じた情報提供に加えて，脅威と評価された持続する不確かさの再評価を手助けするようなコミュニケーションは，その人が不確かさをマネジメントする，すなわち不確かさとうまくつきあっていくことを支える．

　一方で，不確かさ理論を活用する際に留意すべき点は，個人が認知する不確かさには文化的な背景が影響する（Mishel, 1990）ということである．ミシェルの病気の不確かさ理論は，確かであることや予測可能であることが望ましく，不確かさは有害で取り除かれるべきであるという西欧の機械論的思考の中で発展した．では，日本における不確かさとはどのようなものだろうか．日本人が備えもつ確率論的思考や曖昧さの耐性の強さは，不確かさの認知構造や不確かさの経験にどのような影響をもたらすだろうか．病気の不確かさ理論を活用する際は，このような不確かさの文化的背景を考慮する必要がある．

引用文献

Mishel, M. H.（1988）．Uncertainty in illness. Journal of Nursing Scholarship, 20（4），pp. 225-232.

Mishel, M. H.（1990）．Reconceptualization of the uncertainty in illness theory. Journal of Nursing Scholarship, 22（4），pp. 256-262.

Mishel, M. H.（1999）．Uncertainty in chronic illness. Annual Review Nursing Research, 17, pp. 269-294.

Mishel, M. H.（2014）．Theories of uncertainty in illness. In M. J. Smith & P. R. Liehr（Eds.），Middle range theory for nursing（3rd ed.），pp. 53-86, Springer.

6 症状マネジメントモデル

がん患者にはエンドオブライフにおいて，痛み，食欲不振，倦怠感，便秘，不眠，悪心・嘔吐，呼吸困難，せん妄，不穏，自然喘鳴などの症状が一定の頻度と傾向でみられる．これらの症状は難治性で死が迫るにつれて頻度が増え，複数の症状が絡み合って，患者のQOLに影響を与える．その人らしい人生を生き抜くことを支えるために，症状をコントロールすることが医療者の重要課題であるが，症状はそもそも患者の主観的な体験であるため，患者の体験を尊重し，患者の声に耳を傾けなければ，そのマネジメントは不可能である．また，病気の進行により身体機能が低下すると，症状を取り除くことは困難となり，やがては持続的な鎮静の適応となることもある．治療抵抗性症状のある患者が自ら症状コントロールの方略を決め，自律的な生き方を貫くこともある．

本項で紹介する症状マネジメントモデル（The Model of Symptom Management：MSM）は，人は生命，健康，安寧を維持するために何らかのセルフケアを行っているというオレムのセルフケア理論を背景としてUCSF（The University of San Francisco）の教員グループが開発したモデルである（UCSF症状マネジメント教員グループ，1994）．開発メンバーの1人であるラーソン（Larson）が1997年に来日し日本に紹介し，2001年に改変されて（Dodd et al., 2001）現在に至る．このモデルを用いることで看護師は症状をめぐる患者の体験を真に理解し，患者の力に気づき，その人らしい生き方ができるように支援する看護の展開が可能となる．

1 主要な構成要素

1）症状マネジメントの構成概念

症状マネジメントモデルの主要な構成概念は，「症状の体験」「症状への対処（方略）」「症状の結果」の3つである（図8-6）．患者の「症状の体験」はその人が行う「症状への対処（方略）」

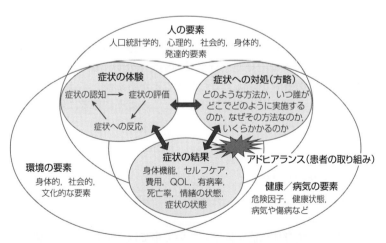

図8-6 The Model of Symptom Management（修正版：症状マネジメントモデル）

(Dodd, M., et al.（2001）. Reversed symptom management conceptual model. Journal of Advanced Nursing, 33 (5), p. 670. 内布敦子訳. がん患者の症状マネジメント：ケア・キュア融合型症状マネジメントモデルの開発. http://sm-support.net/index.html（2018.8.3. アクセス）より転載)

に影響し，方略の「結果」が次の体験に影響を与える．

　がん性疼痛がある患者を例にあげると，患者は痛みを感じることで健康に不安を感じ（症状の体験），受診してがんの診療と鎮痛剤の処方を受け（症状への対処），痛みの程度の緩和を体験する（症状の結果）．実際には患者の体験は個別に異なる．ある高齢の女性は治療中に医師に痛みを訴えることを遠慮し，最小限の鎮痛薬の定期投与を受け，活動を制限して痛みを我慢していた．また，ある壮年期の男性は処方されたオピオイド鎮痛薬による眠気が仕事に差し障ることを恐れて，痛みについて実際よりも軽く医師に報告していた．いずれも患者個別の理由で十分量の鎮痛薬が処方されておらず，患者のQOLは低下したままである．症状マネジメントモデルを用いることで，個別の患者の体験を知り，患者の症状への対処（方略）を尊重し，それを適切に促進することができ，患者にとって意味のある結果をもたらすことができる．

2）症状の体験

　患者の症状の体験は，「症状の認知」「症状の評価」「症状への反応」からなる．症状の認知は，患者が症状をどのように感じ，意味づけしているかということである．症状の評価は，症状の生じている部位や程度，増強因子，軽減因子，治療に対する症状の変化を判断することである．症状への反応には，症状によって起こる生理学的，心理学的，社会文化的な変化が含まれる．

　例えば，右肺尖部腫瘍による神経障害性の痛みは，その人の利き手がどちらであるかによって痛みによる日常生活の制限が異なり，心理的，社会的影響も異なる．症状のある部位が指先にまで及ぶのか前腕部に限局しているか，痛みの程度は高いのか，低いのか，治療で軽減しつつあるのか，増強しているのかなど，それらの程度によって，症状を脅威と感じたり，何とかなると楽観的になったり，絶望的になって引きこもるなどの反応をする．

3）症状への対処（方略）

　症状への対処（方略）は，患者が症状を軽減させるために行っていることで，何を，いつ，どこで，なぜ，どのくらい，誰が，どのように実施しているか，ということである．

　例えば，がん疼痛に対して，患者は無意識で痛いところをかばう，じっとしている，温める，冷やす，さするなどの行動をよくとっている．人は他者に体験を語る中で無意識でしていたことが意識化されるので，患者の体験を聴く意味がここにある．テレビを見る，家族や友人と談笑する，散歩をするなどの気晴らしのための行動は，痛みが緩和された結果であるのか，痛みを軽減するための対処行動であるのかは，見ただけでは判別できない．面会人と談笑する患者を見て，痛みはそれほどではないと医療者が評価してしまうことがあるが，実は，それは患者が痛みにとらわれないように闘っている姿であるかもしれない．このように患者に体験を聴くことではじめて行動の意味がわかるものである．

4）症状の結果

　症状の結果は，症状を体験し対処して，症状がどのように変化したか，結果としてどのような状況になっているのかということであり，具体的には，症状の変化や身体機能の変化，情緒状態やQOLの評価が含まれる．

　エンドオブライフにおいて身体機能が低下していく中では，患者にとって価値のある事柄や出来事が何かを知ることが重要となる．例えば，限りある生を認識した患者にとって，家族で一緒に食事をするなどの日常のあたりまえのことがより重要な意味を帯びてくることがある．個々の患者がどんなことに意味や充実を感じるかを聴き，その人の情緒状態やQOLを評価する．

5) アドヒアランス

患者が症状への対処を理解し必要性を感じて，積極的に症状マネジメントに取り組むことを，アドヒアランスといい，症状の結果によい影響を与え，かつ患者にとってより意味のある結果は症状への対処の動機づけとなる．

症状への対処（方略）と症状の結果との関係の顕著な例として，がん疼痛に対してのオピオイドのレスキュードーズがある．レスキュードーズを用いて痛みの緩和を経験すると，レスキュードーズは有効な対処方法として患者自身の対処のレパートリーに加えられる．しかし，オピオイドの量が不十分で痛みが緩和されなかったり，副作用の眠気で大切な活動ができなくなったりするなど，よい結果に結びつかなかったことがあると，患者はレスキュードーズを使用しなくなる．

2 症状マネジメントに影響する3つの要素

症状マネジメントは，患者の「人の要素」「環境の要素」「健康／病気の要素」によって影響を受ける．

人の要素は性別，年齢などの人口統計学的要素，心理的，社会的，身体的要素で，個人のパーソナリティ，価値・信念，認知能力，体力などが含まれる．

環境の要素は身体的，社会的，文化的要素で，例えば，我慢を美徳とする文化的背景から痛みの表現を躊躇することや，家族への気遣いや人に迷惑をかけないということを優先して身内への協力要請を控えるなどである．

健康／病気の要素は，健康や病気の状態に関連したリスクファクター，疾病と傷病の状態，健康状態であり，エンドオブライフにおいては，病状やADL，生命予後などが含まれる．

3 症状マネジメントのための統合的アプローチ

患者主体の症状マネジメントのために看護師が具体的にどのようにアプローチすればよいかを明確にしたものが症状マネジメントのための統合的アプローチ（The Integrated Approach to Symptom Management：IASM）である（Larson et al., 1999）．

エンドオブライフでは患者が自らの意向を表明することが困難になることも想定される．患者にとって症状マネジメントが優先順位をもたない場合，すなわち，患者は症状マネジメントに関心がもてず，症状について語るエネルギーがないような場合は，医療者の判断で症状のマネジメントを行い，身体機能が低下しないようケアをするなど，全代償レベルのアプローチが必要である（内布，2017）．しかし，患者のセルフケア能力が適切な看護援助によって向上し，症状について専門家の援助を求めることができるようになれば，一部代償レベルに変化したとみなし，患者からの応答を確認してモデルを用いることができる．

4 エンドオブライフにおける統合的アプローチの流れ

エンドオブライフにおける統合的アプローチの流れを，肺がん末期で呼吸困難がある患者を想定して解説する．

1) 症状を定義する

呼吸困難は，呼吸時の不快な感覚で，一定の換気を起こすのに予想以上の大きい呼吸筋の活動

が必要とされる場合に生じる自覚症状であり，呼吸不全とは異なる．「症状は患者が感じる通りのものである」とのコンセンサスを医療チーム内で共有することが重要である．

2）症状のメカニズム（機序）と出現形態を理解する

呼吸困難の起こるメカニズムと，患者の症状出現形態を理解する．エンドオブライフにおいては，症状クラスターとして3つ以上の症状が並存する場合も多々ある．すなわち呼吸困難による不安から不眠が生じ，そのために日中の倦怠感が増すなどの状況が生じうる．複数の症状がある場合，因果関係が明白な場合とそうでない場合があるが，患者の体験を聴くことで症状との関係が見えてくる．

3）症状の体験

看護師は，患者の症状体験，現時点での対処，その結果について理解する．そのために，教えてもらう姿勢で患者の症状体験を「傾聴する」，症状の程度，時間的経過，生活への影響などを系統的に聞くなどして「客観的に問う」，症状への生理的反応や心理的な反応，感情の変化など「サインをモニタリングする」．すなわち，呼吸困難の体験を患者の言葉で語ってもらう，心理的，社会的な面からも患者の反応を見る，フィジカルアセスメントによる系統的な呼吸状態の観察を踏まえて，患者の症状体験を理解する．

また，症状マネジメントのために患者，家族，医療者が，現在どのような方略を行っているかを明らかにする．例えば，呼吸困難を緩和する呼吸法，送風など，患者，家族が経験的に行っている方略についてである．経験的に行われている方略もエビデンスが明らかになってきているものがある．看護師が症状マネジメントのエビデンスを理解していると，患者が無意識で実施している方略を意味づけることができ，潜在的なセルフケア能力を刺激することが可能となる．

4）セルフケア能力のアセスメントと看護援助の目標の設定

患者が自身の症状についてどれくらい理解し，自分でコントロールしたいと思っているかを的確に見積もり，看護援助の目標を設定する．

具体的には，患者は呼吸困難がなぜ生じているかというメカニズムを理解しているか，呼吸困難が死の脅威をもたらす症状であることから，自分の状況が実際に生命の危機をもたらすものかを適正に評価できているか，呼吸困難をやわらげる方略を患者がもっているか，またその方略を意図的に用いて効果を実感することができているかによって判断できる．

例えば，がんによる胸水貯留によって肺の拡張障害が起きている状況で患者が自分の症状のメカニズムを理解していないと，症状を病状悪化の可能性と結びつけて死の恐怖を感じて，なすすべがなくパニック状態になり全代償レベルのケアが必要となるかもしれない．一方，抗がん剤や胸水除去によってコントロールできる一時的な症状であると理解し，対処の見通しをもつことができれば，冷静に自己管理ができるかもしれない．それぞれに応じて看護援助の目標は異なり，前者なら「恐怖の緩和」が目標となり，後者なら自分で「日常生活労作をコントロールし平静な呼吸を維持できる」などが目標となる．

5）症状マネジメントの方略

看護師が提供する知識，技術，サポートの内容を決定し実施する．

例えば，息苦しさから死の恐怖を感じてパニックになっているような前者の状況では，まずは全代償レベルの次のような看護援助が効果的である．看護師が病室を涼しくして気流を起こすな

どの環境調整をして，ベッドに患者を寝かせてファウラー位や起坐位の安楽な体位を促す．タッチングをしながら「口すぼめ呼吸」を看護師が誘導して一緒に行う（看護サポートと必要な技術），少量の酸素投与を行う．息苦しさを感じても生命にかかわる状況ではないこと，促迫した呼吸によって過換気症候群を惹起し悪循環を招くこと，ゆっくり深呼吸することでガス交換がよくなること，息苦しいという感覚をやわらげるいくつかの方法があることを（必要な知識）やリラクセーションテクニック（技術）を習得してもらう．

　後者のように冷静に対処することができている場合は，実際に行っている対処法を医学的根拠に基づいて評価し，肯定的なフィードバックによって患者の対処を支持する．具体的には，口すぼめ呼吸は気道抵抗を下げ，肺の終末期陽圧を維持し換気量を増す効果がある理にかなった方法であること，気流が三叉神経領域に働き呼吸困難感をやわらげるといわれていることなどの根拠を伝えて患者が行っている対処方法を肯定する．

　呼吸困難感に対してモルヒネは有効で，PCA（patient controlled analgesia）を用いて自分でタイミングをはかってレスキュードーズができる．支持代償レベルであれば，呼吸困難感を伴う労作の直前に用いる対処方法を教育することができる．いずれも症状緩和のための看護師の知識・技術，サポートを患者のセルフケア能力に見合うよう，また患者の体験にそうようにモディファイして提供することが肝要である．

　呼吸困難は患者に死を意識させ，やがて病状が進行すると呼吸不全を伴い治療抵抗性となる．このときも，患者のセルフケアレベルに応じた援助が有効である．すなわち，全代償レベルの場合は，医療者主導で家族と話し合いながらモルヒネの少量投与や鎮静剤の投与を行う．支持教育レベルであれば，やがて呼吸不全症状が起こること，それへの対処としてモルヒネの使用や段階を踏んだ鎮静の実施ができること，鎮静は深いレベルになると意思疎通ができなくなることを事前に患者に伝える．さらに患者の人生観にそって鎮静のタイミングについて話し合うことができる．

　このように，患者が自分でできると思えるようセルフケアサポートを提供する．

6) 症状の結果と評価

　改善された症状は数値化スケールにより軽減の程度を測ることができる．患者が大切にしたいADLを工夫して維持すること，例えば経鼻カニューラを装着しながら食事が食べられる，酸素を投与しながらシャワー浴ができるなど，また，呼吸困難時にレスキュードーズを自分で使用できるなど患者の個別性に応じた具体的な結果を用いて評価をする．がん患者の日常生活動作は亡くなる2週前頃から障害が増加し数日前から水分摂取や会話，応答の障害が急増する（恒藤，1999）．苦痛を伴う身体症状が複数に及び，患者はそれまでできていたことができなくなり，意思の疎通が困難となってくる．エンドオブライフにおいては，患者にとってより意味や価値のある事柄を評価指標とする必要がある．また，看護師は言語や非言語のコミュニケーションや家族とのやり取り，場の空気などから変化を敏感に察知し，効果を測定していく．例えば，持続的な鎮静が適応となった場合，患者はしだいに意思疎通ができなくなり全代償レベルになる．この時，患者の表情や息遣い，手足の温もりなどのかすかな表出を症状の結果と捉えて評価することができる．家族がそばにいれば，患者からのかすかな表出の意味を一緒に考えることができるであろう．こうして最期の瞬間までその人らしさを尊重する看護援助が可能となる．

引用文献

Dodd, M., et al.（2001）Reversed symptom management conceptual model. Journal of Advanced Nursing, 33（5），pp. 668-676.

Larson, P. J., Uchinuno, A., Izumi, S., Kawano, A., Takemoto, A., Shigeno, M., Yamamoto, M., Shibata, S.（1999）. An Integrated Approach to Symptom Management. Nursing & Health Sciences, 1（4），pp. 203-210.

恒藤暁（1999）．最新緩和医療学．第1章 総論：Ⅲ末期がん患者の特徴．pp. 11-24，最新医学社．

内布敦子（2017）．The Integrated Approach to Symptom Management 看護活動ガイドブック unpublished. http://www.sm-support.net/program/data/iasm_guidebook.pdf（2018.3.28. アクセス）．

UCSF症状マネジメント教員グループ（1994）．河野文子訳（1997）．症状マネジメントのためのモデル．インターナショナルナーシングレビュー，20（4），pp. 22-28.

7 コミュニケーション理論

本項では，エンドオブライフにおける意思決定支援の基盤となるコミュニケーション理論について述べる．

1 エンドオブライフケアに必要なコミュニケーション技法

医療現場におけるコミュニケーションとは，患者にとっては，自分の欲求や意思などを医療者に伝えるためのツール（tool）であり，医療者にとっては，患者との信頼関係を築くため，患者のニードを満たす支援をするための治療的手段である．特にエンドオブライフにおける意思決定支援では，患者との信頼関係の構築や，患者の不安や混乱や恐怖などの表出を容易にするために，治療的コミュニケーションは重要なツールである．

近年，終末期医療の発展とともに，患者・家族は，治療やケアについて，多様な選択肢から意思決定が求められる機会が多くなった．意思決定は，患者の意向に基づいて行うことが重要とされている．しかしエンドオブライフにおける意思決定は，生命にかかわるような重大な問題をはらんでおり，短期間で意思決定をするのは，非常に困難である．また意思決定内容には，正解があるわけではなく，患者の病状が刻々と変化することによって，気持ちや考え方は移ろいやすい．このような不安定な状態の中で，かつ，正解のない問題を考え続けなければならない状況に，患者や家族は不安や怒りなど，さまざまな感情や思いを抱えている．一方，看護師は患者のさまざま感情や思いと，医療や今後の在り方に対する患者の意向を明らかにし，支援したいと思う．しかし，何と言葉をかけたらいいか，どこまで深く聞いてよいか，戸惑う場面も多く，こうした戸惑いが，患者とのコミュニケーションを遮断させる要因の1つになっていると考える．

ここでは，エンドオブライフにある患者の意思決定支援の基盤となるヘイズとラーソン（Hays & Larson, 1963）の治療的コミュニケーション技法，ブロンディスとジャクソン（Blondis & Jackson, 1963）の積極的傾聴（active listening），ロジャーズ（Rogers, 1961）のクライエント中心療法について紹介する．

2 治療的コミュニケーション技法と非治療的コミュニケーション技法

1）治療的コミュニケーション技法

(1) 反 復
　患者が発した言葉の中で，考えや気持ちを表現している言葉通りに，またはそれに近い言葉で繰り返すことである．反復することにより，患者に自分の考えが相手に通じたと確信させ，続けて話をしようという気持ちを起こさせる．例えば，患者が「夜目が冴えて眠れないのです」といえば，看護師は「そう眠れないのね」と応える．

(2) 探 索
　重要な話題に触れたときに，詳しく情報を引き出すことである．例えば，「それについて，もう少し詳しく話してください」と声をかける．

(3) 一般的リード
　患者が話を続けられるように，「それから」「それで」などと言葉をかけて，励ますことである．

(4) 受 容
　肯定的受容的な態度を簡潔な言葉や態度によって示すことである．受容されていることによって気持ちや考えが表出しやすくなる．例えば「うなずく」．

(5) 観 察
　気づいたことを言葉にすることにより，患者は自分に何が起こっているかに注意を向けることができる．例えば，患者がいらいらしている時に，「緊張されていますね」と言葉をかける．

(6) 焦点化
　ある特定の考えや感情に集中させることである．例えば，「そのときどんな気持ちだったのですか」と問い，重要な考えや気持ちに，患者の関心を向けさせ，コミュニケーションの目標を達成することができる．しかし患者の不安が強い場合は，看護師はこの技法に固執するべきではない．

(7) 要 約
　今まで話し合ってきた過程を振り返り，重要な点をまとめることである．この技法は，話し合いの終わりだけでなく，途中にも行うことができる．要約をすることで，患者と看護師が，話し合ったことの意義を明確につかみ，重要なポイントを互いに理解できる．

(8) 明確化
　意味のはっきりしないことを明確にすることで，十分に理解しあい，コミュニケーションを発展させる．例えば，「あなたが言われることは……ということですね」と言い確認する．

(9) 情報の提供
　患者が必要とする事実や知識を提供しそれを利用させることである．これによりあいまいさや誤解を解き，判断しやすくなる．

(10) 沈 黙
　言葉を用いず間をおくことである．患者に話の要点をじっくりと考えたり，患者自身の考えをまとめる時間を与え，感情も整理できる．一方，看護師にとっては患者を観察する時間を得る．

2）非治療的コミュニケーション技法

　この技法はコミュニケーションをブロックすることになるので，極力避ける必要がある．しかし，コミュニケーションの進行に自信がなくなったり，真実を告げることに抵抗感を覚えたりするとこうしたコミュニケーションをとりがちである．これには，以下のようなものがあげられる．

(1) 拒否や否認：例「それはだめです」．
(2) 安易な保証：例「気にされなくても大丈夫ですよ」．
(3) 話題を変えること：例「ところで，……」．
(4) 説明の強い要求：例「どうしてそうされたのか理由を話してください」．
(5) 不同意：例「それは間違っていますよ」．

3 沈黙と積極的傾聴

　上記であげた沈黙について少し追加する．言葉による意思伝達と沈黙とを比較すると，沈黙より話す方が楽である．そのため，経験の浅い看護師は沈黙に耐え切れず，話題を変えがちになる．また，話をしていないと落ち着かず，患者の話し終わるのを待ちきれず，話し始める看護師も多い．患者の言うことを注意してよく聞こうとするときには，沈黙も必要になる．看護師自身にとっても，患者の真意をつかむために，あるいは自分自身の気持ちや考えを整理するためにも，沈黙が重要である．

　ブロンディスとジャクソン（1988）は，沈黙が受け身的であるのに対して，傾聴は積極的なプロセスであるとし，積極的傾聴には理解，技術，忍耐，努力が必要であることを強調している．積極的傾聴は，言葉の意味を聞き取るために注意深く聞くこと，すなわち集中して懸命に聴こうとする態度を指しており，反対意見を言ったり，批判や中断をすることなく，患者の状況を理解しようと努力することであるといえよう．多くの患者は誰かに自分の話をよく聴いてもらいたいと思っている．このことに，看護師は気づいてほしいものである．

4 Open-ended Question 対 Closed Question

　Open-ended question（開かれた質問）は，自由な応答を促すような質問であり，話し手の主体的な発言を促すことができる．例えば看護師が，患者自身の感情に気づかせるため，「その時あなたはどう感じられたのですか？　話してみてください」と声をかけ，沈黙をして待つことにより，患者は自分自身の内面の感情に注意を向け，自分の言葉で具体的に話すことを容易にする．
　Closed question（閉ざされた質問）は，応答が「はい」「いいえ」や，「おなかが痛くなったのはいつですか」という質問に対して「食後です」と応えるような質問の仕方を意味している．つまり，それ以上の情報はこの質問から得られない．患者が体験している痛みの特徴を患者の言葉で得ようと考えるならば，「あなたはその痛みをどのように感じたのか話してみてください」という質問の仕方（Open-ended question）で問うならば，「おそらく突然焼け火箸でさすような痛みがして動けなくなったのです」という答えが返ってくるかもしれない．すなわち，Open-ended question では，患者の内面にある感情や思い，考えを得るために効果的な方法である．一方，Closed question は，who, which, what, when, where, why, how などの7つの疑問符を用いて質問をすることにより，より正確な情報を得ることができる．したがって，場面に応じて，この2つの質問の仕方を使い分けることが重要である．

5 クライエント中心療法

　ロジャーズ（Rogers, 1961）のクライエント中心療法は，クライエント（患者）とカウンセラー（看護師）との相互作用のプロセスを重視し，そこに治療的価値をおくカウンセリング技法

である．エンドオブライフのクライエントが，今ある自分自身の状況を理解し，問題に対面し，そして対処するという学習的側面から看護師がクライエントを支援するためには，下記の5つの条件を十分に理解する必要がある．

(1) 問題に直面すること
クライエント（患者・家族）が看護師に対面した時に，クライエントは自分自身をどのように知覚しているのであろうか．特に余命を宣告されたときには，患者は不安や混乱と恐怖に圧倒され，こうした状況にどう対処すればよいのか，困難な状況に置かれている．そして，そこからどのようにして切り抜けることができるのか，脱するための変化を求めているのである．このことを看護師はまず知覚しなければならない．

(2) 一致
看護師が真の自己であることが第2の条件である．カウンセリングを成功させるには，患者との関係において，看護師には「あるがままの自分」を見せることが求められる．仮面をかぶり，見せかけで対応してならない．看護師が内面で思っていることと外に出ている言動に矛盾がない状態を，ロジャーズは一致と呼んだのである．

(3) 無条件の受容
クライエントを受容するにあたって条件をつけないことが第3の条件である．クライエントの適切で，良い，積極的な，成熟した感情の表現を受容すると同時に，ネガティブな，悲痛な，不適切な感情の表現も受容することを意味している．クライエントと看護師との関係において，積極的に尊重されているということがクライエントに伝わるならば，クライエントの気持ちは落ち着き，問題に対面しようとすることになる．そして体験していることの意味をよく考えることにより，意味のある学習へとつながるとしている．

(4) 共感的理解
第4の条件は，クライエントが感じている内面の世界を，あたかも看護師自身のものであるかのように感じていることである．具体的にいうと，クライエントの怒り，混乱，恐怖などをあたかも自分自身のものであるかのように感じながら，しかも自分の怒り，混乱，恐怖が一緒になっていないことである．したがって，看護師はクライエントと同じように怒ったり恐れたりの感情を外にみせるわけではない．クライエントが体験している感情を言葉で表現して理解していることを伝えるのである．こうした共感の仕方によって，クライエント自身が気づいていない経験の中味を，言葉で伝えることができるのである．

(5) クライエントが一致，受容，共感的理解を知覚していること
クライエントにとって意味のある学習となるためには，クライエントが看護師の一致，受容，共感的理解を，ある程度認識する必要がある．つまり，これらの条件が看護師の中で経験しているだけではなく，これらがある程度クライエントに伝えられていなければならないということである．

クライエント中心療法では，クライエント自身の自己理解と自己洞察が期待されているが，それを支えるのは，カウンセラーの態度，上記(2)(3)(4)である．

引用文献

Blondis, M. N. & Jackson, B. E.（1982）．仁木久恵，岩本幸弓訳（1983）．患者との非言語的コミュニケーション：人間的ふれあいを求めて．pp. 33-35, 医学書院．

Hays, J. S. & Larson, K. H.（1963）．日本赤十字社医療センター看護研究会訳（1975）．看護実践と言葉－患者との相互作用．メヂカルフレンド社．

Rogers, C. R.（1961）．畠瀬稔編訳（1967）．ロージァズ全集5：カウンセリングと教育．第7章 治療と教育における意味のある学習．pp. 187-195, 岩崎学術出版社．

8 家族理論

1 家族ケアに活用できる理論

　家族の一員が病を抱えた時，それに伴う動揺や苦悩は本人だけでなく，家族もまた同様である．家族全体が大きくゆらぎ，家族も看護を必要とする存在となる．そのため家族看護学では，病を抱える本人を含めた家族全体を1つの単位とし，家族全体を看護の対象として看護介入を行う重要性を示している．

　本項では，家族を理解し，援助を実践するための理論やモデルとして「家族システム理論」と「家族看護エンパワーメントモデル」を紹介する．

1）家族システム理論

　家族システム理論は，1945年に生物学者のベルタランフィ（Bertalanffy, 1969）によって提唱された一般システム理論が応用され構築された．一般システム理論とは，生物系のシステムが外界からの刺激や変化に対してどのような適応反応を示すかを説明した理論である．家族を1つの有機体とみなし，環境との間でエネルギーや情報交換を行う開放システムとする考え方は多くの分野で広く活用され，1960年代後半以降にはさまざまな研究者が一般システム理論をベースとした理論的仮説を発表した．その後，理論の統合化が図られ，家族システム理論は家族に関する中範囲理論を広くカバーする包括的理論として現在活用されている．家族システムの特徴として，鈴木ら（2012）は以下の5つを紹介している．

(1) 全体性（wholeness）
　家族システムは，部分としての家族員から構成されているが，機能するのは家族全体であり，一部で生じた変化は家族全体の変化として現れる．

(2) 非累積性（nonsummativity）
　家族員の相互作用には相乗効果があるため，家族全体としての機能は家族員の総和以上のものとなる．

(3) 恒常性（homeostasia）
　家族システムは，システム内外の変化に絶えず対応して安定性を維持しようとする．

(4) 円環的（循環的）因果関係（circular causality）
　家族員間の関係は原因－結果という直線的なものではなく，円環的（循環的）な因果関係が成り立つ．1人の家族員の行動は次々に他の家族員にも影響を及ぼし，結果として最初に原因をつくった家族員にも影響が及んでくる．

(5) 組織性（organization）
　家族員は独立した存在であると同時に，夫婦，親子，兄弟などのいくつかのサブシステムを形

成し，それぞれのシステム内部には，階層性と期待される役割がある．

2）家族看護エンパワーメントモデル

　家族を理解するための理論を背景にしつつ，家族への援助方法を導き出すための家族アセスメントモデルが国内外で開発されている．ここでは，その中の1つである家族看護エンパワーメントモデルを紹介する．

　家族看護エンパワーメントモデルは，家族が自らもてる力を発揮し，健康問題に積極的に取り組み，健康的な家族生活が実現できるように，予防的・支持的・治療的な援助を行うことを目的として高知女子大学看護学研究科家族看護学領域で開発された（野嶋，2005）．

　このモデルは，「家族の病気体験の理解」「援助関係の形成」「家族アセスメント」「家族像の形成」「家族エンパワーメント介入」の5つの要素から構成されている．看護者は，「健康 − 病気のステージ」「家族の病に対する構え」「家族の情緒的反応」「家族のニーズ」「病気・病者 − 家族の関係」などの視点から家族の病気体験を理解し，協働関係・パートナーシップに基づいた援助関係を形成していく（中野，2003；野嶋，2005）．なお，援助関係の形成においては看護者が中立であること，家族の意志決定を尊重すること，看護者の価値観や先入観を自己洞察しながらかかわることが重要となる．さらに，健康問題を抱える家族や健康的な家庭生活の実現に取り組んでいる家族に対して，表8-1の視点で家族アセスメントを行い，家族の役割・勢力関係，家族の人間関係や情緒的関係，家族の対処方法などの情報に基づき，臨床判断を活用して家族像を形成する（中野，2003，2004）．

　家族像とは，家族員や家族に関する情報を家族全体として統合し，家族の歴史を踏まえて家族の現状と今までの生き方を描写した像のことであり，この家族像に基づき導き出された家族の問題に対して，表8-2の視点から看護介入を行っていく．家族像を描くことで，看護援助の方向性が定まるだけでなく，家族援助のポイントを見いだすことができるとされている．

2 エンドオブライフケアの対象となる家族への看護実践

　家族は，病を抱える家族員の重要なケア提供者であると同時に，病を抱える家族員によってさまざまな影響を受ける人であるという二面性をもっている．特に，エンドオブライフにある患者を抱える家族は，予期悲嘆という激しい心理的苦痛に加え，病状や予後告知への葛藤，患者の死後の生活に対する不安，介護による身体的心理的負担の増強，生活スタイルの変化などさまざまな影響を受ける．

　臨床現場における看護者は，苦悩を抱える家族の状況を目にはしているものの，家族は患者のケア提供者であるとの認識も根強く，家族看護の視点による看護介入が十分とはいえない．そのような状況において家族に関する理論を活用することは，家族への理解をより深め，家族が本当に必要としているケアを導き出すことを可能にする．家族全体にかかわることで，家族員個人へのアプローチだけでは難しかった家族が本来もつセルフケア機能を回復させることができる．さらに，家族セルフケア機能を取り戻した家族によって，患者ケアの充実が図られるといったよい循環が生まれることになる．

　しかしながらここで注意したいことは，看護職がはじめから家族全体へアプローチをするわけではないということである．実際は，家族員という個人にアプローチをすることになる．つまり，最初は家族員の情緒，意欲といった個人の精神機能に働きかけながら，家族間のコミュニケーション，役割分担，情緒的つながり，意思決定といった家族のセルフケア機能にアプローチをする

表 8-1　家族アセスメントの視点
1. 家族構成
2. 家族の発達段階
3. 家族の役割や勢力関係
4. 家族の人間関係, 情緒的関係
5. 家族のコミュニケーション
6. 家族の対処方法
7. 家族の適応力や問題解決能力
8. 家族の資源
9. 家族の価値観
10. 家族の希望, 期待
11. 家族の日常生活, セルフケア

表 8-2　家族への看護介入
1. 家族の日常生活, セルフケアの強化
2. 情緒的支援の提供, 家族カウンセリング
3. 家族教育
4. 対処行動の調整や対処能力の強化
5. 家族関係の調整・強化, コミュニケーションの活性化
6. 役割調整
7. 親族や地域社会資源の活用
8. 発達課題の達成への働きかけ
9. 危機への働きかけ
10. 意思決定への支援・アドボカシー
11. 家族の力の強化

(表 8-1, 8-2 とも, 中野綾美 (2003). 家族エンパワーメントモデルからみた家族看護実践知. 家族看護学研究, 9 (2), pp. 19-20 より転載)

ことになる．より実践的な家族アセスメントモデルを活用することで，家族員の誰に，どのようにアプローチすれば効果的であるのか等，具体的な看護の示唆を得ることが可能となる．

引用文献

Bertalannffy, L. V. (1968). 長野敬, 太田邦昌訳 (1973)．一般システム理論．みすず書房．

中野綾美 (2003)．家族エンパワーメントモデルからみた家族看護実践知．家族看護学研究, 9(2), pp. 19-20.

中野綾美 (2004)．家族エンパワーメントモデルからみた家族看護実践知〔第 10 回学術集会公開シンポジウム：家族看護の探求〕．家族看護学研究, 9 (3), pp. 134-135.

野嶋佐由美 (2005)．野嶋佐由美監修 (2005)．家族エンパワーメントをもたらす看護実践．pp. 8-15．へるす出版．

鈴木和子 (2012)．鈴木和子, 渡辺裕子．家族看護学 理論と実践 第 4 版．pp. 50-53, 日本看護協会出版会．

■ 第2部 エンドオブライフケアにおける看護の実践

第9章
エンドオブライフケアの実際

　エンドオブライフにある人と家族は，さまざまな思いや痛みを抱えながら人生の終わりの時を過ごしている．そのような人々に医療従事者としてかかわる際には，共感的理解とともに，理論やエビデンスに基づいた質の高いケアの提供が求められる．
　第9章では，さまざまな視点からエンドオブライフケアについて述べる．まず，エンドオブライフにおけるQOLに大きな影響を及ぼす症状マネジメントに関しては，終末期がん患者にみられる代表的な症状であるがん性疼痛と倦怠感について，第8章で解説した症状マネジメントモデルを用いて展開した．死にゆく患者と患者を看取る家族へのケアについては「看取りケア」をとりあげ，がん患者を中心に看取りケアの考え方，患者と家族に対するケアのポイントについてふれている．また，遺族ケアであるグリーフケアについては，悲嘆のプロセスにそって事例を展開し考察している．さらに，補完代替療法についてもとりあげ，症状緩和の可能性について述べるとともに，癒しや自然治癒力を最大限に引き出すケアについて言及している．

1 トータルペインと疼痛マネジメント

1 トータルペイン

　トータルペイン（total pain）という概念を提唱したのはソンダーズ（Saunders, C.）である．この考え方をもとにWHOはがん性疼痛からの解放を提唱した．トータルペインは，身体的苦痛・精神的苦痛・社会的苦痛・スピリチュアルペインの4要素から成り立っているが，これらが相互に影響し合うことにより全人的苦痛（total pain）として体験することになる．したがって，painであるが，その実態はdistress（苦痛）とsuffering（苦悩）である．身体的には，がんや治療よる苦痛や合併症に関連した苦痛を，心理的には，不安，苦痛に対する恐怖，抑うつ，過去の病気体験などの苦悩を，社会的には，社会的役割や職場の立場の消失，職の喪失，経済的な心配，家族の将来に対する心配，人に依存しなければならないことなどに関連した苦悩，スピリチュアルな苦悩には，運命や神に対する怒り，信仰の喪失，意味を見いだすこと，不明なことに対する恐怖などがあげられているが，これらが相互に関連し合ってトータルペインになると捉えられている．

　こうしたトータルペインの考え方が，WHOの緩和ケアの定義に影響を与えた．オピオイド鎮痛薬（モルヒネなどの医療用麻薬）を積極的に用いることにより，肉体的苦痛（physical pain）から解放するだけでなく，精神的苦痛（mental pain），社会的苦痛（social pain），スピリチュアルペイン（spiritual pain）から解放して，安寧をもたらすような緩和ケア（palliative care）の実践が強調されていくことになったのである．しかし，WHOががん性疼痛からの完全な解放を提唱しているにもかかわらず，多くの末期がん患者は執拗ながん性疼痛に苦しんでいて，除痛は十分ではないことを示唆している．

　また，FinkとGates（2006）は，Twycross（1997）の痛みの認知に影響する諸因子に基づき，組織損傷などの身体的要因だけでなく，精神的要因，社会的要因，スピリチュアル要因などの具体的な内容を提示し，これらをアセスメントする必要性を強調している．

2 がん性疼痛

　がん患者の疼痛は，放射線療法や化学療法，感染症などに関連した急性疼痛と，がん腫瘍による骨痛，神経圧迫，浸潤，内臓痛に関連した慢性疼痛の両側面から自覚される症状である．急性疼痛の治療は比較的容易であるが，慢性疼痛は増悪して対処が困難である．

　慢性疼痛の定義は，「NANDA-I看護診断：定義と分類2015-2017」（Herdman & Kamitsuru, 2015）では国際疼痛学会の定義を引用して，「実在するあるいは潜在する組織損傷に伴う，もしくはそのような損傷によって説明される，不快な感覚および情動的な経験（国際疼痛学会）．発症は突発的または遅発的で，強さは軽度から重度までさまざまあり，持続的・反発的で，回復は期待・予測できず，3カ月以上続く」としている．持続期間については，「NANDA-I看護診断：定義と分類2009-2011」（Herdman, 2009）では「持続期間が6カ月より長く，終わりが予期できないかあるいは予測不可能」，「NANDA-I看護診断：定義と分類2012-2014」（Herdman, 2012）では「持続期間が6カ月以上」，現在は「3カ月以上」と変わってきている．

　がん性疼痛は，一般的に，体性痛，内臓痛，神経障害性疼痛に3分類される．体性痛はがん腫瘍の増大や骨転移により，組織が圧迫され障害を受けることから起こる持続性の鈍痛である．内

臓痛は，肺や内臓の圧迫浸潤により起こるうずき絞られるような痛みである．神経障害性疼痛は，神経や脊髄への腫瘍の圧迫や浸潤により起こる発作的な電撃痛で，しびれなどが特徴である．

痛みのパターンには，持続痛と突出痛がある．突出痛は，「持続痛の有無や程度，鎮痛薬治療の有無にかかわらず発生する一過性の痛みの増強」と定義されている（日本緩和医療学会緩和医療ガイドライン作成委員会編，2014）．

3 痛みのアセスメント

痛みの強さ，日常生活への影響，痛みの増強因子と軽減因子をアセスメントする．

1）痛みの強さのアセスメント

(1) 問 診
閉鎖的な質問（closed-end question）で焦点を当てた質問をし，正しくアセスメントする．
①痛む部位と範囲，②強さ，③発生時期と持続時間，④痛みの特徴，⑤どんなときに，ひどくなりますか，⑥どうすれば，やわらぎますか，⑦これまでの患者自身の対処法，⑧これまで使った鎮痛薬と量，効果と副作用など．

(2) さまざまな疼痛スケールの活用
例えば，痛みの量的・質的側面を同時に測定できる MPQ（McGill Pain Questionnaire），客観的にしかも容易に痛みの程度を数字であらわす NRS（Numerical Rating Scale），VAS（Visual Analogue Scale），痛みの表現が難しい小児に有効な Face Scale など．

(3) 観 察
痛みは自覚症状であるため，患者の痛みの言葉による報告を重視する．しかし，痛みを訴えない患者に対しては，客観的に次のような観点から観察する．①表情（しかめる，不機嫌，体動時に泣く，目をしっかり閉じる），②普段と異なる日常生活動作，③身体の動きの変化（じっと動かない，歩き方の変化），④態度（いらいら，混乱，息切れ，ひきこもる，叫ぶ，泣く，うめくなど）．

2）日常生活への影響に関するアセスメント

①日常生活の全般的活動，②歩行能力，③通常の仕事，④対人関係，⑤気分や感情，⑥睡眠状態，⑦生活を楽しむことができているか．

3）痛みの増強因子と軽減因子のアセスメント

(1) 痛みを増強させる要因
①不快感，②不眠・疲労，③心配・恐怖，④怒り，⑤抑うつ・孤独感，⑥内向の心理状態，⑦社会的地位の喪失など．

(2) 痛みを軽減する因子
①症状の緩和，②休息，睡眠，③理解，共感，④気分転換，⑤鎮痛薬，⑥抗不安薬，⑦抗うつ薬など．

4 疼痛マネジメント

1）疼痛マネジメントの目標

WHOは疼痛マネジメントの目標として，表9-1のように最終目標までに3段階の目標を設定している．まず第1段階の目標は，痛みに妨害されることなく夜間の睡眠が確保されることである．次段階の目標は，日中の安静時に痛みがないこと，第3段階の目標は体動時にも痛みが消失していることなどがあげられている．これらの目標を達成することにより，最終的に鎮痛効果が持続され普通の生活ができることが目標になる．

2）鎮痛薬の適切な使用

がん性疼痛に対して中枢性鎮痛薬（オピオイド鎮痛薬：opioid）と末梢性鎮痛薬（非ステロイド性抗炎症薬（NSAID：nonsteroidal antiinflammatory drug））が使われている．前者は痛みの伝達・受容・認識を阻害することによる鎮痛に対して，後者は発痛物質の産生や炎症を抑えることによって鎮痛する．

WHOの3段階除痛ラダー（図9-1）にそった鎮痛薬の投与が基本である．WHOは鎮痛薬の適切な使い方として，① by mouth（経口的に），② by the clock（時間を決めて規則正しく），③ by the ladder（除痛ラダーにそって効力の順に），④ for the individual（患者ごとの個別的な量で），⑤ attention to detail（その上で細かい配慮を）を強調している（世界保健機関，1996）．

3）オピオイド鎮痛薬の副作用対策

便秘：ほとんどの患者にみられる副作用で，重症になると麻痺性イレウスになる場合もあるので，注意が必要である．下剤が処方される．

嘔気・嘔吐：約2週間で耐性ができる．プロクロルペラジンマレイン酸塩（ノバミン®），メトクロプラミド（プリンペラン®），ハロペリドール（セレネース®）などが処方される．

眠気：約3〜5日で耐性ができる．痛みがなければ薬を減量する．

せん妄：原因を確かめる．原因がオピオイド鎮痛薬であればそれを減量する．またセレネース®が処方されることもある．

呼吸抑制（呼吸数が10回以下）：通常の与薬では問題はないが，呼吸不全や急速に腎機能障害が出た場合には注意する．呼吸抑制がみられるときには意識レベルも低下している場合が多い．痛みがなれればオピオイド鎮痛薬を減量する．

4）PCAポンプ

PCA（patient controlled analgesia）とは自己調節鎮痛法の意味で，患者自身でPCAポンプ

表9-1　がん疼痛治療の目標

第1目標：痛みに妨げられない夜間の睡眠
第2目標：安静時の痛みの消失
第3目標：体動時の痛みの消失

（日本緩和医療学会緩和医療ガイドライン作成委員会編（2014）．がん疼痛の薬物療法に関するガイドライン2014年版．p.37，金原出版より転載）

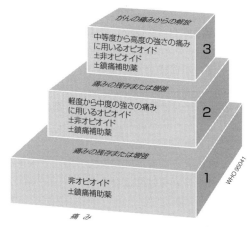

図9-1 WHOの3段階除痛ラダー
(世界保健機関編（1996）．武田文和訳（1996）．がんの痛みからの解放：WHO方式がん疼痛治療法 第2版，p.17，
金原出版より転載)

のボタンを押してオピオイド鎮痛薬を静脈あるいは皮膚から投与し痛みをコントロールする方法である．海外の在宅ケアでは広く使われており，わが国でも普及している．

5）レスキュードーズ（rescue dose）

　レスキュードーズとは，定時に使用している鎮痛薬の不足を補う目的で追加の鎮痛薬を用いることである．立位や歩行などの体性痛，排尿や排便時の内臓痛，姿勢の変化による神経障害性疼痛などの予測できる突出痛だけでなく，咳や蠕動による疼痛や疝痛などの予測できない突発痛を除去するために，即効性の薬剤を準備して使用するのである．患者には，疼痛を我慢するのではなく，レスキュードーズを効果的に使うことの意義を説明し，患者自身で自己管理できるように指導することが重要である．

6）鎮痛剤与薬以外の除痛方法

　基本的には患者自身がリラックスでき，痛み感覚を他の感覚に転化することにより，痛みへ関心が向かないようにする．以下のようなさまざまな方法をとる．
　温罨法（入浴や湯たんぽなど），冷罨法（アイスノン®や氷枕など），マッサージ，寝具（安楽枕やクッション），エアマット，患者自身が捉えた安楽な体位，リラックス療法（音楽療法，アロマセラピーなど），気晴らし（テレビ，ラジオ，読書，散歩など），家族にそばにいてもらう，家に帰る．

5 症状マネジメントモデルに基づく疼痛マネジメント

　ここでは骨髄転移による疼痛が激しかったターミナル期乳がん患者の事例をあげ，オレム看護理論をもとに発展した症状マネジメントモデルをどのように活用したかについて紹介する．

1）症状マネジメントモデル

　症状マネジメントモデルは，頭痛，呼吸困難，嘔気，嘔吐，便秘などさまざまな症状を緩和す

るために，オレム理論をもとに，カリフォルニア大学（UCSF）の教員らによって開発されたものである．さらにラーソンら（Larson et al., 1999）によって症状マネジメントの統合的アプローチ（IASM；Integrated Approach to Symptom Management）が開発された（第8章-6を参照）．

IASMを実行するには，次の3つが前提条件になる．1つには，患者に病気や予後の短いことが知らされていること，すなわち，インフォームドコンセントが十分に行われていることである．2つには，主治医や受け持ち看護師だけでなく，精神科医，がん看護専門看護師，ソーシャルワーカー，臨床心理士などが協力して行う症状緩和のためのチームアプローチであること．最後の条件は，IASMの理論的根拠であるオレムのセルフケア理論を熟知していること．特に，患者自身が自分でセルフケア行動がとれるように看護師が支援することがモデルの中心になっているので，十分にオレムの看護論を理解していなければならない．

2）疼痛マネジメントの実際

Aさんは45歳の医療職の女性．現在，進行性乳がんの第Ⅳ期で，肝臓，骨髄（頸椎・胸椎・腰椎・骨盤），脳にがん転移がみられる状態である．今回は，第4回目の入院で，胸椎圧迫骨折による腰背部の激痛のために担送であった．入院当初のADLは全面介助の状態であったが，現在は改善されてきている．その間に疼痛管理，放射線療法，化学療法が行われている．

この患者の「疼痛」に対する症状マネジメントは，表9-2，9-3のように行われた．症状の体験は認知，評価，反応などのレベルから，具体的にこの患者にとっての痛みの特徴が明らかにされている．認知レベルでは，"ナイフで引きちぎられる痛み""背骨がボロボロなのでいつも背中をつけていなければならない""薬がきれると痛みで踊りだす"などと非常に表現が豊かで，この患者にとっての痛みの特徴を理解しやすい．また評価においても，"ベッドを上げると腰がずれて痛い""車椅子で移動を3回したけれど腸骨あたりが痛い"など，どのような行為によって痛みが増減するのかが明らかになっている．さらに反応のレベルでは，"つねに背もたれが必要""セッティングすればセミファウラーで食事の摂取が可能""移動時には肩と尻をもつ"など，患者の日常生活への影響とそれに対する患者なりの対処の仕方が詳細に述べられている．

症状マネジメントの手段では，現在，疼痛に対して，患者自身，家族，重要他者である友人と，専門職者の理学療法士（PT），医師，看護師がどのような援助をし，それらがどのような意味をもち，有効なのかを分析している．また方略として何が必要かも分析している．例えば，患者は自分自身で鎮痛剤を選択して，オピオイド鎮痛薬を拒否している．このような患者に対して，麻薬に対する偏見があると判断し，教育の必要性を示唆している．また看護師はレペタン®坐薬の使用時間を観察したり，患者と医師の橋渡しをしながら，鎮痛剤を投薬している．移動はPTにチェックしてもらっている．疼痛が軽減しているとき，セルフケアの介助をしている．こうした看護師の援助に対して，患者の意思を尊重しながら関わりをもち，情報の収集や援助の仕方にPTや重要他者である友人を効果的に活用していると評価している．

以上のような疼痛の症状体験と，それに対して実施された疼痛マネジメントから，患者の疼痛の状態，患者の身体機能の状態，QOLの状態，そして，食事，排泄，移動，保清などのセルフケア能力の状態を査定している．例えば，疼痛は安静と放射線療法で軽減しているが，薬剤による疼痛コントロールは効果をあげてはいない．骨折に注意しながら臥位から坐位への移行が可能になってきているが，疼痛が増す可能性が高いと判断されている．

そこで，看護師は，表9-3に示したような疼痛管理のための計画を具体的にあげて実施している．例えば，疼痛に対して，患者自身のセルフケア能力を高めるために必要な基本的知識や技術を指導する．MSコンチン®を砕いて水薬にして服用していた患者に，薬に対する基礎的知識を

表9-2 症状マネジメント記録用紙 No.1

症状の体験	方　略
「認知」 ・今回の入院時は，ナイフで引きちぎられる痛みだった． ・車椅子に座ったときに，足の麻痺がきた．だから，乗るのが怖い． ・整形外科医から，このまま寝て過ごすしかないといわれた． ・骨が少しくらいつぶれてもよいから座らせてほしいと願った． ・整形外科医から，勝手に座って骨折したら，お前のせいだといわれた． ・背骨がボロボロなので，つねに背中をつけていないといけない． ・私も医療職なので，麻薬を勧めるケースだと思う．でも私には合わない． ・レペタン®坐薬でも，薬が切れるときにはイライラ状態で踊りだす． ・フェイススケールを置いてくれているが，今は使っていない． ・痛みは自分でしかわからない．自分で痛み止めをさぐっている． ・ナースコールが手元になく，痛くてつらい思いをした． 「評価」 ・動かなければ，あまり痛くない． ・ベッドをあげると，おむつもしているし，腰がずれて痛い． ・他の人から背中をもたれると痛い． ・ベルトのあたりが，時々痛む． ・車椅子への移動を3回行ったが，腸骨あたりが少し痛い． ・痛みは，数分から数十分でおさまっている． 「反応」 ①ADLへの状況や困ること 　背骨すべて転移，胸椎圧迫骨折しているため，歩行不可．自分で坐位もままならない．つねに，背もたれが必要．セミファウラー位がとれるようになり，食事は，セッティングすれば，自分で摂取が可能． 　腰があげられるようになり，おむつの交換が自分で可能． 　特浴時は3人の介助が必要．湯船につかれる角度がとれる． 　8月中旬より，シャワー椅子でシャワー浴が可能． 　移動時は，背中に手を入れず，肩とお尻をもつ． ②痛みのみられるときのサイン 　眉間にシワがよる．口にだしてはっきりという． ③気持ちの変化 　「痛みは，ずいぶんとれている．レペタン®坐薬は必要ないかもしれない．でも，続けておかないと禁断症状が怖い」と，痛みに対してのコントロールを模索している． 　「治療もしていないので，ここにはいられないのはわかっている．でも，もう少しリハビリが進み，車椅子に移れるまで待ってほしい」と，リハビリに依存している．	患者：自分で鎮痛剤を選択し，麻薬を拒否．ボルタレン®25mg×2/日，レペタン®坐薬0.4mg×1/日．電動ベッドのコントローラーを3回押すとちょうどよい角度になることを知らせる．退室時には，必ずナースコールを手元に置くよう依頼する． 分析：医療職であり，自分自身で疼痛コントロールをしているが，麻薬に対する偏見がある． 家族：食事介助はするが，それ以外は見守るだけ．毎週末，父と姉が面会に訪れるが，会話が少ない． 分析：会話や食事介助にしかかかわっていないため，患者が動くときの痛みをみていない．申し訳ないと思いながらも友人B氏に頼っている． 友人（B氏）：約2年半患者と暮らしているため，表情で疼痛がわかる．自分のことは自分でやるようにと，一番厳しくいっている．患者が初めて取り組むときには，必ずそばにいる． 分析：看護師であり，一番身近に暮らしているため，よく理解している．キーパーソンとして役割をとっている． PT：週3回訪室し，車椅子移動を勧める．不安が強いだけであり，必ず座れると励まし，促している． 分析：移動に関しては，PTを全面的に信頼している．ADL拡大に向けて一番かかわりが大きい． 医師：胸椎（Th11）中心にリニアック照射．化学療法（CEF，TXT，TXL，CPT-11，エンドキサン®・フルツロン®）の投与．麻酔科と整形外科のコンサルト．ボルタレン®錠，レペタン®坐薬の使用．麻薬使用の推奨も，患者の意向にそって薬を処方． 分析：鎮痛剤に関しては，患者が医療職のため，本人に任せている．患者のADL拡大へのかかわりは，ほとんどない． 看護師：レペタン®坐薬の使用時間を観察．鎮痛剤は，患者から相談を受け，医師へ報告し，許可をとっている．車椅子の坐位が15分可能となり，シャワー浴に踏み切る．看護師介助による移動時には，PTにみてもらう．患者の痛みがやわらいでおり，調子のよい午後に，セルフケアの援助，介助を行っている． 分析：患者の意思を尊重しながら関わりをもっている．友人B氏や，PTよりの情報を大切にしている．
症状の体験	
症状の状態：放射線照射と安静で，痛みはかなり軽減した．薬剤による疼痛管理は十分ではない．骨折に注意しながら臥位から坐位へ移行できてきたが，疼痛が増強する可能性がある． 機能の状態：両下肢のしびれがあり，歩行は不可能．支えれば車椅子への移乗は可能．左鎖骨骨折により，左上肢の可動域に制限がある． QOLの状態：疼痛も強く，整形外科医に寝たきり状態しかないといわれた絶望感の時期より，QOLは上がっている．坐位がとれることで，全面介助から自分で行えることも増え，今後は徐々に改善されることが期待される． セルフケア能力の状態： 　食事：ベッドを30度あげることができるようになり，全面介助だったものが，セッティングすれば自分で食事の摂取が可能になっている． 　排泄：おむつと便器の挿入で排泄していたが，腰をあげられるようになり，自分自身でおむつを取り替えられる． 　移動：ベッドに寝たままの出診から車椅子での出診も可能となる．介助すれば車椅子への移乗も可能となる． 　保清：入院時は清拭のみであったが，リニアック終了後より，週1回は，特殊浴槽で入浴．セミファウラー位がとれるようになり，特浴の湯船につかれる．8月より，シャワー浴が可能となる． ケアへの満足度：今の私にとって，看護師が頼りです．医師は話もなかなか聞いてくれないし，何の手助けもしてくれない．新人看護師はケアに時間がかかります．私を大事に扱ってくれない看護師が数名います．でも，文句はいえません．だって，便や尿をとってもらっているんですよ．優しい看護師が多いので，感謝しています．	

※内布敦子ほか（1999）．IASMのための記録用紙，分析スタンダードの開発．がん看護，4（5），pp.414-417．の書式を参照して作成した．

表 9-3　症状マネジメント記録用紙 No.2

看護師の行う方略	実　施
Aさんに必要な基本的知識 ・疾病に対する治療状況と副作用の説明 　（医師から今までの化学療法は無効であり，後は，ハーセプチン®しか残っていないといわれている） ・痛みを増強させない体位についての指導（車椅子では背骨をつねにつけることが必要）	・過去の化学療法で，すべて副作用がでていることをともに話し合う．そして，あまり効果が期待できない化学療法について考えてもらう． ・ベッドで 90 度坐位になるよりも，車椅子に深く座る方が背骨に負担をかけないことを，実際に行ってわかってもらう．
・麻薬に関する知識の提供 　（MS コンチン®を砕いて水薬にして内服していた）	・効果的な麻薬の使い方を確認してもらう．
Aさんに必要な基本的技術 ・レペタン®坐薬の自己挿入 　（看護師により挿入の仕方が異なり，痛みがある） 　（退院後は，自己挿入しなくてはならない） ・痛みを増強させない体位のとり方，動き方 　　両下肢の運動 　　（下肢には骨転移がないが，しびれや筋力低下がある） 　　衣服の着脱 　　シャワー浴 　　（洗顔・前胸部清拭・陰部清拭・洗髪） 　　ベッド上排泄：身障者用トイレで排泄 　　食事の体位とセッティング ・症状の変化を記載して伝える方法 　（いつから症状の変化があったのかを，気にかけていない）	・自己挿入の必要性を説明して，具体的方法を指導する． ・カエル足の方が楽だというが，日中は，膝立てを心がけてもらう． 　→歩行器を使用した歩行練習が可能となる． ・ズボンの着脱を手が届く範囲でしてもらう． ・坐位の時間が，痛みを伴わず延長できれば，自分で行える範囲を広げていく． ・ベッド上では，軽く腰をあげ紙おむつの交換． ・身障者用トイレまで移送し，排泄，陰部洗浄． ・セミファウラー位をとる．右手が楽に届く範囲内に，必要な物品を置く． ・看護師が作成した用紙に，患者・家族にも記入してもらう．患者の意見をとりいれながら，改良していく．
Aさんに必要な基本的サポート ・屯用のレペタン®坐薬を求めるタイミングが適切であることをほめ，評価する． ・重要他者の友人の不在時のサポート体制を知らせる ・不安に対する精神的援助	・シャワー浴やリハビリを 15 時前後に行い，坐薬の効果により行動しやすくなっていることを伝える． ・日勤前半の巡回時に，患者の意向を尋ね，介助者を確保する． ・訪室の少ない医師に，患者の気持ちを伝える． ・看護技術を要さず，話を聞くだけでよい場合は，ボランティアに訪室を依頼する．
改善された結果	
症状の状態：両下肢のしびれ軽減（タキソテール®の副作用で増強していたのかもしれない） 　　　　　　下痢・腹痛軽減（トポテシン®の副作用もほぼおさまる） 　　　　　　可動域が拡大したが，疼痛の増強なく，ボルタレン®とレペタン®坐薬でコントロールされている． 機能の変化：歩行器を使って立位と歩行が可能となる． QOLの変化：疼痛が自制内で介助があれば，車椅子移動が可能となったために，病院を変わることを要請されたことから再度，友人の支援を得た生活の可能性に希望をもちだしている．しかし，自宅にもどると，一人になるときもあり，今の入院生活よりも質は落ちると思われる． セルフケア能力の変化：具体的に退院の可能性がでてきたために，自分でできることは甘えずにやっていこうとする態度がみえてきた． ケアへの満足度：全面的にケアしてもらえているこの病院に，最期までいたいと願っている．	

※内布敦子ほか（1999）．IASM のための記録用紙，分析スタンダードの開発．がん看護，4（5），pp. 414-417. の書式を参照して作成した．

指導する．また，痛みを増さないような体位について確認し，指導をしている．基本的技術については，レペタン®坐薬を自分で挿入する必要性とその方法を指導しているが，まだ実行してはいない．さらに，患者自身の疼痛に対する積極的な自己管理をほめることによって，精神的なサポートを提供している．そして，これらの方略を実施した結果，疼痛を伴う症状やセルフケア能力，QOL などがどのように改善されたのかが評価されている．

6 疼痛マネジメントに求められる看護

1）オピオイド鎮痛薬に対する正しい理解

　McCaffery（1972）は患者の訴えをよく聴き，それを信じることが援助者としての基本であるとして強調している．しかしながら，なかには痛みを我慢し訴えようとしない患者もいる．患者が体験しているトータルペインとしての苦悩を表出してもらうためには，前段階から患者と看護者間に援助的な対人関係が成立していることが必要であろう．

　患者や家族のオピオイド鎮痛薬使用に対する抵抗は時に根深く，筆者ら（Ogasawara, Kume, & Andou, 2003）の終末期がん患者の家族を対象とした研究において，家族は「麻薬の使用は死期が近い」「麻薬を使うと癖になる」など，治療として用いる麻薬に対しても誤解が強いことを報告した（第19章-3を参照）．がん性疼痛から患者を解放するには，オピオイド鎮痛薬を正しく理解してもらう徹底した教育を，家族を含めて広く実施する必要性が示唆された．

　また呼吸抑制を理由にオピオイド鎮痛薬を使うことに消極的な医師もいる．50％有効使用量を1として，呼吸抑制が起こる可能性はその10.4倍を使用した場合と考えられている．ちなみに便秘は0.02倍，嘔気・嘔吐は0.1倍とされている（鈴木，武田，2000）．こうしたことから必要以上に呼吸抑制を怖がることはないと考える．しかし，患者にセデーション（鎮静）の与薬がされているときには注意が必要である．

2）第5のバイタルサインとして痛みを把握

　バイタルサインすなわち生命徴候のサインとは，血圧，体温，脈拍，呼吸の4点であると周知されているが，痛みを第5のバイタルサインとして捉え，患者のバイタルサインをチェックするときには，必ず痛みのアセスメントを加えることを意図したものである（Campbell, 1996）．痛みの程度を，5段階で，あるいは10段階で質問し，他の4つのバイタルサインと同様に，きちんと記録することにより，患者の痛み体験の変化と鎮痛薬の効果を正確に把握することが重要である．

引用文献

Campbell, J. (1996) Pain as the 5th vital sign [presidential address]. American Pain Society, November 11, 1996.

Fink, R. & Gates, R. (2006). Pain assessment. In B. R. Ferrell & N. Coyle (Eds.), Textbook of palliative nursing (2nd ed.). p.101, Oxford University Press. http://www.e-sanitas.edu.co/Diplomados/paliativos/Modulo%204/imagenes/libro%20enfermeria%20y%20cuidado%20paliativo.pdf（2017.6.5. アクセス）.

Herdman, T. H. (Ed.). (2009). 日本看護診断学会監訳, 中木高夫訳 (2009) NANDA-I 看護診断：定義と分類 2009-2011, p.410, 医学書院.

Herdman, T. H. (Ed.). (2012). 日本看護診断学会監訳 (2012) NANDA-I 看護診断：定義と分類 2012-2014, p.556, 医学書院.

Herdman, T. H. & Kamittsuru, S. (Eds.). (2014). 日本看護診断学会監訳, 上鶴重美訳 (2015) NANDA-I 看護診断：定義と分類 2015-2017 原書第10版, p.474, 医学書院

Larson, P. J., et al. (1999). An integrated approach to symptom management. Nursing & Health Sciences, 1 (4), pp. 203-210.

McCaffery, M.（1972）．中西睦子訳（1983）痛みをもつ患者の看護．p.10，医学書院．
日本緩和医療学会緩和医療ガイドライン作成委員会編（2014）．がん疼痛の薬物療法に関するガイドライン 2014 年版．p.13，金原出版．日本緩和医療学会ホームページ．https://www.jspm.ne.jp/guidelines/pain/2014/index.php（2017.6.2. アクセス）．
Ogasawara, C., Kume, Y. & Andou, M.（2003）．Family satisfaction with perception of and barriers to terminal care in Japan. Oncology Nursing Forum, 30（5），pp. E100-E105.
Saunders, D. C.（Ed.）．（1984）The management of terminal malignant disease（2nd ed.）．pp. 232-241, Edward Arnold.
世界保健機関編（1996）．武田文和訳（1996）．がんの痛みからの解放：WHO 方式がん疼痛治療法 第 2 版．金原出版．
鈴木勉，武田文和（2000）．オピオイド治療：課題と新潮流．鎮痛薬・オピオイドペプチド研究会編，pp. 25-34，エルゼビアサイエンスミクス．
Twycross, R. G.（1997）．Oral morphine in advanced cancer（3rd ed.）．Beaconsfield Publishers.

2 倦怠感の症状マネジメント

1 倦怠感とは

　終末期がん患者における症状のうち，全身倦怠感はホスピス入院中の患者の症状・徴候に関する調査の結果，97％と最も発現頻度が高い症状であった（恒藤ほか，1996）．倦怠感は治療期や治療後，終末期などあらゆる時期に出現する症状であり，患者の日常生活への影響が大きく，QOL を阻害する症状でもあるため，マネジメントすることが重要な症状である．しかし，疼痛や嘔気などと異なり，倦怠感の発症メカニズムは十分に解明されておらず，疾病の進行や治療による生体防御機能異常，不安や抑うつなど複数の要因が関連していることが多く，身体的要因や精神的要因，社会的要因なども絡み合っているため，倦怠感のマネジメントは容易ではない．

　終末期患者において，倦怠感は「身の置き所のないだるさ」「なんとも言えないどうしようもないだるさ」などと表現され，患者自身がどうしようもないものとあきらめていることが多い．そのため，まずは患者に倦怠感はマネジメントすべき症状であることを理解してもらい，主体的に症状マネジメントに参加してもらえるようにかかわる必要がある．

2 IASM に基づく倦怠感の症状マネジメント

　症状マネジメントの統合的アプローチ（IASM）に基づいて，倦怠感の症状マネジメントを 7 つの看護活動から概説する．

1）看護活動 1：症状の定義を明らかにする

　患者のケアにかかわる人々が症状の定義について共通認識をもつことは，医療チームが症状のアセスメント，介入，アウトカムの評価を共有して症状マネジメントに取り組むうえで重要である．
　倦怠感とは，健康な人でもほとんどの人が経験したことがある症状であり，疲労感，エネルギー不足，疲労困憊，などと表現される漠然とした症状であり，人それぞれに倦怠感の言葉の意味

がやや異なっている．

倦怠感の定義の例として，全米総合がん情報ネットワーク（National Comprehensive Cancer Network）の定義を以下に示す．

がんやがん治療に関連した，最近の活動とは不釣り合いな日常生活を妨げるような苦痛を伴う持続的主観的感覚で，身体的，感情的および認知的倦怠感または消耗感．"Cancer-related fatigue is a distressing, persistent, subjective sense of physical, emotional, and/or cognitive tiredness or exhaustion related to cancer or cancer treatment that is not proportional to recent activity and interferes with usual functioning."

2）看護活動2：症状のメカニズム（機序）と出現形態を理解する

症状がどのようなメカニズムで発生しているのか，医師による所見も含め，理解する．

倦怠感は貧血や悪液質，代謝異常，炎症性サイトカイン，薬剤，睡眠障害，不安，抑うつなど複数の要因が関連していることが多いが，メカニズムは十分に解明されていない．メカニズムが不明の場合，この段階では仮説的にメカニズムを検討する．

3）看護活動3：患者の体験（認知・評価・反応）とその意味を理解する

患者の症状体験の理解を深めるために，以下の3つの看護行為を行う．

①**傾聴する**：患者に体験している症状（認知・評価・反応）について自由に語ってもらうことができるよう，看護師はゆっくり時間をかけて聴く．

倦怠感は「だるい，しんどい，えらい，こわい」など，患者によっても地域によってもさまざまな言語で表現されるため，患者が発する言葉の意味も掘り下げて聴く．

②**客観的に問う**：症状の程度，症状の経過，症状が緩和する時と増強する時，症状による日常生活への影響などを明らかにする．

終末期がん患者にとって倦怠感は「言いあらわしようがなく，わかってもらいにくい感覚」「今までに感じたことがない，予測がつかない感覚」であることから（池内ほか，2008），患者が言葉を見いだせないこともあると推測される．その際，看護師は誘導にならないように注意しながら患者の言語的表現を促すような問いかけをする技術も必要である．

③**サインをモニタリングする**：患者の症状に伴うサインを観察・記録する．

倦怠感のサインは苦悶様表情，すぐに横になる，会話が減る，活気がない等の身体的なサインや，抑うつ気分や苛立ち等の精神的なサインとしてみられることもある．また，血液検査の結果としてヘモグロビン値が低いというような病理的なサインの場合もある．

4）看護活動4：症状マネジメントの方略を明らかにする

現在，患者が実践している症状への対処法について明らかにする．症状がある時にどうしているかを問い，その対処法は患者1人で行っているのか家族や医療者の援助で行っているのか確認する．

倦怠感がある時，閉眼してベッド上で臥床しているという現象がみられる．これは患者が意識的に行っている方法ではないかもしれないが対処法の1つである．また，家族は一緒に散歩に行って気分転換をしたり，よい話し相手になったり，さまざまな対処法を行っている．そのため，症状マネジメントの方略については，患者のもつ方略，家族のもつ方略，医療者がもつ方略を明らかにする必要がある．そして，セルフケア能力を活用してどのような方略を活用できているか，誤った方略を行っていないか，家族や医療者がどの程度援助する必要があるかを検討する．

5）看護活動5：体験と方略，その結果を明らかにし，セルフケア能力の状態で該当するレベルを判断する

　症状マネジメントモデルでは症状の結果は症状の状態，機能の状態，QOLの状態，セルフケア能力，経済状態，罹病率，合併症，死亡率，ヘルスケアサービスの利用，情緒の状態の10カテゴリーに分類されている．しかし，この段階では特に重要な側面である症状の状態，機能の状態，QOLの状態，セルフケア能力の状態の4カテゴリーに注目し，オレムのセルフケア理論に基づくセルフケアレベル（完全代償レベル，部分代償レベル，指示・教育レベル）に応じて看護の方向性を判断する．終末期患者の場合，患者の身体面のニードだけで完全代償レベルと判断することは注意しなければならない．患者が自分で対処できない場合に患者自身がどのような支援が必要か判断したり，医療者や家族に援助を求めたりすることもセルフケア能力である．また，倦怠感は日によっても，1日のうちでも時間帯によって症状の強さが変化する．そのため，セルフケアレベルは一定ではないことを意識しながら見ていく必要がある．

　①**倦怠感の状態**：ビジュアルアナログスケール（visual analog scale：VAS）や数値的評価尺度（numeric rating scale：NRS），がん倦怠感尺度（cancer fatigue scale：CFS）（Okuyama et al., 2000）など数値化できるものを用い，症状の変化を評価する．

　②**機能の状態**：Performance Status（PS）や日常生活行動の実施状況，周囲への関心の有無，臓器の機能とその統合性を評価する．

　③**QOLの状態**：European Organization for Research Treatment of Cancer（EORTC）-QLQ-C30（Aaronson et al., 1993）やFunctional Assessment of Cancer Therapy-General Scale（FACT-G）（Cella et al., 1993）などの尺度を用い，日常生活の障害や気分状態などを評価する．

　④**セルフケア能力の状態**：日常生活動作における困難な活動の有無，患者のセルフケアの状態を知り，セルフケア能力をアセスメントする．

6）看護活動6：看護師が提供する知識・技術・サポートの内容を決定し，実施する

　患者にとって必要最小限の知識と技術の量を判断し，提供する．そして，看護師による基本的支援を行う．

(1) 倦怠感のマネジメントに必要な基本的知識の例
　　①倦怠感が生じる機序
　　②倦怠感への対処法：コルチコステロイド，精神刺激薬の作用機序や他に用いられる薬剤の作用機序，運動療法（終末期では他動運動が多い），カウンセリング，エネルギー温存・活動療法（energy conservation and activity management：ECAM），睡眠の質の最適化，気晴らし，アロマセラピー，音楽療法の活用．

(2) 倦怠感のマネジメントに必要な基本的技術の例
　　①倦怠感を医療従事者に伝えることの必要性，表現する言葉や方法を提案する．②倦怠感の程度を評価し，必要に応じて家族や医療者へ支援を求めることができるようにする．③倦怠感の程度を評価し，活動と休息のバランスを考え，エネルギー配分の工夫と，エネルギー温存の方法を身につける．

(3) 倦怠感のマネジメントにおける看護師による基本的支援の例
　　①患者ができていることや努力していることを認め，「言いあらわしにくい倦怠感を表現してくれてよくわかりました」「ご自身の体力や集中力などを使う内容やタイミングをとても工夫されていますね」と伝える．②患者ができなかったことには励ましたり見守ったり，代わっ

て実施したり支援する．③「倦怠感を緩和できるよう私たちも一緒にケアをしたいと思っています．倦怠感を増強させない方法を一緒に考えましょう」と伝え，サポートを保証する．倦怠感のケアを行ううえで，患者が大切にしていること，優先したいことをともに考えることが重要である．

7）看護活動7：看護活動による効果を測定する

結果は一定の期間活動を実施した後，看護活動5で評価した4つの内容を再度，評価する．一定の期間介入したにもかかわらず効果が見られない場合は，その原因を検討するとともに，IASMの適応も含めて検討する．

3 IASMを用いた倦怠感に対する症状マネジメントの事例

B氏：60歳代，男性．
疾患名：肺がん（Ⅳ期，Tumor：T4．Nodes：N2．Metastasis：M1）．
現在の状態：両肺に胸水をみとめ，胸水穿刺，胸膜癒着術が施行され，酸素療法中（経鼻2L）．日常生活は倦怠感があり，ベッド上に臥床して過ごしていることが多い．労作時呼吸困難感もあるため，外出は車いすを使用しており，室内のトイレや洗面所への歩行は一部介助にて行っている．

IASMを用いた結果：B氏は倦怠感について「がんだから仕方がないよ．息苦しいのはとってもらえて，その上，だるさも何とかしてほしいなんて望むことが間違ってると思う．でも，どうしようもなくたるくて，やりたいこともできなくなった…」と，倦怠感の出現はがんの証であり，仕方がないものと意味づけていた．看護活動として，まずB氏に医療者が倦怠感をともに軽減したいと思っていることを伝え，どのような倦怠感なのか，どのような時に症状が増強・軽減するのかなど詳細に聴くことを続けた．そして，B氏がやりたいことは何かを聴き，それができるように1日の過ごし方をともに考えた．B氏は週に2日，孫たちが来てくれる時には車いすで散歩に行ったり，折り紙をして一緒に遊びたいと希望した．そのため，お孫さんたちが来る前日はエネルギーを消費する活動を抑え，当日は面会に来られる時間に最も体調がよくなるよう，コルチコステロイドの作用時間を考慮して点滴を行うことなどを実施した．その結果，B氏は孫たちとの面会時間を楽しむことができるようになり，「だるさは消えないけど，調子がいい時を作ることができるんですね．調子がいい時にはまだいろんなことができます」との発言があり，B氏の倦怠感の体験は仕方がないものではなく，コントロールできるものという意味づけに変わり，セルフマネジメント能力が向上した．

引用文献

Aaronson, N. K., et al.（1993）．The European Organization for Research and Treatment of Cancer QLQ-C30: A quality-of-life instrument for use in international clinical trials in oncology. Journal of the National Cancer Institute, 85（5），pp. 365-376.
Cella, D. F., et al.（1993）．The functional assessment of cancer therapy scale: Development and validation of the general measure. Journal of Clinical Oncology, 11（3），pp. 570-579.
池内香織ほか（2008）．末期がん患者の体験している倦怠感の特性とそれに関連する要因の分析．日本がん看護学会誌，22（Suppl.），p. 227.

National Comprehensive Cancer Network. Cancer related fatigue. https://www.nccn.org/professionals/physician_gls/pdf/fatigue.pdf（2017.1.4. アクセス）.
Okuyama, T., et al.（2000）. Development and validation of the cancer fatigue scale: A brief, three- dimensional, self-rating scale for assessment of fatigue in cancer patients. Journal of Pain and Symptom Management, 19（1），pp. 5-14.
恒藤暁ほか（1996）．末期がん患者の現状に関する研究．ターミナルケア，6（6），pp. 482-490.

3 看取りケア

本項では，死にゆく患者と患者を看取る家族に対するケアを「看取りケア」とし，がん患者を中心に看取りケアの考え方，患者と家族に対するケアのポイントについてふれる．

1 看取りケアの概念

一般的に「看取り」や「看取る」などの言葉は，臨終や臨終に立ち会うこと，臨終や死といった直接的な表現を避けるための言葉の選択として用いられることが多い．しかし大辞林によると，看取りとは「病人のそばにいて世話をすること．死期まで見守り看病すること．看護」（大辞林）と定義されており，死までの過程において患者を最期まで見守ることを意味する．本項における看取りケアにおいても，死にゆく患者と家族の一員を看取る家族に対するケアを意味するものとし，「患者を含む家族を1つのケアユニットと捉え，家族の看取りを支援するために看護師が終末期のがん患者と家族に行うケア行動」と定義する（吉岡ほか，2009）．

終末期の定義については，近年，具体的な期間や治療の継続の有無を問わない考え方が広まりつつある．また，図9-2に示すように，緩和ケアの考え方が変化し，がんの診断時から緩和ケアが並行して提供されることにより，すべての段階における苦痛の緩和を目指すことが強調されている．さらに，がんの診断時からすべての医療者によって提供される基本的緩和ケアと緩和ケアの専門家によって提供される専門的緩和ケアの概念が提唱されるようになってきた．本項における終末期とは，この専門的緩和ケアによる介入の必要性が多くなる時期に相当するものとする．

家族に対するケアにおいては，家族システム看護理論を基盤に，家族を1つのシステム，ケアユニットと捉える．苦痛を抱える患者と家族は別次元の存在ではなく，家族という1つのシステムの構成員であり，お互いに影響しあっていることを理解し，家族全体を支えていくことは看護師の重要な役割であるといえる．

2 家族ケアの前提

看取りケアでは，家族を1つのケアユニットと捉える家族システム看護理論を家族ケアの基盤としている．従って，看取りケアにおける家族ケアの前提として，① 家族全体をケアの対象として捉えていること，② 家族の円環的関係性に着目すること，③ 家族の発達課題・ライフイベントに着目することの3点をあげたい．なお，家族とは血縁関係や親族関係にかかわらず，家族と意識している人々のことをさすものとする．

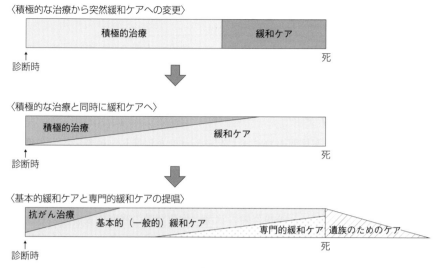

図9-2　緩和ケアの考え方

1）家族全体をケアの対象として捉える

　家族全体をケアの対象として捉えるにあたって，家族システムを構成する家族員は互いに影響しあい，家族員1人の変化は家族全体に影響をおよぼすことを理解することは重要である．例えば，患者が終末期の状態にある場合，患者のそばに寄り添う家族は，介護による身体的な負担，患者の喪失に伴う予期悲嘆，治療や看取りに関する意思決定，家族内の役割の変化に対する戸惑い，患者に対する自責の念などのさまざまな苦悩に直面するなどの大きな影響を受ける．また，このような家族の状況が患者にも影響を及ぼす．家族がモビールに例えられるように，家族員の1人に起こったことが全体に影響するため，家族全体をケアの対象，すなわちケアユニットとして捉えることが重要となる．

2）家族の円環的関係性に着目する

　円環的に捉えるということは，影響を与え合う人間関係と現在起こっている現象のプロセスに焦点を当てることである（森山，2001）．人と人との相互的なコミュニケーションにおいては，原因→結果というような直線的なパターンではなく，それぞれの言動が相手の行動に大きく影響される．このことを踏まえ，"どちらが悪い"という問題探しよりも関係性の相互作用の中で起こっている現象に着目することが重要であり，両者の間に起こっている悪循環に気づき，それを断ち切る手がかりとする．

3）家族の発達課題・ライフイベントに着目する

　家族の発達段階と課題は，家族が現在おかれている状況や達成すべき課題を把握し，必要なケアを検討するうえで重要である．また，これまで家族が体験してきたイベントが現在起こっている問題に深く関連していることがあるため，身近な人の死など，これまでにその家族に起こったイベントについて知り，どのように乗り越えてきたのか，あるいはまだ乗り越えられずにいるのかを把握することも重要である．

　以上のことを踏まえたうえで，看取りケアの構成要素について解説する．

3 看取りケアを構成するケア

看取りケアの概念化の段階において，看取りケアを構成する因子として，①悔いのない死へのケア，②癒しと魂のケア，③苦痛緩和ケアの保証，④情報提供と意思決定のケア，⑤有効なケアの調整の5要素を抽出した．各構成要素の意味とケア内容について説明する．

1）悔いのない死へのケア

悔いのない死へのケアは，家族間のコミュニケーションを促進し，患者・家族の思いや希望の明確化と実現に向けた支援を意味している．また，患者の病状に関する患者と家族の現状認識を促進し，患者が生を全うし，患者が亡くなった後の後悔や心残りを最小限にする関わりを示している．

終末期の患者と家族においては，予後告知の状況，病状認識の程度や家族間の認識の違いなどから 2 で述べた円環的関係性の悪循環パターン，つまり，コミュニケーション不全に陥ることも多い．また，支援的な関係にある家族であっても，お互いを思いやるがゆえに自分の思いや希望，不安などを言い出せず，毎日面会に来ているのにほとんど話をしていない状況がみられることもある．そのような現象に気づくことができれば，家族間のコミュニケーションを活性化させる関わりにつながり，患者や家族の気がかりや残された仕事の遂行を支えるケアへと発展することが可能となる．さらに，このような関わりは，患者の死後のグリーフワークにも影響を与える．

2）癒しと魂のケア

癒しと魂のケアは，家族アセスメントを基本とし，予期悲嘆やスピリチュアルペインに対するケアを意味している．予期悲嘆とは，患者の生存中から死別を予期してあらわれる悲嘆反応であり，患者の存命中に死別後の生活不安や自身の心配にとらわれていることへの罪悪感に苦しむ家族もある．スピリチュアルペインとは「自己の存在と意味の消滅から生じる苦痛」（Murata, 2003）と定義され，病状の悪化に伴う活動能力の低下，コントロール感の喪失，運命に対する不合理や不公平感，家族への負担感などさまざまな要因が関与している．このような苦痛を抱える患者と家族の価値や考えを肯定し，寄り添うことがケアの基本といえる．また，回想法，家族の思い出作りや，自然や芸術との触れ合い，穏やかな環境づくり，リラクゼーションなどの代替療法もケアの一助となる．

3）苦痛緩和ケアの保証

苦痛緩和ケアの保証は，身体的苦痛に対する適切なアセスメントに基づき症状をマネジメントすることを意味している．症状を緩和するということは，患者の苦痛緩和だけを意味するのではなく，患者のそばに寄り添う家族へのケアでもあると捉える．また，症状緩和は前述した悔いのない死へのケア，癒しと魂のケア，および，次で述べる意思決定のケアにも大きくかかわっており，患者の自律やQOLにかかわる基盤となるケアであるといえる．

患者主体の症状マネジメントについては第9章-2を参照されたい．

4）情報提供と意思決定のケア

終末期にある患者と家族には，治療の継続，療養場所の選択，アドバンスディレクティブも含めたアドバンスケアプランニングなどさまざまな意思決定が迫られる．苦痛緩和ケアの保証で述べたように，患者主体の意思決定が尊重できるよう，適切な症状緩和ケアを提供することは，こ

のケアを促進するための重要な要素である．また，意思決定に関して今後予測される患者の変化，治療の継続の有無，症状緩和方法，療養場所などに関する知識や選択肢の提供のみならず，家族が知りえない患者の思いなど感情面の情報の提供も重要である（意思決定のタイプやモデルについては第4章を参照）．

　がん患者は診断された瞬間からさまざまな局面で意思決定を繰り返し，終末期の今に至る．患者や家族がどのような価値観や信念をもち，どのようにがんとともに生きてきたのか，その過程を知ったうえで決断してきた意思を尊重し，終末期の段階の意思決定を支えることが重要である．

5）有効なケアの調整

　有効なケアの調整は，医師との話し合いの調整，外出・外泊の調整，緩和ケア病棟・ホスピスへの転棟や転院，在宅療養移行などにおける調整を意味している．従って，自職種および他職種との連携，スペシャリストや他職種チームなどのリソースの活用，社会資源の調整などは看護師に求められる重要なスキルとなるといえる．

　ここまで，看取りケアを構成する概念とそのケア内容について述べてきた．これらのケアは互いに関連しており，それぞれのケアが他の要素のケアを支えている．看取りケアが効果的に提供されることにより，最期までその人らしく生き抜く患者を支え，死別後の家族の成長へと導く「よい看取り」を実現するものであると考える．

引用文献

松村明編（2006）．大辞林 第3版，三省堂．
森山美知子（2001）．森山美知子編．ファミリーナーシングプラクティス：家族看護の理論と実践．pp. 103-108，医学書院．
Murata. H.（2003）．Spiritual pain and its care in patients with terminal cancer: Construction of a conceptual framework by philosophical approach. Palliative & Supportive Care, 1（1），pp. 15-21.
吉岡さおりほか（2009）．終末期がん患者の家族支援に焦点を当てた看取りケア尺度の開発．日本看護科学会誌，29（2），pp. 11-20.

4 グリーフワークを支えるグリーフケア

1 悲嘆の意味

かけがえのない人や物を失うことを喪失といい,喪失によって起こる心理的・身体的症状を含む情動的な反応を悲嘆という(坂口,2010).悲嘆は自然な反応であり,大切な人を失った人の多くは,悲嘆の感情的反応,認知的反応,行動的反応,身体的反応に対処しながら乗り越えていく.しかし,時にはうつ病や複雑性悲嘆が生じる場合があり,そのような場合は精神科医などによる支援が必要である.

Lindemann(1944)は,通常は悲嘆を予知できるものとし,予期的悲嘆は「喪失が予期される場合に,実際に喪失する前から悲嘆が開始され,喪失に対する心の準備が行われること」と定義している.悲嘆は死を予期した時からすでに始まっており,実際に死別をする前から患者の家族が悲嘆に対処することによって,患者と死別を経験した時には,その悲嘆は緩和されるといわれている.

2 悲嘆のプロセス

Bowlby(1981)は,悲嘆のプロセスを次のように説明している.

死別した直後は,「無感覚,麻痺の麻痺」の段階から始まり,「思慕と抗議」という,喪失した人に対する思慕の情や悲哀,怒りや罪責感がみられる段階に至る.さらに日々の生活や未来の目標がもてず抑うつの感情が生じる「混乱」の状態になり,徐々に喪失が永続的な事実であることを受け入れ,自分の生活を「再建」する段階が生じる.

3 グリーフワークとグリーフケア

Worden(1993)は,死別に適応するためには,①喪失の事実を受容する,②悲嘆の苦痛を乗り越える,③死者のいない環境に適応する,④故人を情緒的に再配置し,生活を続ける,という4つの課題(グリーフワーク)を完成しなければならないとしている.これらの課題を達成できるようにグリーフケア(遺族ケア)を行う.

最近ではグリーフケアとして,電話や手紙,個別的な面談,遺族同士が集まって互いの体験や故人との思い出などを語る遺族会などを行っている施設がある.また,地域の中で遺族を支える自助グループやサポートグループの取り組みや,遺族外来をもつ病院などもみられている.しかし,急性期病院などの施設では,遺族ケアへの取り組みが難しい現状がある.

患者の存命中に,家族が患者に十分に看病できたと思えることは,悲嘆からの回復を促すといわれている.そのため,医療者は患者の存命中から家族が患者にしてあげたいと望むことを一緒にできるようにかかわることが,死別した遺族へのケアにつながると考える.

4 出産直後に子どもを失くした母親のグリーフワークの事例

ここでは,死産に対する悲嘆を経験したCさんのグリーフワークを,Ewy & Ewy(1984)の悲嘆のプロセスにより事例を分析し考察する.

Ewy, D. H. と Ewy, R. F.（1984）は，流産や死産，新生児の悲嘆について，看護の立場から研究し，悲嘆のプロセスを，「第1段階 ショックと拒絶」「第2段階 交渉と罪の意識」「第3段階 怒り」「第4段階 うつ症」「第5段階 承認」の5段階に分けている．悲嘆の中にいる両親を支えるケアを提唱したものである．

1）患者紹介

Cさんは，29歳の女性である．家族は30歳の夫と2人暮らしで，近隣に両親が在住している．結婚4年目に妊娠した．その後，近隣の産院に通院し，妊娠33週目までは母子ともに異常を指摘されることなく，経過良好であった．Cさんは，わが子に会える日を心待ちにしていた．

2）経　過

（1）染色体異常の宣告（妊娠34週目）

妊娠34週目に近隣の産院で羊水過多を指摘され，周産期母子医療センターを紹介され受診した．超音波診断の結果，染色体異常が指摘された．2日後，羊水検査の結果で，胎児染色体異常18トリソミーと診断された．胎児の正常な身体機能がないため母体外では生きられないと主治医から説明を受けた．

Cさんは，突然の宣告に「検査結果は間違っている，信じたくない」「お腹の子はどうなってしまうのか」などの不安を感じ混乱していた．その後，羊水の増加による腹満から，Cさんは体動が困難になり，徐々に呼吸困難感を訴えた．

（2）分娩の選択（妊娠36週目）

Cさんは陣痛により胎児へ負担がかかることから死産の可能性が高いことを知らされた．今お腹の中で生きているわが子を愛おしく思う一方で，出産後にはわが子の命が絶たれてしまう絶望感と，元気な子を産めないことに自責の念を抱いていた．また，Cさんはこのようなつらい思いをさせる医療者に対して憎しみと怒りを感じていた．妊娠36週目からの分娩は，母子の安全を考え帝王切開による出産も考えられたが，産後，帝王切開の傷を見るたびに子どものことを思い出さないよう配慮された結果，医療者は陣痛促進剤を使用しての経腟分娩を選択した．

（3）産後の混乱

出産後，子どもはかすかな産声をあげ，直後に死亡した．Cさんは子どもを失った事実を理解できないほど混乱し，悲しんでいた．

Cさんは分娩後，悲嘆に暮れ，気持ちは落ち込んでいた．助産師と看護師の多くは産後の症状や体調を観察したが，Cさんの気持ちや悲嘆にふれることはなかった．そのようなとき，1人の助産師からエンゼルケアへの参加を促され，出産前から準備していた産着を着せ，棺に納まったわが子へ手紙を書くことを勧められた．

子どもの死亡により，Cさんは子どもとの関係性を失ってしまったと感じていた．しかし，エンゼルケアに参加し，子どもと触れあったことにより，混乱した気持ちの中に母親であることの感覚があることに気がついた．

（4）退院後の心情とソーシャルサポート

悲しみに落ち込んでいるCさんに，夫とCさんの両親は，どのように接していいのかわからない様子であった．

「また次の子ができるから頑張って」という周囲の人からの励ましは，Cさんの悲嘆を増強させた．また，Cさんは友人の妊娠や出産を心から喜ぶことができず妬ましく感じていた．

ところが，ある友人へ死産したことを伝えると，「お母さんになれたね．あなたのかわいい赤ちゃんはお母さん産んでくれてありがとうと思っているよ」との言葉をかけられた．この友人から母親として認められたことが悲嘆を軽減し，気持ちは救われた．そして，子どもの死によって毎日ふさぎ込んでいる生活では，わが子の存在を受け入れられないということに気づいた．

5 悲嘆のプロセスにそった考察

1）第1段階：ショックと拒絶

ショックと拒絶とは，無気力に陥り，物事への反応が鈍くなる段階である．

妊娠34週目に羊水過多を指摘され，胎児染色体異常18トリソミーと診断された．さらに，胎児に正常な身体機能がないため母体外では生きられないと説明を受けたことは，大きなショックだったと考えられる．「検査結果は間違っている，信じたくない」と医療者に対して不信感や憎しみをおぼえたことは，第1段階の拒絶を意味している．さらに，妊娠36週目から死産の可能性が高い分娩の選択をせざるを得ない状況から，絶望へ発展したと考えられる．

ショックと拒絶に対するグリーフケアは，染色体異常の宣告をされたときからCさんや家族に寄り添い，内面にあるさまざまな不安や混乱した気持ちを表出できるような働きかけが必要である．特に，つらい思いを傾聴する姿勢が求められる．

2）第2段階：交渉と罪の意識

交渉と罪の意識とは，自身のコントロールの及ばない人生にコントロールを及ぼそうと交渉する切羽詰まった状態，交渉がうまく行かないと自身の罪として思い悩む段階である．

Cさんは，妊娠36週目の分娩の選択時に，自身の命と引き換えにして生きていて欲しいと「交渉」する願いと元気な子を産めない母親の役割を果たせない「罪」の意識があったと考えられる．

この段階の「交渉と罪の意識」に対するグリーフケアは，Cさんの交渉したい願いを理解することや，気持ちを否定せず受容することである．また，子どもの死はCさんに責任はないと伝えることにより，罪の意識を軽減させると考えられる．

3）第3段階：怒り

第3段階は，自分自身・お腹の子・夫・医師・友人たちなど，周囲に対して怒りを感じる段階である．

Cさんは36週のとき，死産に臨まなければならないという，つらい思いをさせる医療者に対して「怒り」を感じていた．子どもが死にゆくことへの無念さを「怒り」に置き換え，医療者に対して敵意を感じたと考えられる．退院後は，子どもとの幸せな生活を実現できなかった失望から「怒り」が再び生み出されたものと推測される．友人の妊娠や出産を心から喜ぶことができず，妊婦を見かけると，気分を害していたものと考えられる．

Ewy, D. H.とEwy, R. F.（1984）は，怒りの期間をもつことは子どもの死を現実として認めていく過程における重要なステップであると述べ，怒りの感情を表出できない場合は長期のうつ状態になるとも述べている．

「怒り」に対するグリーフケアでは，怒りを表出させるアプローチ，傾聴し理解するケアが重要である．

4）第4段階：うつ症

第4段階は，生と死について考え，うつ状態になりやすい段階である．

ショックと拒絶，交渉と罪の意識，怒りの段階を過ぎると，多くの深い悲嘆にとらわれ，うつ状態になりやすい．

抑うつに対するグリーフケアは，Cさんがエンゼルケアを行うことで，子どもとの大切な時間をもち，また棺に納まった子どもに手紙を書くことが，重要なグリーフケアの1つになった．その行動が，Cさんが生と死について考える機会となったのである．

5）第5段階：承認

承認の段階とは，死産を現実として認める．生や死について冷静に話すことができる段階である．

Cさんは，友人へ死産の事実を冷静に伝え，友人から「お母さんになれたね．あなたのかわいい赤ちゃんは，お母さん産んでくれてありがとうと思っているよ」という言葉を受け，母として認められたことを実感できたのだと考える．母になったという認識は，死産の事実を認め，承認したと考えられ，新たな生活ができるように努力する姿勢へ変化したと考える．

この「承認」の段階に対するグリーフケアは，Cさんが子どもの死を受け止められるように，子どもの存在とその死を認め，新たな生活を見つけ始めるよう働きかけることが重要である．

6 家族へのグリーフケア

家族のグリーフワーク，家族へのグリーフケアについては，以下のように考える．

夫は，父親になれなかった悲嘆と，子どもと生活するという将来の希望を失う悲嘆を体験し，Cさんの両親は孫を失い，子どもを亡くした娘に対してのつらい思いという二重の苦しみを感じていた．

家族によるサポートをグリーフケアとして活用するには，医療職者は，Cさんの悲嘆の最初の段階から，グリーフワークについて家族へ説明し，Cさんに寄り添うことの必要性を伝えることが必要である．また，夫や両親もCさんと同様，悲嘆を体験していると推測される．そのため，家族全体すなわち家族を1単位として捉えたグリーフケアが必要になる．

子どもを亡くした母親のグリーフワークを通して，グリーフワークとグリーフケアを考察した結果，以下のことが示唆された．
1．悲嘆の気持ちを表出させる医療職者の働きかけが重要である．
2．具体的なエンゼルケアへの参加は母親であったことの認識と死の受容に効果的であった．
3．悲嘆の回復には，家族や友人らのソーシャルサポートが必要である．
4．母親へのグリーフケアだけでなく，家族全体としてのグリーフワークへのケアも必要である．

引用文献

Bowlby, J.(1981). 第6章 配偶者の喪失. J. ボウルビィ著. 黒田実郎ほか訳. 母子関係の理論Ⅲ. 対象喪失. pp. 91-111, 岩崎学術出版.

Ewy, D. H. & Ewy, R. F. (1984). 梅津祐良，梅津ジーン訳（1985）. 悲しみのとき：赤ちゃんを亡くした両親への援助. pp, 165-174, メディカ出版.

Lindemann, E. (1944). Symptomatology and management of acute grief. American Journal of

Psychiatry, 101（2），pp. 141-148.
坂口幸弘（2010）．第1章 悲嘆の定義．悲嘆学入門：死別の悲しみを学ぶ．pp. 4-11，昭和堂．
Worden, J. W.（1993）．第1章 愛着，対象喪失，悲哀の課題．J. W. ウォーデン．鳴澤實監訳．グリーフカウンセリング：悲しみを癒すためのハンドブック．pp. 13-26，川島書店．

5 補完代替療法

1 補完代替療法とは

　ナイチンゲール（Nightingale, 1860）は，自然，生活，生命力が看護の基本であることを提言した．ヒポクラテスも医療者の役割は自然治癒力の補助であるとしている．人間のもつ自然治癒力の力は大きく，その増進のために，補完代替療法が役立つ．

　補完代替療法（complementary and alternative medicine：CAM）とは，「現代西洋医学領域において，科学的未検証および臨床未応用の医学・医療体系の総称」である（日本補完代替医療学会）．そして，補完代替療法と西洋医学を併せて全体的な視点をもつ考え方を統合医療という．統合医療とは，「現在西洋医学を中心にして，現代西洋医学では力の及ばないところを補完代替療法で補っていく医療」であり，疾患の治療を図るだけでなく，予防や治未病，健康増進や維持，active aging をも包含した総合的な医療である（今西，2008）．統合医療や補完代替療法は，全人的でQOLを尊重したケアであり，エンドオブライフケアにおいて重要な視点の1つである．

2 国内外での実践状況と看護師の役割

　欧米の先進国では，40～60％のがん患者が補完代替療法を利用している．米国では年間1億ドル以上の予算が研究に配分され，統合医療センターでの実践や統合医療の研究が活発に行われている．

　わが国でも補完代替療法の利用者は急増しており，がん患者の半数近くが取り入れている．最も多く用いられているのは健康食品であり，そのほか，鍼灸やリラクセーション，アロマセラピー，音楽療法などの実践が積み重ねられている．補完代替療法は非侵襲性のものが多いため取り入れやすく，患者のQOL向上に役立つといわれている．一方で，提供者の知識・技術不足，経済的負担，効果の得られない療法の混在といった問題もみられる．

　看護領域では看護介入分類法（NIC）第6版（Bulechek et al.（Eds.），2012）にアロマセラピー，芸術療法，音楽療法，セラピューティックタッチなどが記載されている．看護師には，客観的な科学的根拠に留意しながら，補完代替療法の使用を希望する患者・家族の思いを理解し寄り添う姿勢が必要である．また，自然や芸術などに関する感性を大切にする看護師の存在そのものも，患者にとって大きな癒しとなる．

3 補完代替療法の種類

　補完代替療法には，さまざまな方法がある．
　①民族療法などの体系的医療：漢方，鍼灸，アーユルヴェーダ，民族療法・自然療法等．

②食事・ハーブ療法：栄養補助食品（サプリメント，健康食品），絶食療法，ハーブ療法，長寿食，マクロビオティック等．
③心を落ち着かせ体力を回復させる療法：バイオフィードバック，催眠療法，リラクセーション法，イメージ療法，漸進的筋弛緩療法等．
④体を動かす療法：太極拳，ヨガ，運動療法，ダンスセラピー等．
⑤動物や植物による療法：アニマルセラピー，イルカ療法，ホースセラピー，園芸療法等．
⑥感覚を通しての療法：アロマセラピー，芸術療法，絵画療法，カラーセラピー，ユーモアセラピー，音楽療法等．
⑦物理的刺激を利用した療法：温泉療法，刺激療法，電磁療法等．
⑧外からの力を利用した療法：指圧，マッサージ，リフレクソロジー，セラピューティックタッチ等．
⑨環境を利用した療法：森林療法，温泉療法，タラソセラピー等．
⑩宗教的療法：クリスタル療法，信仰療法，シャーマニズム等．

4 補完代替療法の特徴とエビデンス

　補完代替療法は幅広く，そのエビデンスレベルはさまざまである．標準治療やプラセボの設定が困難な場合が多く，科学的検証の際の問題点とされている．さまざまな健康情報が流布する現代社会において，医療者は客観的な視点をもち支援する必要がある．

　現状でのエビデンスをまとめたいくつかのガイドラインが活用されている．以下では，各療法の特徴と，日本緩和医療学会（2009）による推奨グレードが公開されているものについてはグレードを［　］内に示す（A＝行うよう強く勧められる，B＝行うよう勧められる，C＝行うよう勧めるだけの根拠が明確でない，D＝行わないよう勧められる）．

1）健康食品

　健康食品は，わが国で最も広く普及している補完代替療法であり，アガリクス［C］，プロポリス［C］などが用いられている．

2）リラクセーション

　リラクセーション［C］には，漸進的筋弛緩法や自律訓練法のように確立された方法のほか，呼吸法，イメージ法を組み合わせたものも含め，多くのバリエーションがある．筋弛緩法は筋肉の緊張状態を一定の方法に従って体系的に弛緩させる技法であり，ストレスコントロール方法の1つとして広く用いられている．

3）ユーモア・笑い

　ユーモア（humor）は，心身の健康においてさまざまな効果をもつ．ユーモアには緊張を緩和する効果があり，患者-看護師間の重要なコミュニケーションの1つである．医療の分野では，血流や消化の促進，ナチュラルキラー細胞・サイトカイン・免疫グロブリンの活性化による免疫効果の促進，脳内モルヒネであるエンドルフィンやドーパミンの分泌による鎮痛作用のほか，副交感神経優位，コルチゾール値低下，セロトニン神経活性化，右脳活性化，血糖値上昇抑制，アトピー性皮膚炎やリウマチの改善，呼吸機能向上，運動効果などが報告されている（高柳，2007）．

デーケン（Deeken, 2011）は，「ユーモアとは"にもかかわらず笑うこと"である」というドイツの諺を紹介し，特にエンドオブライフケアにおけるユーモアの重要性を強調している．カズンズ（Cousins, 1979）は，難病で回復が見込めない状態であったが，セリエのストレス学説を鑑み療養に笑いを取り入れた．彼は，喜劇映画や看護師たちのユーモア本朗読により笑いの鎮痛効果を体感し，さらに笑う前後で血沈を検査して値の改善を確認した．笑いの導入後に急速に治癒し，体験記録をまとめた医学論文は反響を得た．米国の医師であるパッチ・アダムスは，医療におけるユーモアの実践を広げた．その実践は"Patch Adams"として映画化され，世界中に広がった（Shadyac, 1998）．日本でもクリニクラウンなどのケアリングクラウン活動や笑いの療法士などの活動が広がっている．大阪府（2006）は医療・福祉現場における笑いと健康の取組みを促進するため，「笑いと健康」事業において冊子を作成・公表した．ここでは，演芸場で漫才や喜劇を見て笑った後，被験者のナチュラルキラー細胞が活性化したという実験結果などが紹介されている．

看護師がユーモア・笑いの効果を活かす関わりをもつことにより，患者や家族の心身の健康に大きく役立つ．

4）アロマセラピー

アロマセラピー［B］とは，植物の花・葉・茎・樹脂などから抽出した純粋な芳香物質である精油（エッセンシャルオイル）の①香りの効果，②成分の薬理効果，③アロマセラピーマッサージによるタッチの効果を使い，対象者の自己治癒力向上をサポートする芳香療法である．アロマセラピーはセルフケア方法として一般に普及し，エンドオブライフケアでも広く用いられるようになっている．筆者は緩和ケア病棟や在宅，診療所などでアロマセラピーを行い，全人的な苦痛を抱える患者・家族が，開始まもなく穏やかな表情になる場と時間を共有してきた．アロマセラピーはガイドラインにおける推奨度が比較的高く，がん患者の身体的・心理的症状を改善するとされている．今後の活用拡大が予測され，看護師として表9-4のような正しい知識をもつ意義が大きい．

5）環　境

環境を整えることも大きな癒しとなる．ナイチンゲール（Nightingale, 1860）は，「看護とは，新鮮な空気，陽光，暖かさ，清潔さ，静かさなどを適切に整え，これらを活かして用いること，また食事内容を適切に選択し適切に与えること－こういったことのすべてを，患者の生命力の消耗を最小にするように整えることを意味するべきである」と述べ，環境やその変化がもつ癒しの力を指摘している．看護師は，環境整備において衛生面や安全面のみならず，心理的影響についてつねに配慮する必要がある．

5 アロマセラピーによる緩和ケアの事例

筆者は，がん患者の多い病棟で看護師として勤務していた際，機械や壁に囲まれた慌ただしい急性期病院の中で，何か自然とつながること，人と人とのふれあいやタッチを大切にできるようなケアができないかと模索し，アロマセラピーに関心を抱いていた．

ちょうどその頃，全人的ながん性疼痛をもつDさん（60代男性）のケアにあたっていた．Dさんのがんは全身に転移し，オピオイドを使用しても疼痛コントロールが難しく，痛みや不安，不眠などから頻回にナースコールを押していた．ある日，私は，眠れないと話すDさんのベッド

表9-4 アロマセラピーに必要な知識

アロマセラピーの方法	精油の吸収経路
①芳香浴	①嗅覚
②吸入	
③全身浴	②吸入
④部分浴	
⑤精油使用施術（アロマセラピーマッサージ）	③経皮
精油の特徴	
①水に溶けにくく，アルコール・油脂によく溶ける	
②揮発性の芳香物質である	
③主成分は炭化水素類・アルコール類・アルデヒド類・エステル類などの有機化合物である	
④さまざまな薬理的な作用をもつ	
⑤光・熱・酸素によって変化し劣化する	
精油使用時の注意点	
①対象者が好きな香りの精油を期限内に使用する	
②学名の記載された天然の精油を使用する	
③原液を直接人体に使用しない	
④光毒性に注意する	
⑤アレルギーによる皮膚炎を防ぐためにパッチテストを行う	
⑥病巣の近くのマッサージは避ける	

サイドに，ラベンダーアロマオイルと書かれたボトルがあることに気づいた．Dさんにオイルを使ってハンドマッサージをさせていただいてよいか尋ねたところ，快諾を得られた．そこで，オイルを手に取り，上肢のマッサージを始めた．するとまもなく，いつもなかなか眠りにつけなかったDさんが，穏やかな寝息をたてて入眠された．その日から，Dさんの睡眠時間が増え，苦痛な表情とナースコールが減った．私は驚き，アロマセラピーの香りとタッチの大きなちからに魅力を感じた．そして，医療現場でも使用できるアロマセラピーの知識と技術を身につけた．

その後，診療所や在宅，緩和ケア病棟などでアロマセラピーを行った．不思議なことに多くのクライアントが，開始まもなく表情穏やかに入眠された．特に，緩和ケア病棟で患者と家族に手や足のアロママッサージを行った際は，それまで不安そうであったり，疲労感をにじませていたりした方々の表情が如実に穏やかになり，眉間のしわがほどけた．訪問看護でも，アロマセラピーを使用されている療養者宅で足浴にリラックスできる精油を用いたり，覚醒を促す際にレモンやペパーミントの精油を用いたりと活用した．

以上のような経験から，アロマセラピーは看護職が活用できる強力なツールであると考えている．

引用文献

Bulechek, G. M., et al. (Eds.). (2007). Nursing Interventions Classification (NIC) (5th ed.). Mosby Elsevier.
Cousins, N. (1979). 松田銑訳 (2001). 笑いと治癒力. 岩波書店.
Deeken, A. (2011). 新版 死とどう向き合うか. p.220, NHK出版.

今西二郎（2015）．統合医療：補完・代替医療．金芳堂．

日本補完代替医療学会ホームページ．http://www.jcam-net.jp/info/what.html（2017.6.12. アクセス）．

日本緩和医療学会（2009）．補完代替医療ガイドライン第1版．https://www.jspm.ne.jp/guidelines/cam/cam01.pdf（2017.6.12. アクセス）．

Nightingale, F.（1860）．湯槇ますほか訳（2011）看護覚え書：看護であること　看護でないこと　改訳第7版．pp, 14-15，現代社．

大阪府「笑いと健康」事業（2006）．大阪発笑いのススメ：意外と知らない笑いの効用．http://www.pref.osaka.lg.jp/bunka/news/warai.html

Shadyac, T.（1998）．Patch Adams. United International Pictures.

高柳和江（2007）．補完代替医療としての笑い．日本補完代替医療学会誌，4（2），pp. 51-57.

第10章
臨死期の身体的ケア

　臨死期とは，終日臥床状態となり，半昏睡／意識低下が起こり，経口摂取がほとんどできなくなる，予後1週間程度の時期とされている．この時期には，十分な観察を行い，家族へ予後予測を伝え，精神的ケアとともに穏やかな臨終を迎えるための準備を行い，苦痛などを伴うケア（処置）は極力避ける必要がある．したがって，これまで行ってきたケアの見直しを行い，アセスメントをしたうえでケアを実施する必要がある．その中でも口腔ケアと排泄ケアおよびスキンケアは本人にとって爽快感につながり重要である．また，臨終後のエンゼルケアは，患者を最期の別れにふさわしい状態にするために行う遺族に対する看護ケアの1つである．

1 臨死期の口腔ケア

「食べる」という行動は，日常生活で必要不可欠である．食欲や口渇を感じると，視床下部が刺激され，唾液分泌が促進されることにより，口腔内の準備がされる．よって，口腔内の清潔が保たれることは，重要である．口腔ケアは，臨死期のケアの中でも，患者と家族に心地よさや満足感を提供できるケアである．口腔内の状態が悪化してからではなく，食事を摂取している時から，医療チームで積極的にかかわっていくことで，質の高いケアが提供できると考える．

1 臨死期にある患者の口腔内の特徴

1）唾液の分泌低下による影響

臨死期においては，「食べる」という行動が減少し，経口摂取低下によって口腔への刺激が少なくなり，唾液分泌が減少する．身体的には全身状態の衰弱に伴って，口腔内の乾燥が著明となる．

2）機能低下による感染

口腔粘膜が乾燥すると，細菌感染に対して弱くなり，口腔内の感染が起こりやすくなる．また，唾液分泌減少は，口腔内の自浄作用が低下して，舌苔の堆積や口臭につながる．免疫機能低下時には，口腔内の常在菌によって感染を起こす．また，う歯や歯周病の嫌気性菌感染により，口臭も発生する．

3）嚥下機能の低下による影響

嚥下機能は，加齢によって低下する．脳血管障害や神経疾患，認知症などの疾患が加わると，さらに機能は低下し，誤嚥性肺炎のリスクが高くなる（藤本，武井，2013）．誤嚥性肺炎の予防には，口腔ケアと摂食・嚥下機能を向上させることが重要となる．臨死期においては，水分や汚染物の咽頭流入によって，誤嚥性肺炎のリスクがさらに高くなる．日ごろの体位交換に付随して，舌や口蓋だけでも清掃することでリスクを抑えることができる．

2 臨死期の口腔ケアの実際

1）医療施設における口腔ケア

(1) 口腔ケアの目的

口腔ケアの目的の1つは，口腔内細菌の減少である．口腔ケアは，苦痛や不快などの症状を緩和するケアであるが，時に本人や家族がケアを望まない場合がある．口腔ケアを行うことによって症状が軽減されることを説明し同意を得たうえで，チームでケアに取り組むことが望ましい．病院内においては，物品や人材などの環境が整っており，歯科専門職とチームで取り組むことで効果的なケアを提供することができると考える．

(2) 具体的な手順

大野（2017）は口腔ケアの具体的な手順として，以下の5点をあげている．

①口腔ケア開始前の全身状態の把握

バイタルサインや栄養摂取状況など，カルテから患者の状態を確認する．また，看護師が直

接観察を行い，意識レベルや意思疎通が可能か，本日の調子はどうかなどを確認しておく．さらに，口腔内を観察して，ケアが必要な部分をアセスメントする．

②観察のポイント

口腔粘膜の乾燥（唾液の状態や舌苔の付着など），歯や歯周組織の状態，動揺歯や残根歯の有無，義歯の有無などである．

③口腔ケアを行う体位

患者にとって無理のない体位であることを確認し，唾液や汚染物などが咽頭へ流入しないように，できるだけ座位をとる．座位ができない場合は，体幹を可能な範囲で起こして実施する．気道への誤嚥を防ぐためには，頸部が屈曲していることが重要である．

④ブラッシング

口蓋や舌などの粘膜は脆弱となっていることが多く，ケア時に痛みが生じたり，出血を伴ったりすることがある．口腔内の乾燥がひどい場合は，口腔内洗口剤を使用して，口腔内が浸潤するまで待ってからケアを行う．口腔粘膜ブラシを使用して，剥離した上皮や喀痰などを除去して清掃し，スポンジブラシで口腔内を清拭する．ブラッシング時には，口腔内の唾液や汚染物が流入しないように吸引を行う．その後，ジェルなど保湿剤を塗布して乾燥を防止する．

⑤終了後全身状態の確認

バイタルサインを測定し，全身状態の変化を評価する．

2）在宅療養における口腔ケア

(1) 口腔ケアの目的

臨死期では訪問看護師は臨死期を予測し，医師へ特別指示書を依頼し，緊急時に備え，連日訪問できるように訪問体制を整える．在宅では，自宅へ家族以外の親戚や近隣，友人などの来客が多く，本人・家族は見た目を気にする場合があり，口腔周囲のケアはできるだけ本人・家族のニーズにそって実施が必要となってくる．そのため，特に口唇・口腔内の乾燥や開口による口臭，舌苔の除去を目的とし，家族への口腔ケア指導を含めたケアの実施を行う．

(2) 口腔のアセスメント

訪問時には，口腔内の乾燥状態，口腔粘膜の糜爛，口内炎の有無，唾液の状態，口臭，舌，義歯および歯の汚れがないかアセスメントを行う．これらの状況に応じて家族に説明し，協力の同意を得て口腔ケアが訪問時以外でもケアが行えるかどうかについてアセスメントを行い，必要性を説明したうえでケア能力と介護負担を鑑み，最期まで無理なく介護ができるように配慮することが必要である．

(3) 具体的な方法

①口臭および，歯の汚れについて：状態の悪化によって口腔ケアの不足による口臭，歯の汚れがみられる．訪問看護師は訪問時に口腔内の状況を観察し，水歯磨きやうがい薬などを使用し，綿棒および，スポンジブラシなどで口腔内を丁寧に頻回に拭く．口腔ケアを実施する場合には家族にケア手順を説明し，一緒に行うことも重要である．訪問時以外でも家族が口腔ケアをできるように，家族への負担を最小限にする工夫を考え指導する．

②口腔内の湿度を保持について：口腔内の湿度の保持は，スプレーも用いて水や茶類の噴霧，または綿棒で舌を湿らせる．蒸発予防には加湿後，湿潤用のジェルを薄く塗るのも有効である．

③口唇の乾燥について：臨死期には，唾液分泌の減少による口唇の乾燥や出血を伴う苦痛と表

情の変化がみられる．特に冬はエアコンなどの影響による口唇の乾燥が生じる場合があり，注意が必要である．口唇の乾燥を予防するために市販の油性のリップクリームなどを頻回に塗布する．また，家族にも口腔ケアを含めて指導する．
④舌苔除去について：舌苔は一度に除去できないことが多い．また，強い刺激で舌苔そのものを除去しようとすると，糸状乳頭まで除去してしまい，粘膜を傷つけることがある（松尾, 2014）．これらに注意しながら，実施をする必要がある．

引用文献

藤本篤士, 武井典子（2013）．口腔ケア概論．藤本篤士ほか編著. 5疾病の口腔ケア：チーム医療による全身疾患対応型口腔ケアのすすめ．pp. 8-11, 医歯薬出版.

松尾理代（2014）．岩崎紀久子ほか編．終末期がん患者の緩和ケア：一般病棟でもできる！：あなたの疑問に認定看護師が答えます 第3版．p. 106, 日本看護協会出版会.

大野友久（2017）．口腔ケア．藤本篤士ほか編著．老化と摂食嚥下障害「口から食べる」を多職種で支えるための視点．pp. 120-124, 医歯薬出版.

2 臨死期の排泄ケア

臨死期の排泄の苦痛は，今まで当たり前にしていたことができなくなり，ケアには羞恥心が伴い，自分らしく生きたいと考える本人が屈辱的な思いをすることである．そのため，排泄に関するケアは単に不要なものを体外に排出する機能の変化に対応するだけでなく，精神的な一面を考えた尊厳あるケアが求められる．

1 臨死期の便秘

1）便秘の特徴

臨死期は，食事・水分摂取量の低下や体動量の低下，全身の衰弱に伴う消化機能の低下等により，思うように身体を動かすことができず，腸の動きが鈍くなり便秘になりやすい．また，排便の動作は直腸・平滑筋の運動，内・外肛門括約筋の弛緩などが関与する総合的反射であるため，これらの反射は臨死期には困難な状態となり，便秘になりやすい（川越, 2013）．特にがん末期ではオピオイド鎮痛薬などの副作用による便秘も苦痛の要因であり，全身状態のアセスメントを行い，対処する必要がある．

2）便秘ケアの実際

(1) 便秘ケアの目的

臨死期の便秘のケアは，可能な限り，苦痛なく便が排泄できる工夫をすることである．そのためには，日常生活における排便習慣，本人・家族の便秘に関する認識を理解し，同意を得たうえで便秘の苦痛緩和に努める．

(2) 具体的な方法

①便秘に対し，本人や家族は「ほとんど食べていないので大丈夫」「浣腸や下剤は腹痛や下痢

になるのでは」などと考えていることがある．臨死期には積極的な便秘ケアは避け，本人や家族のニーズを汲み取りアセスメントする．また，浣腸や座薬などの実施後の状態，リスクなどを本人・家族に説明したうえでケア実施の同意を得る必要がある．

②便秘などによる病態の変化に留意し，バイタルサインや触診，腹壁の観察，腸蠕動運動の有無，腹水貯留の有無，排ガス貯留などのアセスメントを行い，医師の指示を受ける．医師の指示による浣腸，座薬の効果がみられない場合は摘便を行う．実施する際にはオリーブオイルやワセリンなどをゴム手袋に塗り肛門部を傷つけないように留意し，挿入する．体位変換が可能であれば左側臥位にし，肛門周囲の便塊を取り除く．その際，周囲が汚れないように紙おむつなどを敷き，終了後は速やかに安楽な体位に戻すようにする．

③腹部のガス貯留によって膨満感の訴えがある場合にはカテーテルによるガス抜きなどの方法も本人・家族の意向を確認したうえで行い，苦痛緩和に努める．また，腹部，背部，仙骨部への温罨法は交感神経の緊張をやわらげ，迷走神経や骨盤神経などの自律神経系へ作用し，腸の血液量の増加により効果が期待される．また，腹部のマッサージは大腸の走行にそって軽く圧迫することによって排ガス，排便を導く効果があるため，腹部の状態を観察したうえで実施する．

2 臨死期の下痢

1）下痢の特徴

下痢とは，便の水分量が増して泥状，水様になった状態をいう．多くの場合，排便の回数も増加する．臨死期には腸粘膜の吸収障害，腸粘膜の分泌亢進，腸蠕動の異常亢進，腸内の浸透圧上昇などが起こり，肛門部の弛緩による少量の液状便の頻回の排泄もみられる．

2）下痢ケアの実際

(1) 下痢ケアの目的

下痢は，腹痛を伴うこともあり，本人が非常に苦しむので臨死期には緩和すべき大事な症状である．また，身体機能の喪失はそれ自体個人の尊厳に大きな影響を与えるため，最期まで肛門周囲の皮膚トラブルに注意し，清潔保持に努め，不快でない状態に整えることを目的とし，緩和に努める．

(2) 具体的な方法

①全身状態の観察，皮膚の乾燥，機能低下の程度などのアセスメントを行い，本人・家族に説明し，ケアの同意を得る．

②便の色調の変化，周期，意識レベル，腹部の触診，聴診などにより，腸蠕動運動の有無，緊張，膨満感などのアセスメントを行う（加藤ほか，2018）．

③脱水予防を考え，電解質補正の意味からも，水分（可能であればスポーツ飲料など）を，スプーンを使用したりガーゼに含ませるなどの方法により，頻回に飲水を行う．必要な場合には，医師の指示により補液を実施する．

④本人・家族のニーズに対応しながら，尊厳あるケアを丁寧に行い，下着の汚染やシーツの汚染がないように工夫し，本人・家族の同意を得ておむつなどの提案を行う．

⑤ホットパックを利用しての腹部・背部の温罨法は腹痛の緩和に効果的である（加藤ほか，2018）といわれている．

3 臨死期の排尿

1）排尿の特徴

　臨死期における排尿は食事や水分摂取量の不足，身体機能の衰えにより排尿量が減少し，尿性状は周期の強い濃縮尿となる．また，そのほかに末期がんによる排尿障害には，尿道の狭窄，外尿道口の閉鎖やがんの膀胱浸潤・転移による血尿や脊髄神経麻痺に伴う尿閉，尿失禁などの特徴がある．

2）排尿ケアの実際

(1) 排尿ケアの目的

　全身や意識状態や座位保持などのアセスメントを行い，できるだけ，本人の希望をかなえるように排便方法を考え，羞恥心を配慮しながら排尿の苦痛を取り除く工夫を行うことである．

(2) 具体的な方法

①臨死期排尿状態の観察には，1日の排尿量，飲水量，性状，色などのアセスメントを行い，本人・家族への予後予測を医師の指示のもとに説明する．尿量の減少傾向と意識レベルを考慮し，トイレ排泄，床上排泄の意向を聞き，尊厳のあるケアが全うできるように配慮する．

②尿貯留による下腹部の膨満感の苦痛があれば，選択肢として導尿，膀胱留置カテーテルの対処を説明し，同意を得て，実施する．

③排尿時の汚染には迅速に衣服の交換，シーツの交換を行う．体力の消耗を最小限に整えるためにはおむつの工夫（下着のようなパンツ式のおむつが市販されている）も選択肢として提示する．また，排尿臭のため，不快にならないように環境の整備を行い，おむつ汚染に留意する．

引用文献

川越厚（2013）．がん患者の在宅ホスピスケア．p. 59, 医学書院．
加藤裕規（2018）．宮下光令，林ゑり子編．看取りケアプラクティス×エビデンス：今日から活かせる72のエッセンス．pp. 190-192, 南江堂．

3 臨死期のスキンケア

　Woo（2010）らは亡くなる2～6週間前の50％以上の患者で潰瘍に関連した皮膚変化の兆候があるとしている．臨床においても，スキントラブルは，最もよく目にする現象の1つである．

　この項では，まず，臨死期のスキントラブルとケアの特徴を述べた後，頻度の高いスキントラブルとして「褥瘡」「KTU（Kennedy Terminal Ulcers）」「自壊巣」「リンパ浮腫／リンパ漏」について述べる．

1 臨死期のスキントラブルとケアの特徴

1）予防が困難である

臨死期にある患者の皮膚は脆弱であり，さまざまなスキントラブルが発生する．スキントラブルは一旦発生すると治りにくく，慢性的な経過をたどることが多い．スキントラブルには褥瘡やリンパ漏のように予防が見込めるものと，自壊巣やKTUのように予防が見込めないものがある．これらを見極め，予防できるものに関しては徹底した予防策を講じることが重要である．

2）多様なスキントラブルが日々悪化傾向を示す

臨死期のスキントラブルには，褥瘡，KTU，自壊巣，リンパ浮腫に伴うリンパ漏等多彩である．これらのスキントラブルは，1つではなく，複数合併することもまれではない．自壊巣にリンパ浮腫に伴うリンパ漏が合併することや，褥瘡をもつ患者にKTUが合併するケースは臨床では多く経験する．このようなケースではケアに時間がかかり，患者・看護師の負担となっていることも少なくない．対応として，起こっているスキントラブルをアセスメントしてそのケア方法を明確にし，手際よく行えるよう準備・実行するとともに，ケアに必要な人員配置を考えることが重要である．例えば2人の看護師が1時間かけてケアを行うよりも4人の看護師が30分でケアを終わらせるほうが，患者に苦痛が少ない場合が多い．

また，スキントラブルは現病巣の悪化と同時に悪化傾向を示し，日々変化していく．このためケアの内容は，その日その日できめ細かく検討し柔軟かつ統一した方法で行えるよう配慮する必要がある．

3）身体的苦痛と密接に関連している

呼吸困難などによりスキンケアに必要な体位をとるのが困難な場合やケアそのものが苦痛を増強させる，あるいは，苦痛による体位の固定などが，スキントラブルの要因となっている場合も多い．このように，臨死期においてはスキントラブルと身体的苦痛症状が密接に影響しあっていることが特徴といえる．

スキンケアを行う際は，身体的な苦痛も同時にアセスメントを行い，オピオイド鎮痛薬の投与等症状緩和も同時に図っていく必要がある．

4）全体像を捉えたケアが必要とされる

臨死期の患者は身体的苦痛以外にも，精神的・社会的・スピリチュアルな問題を抱えていることが多い．臨死期のスキンケアにおいては，いずれのスキントラブルにおいても，患者の全体性を捉え，その中でスキントラブルがどれほど重大に全体に影響を及ぼしているかを見極め，ゴール設定を行うことが重要である．また，ケアの成果を患者・家族と共有し，あきらめることなくケアを行い続ける姿勢が望まれる．

2 臨死期に生じる主なスキントラブル

1）褥瘡

がん患者においては，亡くなる数週間前ごろより，ADLが急激に低下することが多い．このADLの低下が見逃されることにより，褥瘡が発生するケースを経験する．他の病期と同様，臨死期においても褥瘡を予防することが重要である．

褥瘡の予防には「体位変換」「体圧分散」「栄養管理」「スキンケア」が必要である．これらすべてが可能な患者であればこれらを実施する．苦痛や病状の進行によって「体位変換」「体圧分散」「栄養管理」が不可能となっても「スキンケア」だけは継続させていく必要がある．患者の褥瘡を早期に発見し，対応するために，カンファレンス等で，患者の状態・褥瘡発生のリスク，マットの種類などの検討をこまめに行うことが重要である．また，清潔ケアの際に全身の観察を行い，褥瘡発生が予測される場合には，保護フィルムを使用するなど，予防的なスキンケアを実施することも重要である．

また，呼吸困難により，臥床することが困難となり，起坐位で終日過ごす患者もいる．疼痛の為に一定の方向の同一体位を好む患者もいる．このような場合は，可能な限り臥床や体位交換が可能となるような症状マネジメントを優先して行うことが重要である．

2）KTU：Kennedy Terminal Ulcers

KTU は臨死期の人の一部に生じる圧迫創傷である．亡くなる数日前に突然生じ，急激に進行する．多くの場合は 24 ～ 48 時間で死亡する場合が多い．KTU が生じた場合は患部の手当てはもとより，大切な人の死を目前に控えた家族へのケアにも十分に目を向ける必要がある．

3）自壊巣

自壊巣は転移性病変がある患者の 5 ～ 10％に生じ，出血・におい・痛み・浸出液が問題となる場合が多い．これらのうち 1 つが生じているケースもあるが，多くは複数の問題が同時に起こり，余命 6 カ月以内に生じることが多い．ケアには時間やコストが生じ，患者や医療者の身体的・心理的負担となることが多い．また，局所病変以外には身体機能の低下や苦痛症状がないにもかかわらず，自宅でのケアが容易ではなく，入院を余儀なくされる，あるいは，退院困難となる患者も多い．

自壊巣は治癒が困難で日に日に悪化する場合がほとんどである．看護師はケアのゴールを患者・家族と共有し，可能なケアをできるだけ患者の負担とならないよう短時間で行うことが必要である．

また，頸部や乳房付近の自壊層は主要な動脈に浸潤して大出血をきたし致命的となる場合もある．患者や家族は強い不安を抱えて療養生活を送っている場合もあるため，精神的なケアも重要である．

さらに，自壊巣のにおいは多くの患者にみられ，心理社会的なダメージを受けていることが多い．においの軽減には表在性の感染を制御し，吸収性の高いドレッシング材や吸収パッドを用いて管理すること，環境面やケアの方法で工夫を考慮することが必要である．自壊巣の細菌増殖制御を目的とした外用薬として，メトロニダゾール（ロゼックスゲル®），クリンダマイシンがある．そのほかヨード製剤が使用される場合もある．モーズ変法により，浸出液やにおいの軽減止血効果があり，その有効性は多数報告されている．薬剤対応に加えて，汚染したパットの速やかな交換と処理，消臭器の使用，浸出液で汚染した寝衣のこまめな交換などを速やかに行うことも合わせて行う．

在宅療養をしている患者は，自己あるいは，家族が複雑な処置を行っている場合も多く，疲労の原因となっている場合も多いため，看護師は患者・家族の労をねぎらう声掛けをすることも重要である．

4) リンパ浮腫／リンパ漏

臨死期において，腫瘍の増殖により生じるリンパ浮腫は臨床において多く遭遇する．リンパ漏などの合併症が生じているケースも多く，その対応に難渋することが多い．リンパ浮腫への対応として，浮腫の評価や複合的な理学療法があげられるが，臨死期においては，患者の負担となる場合もある．腫脹が患者にどれほど重大であるかを見極め，患者の事情や考え方を考慮し，現実的なゴールを設定することが重要である．リンパ漏については，スキンケアを入念に行い，その発生を予防することが最も重要である．リンパ漏が発生した際は，ガーゼ交換や寝衣の交換をこまめにし，二次感染の予防や，患者が不快に感じないような対応が重要である．

引用文献

Woo, Y. & Sibbald, R. G. (2010). Local wound care for malignant and palliative wounds. Advances in Skin & Wound Care, 23 (9), pp. 417-418.

4 エンゼルケア

1 エンゼルケアとは

病院数の増加に伴い病院死が増え，看護師が死後の処置を行うことが多くなった．従来看護師が亡くなった患者に行ってきた「死後の処置」は，遺体を清潔にし，生前の外観をできるだけ保ち，死によって起こる変化を目立たないようにするための処置であると定義されている（厚生労働省，2002）．

しかし，近年では，死後の処置は「エンゼルケア」とよばれ，看護師のみで行われるものではなく，遺族と一緒に行うことで遺族への緩和ケアとしても捉えられるようになり，ケアのあり方も変化してきている．エンゼルメイク研究会（小林，2007）は，死亡確認後の一切のケアをエンゼルケアとよび，エンゼルメイク，グリーフケア，および死後の身体をその人らしく整えることなどを重視している．したがって，エンゼルケアとは，遺体を管理するというだけではなく，生前と同じように患者の尊厳を保つケアであり，遺族へのケアも含まれるものであると考える．

2 エンゼルケアの目的

1) 死後の患者の尊厳を守る

病院などで終末期を迎え亡くなる患者には，点滴やドレーンなどが挿入されている場合や，全身状態が悪化したことにより入浴などの清潔ケアが難しく，全身が汚染している場合もある．亡くなってしまった患者はセルフケアができないため，医療者が代わりに保清などのケアを行うことによって，元気な頃のその人らしい姿に整え，患者の死後も尊厳を守ることが大切である．

2) 感染予防

死後の患者の鼻腔や口腔，肛門や，ドレーンなどの挿入部から体液や血液などが流出することで，家族や医療者に感染する可能性がある．スタンダードプリコーションにそって適切な処置を

行い感染予防に努める．

3）家族へのグリーフケア

患者とともに闘病生活を過ごしてきた家族にとって，エンゼルケアの場面は，患者の苦労を労うことや，してあげたいことをする最期の大切な時間である．看護師は，家族が希望する場合は，一緒にエンゼルケアを行い，患者の生前の様子について家族から話を聴くことや，家族が患者に感謝の気持ちを伝える機会をつくることで，家族の気持ちの整理につながることがある．山脇ら（2015）の調査よると，遺体へのケアにより「穏やかな表情にしてくれた」「生前と同じような配慮や扱いをしてくれた」「目や口を閉じるようにしてくれた」「家族の意向を聞いて取り入れてくれた」と家族が思えることが，家族の満足度の大きな要因となっている．これらのことから，エンゼルケアは家族のグリーフケアとして大切なケアである．

4）看護師や介護士などの医療者自身のグリーフケア

闘病生活を支えてきた看護師や介護士は，患者に提供してきたケアに対し「患者に十分なケアができなかった」「何もできなかった」といった後悔や罪悪感を少なからず抱いている．そのため，患者に提供できる最期のケアであるエンゼルケアによって，患者を安らかな姿に整え見送ることができることによって，気持ちが安らぎグリーフケアへとつながる．

3 エンゼルケアの実際

1）患者と家族の別れの時間をつくる

医師により死亡が確認された後，医療機器などをはずし，静かな環境を整え，遺族が故人とお別れをする時間をとる．

2）医療的処置

医療処置を行う場合は，家族に一度退室をしてもらうとよい．死後は中心静脈カテーテルや点滴を抜去したあとに皮下出血が起き変色しやすいため，ガーゼ等でしっかり圧迫固定をした後，フィルム材で全体を覆い密閉するように貼付する．胸腔ドレーンや胃瘻チューブ，気管切開のカニューレは，医師に抜去してもらい，挿入部は縫合をしてもらう．縫合部は，ガーゼやドレッシング材を貼付し，フィルム材等で密閉するとよい．褥瘡などの創傷がある場合は，新しいドレッシング材に交換する．

3）口腔ケア

口腔は，臭気が出やすいため，柔らかい歯ブラシやスポンジ等を使用して，粘膜を傷つけることがないように口腔内を素早く清潔にする．その後，ワセリンや保湿用のジェルを十分に使用し保湿を行う．義歯がある場合は，口腔ケアの後に装着する．口腔ケアは，死後硬直が始まる前に早めに行う．

4）清　拭

全身清拭と陰部洗浄を行う．その後，鼻腔や肛門に体液漏出を防止するゼリーを詰めることが多い．

5）着替え

　下着は，排泄物が流出することがあるため，おむつを着用させる．家族が希望した場合は，使用していた下着に尿取パットなどを当てる．衣装は，患者の生前好きだったものや，家族の意向に合わせたものがよいが，準備ができない場合は病院の浴衣に着替えさせる．体外への漏出物のリスクがあるため，ベルトや帯などはゆるめて着用させる．

6）化粧（整容）

　整容を整え，メイクを行う．男性の場合は，髭を剃る．またメイクの前に，クレンジング剤や蒸しタオル等で汚れを落とし，化粧水や乳液でしっかり保湿をすると顔色がよく見える．ファンデーションやチークを使用し，やや赤みがある肌色と感じる程度に肌の色を整える．女性の場合は，患者が生前に好んだメイクがよいなど，家族が希望する場合がある．そのため家族にメイクについて相談し，家族が希望する場合は一緒に行うとよい．

4 エンゼルケア（死後の処置）を行う際の注意点

1）死後の身体的変化の特徴に配慮

　死後の医療処置やエンゼルメイクを行う時には，以下のような死後の身体の変化を予測することが，遺体を管理するうえで重要である．

　死後の身体は，死亡した時点から恒常性が消失し，時間の経過とともにさまざまな不可逆的な変化が現れる．一度起きた遺体の現象は，自然にもとにもどることはない．死後の身体は，死亡後30分程度から，顔面蒼白化，死斑，死後硬直，皮下出血，乾燥，腐敗などが起こってくる．これらの変化が起こり始める時間や進行速度は，死亡時の体温，水分量，栄養状態，出血の有無等の身体の状態や，気温，室温，湿度，冷却の度合い，着衣の状況等の環境の要素が影響するが，個人差も大きい．また死後の身体は傷みやすい．

2）死後の処置時の注意点

　これまで行われてきた死後の処置では，手を組む，顎を閉じる，顔に白い布をかける，胴ひもを縦結びにする，着物の合わせを左前にする，鼻や口に詰め物をするといった習慣がみられていた．しかし，死後の身体の変化から考えると，好ましくないことが多い．

(1) 死後に合掌や口を閉じるのために縛る行為は原則禁忌

　死後の身体は，循環が停止し血液や体液は重力に従って沈降する．死後にひもやバンドを使用して，心臓より高い位置で手を組ませると，手背側の静脈を駆血し，水分の基底面への移動が遮断され，拘束した部位よりも末梢部に腫脹や皮下出血が起こり，拘束部位の陥没を引き起こすため，原則禁忌である．また，口を閉じさせるために顔を縛るといった行為も局所的な浮腫を起こす可能性があるため，顎の下にタオルなどを置いて支えるようにする．

(2) 死後の身体は出血しやすいため創部の処置は重要

　死後の身体は，血液の凝固因子が消費され，出血しやすい傾向がある．そのため，カテーテル等を抜去した際には，血液漏出のリスクが高くなるため，創部をフィルム材等で密閉する必要がある．

(3) 鼻腔や咽頭への詰め物は必ずしも必要ない

　これまで漏出液の防止の目的で，鼻腔や咽頭へ綿を詰める処置がされることが多かったが，実際に漏出液が起こる可能性は低いことや，綿は栓の役割を果たさないため，必ずしも詰め物をす

る必要はない（上野，2011）．
(4) 死後の身体は傷みやすいためクーリングを適切に行う
　死後の遺体は，消化液等による臓器の自家融解や，細菌による遺体の腐敗などによって時間の経過とともに傷んでいくため，クーリングを適切に行う．クーリングは，胸空内の肺や，腹腔内の肝臓や腸が冷却できるように，主に胸部や腹部に行うとよい．

　看護師は，死後の身体の変化を最小限となるように注意し，患者の尊厳と生前のその人らしい姿を保つことができるようにケアを提供することが重要である．

引用文献

小林光恵（2007）．エンゼルメイクとは．小林光恵，エンゼルメイク研究会編著．ケアとしての死化粧：エンゼルメイクから見えてくる最期のケア 改訂版．p. 28, 日本看護協会出版会．

厚生労働省（2002）．在宅患者の死亡時における看護師等の関わり方について．第7回「新たな看護のあり方に関する検討会」資料．http://www.mhlw.go.jp/shingi/2002/11/s1119-2b.html（2018.6.6. アクセス）．

上野宗則（2011）．「漏液防止処置としての詰め物の処置」のデータと考察．上野宗則編著．エンゼルケアのエビデンス!?：死に立ち会うとき，できること．p. 58, 素敬SOKEIパブリッシング．

山脇道晴ほか（2015）．ホスピス・緩和ケア病棟におけるご遺体へのケアに関する遺族の評価と評価に関する要因．Palliative Care Research, 10（2），pp. 101-107．

第11章
エンドオブライフケアと看護過程

　看護の本質は，どのような対象者でも，どのような疾患でも，どのような病期でも，その人がその人らしく生きていけるよう援助することである．そのためには対象者を確実に捉え，起こっている問題を把握し，何が必要なのか，また何をゴールにすべきかを考え，的確に介入する看護過程の展開が不可欠である．特に，エンドオブライフにある対象者とその家族は，身体的・精神的に多くの苦痛を抱えているため，複雑に絡み合うさまざまな問題を的確に捉え介入する必要がある．第11章では，看護過程の基本と，エンドオブライフにおいてよくみられる看護問題についてのフォーカスアセスメントおよび成果と介入について述べる．

1 看護過程とは

　看護者の倫理綱領（日本看護協会，2003）では，「看護は，あらゆる年代の個人，家族，集団，地域社会を対象とし，健康の保持増進，疾病の予防，健康の回復，苦痛の緩和を行い，生涯を通してその最期まで，その人らしく生を全うできるように支援を行うことを目的としている」と定義している．そして，看護業務基準（日本看護協会，2016）では，「看護実践とは，看護師が対象者に働きかける行為であり，看護業務の主要な部分を成すものである」としている．「支援を行う」ことや「働きかける行為」は，看護師の思考過程のプロセスから生み出される行動であるため，看護師の的確な思考過程をなくしては，質の高い看護は生み出すことはできない．対象者を的確にアセスメントし，正しい看護診断を行うには，数ある情報の中から重要な情報を見いだし，それらがどう関係して問題が発生しているか推論する能力が必要である．

1 推論の基本：演繹法と帰納法

　ものごとに対する推論を立てる方法として，演繹法（induction）と，帰納法（deduction）がある（図11-1）．演繹法による推論とは，一般的に認められる前提からより個別的な結論を予測していく思考のプロセスで，帰納法とは，個別的な事例，特殊な事例から一般的な法則や理論を導く思考のプロセスである．

　演繹法では一般的原則や現象（例：人間は初めてのことに不安を感じる動物である）を前提として，特定の予測（例：初めて入院する患者は不安を抱えている）を展開するため，最初から自分の知識と経験等により仮説を立て，それが対象者に当てはまるかどうかの視点で対象者をアセスメントする．一方，帰納的推論では，個々の観察から一般化を展開する方法で，対象者一人ひとりの考えに耳を傾け，状態を観察し，個別性と共通性を見いだしていきながら時間をかけて推論を立てる．

　例えば臨床では，新しく受けもつ患者の特徴が以前にも経験した事例によく似ていると，看護師は以前の事例を思い出しその事例の経過をもとに，目の前の患者をアセスメントし経過の予測を立てる．これが演繹的な推論を使ったアセスメントである．ただ，いつもその方法で推論を立

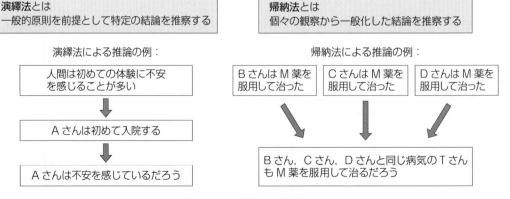

図11-1　演繹法と帰納法

てると，予想したとおりの経過をとらない患者に対し，誤った推論を立ててしまうことになる．従って，演繹的な推論に加え，過去の事例とのちょっとした違いや，対象者とその家族が発する小さなサインを見逃さないように，帰納的な方法で情報を集め推論を立てていくことも重要になる．アセスメントにおいて重要なのは，演繹的な推論法と帰納的な推論法を上手に組み合わせ，対象者の情報を的確に集め経過に対する正しい推論を立てることである．

2 看護過程と看護診断

看護過程とは，対象者の状態を的確に把握し，解決すべき問題に焦点を当て，確実なアウトカムを見いだす看護実践における知的過程（ステップ）である．現在多くの教科書で提示されているステップは，①アセスメント，②看護診断（nursing diagnosis：ND）（看護上の問題点），③計画，④実施，⑤評価の5段階である（図11-2）．1990年頃までは看護診断のステップは看護過程に含まれておらず，看護としての臨床判断を示すステップが明確ではなかった．

看護診断とは，個人・家族・集団・地域社会（コミュニティ）の健康状態／生命過程に対する反応およびそのような反応への脆弱性についての臨床判断である(Gallagher-Lepak, 2014)．また，看護診断は，「看護師が責任をもって結果を出すための看護介入の選択根拠になる（Herdman (Ed.)，2012)．つまり，対象者が抱えている問題に対して単に看護診断名をつけることが目的ではなく，問題を抱えている対象者に対し，看護師としてどのような介入をし，どのような成果を見いだすのかが看護診断の目的となる．

3 看護診断と看護介入

例えば，糖尿病と診断された対象者でも，「非効果的健康管理」である場合と「ボディイメージ混乱」である場合とでは，看護介入が変わってくる．「非効果的健康管理」と「ボディイメージ混乱」の状況としては，どちらも「治療を自分の力で生活に取り入れる」という行為ができていないようにみえるが，「非効果的健康管理」では，健康管理を自分の生活に取り入れようという気はあるが，知識や技術が不足していたり，サポートシステムが不十分だったりすることで，うまく取り入れられていない状況となる．その場合の看護介入としては，教育介入や周囲のサポート体制の構築などが主となるであろう．その一方，「ボディイメージ混乱」の場合は，そもそ

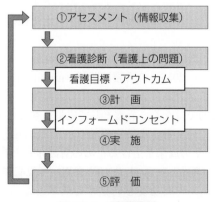

図11-2　看護過程

も自らの疾患について受け入れることができず，健康状態に問題のない自分に対するイメージと，糖尿病である自分のイメージにギャップが存在している状況である．そんな状況では，どんなに教育介入を熱心に行っても，「自分は糖尿病であるわけがない」と思っている対象者には，疾患を受け入れられることはない．このような場合は，まず，対象者の心に寄り添い，対象者が糖尿病であるという事実がなぜ受け入れられないのか考え，対象者が自分の状況を捉え，これからの生活を前向きに考えるような精神的援助が中心となるはずである．いい換えれば，対象者の状況と看護診断，および看護目標・看護介入に一貫性がなければ，どこかのステップが正しくないということである．特に看護診断に関しては，正確性を追求しないで立てられていることが多いため，看護診断をはじめ，全てのステップに一貫性があることを確認しながら進める必要がある．

4 アウトカムに焦点を当てた看護目標

看護過程について近年の傾向として，看護がもたらすアウトカムに焦点を当てようという意識から，看護目標あるいはアウトカムを中心に看護を展開する方法を用いるところもある．また，一つひとつの看護ケアに関して，実践理論をもとに丁寧な説明と対象者の同意を得ることが大切という思いから，実施の前にインフォームドコンセントを行うというステップを筆者から提案したい（図11-2）．

看護過程ではどの過程をとっても大切であるが，特にエンドオブライフにおいては，対象者とその家族の自らに関する病状理解や，医療に関するさまざまな選択肢とその知識等に加え，価値観や死生観など，人間の深い部分に関するアセスメントがとても重要になる．対象者をアセスメントし充分理解したうえで，看護としてできるアウトカムとそれをもたらす最善の方法を考え実施していくことが，エンドオブライフケアにおける看護の責務といえる．

2 看護過程の展開：看護診断・成果・介入

エンドオブライフにある患者に対する看護過程の展開でも，前述の看護過程のように系統的なアセスメントを行い，包括的な情報を入手し，さまざまな視点から情報を分析し解釈したうえで，患者のおかれた状態に対する正しい看護診断を行い，問題解決や状態の改善のための看護介入を実践する．この評価のプロセスは重要である．また，エンドオブライフにおける特徴的な問題については，その問題に焦点を当てたフォーカスアセスメントを行い，問題の早期発見と迅速な対応をする必要がある．

ここでは，エンドオブライフによくみられる身体的問題と精神的問題について，NANDA-I（Herdman & Kamitsuru（Eds.），2015）の看護診断名（nursing diagnoses．以下，ND）をあげ，それに対するフォーカスアセスメントについて説明する．前述したように，看護は問題に対して看護診断名をつけることが目的ではなく，看護として成果をもたらすことが重要である．ここでは，問題に対する解決目標について看護成果分類（NOC：Nursing Outcomes Classification）（Moorhead et al., 2018）を，その成果を上げるための看護介入を看護介入分類（NIC：Nursing Interventions Classification）（Butcher et al., 2018）を用いて説明する．

なお，看護成果とは看護介入の成功度を判定する基準となるもので，NOCはJohnsonとMaasが率いるアイオワ大学研究チームによって作成された看護成果の分類法である．また，

NIC は，McCloskey と Bilechek が率いるアイオワ大学研究チームによって開発された看護介入の包括的で標準化された分類である．看護診断は対象者に見られる看護上の問題点であり，その解決目標である看護目標が看護成果，そしてその成果をもたらすために計画・実施されることが看護介入である．そのため，NAND-I，NOC，NIC は連係（リンケージ）して使用することが提案されている（Johnson et al., 2006）．

1 身体的問題

1）疼 痛

(1) ND：慢性疼痛，ND：急性疼痛，ND：慢性疼痛シンドローム

疼痛は進行がんの患者の80％にみられ，66％の者は中程度から重度の疼痛，60％の者は複数箇所の疼痛に苦しんでいると報告されている（Murray, 2016）．特に不完全な疼痛管理になりやすいリスク因子として，「小児および高齢者」「言語的コミュニケーション障害や認知障害」「何らかの理由による疼痛の否認」などがあげられる（Murray, 2016）．

NANDA-I 看護診断には，「急性疼痛」「慢性疼痛」「慢性疼痛シンドローム」の診断名がある．エンドオブライフにおいてはいずれも適合すると思われるが，どの場合もできる限り疼痛をコントロールし，対象者の苦痛をやわらげることが重要である．

(2) アセスメント

アセスメントの項目としては，NANDA-I 看護診断で示されている診断指標（症状や徴候）や関連因子（問題の原因）が主な項目となる．エンドオブライフケアにおいては，それに加えて，疼痛の尺度である McGill 版疼痛尺度（疼痛の多次元評価），Wong-Baker のフェイススケール（疼痛評価），BPI-J（short form）（簡易的な疼痛評価用紙）などを用いた，対象者の状態やニードに合わせたきめの細かいアセスメントが必要である．また，言葉や指標により表現することが難しい認知症対象者に対する疼痛アセスメントツールとして，疼痛を客観的に評価できる PAINAD（Pain Assessment in Advanced Dementia）scale や，NOPPAIN（Non-Communicative Patient's Pain Assessment Instrument）も開発されており，認知症でなくても言葉で表現することが難しい状況になっている対象者に応用することができる（Murray, 2016）．疼痛管理において大切なことは，一定の尺度を用いてアセスメントし，細かな変化（悪化・改善）とそれに関する影響因子を見逃さないことである．加えて，痛みの原因や影響に関する理解や，薬物の使用や維持したい ADL などを含む本人の価値観に関するアセスメントも重要である．

(3) 成果と介入

NAND-NOC-NIC リンケージ（Johnson et al., 2006）による疼痛に対する NOC 成果項目は，「疼痛レベル」をはじめ，「疼痛コントロール」「疼痛：破壊的影響」「疼痛：有害な心理的反応」「安楽のレベル」などがある．その中で「疼痛レベル」に対する主要介入には，疼痛管理，患者自己コントロール，鎮痛法，セデーション管理，鎮痛薬投与があげられており，他の NOC 成果項目にも具体的な介入がリストアップされている．

また，エンドオブライフケアとしての疼痛コントロールには，ガイドラインに準じた薬物療法としてオピオイド鎮痛薬，非オピオイド鎮痛薬，およびアジュバント療法があげられる．加えて，非薬物療法としては，日常生活パターンや体位の工夫などにより，まずは疼痛を回避する方法を見いだすことが重要である．また，動作時に起こる疼痛に対しては，疼痛に意識が集中しないよ

うな工夫やリラックスの推奨なども看護介入として実施できる．疼痛は個々の捉え方や考え方によって，その対処方法が変わってくるため，個々の考え方や価値観，過去の経験等を十分に把握したうえで，オーダーメードな看護介入を見いだすことがとても重要である．

2) 悪 心

(1) ND：悪心

　悪心・嘔吐はがんの発症部位などにより異なるが，全体の21〜68%の患者にみられるといわれており，特に65歳以下の若年患者に多くみられる傾向にある（Murray, 2016）．病態生理学的な原因としては，頭蓋内圧や血流等の変化による嘔吐中枢の刺激，消化管通過障害，前庭器管の変化，また，中枢神経系の変化等に加え，放射線療法や化学療法の副作用等がある．NANDA-I看護診断では，悪心を「のどの奥や胃に不快感を覚える主観的現象で，嘔吐を引き起こすこともあれば，そうでないこともある」と定義している．また，悪心は身体的，心理スピリチュアル的，または社会的な側面に影響を与えるため「ND：安楽障害」も関連する看護診断である．

(2) アセスメント

　アセスメントのポイントとしてはまず，前述の悪心・嘔吐の原因である頭蓋内圧や中枢神経系の状態，消化管の状態や，悪心・嘔吐を発症させる治療が主な内容となる．また，悪心の程度として対象者本人の訴えに加え，食物に対する嫌悪感や，のどの絞扼感や違和感，口腔内の酸味感や唾液分泌の増加，嚥下回数の増加により，悪心の程度を把握する必要がある（Herdman & Kamitsuru（Eds.), 2015）．

(3) 成果と介入

　NAND-NOC-NICリンケージによる「ND：悪心」と「ND：安楽障害」に対するNOC成果項目には，「嘔気と嘔吐のコントロール」「嘔気と嘔吐の重症度」「嘔気と嘔吐：破壊的影響」「安楽のレベル」等があり，「嘔気と嘔吐のコントロール」の主要介入には，服薬管理，悪心管理，嘔吐管理があげられ，その他の項目もそれぞれさまざまな介入が示されている．

　それらの中で，特にエンドオブライフケアに関連する悪心・嘔吐の対処方法では，がん薬物療法における基本的な制吐薬として，NK1受容体拮抗薬，5-HT3受容体拮抗薬，デキサメタゾンの3剤と，それに加え，悪心・嘔吐の程度に応じたさまざまな薬物療法がある．また，看護独自に介入が可能な方法として推奨される非薬物療法として，「リラックスできる日常生活パターンの確立」「安楽な体位の確立」「緩やかな体位変換」などの疼痛回避法や，動作時に「苦痛から気をそらす」「安楽のためのリラックスを推奨する」などの方法もある（Murray, 2016）．

2) 消耗性疲労

(1) ND：消耗性疲労，ND：活動耐性低下，ND：活動耐性低下リスク状態

　エンドオブライフにおいては，疼痛や悪心・嘔吐のほか，呼吸困難感，せん妄，倦怠感などの複数の症状が同時に発生する．加えて，食欲不振や栄養状態の低下により，さまざまな日常生活が自らの力ではできない状態となる．NANDA-I看護診断では，そのような状況を「どうしようもない持続的な脱力感，および通常の身体的作業や精神的作業をこなせす能力が低下した状態」として，「ND：消耗性疲労」の診断名をつけている．エンドオブライフに特徴的な関連因子（原因）としては，身体機能の低下，栄養不良，不安，抑うつがある．

　また，「ND：活動耐性低下」は，「必要な日常生活または望ましい日常活動を持続や推敲する

ための，生理的あるいは心理的エネルギーが不足した状態」であり，その状態になる可能性が高くなった状態が「ND：活動耐性低下リスク状態」である．この診断の場合，消耗性疲労に比べまだ活動できるようになる可能性を秘めており，そのための看護介入により，効果が期待されると捉えるとよい．

(2) アセスメント

「ND：消耗性疲労」の場合も「ND：活動耐性低下」の場合も，アセスメントのポイントとしては，上記にあげるエンドオブライフにおけるさまざまな症状の程度とそれらが日常生活動作等の活動性に及ぼす影響の程度が重要となる．また，脱力感や倦怠感，疲労感などは，疼痛に比べ標準化されたスケールにより客観的に測定することが難しいため，本人の言語的・非言語的表現をできるだけ客観的に捉え，誰がアセスメントしても症状の程度を標準化してあらわしていくことが重要である．また，精神状態のアセスメントも重要で，自分の力で動くことができなくなったことをどのように捉えているのか，また自分の力で最期まで行いたい行動は何か等について，対象者の声に耳を傾けなければならない．対象者が行いたい行動がある場合は，その活動ができるようになるための必要な能力についてアセスメントし，その能力の維持・向上に向けた目標を立て，看護介入を行っていく必要がある．

(3) 成果と介入

NAND-NOC-NIC リンケージによる「ND：消耗性疲労」と「ND：活動耐性低下」に対する NOC 成果項目は「活動耐性」「エネルギー保存」「耐久力」「精神運動エネルギー」があり，主要介護では，エネルギー管理，推奨介入では，環境管理，運動促進などが提案されている．特に注意しなければならないのは，エンドオブライフの状態になるとできるだけエネルギーを保存することに焦点を当てるようになり，対象者が自らの力でできることがあった場合も過度な援助をしてしまいがちになることである．しかし，近年のパリアティブケアにおいては，症状コントロールや活動性の維持・向上に向けたリハビリテーションが重要であるといわれている（Taylor et al., 2013）．

筆者は英国ロンドンにあるセント・クリストファー・ホスピスを訪問した際，人生の最期の時までリハビリテーションを続ける人々に出会った．その人たちは，歩行が難しい状況にもかかわらず，毎日運動マシーンに乗ることを生きがいに，そして運動できることで自分の生を感じるためにリハビリテーションを続けていた．また，そこで長らく理学療法士として勤務していた Jenny Taylor の「人はだんだん死んでいくのではなく，死ぬまで生きている．その最期の力を最大限出せるよう援助するのが自分たちの使命である」という言葉に感銘を受けた．筆者はそれを聞き，治癒できないがんや疾患であることの宣告があった時点で，医療者が対象者を過度に安静にさせ，その人たちから運動することの意義や価値を奪い取ってきたのではないかと感じた．動けない状況になってきたとしても対象者のもっている力を信じ，その人の希望する自分らしさを保つことを援助することが，本来のエンドオブライフケアではないかと思う．

2 心理的問題

1) 不 安

(1) ND：死の不安

経験したことのない死に対して，誰もが不安に感じるのは当然の反応である．しかし，乳がん

で死亡した患者の記録に関する研究（Ogasawara et al., 2005）では，死に関する看護診断名はまったくあげられておらず，不安ですら約25％の患者にしか明記されていなかった．しかし，グリーフワークを促進させるためには，死に関連した診断名に注目し，適切で有効な看護介入を提供する必要がある．対象者が死への不安を自ら表出していない場合でも，心の中で苦悩を抱えていることが多いため，死から目を背けることなく，積極的に診断し介入していく必要がある．

(2) アセスメント

死に対する思いや考えについて，対象者に自由に表出してもらうためには，人間関係の構築は必須である．また，心の奥深くにある感情や苦悩を表出しやすくするための環境づくりが大切である．死の不安に関する症状や徴候は人さまざまであり，また死に対し不安を抱くことに理由は必要ない．そのため，「ND：死の不安」の診断指標や関連因子の内容にこだわることなく，対象者の感情を自由に表出させることに焦点を当てることが重要である．

(3) 成果と介入

NAND-NOC-NICリンケージによる「ND：死の不安」に対するNOC成果項目は「穏やかな死」「尊厳ある生の終焉」があり，主要看護介入は，ダイイングケア，疼痛管理，共在，意思決定支援があげられている．さまざまな看護介入の例があるが，米国で提唱されているものなので，日本文化に合わないものもあるため，対象者にあった方法を考え提供することがもっともよい介入となるであろう．また，死の不安については解決を目標にあげることは難しく，不安について共有することが重要である．アセスメントでも述べたように，対象者が心理状態をできるだけ表出できるようにすることが目標となるだろう．

2）悲　嘆

(1) ND：悲嘆

悲嘆は実際の喪失，あるいは予測される喪失に対する正常なプロセスであるが，怒りや落胆，あるいは苦痛を伴う．エンドオブライフにおいては，疾患の悪化や身体機能の衰えの自覚などによって起こる過程であるとともに，家族や重要他者が体験する喪失の過程でもある．

(2) アセスメント

悲嘆は喪失に対する反応のプロセスなので，症状／徴候は個人によってさまざまであり，また刻々と変化する．その変化を着実に捉え，必要に応じた看護介入を提供することが重要である．

(3) 成果と介入

NAND-NOC-NICリンケージによるNOC成果項目「悲嘆の解決」の主要看護介入はグリーフワーク促進があげられ，推奨介入として，積極的傾聴，怒りコントロール援助，コーピング強化などがあげられている．そのほか，身体障害への適応や家族コーピング，心理社会的適応に対する看護介入も推奨されている．

3）意思決定

(1) ND：意思決定葛藤

エンドオブライフあるいはそれに至るまでの過程では，対象者およびその家族はさまざまな意思決定をしなければならないが，命にかかわる複数の選択肢において決断する際には，必ずとい

ってよいほど葛藤を感じる．特に，本人に対する予後告知を避ける傾向にある日本では，医療に関する選択肢の決断を家族あるいは重要他者が行う場合が多く，その際，多くの者が自分の選んだ決断について不確かさを感じることが多い．

(2) アセスメント

　対象者およびその家族に選択肢を説明する際，必ずその人たちの理解度を把握するのと同時に，対象者が感じている感情や苦悩についても的確に把握する必要がある．また，意思決定の過程では対象者およびその家族の考えや感情は刻々と変化していくため，いったん1つの選択肢を決断したとしても，その後の考えや感情の変化についてつねに確認し，決断の変更もあり得ることをお互いに理解することが必要である．

(3) 成果と介入

　NAND-NOC-NICリンケージによるNOC成果項目「意思決定」対する主要支援は，意思決定支援，共同目標設定で，推奨支援として，コーピング支援，情動支援，サポートシステム強化，教育があげられている．加えて情報処理やヘルスケアの意思決定への参加に対する介入も推奨されている．

引用文献

Butcher, H. K., et al.（2018）．黒田裕子監訳（2018）．看護介入分類（NIC）原著第7版．エルゼビア・ジャパン．

Gallagher-Lepak, S.（2014）．第1章 看護診断の基本．T. H. Herdman, S. Kamitsuru（Eds.）．（2014）．日本看護診断学会監訳，上鶴重美訳（2015）．NANDA-I 看護診断：定義と分類 2015-2017 原書第10版，p. 24，医学書院．

Herdman, T. H.（Ed.）．（2012）．日本看護診断学会監訳（2012）NANDA-I 看護診断：定義と分類 2012-2014，p. 556，医学書院．

Herdman, T. H., & Kamittsuru, S.（Eds.）．（2015）．日本看護診断学会監訳，上鶴重美訳（2015）NANDA-I 看護診断：定義と分類 2015-2017 原書第10版，医学書院．

Johnson, M., et al.（2005）．藤村龍子監訳，江本愛子，中木高夫訳（2006）看護診断・成果・介入：NANDA, NOC, NICのリンケージ 第2版．医学書院．

Moorhead, S., et al.（2018）．黒田裕子監訳（2018）看護成果分類（NOC）原著第6版．エルゼビア・ジャパン．

Murray, K.（2016）．Essentials in hospice and palliative care: A practical resource for every nurse. pp. 155-158, 163-168, 173-178, Life and Death Matters.

日本看護協会（2003）．看護者の倫理綱領．日本看護協会ホームページ．

日本看護協会（2016）．看護業務基準，日本看護協会ホームページ．

Ogasawara, C., et al.（2005）．Nursing diagnoses and interventions of Japanese patients with end-stage breast cancer admitted for different care purposes. International Journal of Nursing Terminologies and Classifications, 16（3, 4），pp. 54-65.

Taylor, J., et al.（Eds.）．（2013）．Potential and possibility: Rehabilitation at end of life, physiotherapy in palliative care. Elsevier.

第12章
エンドオブライフケアの事例

　第12章では，さまざまな状況でエンドオブライフを迎えた6つの事例を紹介している．各事例は，それぞれの特殊性に配慮したエンドオブライフケアの必要性や重要性，エンドオブライフケアの実際，その事例で得られたエンドオブライフケアのポイントなどで構成されている．以下に各事例の狙いを紹介する．
　事例1では，肺がん患者に対して，早い段階からのエンドオブライフケアの必要性が強調されている．事例2では，ICUで迎える非常に短い臨死期において，家族にも配慮したエンドオブライフケアが紹介されている．事例3では，ステージⅣの乳がん患者とその家族に対して，特に家族の予期悲嘆と家族機能が考察されている．事例4では，急性骨髄性白血病と闘った子どもの心に寄り添い，尊厳を大切にするエンドオブライフケアが強調されている．事例5では，トルソー症候群を発症し死に至った患者に対して，ACPの必要性が強調されている．事例6では，出産予定日直前に胎児死亡を知らされた患者と家族に対するエンドオブライフケアがまとめられている．

1 急速な進行がみられた壮年期の肺がん患者

1 はじめに

　医療の発展とともに肺がん治療において，分子標的治療薬などの開発により延命が期待されるようになってきた．しかしながら，現在のわが国の悪性新生物による死亡数の中では依然として肺がんが最も多い傾向にある（厚生労働省，2016）．また，肺がんは他のがん種と比べ早期発見が難しいとされ，診断される時点ですでに進行している場合が多いことから，早い段階からのエンドオブライフケアが特に重要と考える．

2 患者紹介

　Sさん，40歳代の男性．家族は妻と18歳，15歳の子どもの4人家族で，仕事は長距離バスの運転手をしている．2週間前より感冒症状があり市販薬で様子をみていたが，徐々に呼吸苦がみられたため，近隣の病院で受診した．画像検査から胸水が確認され，胸水細胞診により肺腺がんとわかり，さらに肝臓への転移が認められ，ステージⅣ期と診断される．

3 治療状況

　Sさんは病名告知を受けた際，「抗がん剤治療に期待します」と治療に対して前向きな姿勢をみせていた．Sさんの性格は明るく，入院中は同室患者と談笑する姿がみられ，医療職者に対してもつねに冗談を交えて話していた．抗がん剤治療が開始された後は，食欲低下が多少みられたが，前向きな姿勢は変わらなかった．

　Sさんの妻は献身的に夫を介護していたが，入院当初より子どもたちの面会はあまりみられなかった．そのことについて妻に尋ねると，「子どもたちに，父親のつらそうな姿を見せたくないから，病院には連れてきません．抗がん剤が効いて元気になったら連れてきます」と，Sさん同様に家族にも治療に期待する様子がみられた．

　抗がん剤治療開始6カ月が経過したころ，再び胸水の貯留が認められ，呼吸苦や肩と背部痛を訴えるようになってきた．主治医がSさんと妻に，「治療の効果は乏しく，体力的にも抗がん剤治療の継続は難しくなっています．このまま治療を継続するか，緩和医療を中心とした治療に切り替えるかご検討ください」と告げると，Sさんと妻は抗がん剤治療の継続をその場で決断した．

　その日の夜，看護師が深刻そうな表情をしたSさんの姿を見かけ声をかけると，ふだんは気持ちを表出しないSさんは，「いろいろ考えてしまって眠れない．今日先生から言われたことを子どもたちに話しました．子どもたちは何も言わなかったけれど，聞きたくなかっただろうな．妻はずっと泣いていて頼りないから困ります．もう少し，しっかりして欲しい」と涙を浮かべながら話していた．

　翌日には，妻からも話を聞くことができた．妻は，「子どもたちのことやこれからのことを夫に相談したいけれど，私が頼りないから夫はすぐに怒って話ができないの」とSさん同様に妻もエンドオブライフについて十分な話し合いができず，苦悩していた．

　抗がん剤治療の継続から1カ月が経過したころ，呼吸苦や疼痛の増強がみられたため，緩和目的のためオピオイド鎮痛薬（医療用麻薬）が開始された．オピオイド鎮痛薬によって，Sさんは

痛みがやわらいだと一時は喜んでいたが，手で疼痛のある肩を押えながら廊下を歩いている姿がたびたびみられ，痛みの増強時に使用する薬剤（レスキュー薬）をあまり使用せず，痛みを我慢しているようであった．その理由としてSさんは，「医療用麻薬を飲むと運転できないと聞いている．早く仕事をしたいから，あまり飲まないようにしている」と社会復帰に向け意欲的であった．しかし，医療職者は病態から社会復帰がかなり難しいと思い，社会復帰を含めたエンドオブライフについてSさんに話をもちかけると，笑顔だったSさんの顔がこわばるのがわかり，それ以上の話ができなかった．

　数日後，主治医からSさんと妻に，「抗がん剤治療を継続してきましたが，残念ながら治療の効果はみられませんでした．余命は2～3カ月と思ってください」と予後告知がされた．予後告知を受けSさんは，「先生が治療の効果についてふれなかったから，きっと大丈夫だと思っていました」と重い口調で話した．その後，Sさんの笑顔はみられなくなり，ベッド上での生活が多くなっていった．

　それまで，つねにSさんが中心となり治療の決定をしてきた．このことから，Sさんは家族の中心的な存在であったと思われる．しかし，Sさんが衰弱してくると意思決定の確認が徐々に困難になり，決断を妻に委ねることが多くなってきた．意思決定することができない妻は，遠方にいるSさんの両親に代理意思決定を任せることにした．予後告知の後に来院したSさんの両親から，「残された時間を子どもたちと一緒に過ごさせたい」と在宅療養の申し出があり，Sさんと妻もそれを希望した．退院に向けた準備が開始されたが，Sさんの病状はさらに悪化し，呼吸苦にて長時間会話することが困難になってきた．その病態から，主治医は退院を断念するようSさんの両親に伝えると，「退院が無理なら外泊をさせたい」と希望したため，自宅に2日間戻ることになった．自宅に戻ることができたSさんは，「久しぶりに自宅に帰ったのに，結局何もできなかったな」と悲しそうな表情をみせた．外泊から間もなくして，Sさんはますます眠っていることが多くなった．大部屋から個室に移ると，子どもたちだけで面会している姿がたびたびみられるようになった．子どもたちは意識が朦朧としている父親とどのように接してよいのかわからず，病室に長く滞在することはなかった．Sさんは，外泊から数週間後に家族に見守られながら亡くなられた．

4 患者へのエンドオブライフケアの実際

　がん患者のPPS（palliative performance scale）は死亡する2～3週間前から急速に低下する（Seow et al., 2011）とされ，他の疾患に比べがん患者の終末期のADL（activities of daily living）は比較的維持できる傾向にある．臨床においても多くの終末期の肺がん患者では，「こんなに動けるのに，もう末期だなんて信じられない」と終末期であることを疑うような発言をよく耳にする．

　Sさんの場合，初回の抗がん剤治療終了後に医師から，「抗がん剤治療を継続してきましたが，残念ながら治療の効果はみられませんでした．余命は2～3カ月と思ってください」と予後告知を受けていたが，その時のSさんはトイレまで歩行ができるなどADLは維持されていた．そのため，死が間近に迫っていることを現実として受け止められなかったと考えられる．それは，予後告知の後にSさんが，「治療中，先生は治療の効果についてふれなかったから，きっと大丈夫だと思っていた」という発言があり，死が間近に迫っていると認識していなかったことがうかがわれる．

　一方，医療職者側は，肺がんが他のがん種に比べて予後不良であることをあらかじめ認識して

おり，Ｓさん・家族と医療職者の間には予後予測のずれがあった．また，早期から予後告知がされていない場合，必要以上に積極的な治療を希望してしまう傾向にある（Heyland et al., 2009）ことから，Ｓさんや妻は急速に悪化することを到底理解することができず，最期まで抗がん剤治療を希望したと考えられる．

患者・家族と医療職者の病態の捉え方の違いから，死が間近に迫っていることに対するＳさんの気持ちを聞きだすことがより困難になり，Ｓさんの意思確認に時間を要してしまった．そのため，Ｓさんの病態が悪化する速さに患者の生き方を尊重したケアゴールの設定が追いつけなかった．

医療職者は，Ｓさんが自身の病態についてどこまで知りたいか，どこまでの治療を希望するのかなど早い段階から意思確認をしなければならなかった．予後不良とされている肺がんであれば，早期からの終末期医療の意思確認は特に重要であると考える．

Ｓさんと家族の関係性から，Ｓさんは家族の中心的な存在であったと思われ，夫として父親として，遺される家族に対して伝えたいことや遺したことがあったのではないかと推測される．医療職者の知る限りでは，急速に病態が悪化したＳさんは，妻や子どもたちに思いを伝える時間をもつことができず，最終的にはＳさんの両親に代理意思決定を任せることになり，Ｓさんの意思が尊重されたエンドオブライフだったとは言い切れないように思えた．Ｓさんの意思を表出し，それにそうためには，Ｓさんが今までどのように生き，何を大切にしてきたのか，実際には見えないＳさんの「生きる意味」を知ることが重要であり，それはエンドオブライフケアに反映すると考える．

5 家族へのエンドオブライフケアの実際

急速な病態の変化により，患者の意思確認が難しくなると，家族が代理意思決定者になる．しかし，Ｓさんのケースでは，つねにＳさんが中心となり治療の決定をしてきたことから，代理意思決定者となった妻は決断することが精神的な負担となり，意思決定ができなかった．このようなことを防ぐためには，早期から終末期医療の意思決定を含めたエンドオブライフについて家族と話し合うことが必要であった．つまり，Ｓさんの意思決定が可能な意識レベルの内に，アドバンスケアプランニング（ACP）の観点からの介入が必要であったと考えられる．また，判断できない妻に代わり，意思決定できる存在であるＳさんの両親に早い段階から協力を求め，妻の支援を強化する必要があった．

家族の一員である子どもたちへのケア介入では，父親の病態をどのように理解し，不安に感じているのか察知することが必要であり，父親との有意義な時間をもつことは子どもたちのグリーフケアにつながると考えられる．

子どもたちは，それぞれが発達課題に取り組む中で，父親の病気や死などの不測の事態に対処しなければならず，医療職者はそれを理解し支援していく必要があった．Ｓさんの子どもたちは，父親の病態を理解できる年齢にあると思われるが，まだ発達的には不安定なため，不測の事態に対応することができないこともある．そのような場合，家族をはじめ緩和ケア専門家や臨床心理士などの支援が必要になってくる．また，状況によっては地域（学校・親しい隣人など）の協力を得ることで，子どもたちの精神的な変化に早く気づき対処できると考える．

6 本事例におけるエンドオブライフケアのポイント

前記のSさんと家族へのエンドオブライフケアの実際より，以下にエンドオブライフケアのポイントを6つ示す．
1．患者は病態についてどこまでを知りたいか，どこまでの治療を希望するのかなど，がんと診断される前に治療・検査・診断に関する意思確認をする．
2．医療職者は予後予測を含めた治療方針について，随時話し合う場を設定する．
3．患者のケアゴールの設定を早期に行い，それを医療職者間で共有する．
4．患者の意思確認ができない場合，または家族では代理意思決定が困難と判断された場合は，新たな代理意思決定者を確認する．
5．子どもは家族の一員であることを認め，妻のみではなく子どもへのケア介入についても重視していく．
6．急速に悪化する肺がん患者では，意思確認ができる内にエンドオブライフについて話し合いをもつ．

7 まとめ

夫そして父親としての役割があるSさんにとって，抗がん剤治療に期待をもつことは当然なことであり，Sさんの生きたいと思う気持ちは，闘病生活における活力となっていると医療職者は理解しなければならない．そして，早い段階からエンドオブライフについて話をすることは患者と家族が最期まで同じケアゴールをもつことができ，患者のQODD（quality of death & dying）の向上に反映されると考える．患者の意思を尊重したエンドオブライフの実現には，ACPの観点で患者を支援することが重要である．

引用文献

Heyland, D. K., et al. (2009). Discussing prognosis with patients and their families near the end of life: Impact on satisfaction with end-of-life care. Open medicine, 3 (2), e101-110.
厚生労働省（2016）．がん死亡率に関する最近の統計学的データ．http://www1.mhlw.go.jp/topics/kenko21_11/b9.html（2015.1.12. アクセス）．
Seow, H., et al. (2011). Trajectory of performance status and symptom scores for patients with cancer during the last six months of life. Journal of Clinical Oncology, 29 (9), pp. 1151-1158.

2 ICUで終末期を迎えた患者

1 はじめに

　ICUに入室した患者には，救命や延命を目的に積極的・集中的に治療が行われる．しかし患者への治療を継続しても回復が望めない場合には，患者は亡くなることになる．つまりICUで終末期と判断される患者は，終末期と判断されるまでは積極的な治療が行われていたにもかかわらず，末期状態となり，生命維持装置を装着したまま治療を継続または中断し，亡くなることとなる．患者自身は病状や治療によって意識が清明な状況にはないため，終末期医療における患者本人の意思確認は困難である．同時に，患者が急激に変化する状況にある中で，家族は代理意思決定を委ねられることとなる．

2 患者紹介

　Hさん，70歳代の男性．職業は元薬剤師で，家族構成は，70歳代の妻と2人家族である．急性胆嚢炎の治療目的で入院した．しかし，治療後に肝不全となり敗血症，肝性脳症，慢性腎不全，イレウスのために，ICUへ入室した．

3 治療状況

1）入院からICU入室までの経過

　Hさんは，総胆管結石による急性胆嚢炎の治療として，内視鏡的逆行性胆管膵管造影（以下ERCP）目的のために入院した．HさんはERCP後から肝機能が徐々に悪化し，またもともとあった慢性腎不全も憎悪したため，血液透析が導入された．そしてイレウスを併発したため腸管の減圧目的でイレウス管を挿入した．しかしその後敗血症になり，呼吸状態も悪化したため，全身管理の目的で，1回目のICU入室となった．その際に持続的血液濾過透析（以下CHDF）を行い，翌日には全身状態が改善したため病棟へ転室した．
　転室した夜は，妻が付き添っていたが，Hさんに不穏行動があり，夜間にイレウス管を自己抜去した．その翌日にはイレウス管が再挿入され，人工透析室で血液透析を行った．しかし血液透析中に呼吸状態が悪化したため，気管内挿管をされ，呼吸管理目的で2回目のICU入室となった．

2）ICUでの経過

　ICU入室時には，中心静脈栄養法（以下TPN），イレウス管，尿道留置カテーテルが留置され，呼吸は人工呼吸器で管理された．また右鼠径静脈に血液透析用のブラッドアクセスが挿入され，再度CHDFを開始した．モニタリングのため，呼吸心拍監視として5点心電図誘導，経皮的パルスオキシメーターを右手中指に装着，TPNと同じ右鎖骨下静脈に中心静脈圧測定ルート，左橈骨動脈に観血的動脈圧測定チューブが挿入された．
　CHDF時には，血圧の急激な低下がおこりやすいため，30分〜2時間ごとにバイタルサイン測定，十分な脱血による体外循環を確保するための体位の工夫や，褥瘡予防のための体位交換などが必要であった．
　意識状態は，肝性脳症の昏迷（第Ⅲ期）レベルであったため，嗜眠状態であるが覚醒するとき

もあり，気管内挿管による不快感を訴えた．また肝不全による黄疸のため皮膚の瘙痒感があり，手でさまざまな個所をかいていた．加えて仰臥位時には仙骨部の痛みがあるなど，Hさんが強度の苦痛を訴えたため，間欠的な鎮静を行った．妻の面会時には，しっかりと認識でき，話しかけるように唇を動かし，妻が帰るときには涙ぐむ姿が見られた．

2回目のICU入室後2日目には，医師は積極的な治療は効果がなく終末期であると判断した．そのため，妻にはHさんの意識があるうちに人工呼吸器を離脱して，病棟で看取ることを勧めた．しかし，妻は一般病棟への転室を受け入れられず，患者はICU入室から5日後に永眠した．

4 患者へのエンドオブライフケアの実際

TPN，イレウス管，気管内挿管による人工呼吸器装着，CHDFなどこれまでの治療の継続に伴うケアと苦痛の緩和が主なケアであった．

治療の継続に伴うケアとしては，全身状態のモニタリング，昇圧剤やCHDFに伴う抗凝固薬，TPNなど薬物の管理，人工呼吸器やCHDFなどの治療に必要なチューブ類や器械類の管理と二次的な合併症の予防，環境の調整，日常生活の援助を行った．体位変換により，CHDFのための脱血不良や血圧の変動などがあったため，看護師は複数でケアを行った．また肝不全による全身の浮腫，チューブ類の固定による皮膚の損傷などを予防した．

終末期と判断した後の治療は，患者や家族からの希望をもとに方針を決定することはなく，医療者間の話し合いで決定された．CHDFについては，新たに血液透析回路の交換をしないこと，昇圧剤や輸血など追加の治療のための薬剤を増やさないこととし，人工呼吸器やイレウス管の挿入などの治療は最期まで行った．

Hさんとのコミュニケーションや意思の把握は，鎮静や意識レベル低下があったため，表情や手振り，体の動きから感情を読みとった．

Hさんの苦痛は，イレウスによる腹部膨満，仙骨部の痛み，黄疸による皮膚の瘙痒感，モニターやチューブ類の挿入に伴う活動の制限や不快感などであった．そのため，腹部膨満による圧迫感の軽減と，褥瘡予防のための体位の工夫が特に必要であった．皮膚の瘙痒感には清拭や軟膏の塗布で軽減を図った．ルート類の挿入や固定により不快感を生じるが，気管内挿管チューブやイレウス管を誤抜去することで直接生命の危機に陥る可能性があるため，Hさんのそばでなるべく表情や体動から苦痛をくみ取り対処した．

妻の面会時には，手を握りながら声をかけてもらい，夫婦間のコミュニケーションをとってもらうように努めた．Hさんがルート類を誤抜去しないようにするとともに，Hさんがチューブ類を気にして触れることで妻が不安になっていたため，看護師はHさんのベッドサイドに付き添った．そして言葉で状況を説明できないHさんに代わって，身体の状況や経過，妻が疑問に思うことに答えた．また妻の家での生活や身体的なことなどの話をして，2人の仲介役になった．

Hさんは入院後の経過が短く自立していたため，病棟看護師も，これまでのHさんの生き方やどのように最期を迎えたいかなどの情報は得ていなかった．Hさんの意識に差はあったが，妻の帰宅を惜しみ面会後には涙を流していた．この様子から，少しでも長く妻との時間をもち，最期に妻へ伝えたいことがあったのではないかと推察された．

5 家族へのエンドオブライフケアの実際

Hさんが2回目にICUに入室したとき，妻は1回目のICU退室後に病棟で不穏だったHさん

に一晩寝ずに付き添った後であった．睡眠不足の疲れよりもHさんの急激な状況の変化についていけず，困惑している様子だった．

　Hさんが終末期であると判断されたのち，複数の医師と看護師，妻とで話し合いをもち，妻にはHさんの意識があるうちに人工呼吸器を離脱して，病棟で看取ることが可能であることを説明し，病室への移動を勧めた．しかし妻は受け入れなかった．妻は，Hさんが退院できる疾患であったにもかかわらず，急激に状態が悪化したことに対してショックを受け，夫が終末期であることの受け入れができていなかったと思われる．また転室後に病室で付き添うことに不安があったと考えられる．

　その後，妻は毎日面会に来た．Hさんは涙を流しながら妻に何かを訴え，妻は訴えが理解できないことに困った顔を見せながらうなずいていた．面会時にはなるべく夫婦だけの空間や時間をつくり，患者の状況に妻が不安にならないようにベッド周囲から見守った．

　妻自身は，高血圧の既往がありHさんの2回目のICU入室後から，内服治療を開始していた．そのため，ICU看護師は妻の体調を気にかけ，付き添いや面会による疲れを取るように声かけを行った．しかし，妻のHさんに対する気持ちやHさんとの生活については情報が得られなかった．そのため，看護師は面会時のHさんや妻の様子から関係性を察することしかできなかった．

　妻が転室を受け入れられない理由を確認できないうちに，Hさんは亡くなった．

　妻はHさんが亡くなるまで，面会時間以外にもそばにいたいと希望することはなかった．これは，妻が夫の終末期を受け入れられず夫の状態を見ることがつらかったこと，妻自身が体調を崩していたことが理由として推察できる．妻が夫の終末期を受け入れ，看取る準備ができるためには，不安なことやわからないことはないのか，夫の状況をどのように捉えているのかなどを確認しながら，妻と話し合う必要があった．ICU内の医療者のみでなく，緩和ケア看護師に対応を依頼するなど，ICU以外の医療者にも相談することで，妻を支援する方法があったと考える．また高齢期の夫婦では，お互いが希望する最期について，何らかの話し合いができていたことも予測でき，それらの情報をうまく引き出せるようなコミュニケーションが必要であった．そして，妻の感情を引き出しながら，妻と一緒にHさんのこれまでの生き方を振り返り，できるケアを一緒に行うことによって，悲嘆ケアへとつなげられたのではないかと考える．

6 本事例におけるエンドオブライフケアのポイント

1. 患者の末期状態は，医療チームで話し合い判断する．
2. 終末期と診断された後に，現在の治療をどこまで継続するのか，これからの治療において中止・または撤退する内容を，医療者間で情報を共有する．
3. 患者の終末期医療に関する事前指示書，生体移植，DNAR，などの確認をする．
4. 患者の治療の継続，モニタリングについては，苦痛を最小限にできるように医療者間でケアの内容を統一する．
5. 家族も危機的な状況にあるため，家族への危機介入をする．
6. 家族が患者の終末期を受け入れられるように，患者の病状の説明を行い，必要に応じて他の医療職者へケアを依頼し，話し合いの場をもつ．
7. 家族が患者を尊重した代理意思決定を行えるために，家族自身が患者のこれまでの生き方や死の捉え方，価値観などについて明確にできるよう意図的に情報収集する．
8. 家族が代理意思決定した内容は，最期まで尊重し支援する．
9. 患者や家族の情報が不足している場合は，ICU以外の医療職者からも情報収集する．

10. 家族の悲嘆のプロセスをアセスメントしながら，患者の死の準備が行えるようにする．
11. 家族が感情を表出し，患者との時間がもてるように環境を調整する．
12. ICU以外の専門職者と終末期ケアの内容を統一する．

7 まとめ

　ICUの末期状態の患者は，生命の危機的な状況から急激に末期状態となる．ほとんどの患者は意識がないため，エンドオブライフケアとして，家族への支援が重要になってくる．

　家族が患者を尊重した代理意思決定ができるためには，まず家族が患者の末期状態を受け入れることが必要である．ICU看護師は，生命の維持・救命の視点から専門的に教育を受けており，患者へ身体的なケアは非常に濃厚に実施できると考える．しかし，家族の精神的なケアに対しては，充分な時間が確保できないこともあり，ICU以外のさまざまな医療職者と協働することが必要である．

　代理意思決定を委ねられる家族へのケアは，患者を尊重した死の迎え方につながるだけでなく，家族の悲嘆ケアや看取りケアにもつながることを意識して，家族の状況に合わせて効果的なケアを医療者間で統一していくことが重要である．

参考文献

日本集中治療医学会，日本救急医学会，日本循環器学会（2014）救急・集中治療における終末期医療に関するガイドライン：3学会からの提言．http://www.jsicm.org/pdf/1guidelines1410.pdf（2017.3.10.アクセス）．

3 乳がんによる母親の死

1 はじめに

　この事例では，エンドオブライフケアの中でも特に臨死期のケアに焦点を当てる．診断から死を迎えるまでの経過が早かったこともあり，娘は母親の死を目前にしながらも，受け入れることが難しく，悲嘆がみられていた．ここでは特に，臨死期を過ごした緩和ケア病棟での関わりを中心に，母親を看取ることになった娘を支えるケアについて考えてみたい．

2 患者紹介

　Kさん，80歳，女性．家族構成は，Kさんの娘Jさん（45歳），孫のMさん（Jさんの息子，25歳），孫のYさん（Jさんの娘，20歳）（図12-1参照）．
　性格：心配性ではあるが，しっかりとした人．
　診断名：右浸潤性乳管がん．ステージ4，右腋窩リンパ節転移，傍胸骨リンパ節転移，多発骨転移（頭蓋骨，両側上腕，頸部，胸・腰椎，肋骨，両側骨盤，両側大腿骨）．

3 治療状況

1）入院から緩和ケア病棟転棟までの経過

5年前より，右乳房のしこりを自覚していたが放置．乳頭からの血性分泌物を発見し，近医を受診した．

上記の診断がされ，サブタイプ分類 Luminal B 型（HER2 陽性）であり，抗 HER2 療法（Weekly PTX＋トラスツズマブ（ハーセプチン®）の予定となる．しかし，骨転移による腰痛の増強を認めたため，緊急入院となり放射線療法が施行された．その後，がん薬物療法を行う予定であったが，嘔気・嘔吐が出現したため頭部 MRI を受けた結果，がん性髄膜炎と診断され全脳照射が施行された．予後1〜3カ月の可能性が高く，がん薬物療法による治療は困難と判断され症状緩和のみを行う方針となった．療養場所として，在宅療養を視野に入れ調整していたが，がん性髄膜炎の症状である嘔気・嘔吐，意識混濁等が増悪し，症状緩和が在宅では困難であることや，住宅環境，介護力等を検討した結果，自宅での介護は困難と判断され緩和ケア病棟への転棟を医療者より提案された．その際，患者と娘のJさん，孫のMさん（Jさんの息子）へ予後1カ月の可能性を伝えられている．患者，Jさん，Mさんで相談した結果，苦痛緩和を希望し，緩和ケア病棟で過ごすことを希望した．

診断から1カ月半で緩和ケア病棟への転棟となった．

2）緩和ケア病棟転棟後の経過

緩和ケア病棟への転棟後，症状緩和は図れたものの傾眠状態で過ごす時間も徐々に長くなり，十分なコミュニケーションは図れなかった．腰痛に対し，オキシコドン（オキファスト®）の持続静注を継続し，夜間の不眠に対しては，ハロペリドール（セレネース®）やミダゾラム（ドルミカム®）が使用されていた．徐々に身の置き所のなさの増強や呻吟が出現し，間欠鎮静を行っていたが覚醒すると苦痛が増強するようになった．多職種で検討の結果，予後数日と考えられること，治療抵抗性の苦痛であり，苦痛緩和のためには深い持続鎮静が必要な時期であることの合意を得た．その後，付き添っていた娘のJさん，孫のMさんへ説明し，同意が得られたため，ミダゾラム（ドルミカム®）による深い持続鎮静が開始となり，苦痛表情・呻吟は消失し表情は穏やかになった．

翌々日家族全員が見守る中，緩和ケア病棟へ転棟してから15日目に看取りとなった．

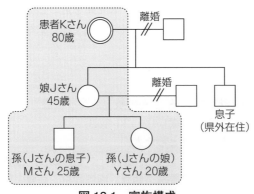

図12-1 家族構成

4 患者と家族へのエンドオブライフケアの実際

1）患者が捉えてきた生き方・死の捉え方

　Kさんは，早くに離婚し仕事をしながら，子ども2人を育ててきた．娘のJさんの夫（当時）から「一緒に住もう」と言われるまでは，1人で自立した生活を送っていた．Jさんが離婚してからは，孫のMさん（Jさんの息子）が，「おばあちゃんが母親みたいな存在だった」と言うほど，Jさんと2人の孫を大切に支えてきた．

　一家の中心となり家族を支えてきたその一方で，右乳房のしこりを自覚しつつ5年もの間，恐怖感から受診することなく放置していた．

　緩和ケア病棟への転棟後は，保険関係の書類の置き場所や，自身が亡くなった後の手続き等については，Jさんがキーパーソンであるにもかかわらず，孫のMさんへ少しずつ伝えている．緩和ケア病棟転棟後には，具体的な予後は伝えられていなかったが，近い将来死を意識しなければならない状況であったことは，理解していたと考えられる．

　Kさんは，しこりを自覚したその時から恐怖と闘い回復が見込めない病いであることを覚悟し，自分の中で生や死と向き合いつつ，過ごしていたのではないかと推察される．

2）家族やその他のサポート体制

　Jさんが10年前に離婚してからは，孫2人との4人暮らしである．Kさんの年金とJさんのパート，孫2人の仕事で生計を立てている．緩和ケア病棟へ転棟してからは，Jさんと孫2人が交代で付き添いをし，県外在住の息子が週末に面会にくる状況であった．

　キーパーソン・代理意思決定者は，Jさんが担っており「母のために何かしてあげたい」と，介護保険の申請等の在宅調整は中心になって行っていた．在宅療養が困難となった際には「こんなになるまで気づいてやれなかった．母のために何もしてあげられないまま，こんな状態になってしまって申し訳ない」と，涙しながら罪責感を語っていた．Jさんの支えは自身の息子（Mさん）であり，今後の治療や緩和ケア病棟への転院等の意思決定の際には，Mさんにも相談しながら決定している．また，患者の身辺整理については，患者の希望でMさんがサポートしていた．また，Mさんは母親であるJさんの性格を，パニックになりやすいと表現している．

　これらのことから，Jさんは後悔や自責の念を抱えており悲嘆も強いことが考えられる．また，パニックになりやすい傾向にあるJさんをサポートしているMさんの存在は大きく，患者であるKさんがその役割を果たせなくなってからは，Mさんが家族内での意思決定に大きくかかわっていることが推測される．

3）患者・家族のQOL・QODD上の問題

（1）患者のQOL・QODD上の問題

　患者は，病状が厳しく予後数日という状況である．深い持続鎮静が開始となっており，苦痛緩和が優先される時期であると考えられる．患者の状況から，治療抵抗性の苦痛であることを多職種で話し合った．その後，家族とも相談した結果，元々苦痛緩和を希望し緩和ケア病棟を選択した患者の意向も踏まえ，深い持続鎮静が開始された．看取りに向けて，患者が苦痛なく穏やかに過ごせるようにケアしていくことが必要である．そのことが，家族のケアにもつながると考えられる．

　深い持続鎮静開始後は，患者の表情も穏やかとなったことで家族も安心し寄り添うことができるようになった．

(2) 家族の QOL・QODD 上の問題

本事例では，大切な家族との死別が差し迫っていることにより生じている，特に娘のJさんの予期悲嘆と家族機能の変化に焦点を当てて述べていく．

そこで，以下の2つの看護診断に対してケアプランを立案し介入した（NANDA-I 看護診断：定義と分類 2015-2017）．

#1．大切な家族との死別が差し迫っていることに関連した予期悲嘆

医師より予後数日の可能性と伝えられた際に，Jさんは表情なくぼう然と立ち尽くし，娘のYさんの支えでやっと立っているような状態で静かに流涙していた．診断からの経過が早く，自責の念を抱いているJさんにとって母親との別れはつらいものであると推測される．近い将来，死が迫っていることを感じつつも，医師からの予後宣告は現実を突きつけられたような気持ちになったことが推察できる．一方で，苦しむ母親を目の当たりにすることへのつらさもあり，患者の苦痛表情や呻吟がみられるとベッドサイドから離れて過ごすこともあった．

これらの予後を伝えた際の家族の反応も含めて医療者間でカンファレンスを開催した．病状を受け入れることが難しいのは当然の状況であり，Jさんへの関わりについてはベッドサイドでのケアを通してそばにいることができるようにケアしていくことを確認し合った．

このようなケアを継続していく中で，当初はそばに近寄ることもできなかったJさんであったが，徐々に医療者と清潔ケアなどを行うことができるようになっていった．ベッドサイドで過ごす時間も増え，自然に体に触れることもできるようになり，患者のそばで手を握り穏やかな表情を見せることも多くなった．しかし，病室外で過ごすときはつねに娘のYさんと一緒に行動し，1人になることを避けている様子もあった．医療者からの声かけにも「大丈夫です」と返すのみで，視線を合わすことも少なかった．カンファレンスでは，医療者からの声かけは，バッドニュースを予感させるものであり，できるだけ避けたい気持ちになっているのではないか．またその反面，それだけ死が避けられないものであることを感じているからではないか．などを医療者間で共有し，Jさんのつらい気持ちを受け止めつつ，いつでもサポートできる姿勢を医療者がもちながらケアを継続していくことを確認し合った．また，家族全員が揃って，そばで穏やかに寄り添える環境を整えていくことを目標とした．

看取りの際には，Jさんは「死なないで．私も一緒に逝く」と泣き叫び，取り乱す様子もあったが，Yさんがそばで支え，最後は「お母さん，ありがとう」とお別れの言葉を述べ，落ち着きを取り戻し，医療者からの促しもありエンゼルケアに参加した．

#2．大切な人との死別が差し迫っていることにより，家族機能が変化したことに関連した「家族機能促進準備状態」

今まで患者が中心となり，家族を支えてきた．しかし，患者の発病によりその家族の役割に変化がみられるようになった．患者は，身辺整理をキーパーソンである娘のJさんではなく，孫のMさんに託している．また，Mさんは自身の母親であるJさんのことを「母は頼りにならない．亡くなるときにパニックになると思う」と話した．予後告知や深い持続鎮静開始の面談後「これからのことを教えてください．亡くなった後は，どうしたらいいですか」との言葉が聞かれた．他の家族の同席も確認するが「おばあちゃんからは，僕が全部聞いています．僕1人で大丈夫です」との返事であり，Mさんのみに，今後起こりうる身体的変化や治療・ケアの方法，看取り後の手続等について説明を行った．Mさんが1人で抱えるには心身面での負担が大きいと考え，その旨を伝えKさんの息子が来院の際には医療者から同様の説明をすることで了承を得た．

Mさんから語られる患者やJさん，父親に対する思いから，家族像が描写されてきた．Mさんの支えを聞くと「周りに頼れる大人はいません．手続きは叔父（息子）と相談しながらできると思う．父親もいてくれるだけでいいと思っているから，頼ろうとは思わない」と話した．患者の娘である母親を「頼りない大人」と表現し，患者の前で泣くJさんに対していら立ちを見せることもあった．Mさんに「そういうふうに，しっかりせざるを得なかったんですね」と問うと，「そうですね．こういうふうに，僕がしっかりせざるを得なかった．その表現が一番しっくりくる」と話された．その後は，Jさんと距離はあるものの同じ部屋で過ごす時間や会話も増えていった．

　これらをその都度，医療者間で共有しケアの方向性を検討した．結果，Jさんにキーパーソンとしての役割を期待するのは難しいのではないか，Jさんへは今まで通り，予期悲嘆に対するケアを継続していくこと．タイミングが合えば，今のJさんの気持ち等を聴いてみることとした．キーパーソンは，患者の発病に伴い，JさんからMさんへ移行していることが考えられる．Mさんも，そうならざるを得なかった，と自身の役割を客観的に捉えることができたことで，気持ちの整理がついたのではないか．Mさんもキーパーソンとしての役割を自身が担うことと認識しているため，Mさんがその役割を果たせるよう医療者でサポートしていくことを話し合った．

　Mさんは，医師から厳しい病状が伝えられると，「いつ呼吸が止まるのか．自分は次に何をしないといけないのか．見ていてそれだけが気になる」と気がかりの焦点は看取り後の手続きについてであった．無意識であると思われるが，役割を果たすことにのみ焦点が当たっており，Mさん自身の悲しみの感情が十分表出できる場を提供していく必要があると考えた．「お別れが近いと思います」と告げると，涙を流しおえつをもらした．「厳しくなってきています」ではなく「お別れ」と具体的に伝えたことで，死別ということに焦点が当たり，感情の表出につながったのでないかと推察される．

　看取り後，Jさんを娘のYさんが支え，MさんはJさんの弟とともに看取り後の手続きを落ち着いて行うなど，それぞれの役割を果たすことができた．

5 本事例において臨床看護や看護教育に示唆されるもの

　本事例では，母親の死を看取ったJさんへの予期悲嘆と家族機能の変化を中心に述べた．

　Jさんにとって母親は，こころの支えであり，存在そのものが当たり前であった．その母親を看取ることは，家族の1人を喪うだけではなく，こころのよりどころを失うことをも意味していたと考えられる．

　患者・家族から語られる言葉の意味を理解し，家族の背景や発達課題を含めた理解を深めるためには，今までの家族の成り立ちや家族同士の関係性，相互作用などをみる視点が必要であるといえる．すなわち，家族をシステムとして捉えることである．その中で，予後も踏まえながら，今できること／難しいことの見極めを行い，優先順位を考えたうえでのケアを多職種でカンファレンスを繰り返しながら，考えていくことが求められる．

　看護教育においては，大理論を基盤に人間の反応を理解するための中範囲理論を学習し，患者・家族の中に見出した看護を必要とする現象を正確に捉える能力を育成することが重要である．特に本事例では，家族システム理論や家族発達理論等を適用させることが，患者・家族が体験している世界を理解するのに有用であり，理論と実践をリンクさせていくことが，エンドオブライフケアには重要であるといえる．

参考文献

Herdman, T. H. & Kamitsuru, S. (Eds.) (2014). 日本看護診断学会監訳, 上鶴重美訳 (2015). NANDA-I 看護診断：定義と分類 2015-2017 原書第 10 版, 医学書院.

4 急性骨髄性白血病の小児患者

1 はじめに

　小児がんは，1960年代までは高い死亡率であったが，ここ十数年の医療の進歩で現在では70～80％が治るようになってきている（国立がん研究センター）．在宅医療のニーズの増加，晩期合併症への対策や社会的問題への支援等，長期フォローアップの課題をかかえ，小児がん医療の責務は重いといえる．

　思春期に発病する急性骨髄性白血病には治療に反応しないタイプがあり，事例もこのタイプで，短ければ半年の命と思われたが，献身的な両親の深い愛情に支えられて，2年間続いた闘病生活である．

　患児は，花が好き，音楽が好き，詩が好きで，海の青さ，広さ，明るい浜辺を，もう一度見たいといい，「日常の大切さ，生きることの喜び」「現実の怖さ・恐ろしさ」「希望の大切さ」を闘病生活の中で詩や日記に残し，医療者に教えていってくれた事例である．このような子どもの心の希求に寄り添い，心身の苦痛の中にも尊厳を大切にするケアがエンドオブライフに重要といえる．

2 患者紹介

　A子さん，発病時13歳，中学2年生．父親は会社員，母親は音楽教室を自宅で開いている．経済力は十分で，両親とも教養があり，クリスチャンの家庭である．1人娘のA子さんを愛情深く育てている．両親の祖父母は健在で，親族が多く，A子さんを皆が見守る間柄である．

3 治療状況

1）発病した年

　5月，入院．急性骨髄性白血病と診断される．

　抗がん剤投与を開始するが，抗がん剤にあまり反応せず，かといって急速には進行しなかった．医師は予後告知をするが，両親はA子さんへの積極的な告知を望んでいないために，チームとしてA子さんの質問に対応する方法でA子さん自身の病気への理解を促した．院内にある分校で，体調に合わせて勉強を開始する．夏休みの小康状態時，1泊の家族旅行をする．8月に退院，外来で輸血等の治療を行う．高熱・出血時は短期の一時入院を繰り返す．

2）発病の翌年

　翌年1月，症状も検査値も落ち着き，正月は他県の両親の実家まで旅行をした．その後，白血病細胞急増により，再入院し抗がん剤の治療開始．聖書が置かれるようになり，音楽を聴いていることが多くなる．1人で泣いていることがあった．輸血の繰り返し，入退院の繰り返し，抗が

ん剤の治療で，死を予感していたと思われる．表12-1の上段は，その入院生活の思いを綴ったものである．春ごろ退院する．クリスチャンのB看護師と親しくなり，ともにいることを好むようになった．

7月に再び白血病細胞急増により，入院し抗がん剤の治療開始．A子さんは春の修学旅行に行けず悲しんでいたので，親は命のある間にその旅行コースの一部でも行かせたいと，病院から家族旅行にでかけることを希望した．白血球数10万以上，血小板減少のために鼻出血を繰り返していたが，旅行前に輸血などの治療を行い，医師は行く先々の医療機関をチェックし紹介状の用意をするなど，態勢を整え，B看護師（ボランティア）が同行して，親子は念願の旅を楽しむことができた．A子さんと両親の思いを大切にして実現できた旅である．

秋，外泊を開始し，一時退院ができるようになった．症状・検査所見も落ち着く．学校の友人に会い，ピアノを弾き，猫・小鳥の世話，買物をし，生活を楽しんでいた．このころの心情を綴った詩が表12-1の下段である．時折，B看護師やC看護師と会って遊んでいた．

3）発病の翌々年

1月，症状悪化による入院．入院後も発熱・出血症状が続き，高校受験を断念した．しかし，推薦入学に合格する．

3月，中学校の卒業式に出席する．3日前に熱があったため抗生剤を使用し，直前に血小板輸血を行った．友人・先生と写真を撮り，学校に別れを惜しんでいた．

4月上旬，右目が見えなくなり，頭痛が夜・昼となく襲う．鎮痛剤使用．

5月，脳転移の症状が顕著で，食事をとれず，声を出すことができなくなる．それでも母の日に，左目で見ながら「お母さん，たいへんな思いをさせてごめんなさい．元気になったら，その分助けるからね」とカードに書き手渡した．どんな思いで書いたのか，母親は受けとったのか，胸の痛む出来事であった．

5月中旬，神父と会う．「もう死は怖くない．神のみもとに行けるのだもの」と，病魔の苦痛を忘れるかのように，神父を見つめ，話に聞き入っていた．

5月下旬，左目も失明し，片方の耳の聴覚を失う．左足麻痺，指文字で母親の手のひらに「ジョウブナカラダガホシイ」「ガッコウニイキタイ」と書く．

亡くなる4日前，絶飲状態から4日経過後，喉がかれ，親や面会者に音をたてて水を飲んでほしいと頼む．他の人が飲めることに喜びを見いだし，うまく音を立てて飲んでくれる人がいると拍手する．

死の前日，「オミマイノヒトハイイネ．ウチニカエレバビョウキカラハナレラレルモノ．ワタシハドコエイッテモイッショヨ」「シチョウサンニカラダフイテモライタイ」．

死の直前，母親が「ルルドの水」を頭につけ，母親の乳房に手をあてさせると，安心したのか寝息を立て寝入り，家族・親族に見守られて，そのまま永眠した．

4 患者と家族へのエンドオブライフケアの実際

小児看護は，つねに子どもと家族の情緒的結びつきを大切にしてケアを行うものである．

1人娘でかけがえのない子として育てた，子に寄せる親の思いがどのようなものか，いつか離別を余儀なくされる親の思い，また親に依存している子の心情を思うと胸の痛む思いであった．

A子さん・家族へのケアは，残された期間，親子にとってどうあったらよいのかを考え支援することがすべてであり，テーマであった．

表 12-1　A子さんの日記より

【発病9か月，再入院後の記述】
　　家に帰りたい　　外に出たい　　夜道を歩きたい　　雨の日に歩きたい
　　電車やデパートで夜景を見たい　　もう部屋の中で見ているのはいや
　　山を歩きたい　　高いものを見たい
　　なんでこんなつまんない病気なんかしたんだろう
　　神様はけっして同じ人間を作らない　それは人にはかならず生まれてきた理由があるから
　　同じことを2度もする必要がないから　　神様はむだな物を作らないって
　　そう聞いたけど病気をするために生まれて　医学の進歩のため？　まさかね　大げさ！！
　　私……は……何のしめいをもって生まれてきたの
　　病気にかんけいないのなら
　　早くなおして
　　病気のために生まれてきたなら　　死んじゃうのか

【発病1年半後の記述】
　　ゆめがある人はいい．ゆめを見ている人がうらやましい．私は本気で，ゆめをみれない．保母さんになりたい…….たしかにゆめかもしれない．でも……遠い遠いゆめ．私には遠すぎる．ゆめでなく，まぼろしになってきえてしまう．すてきなうんめいの人と恋をして…….
　　私に水を，かわいた心に水を…….うるおいをゆめを…….花が咲くまえ，かれてしまいそうです．ゆめをおっていっしょうけんめい，一歩一歩，ゆめに近づいている人こそしあわせな人ではないかと…….その人の人生の中で一番しあわせな時ではないかと…….私は思うのです．

　症状マネジメント・緩和ケアは当然のケアである．それを行ったうえで，残された時間を精一杯大切に生きられるように環境を整え，精神的，社会的，スピリチュアルケアを行っていくことであった．学校生活，友人関係，教会関係，小康状態のときは旅行・思い出づくりと家族親族とのきずな，高校生活に託した希望など，A子さんと家族の思いに対する実現への支援と工夫であった．高校受験は，数カ月後の人生を描く夢であり，今この時を生きる希望であった．症状コントロールが可能な限り，Aさんの思いにそうように，看護師は数十分という短時間でも車椅子で分校に連れて行き，先生や友人達との交流を支え，病室ではVTRで勉強ができるように配慮した．また，中学の卒業式（本校）には事前に症状をコントロールし，バイタルサインをみながら出席できるようにケアを行ってきた．
　思春期は，しっかりした愛情の基盤の上で，精神的に独立していく時期である．闘病生活の中でも成長し，人生を考え，A子さんらしく生きてほしいと看護師たちは願っていた．それでも，闘病生活の不安に耐えられるほどの心の成長は難しいと思われ，一番大切なのは親子のきずなと思い，親の疲労から家族関係が損なわれないように配慮をしてきた．しかし，母親は疲労の苦痛を，子の苦痛と分かち合うかのように看病を続けていたため，見かねて，母親が倒れると一番悲しむのはA子さんだと，言わざるを得ない時もあった．
　一般的に，親の思いは同じでも，さまざまな事情の中で，A子さんのような十分な闘病生活はできないことも多い．しかし，どのような環境に生まれても，不治の病気になったこと自体はどうしようもない悲運である．小康状態時，最終的には自分自身でしか処理できない孤独と不安が，さぞ強く襲ったと思える．熱が出るたびに非常に混乱し，いつ下がるのか保証を欲しがった．その混乱時の何回かは，危篤状態に陥ることがあった．
　A子さんのエンドオブライフは，信仰に支えられ自分の命は神から与えられたものと思い，心

身の苦痛と闘いながらも充実と成長があり，人の尊厳を失わずに命を全うした．

5 本事例におけるエンドオブライフケアのポイント

　思春期は「人はなんのために生き，何をしたらいいのか」人生の意義・役割，人間存在を考え，自我意識が高まる時期である．自分の感情や情緒を多くの言葉で，詩，日記，学校の文集，手紙などに綴り，自分の葛藤を解消しながら成長している．事例のA子さんもその1人であった．

1）予後不良患児の心理からみたケア

　①「死」は，生命の活動が停止する自然の法則と理解している．そのために，悪い病気と気づくのは早い．家族の抑うつ的な微妙な態度の変化，検査・治療・症状，またマスコミからの情報収集等から予感している．正直に話していく医療は大切であるが，深い愛情とその子らしく生きる力を支える配慮のもとに，インフォームドコンセント・アセントには，個々の特性に合う方法・工夫が重要である．

　②患児の反応として，不平不満，治療拒否，不機嫌，焦燥感，不信感など，情緒的・感情的反応がみられる．患児自身が悪い病気を受容できないでいるあらわれで，周囲の暖かいケアを強く望んでいる．家族・医療チームは，患児の信頼に応えるように，日常のあらゆる行動の中で，たえず患児を支持し目を向けていることが重要である．

2）闘病生活全般にわたる家族へのケア

　①予後不良と告知された時の家族は，ショックを受け，混乱したり，説明の内容を否定したりとさまざまな反応を示すが，心理的に防衛機制が働き，ショックをやわらげていることを，医療者は理解することである．

　②次に，受け入れられない運命に対する怒りの感情が起きる．怒りは，家族メンバー同士，患児に，医療チームに向けられることがある．夫婦間に向けられると家族の崩壊につながり，患児に向けられると愛情の欠落状態になり，医療チームに向けられるとケア拒否・治療拒否になる．早期に気づき，家族の思いを受けとめる必要がある．

　③家族は，拒否的・反発的にみえる態度があったとしても，やりきれない思いに対する理解や支持，暖かいケアを，医療チームに絶えず強く求めている．その思いを理解することが家族のケアの第一歩であり，怒りのエネルギーを病気と闘うことに向けることが，家族のケアのポイントである．

　④闘病生活では，患児の病状への不安，家族の心身の重度の疲労，留守家庭にいるきょうだいの問題，医療関係者への不満・不信，夫婦間の感情的ずれ，学校／就業問題，経済問題が発生しやすいので，家族の状況をアセスメントし，必要に応じて，家族へのケアを行う．家族のもつ資源と対処能力を理解したうえで，家族への支援や家族メンバー間の調整，社会的サポートの導入を行う．

　⑤家族のストレスやニーズを明らかにし，意思決定を含め，家族が効果的な対処行動をとれるようにかかわる．また，入院生活の環境を整備するとともに，他職種を含めたサポート体制の充実をはかる．

　⑥「死」を迎えると予想される場合，家族の患児への情緒的な結びつきは多様である．患児と家族を結ぶターミナルケアが重要で，このあり方がグリーフケアにつながる．

引用文献

Binger, C. M. (1984). Psychosocial intervention with the child cancer patient and family. Psychosomatics, 25 (12), pp. 899-902.

国立がん研究センター．小児がん情報サービス．小児がんとは．

森美智子 (2001) 悪性疾患患児の親の状況危機と援助に関する研究．平成11〜13年度文部科学省科学研究報告書．

5 トルソー症候群を発症し急速に死に至った肺がんの高齢者

1 はじめに

　本事例は，急速に死に至った患者とその家族に行われた病院でのエンドオブライフケアである．患者は，末期がんではなく，治療ができる段階の肺がんを治療中に，トルソー症候群（Trousseau's syndrome）による脳血管疾患を繰り返し発症し急な死を迎えた．がん告知から死に至るまでの患者とその家族へのケアを振り返ることにより，入院初期からのアドバンスケアプランニング（ACP）の大切さ，それを行うために必要なケア，医療者が患者とその家族を深く知ることの意義に気づき，エンドオブライフケアの質が高められることを期待する．

2 患者紹介

　Tさん，68歳，男性．妻62歳，息子40歳独身の3人暮らし．会社を60歳で定年退職した後，パートタイムで運送会社の事務職に就いていた．妻は，清掃業のパートタイムで毎日出勤し，息子は夜勤のある医薬品管理会社に勤務している．

3 治療状況

　会社の健康診断にて肺の陰影が指摘され，精密検査を受けた．その結果肺がん（扁平上皮がん），径2センチ大の腫瘍があり，ステージⅡAと診断された．

　検査結果を聞くことになっていた日，Tさんは1人で受診した．医師はTさんに対して，重要な話をするが1人で大丈夫なのかと尋ねたが，「家族は来るといったが1人で大丈夫だと自分が断った」という言葉を聞いて，診断結果と今後の治療の可能性を説明した．Tさんは，手術ができると聞いて，少しでも早い手術を希望し，1週間後の入院と手術が決定した．その後，医師はやはり家族にも伝えた方がよいと考え，妻と息子にも病院に来てもらい，病状と本人の意向，治療方針を説明した．妻も息子もTさんの意思に同意であった．

　1週間後に右肺の下葉とリンパの切除術が行われ，術後15日目に自宅へ退院した．その後は，化学療法のための入退院を繰り返していた．手術後2カ月目に肺縫合部の癒着不全がみつかった．肺の陰圧持続吸引治療が開始され，肺の癒着が完了するまで化学療法は中止になった．肺が癒着するのに1カ月半がかかった．癒着が思うように進まない期間にTさんは，看護師と家族に対

して「夜に眠れない」と言い始めた．家族はいつもと違う言動がたまにあることにも違和感をもっていた．看護師は，睡眠剤を使って眠ることを進めたが断られたため様子をみていた．食事量は増えず体重は4カ月で7kg減少し，下肢には浮腫が出ていた．

看護師は，Tさんが化学療法を開始できないことに焦りを感じていると推察し，体力の低下とうつ傾向を心配して，ゆっくりと話をする機会をもった．そのときに，Tさんは心境を語った．「わしはまだ，生きていたいんだわ．息子のことも気がかりで，死ねんのだ．まだ生きていたい．だから，がんの治療を何もしないなんていうのは不安で仕方ない．がんと闘いたい．できる治療を早く，とことんやりたいんだ」．看護師は，化学療法の副作用に耐える体力を心配したが，その後，化学療法が再開された．また，看護師チームで話し合っていた院内の緩和ケアチームへのサポート依頼はTさんの同意を得ることができた．緩和ケアチームがかかわり始めると抗不安薬が開始になった．

抗不安薬が開始されてから1週間後に，Tさんが輸液スタンドを持たずに歩いて輸液が外れる事故があった．ほかにも，トイレ後に他者のベッドで寝ていたり，尿失禁があったりと，それまでにない行動が起きた．抗不安薬の投与が中止になったが，尿失禁は翌日も続き，言語の不明瞭さ，右半身の脱力が出現した．CT検査の結果，脳梗塞がみつかり，トルソー症候群と診断され，胃チューブの挿入とワーファリン内服が開始になった．

数日後に2回目の脳梗塞を発症し，意思疎通が難しくなった．医師は家族にこれ以上のがん治療の継続ができないこと，転院が必要になることを説明した．転院先をソーシャルワーカーに探してもらい，どの病院に転院するか家族で話がまとまり，息子が仕事が休める日を転院日に決めた．ところが，その日を目前にTさんの状態が急変し，呼吸が停止した．

看護師からの連絡を受けた妻が病室に到着して，看護師に声をかけると処置室に案内された．処置室には，母が入れた留守番電話メッセージを聞いた息子が先に到着していた．ベッドに横たわるTさんは，顎があがり，真っ青な顔色で，もう息をしていなかった．看護師の1人が，妻に大丈夫かと声をかけ，状況の説明ともうすぐ医師が来ることを説明した．間もなく医師が来室し，夕方からの急な変化を看護師が発見したこと，脳出血を起こして呼吸が停止し，救命処置をしたがその効果がなく亡くなられたことを説明した．

Tさんの死を家族が理解した状況を見届けて，医師は一連の確認行為の後に，時間を告げて死亡宣告をした．その直後，妻がTさんに近寄り，「なんで．なんで黙っていってしまったの？」「なんで私たちを待ってなかったの？」「なんで．待てんかったの？」「なんで，なんでなの？ねぇ」と，それまで落ち着いて状況を受け止めていると思われた妻は，夫をゆすり泣きながら責め立てるように「なぜ待てなかったの？」と繰り返した．

4 患者へのエンドオブライフケアの実際

Tさんは，どのように生きたかったのか，死をどのように捉えていたのだろうか．

Tさんは，自分の父親が亡くなった年齢を数年前に超えていた．実兄もすでに他界している．そろそろ自分の順番がくることに違和感はなかった．しかし，持病の高血圧をうまくコントロールし，毎日の散歩など体力づくりも欠かさないほど健康を気遣っていた．だから，ふだん死を意識することなどなかった．振り返れば，前年の健康診断でも肺の陰を指摘されていたが，若い頃の結核の後遺症だろうと思い込み1年間も放置してしまったことを悔やんでいた．

精密検査からその結果が出るまでの1週間は，Tさんにとってとても長く落ち着かないものであった．Tさんは，肺がんに関する情報を本や知人から集めた．心の落ち着きを求めるための行

動である.息子もインターネットを使って情報を集めた.情報収集により,病期によって手術ができることや治療方法を知ると少し落ち着きを取り戻した.しかし,「まだ,死にたくない」「末期だろうか」「なぜ,こんなことになったんだ」など不安とやり場のない怒りが妻と2人でいる時には口をついて出た.

　一方で,Tさんは,大切な1人息子に父親としての威厳を保った.父親として息子を守り続け,いつまでも尊敬される父親でありたいという気持ちが強かった.検査結果を聞きに行くときは,結果を聞きうろたえる自分を見せたくなかったし,余計な心配をかけたくないから,1人で聞きに行くと言った.がんと告知された後も,自分のことは自分でやっていく姿を貫いた.実際は,がんの告知にとても動揺し,死を感じ恐怖がわいていた.母親を早くに亡くしたTさんにとって母親のような存在であった歳の離れた実姉だけには,「死ぬのかもしれない」と弱音を吐いていた.しかし,息子とはふだんどおりの関係を保ち,最期まで息子に見せたい父親であり続けて生き抜いた.そのようなTさんのストーリーは医療者側から見えていただろうか.

　がんなど死を連想しやすい疾病の場合,精密検査などの早期の段階から患者の思いを傾聴する看護が必要である.検査結果ががんであった場合に備えて心の準備をしておきたいという人もいれば,結果がでるまで考えたくない人もいる.どちらの患者も精密検査の結果がでるまではとても不安が強く,時間が長く感じる.それは,未知なる今後への不安と死のへの恐怖からである.

　この事例では,正しい情報と知識が増えて,その不安が少し解消したが,情報にあおられて不安を助長させる人もいる.はじめは患者の心を落ち着かせる看護が必要なのである.また,Tさんが妻,実姉と息子に示す態度がそれぞれ異なっていたように,患者と家族には多面的なストーリーがある.1人で検査結果を聞きにきたTさんをがん告知に耐えられる屈強な精神力の持ち主と理解したこと,あるいは,Tさんを家族から孤立した人と捉えたことが,緩和チーム導入の遅れや「さよなら」を伝えられない別れを招いたとも考えられる.エンドオブライフケアは,患者の生き方を支えるものである.患者の生き方を知らなくてはケアにつなげられないことを念頭に患者の行動の真意を知ろうとすることがエンドオブライフケアの始まりである.

5 家族へのエンドオブライフケアの実際

　精密検査が必要だという事実を夫から告げられて,妻は,Tさんよりも目に見えて動揺した.夫ががんであったら,この先どうなるのか,何も考えが浮かばずにただオロオロとするばかりであった.妻はすぐに息子に伝えた.息子は動揺したが診断結果を待つしかないと冷静であった.その態度に妻は,共感者がいないと感じて一層の焦りを覚えた.妻は,夫をかわいそうに思う気持ち,何もできない自分へのいら立ち,この先の入院治療への不安,夫がいない生活への不安,夫の不安を受け止める苦しさなど,さまざまな感情が交錯し,軽いパニック状態に陥っていた.

　入院中,妻が来院することは少なく,週末に1回程度の訪室であった.息子も週に1,2回の見舞いであった.妻は夫のことをとても心配していたが,パートタイムを休むことは失職につながると恐れ,夫がいなくなった先の生活を思うと経済面の不安があり,仕事を休めなかった.Tさんもそれをよく理解しており,むしろ,自分は1人で大丈夫であり頻回に病院に来る必要がないと伝えることで家族を気遣っていた.

　家族は,Tさんの強い意志と自己決定を「あの人らしい」「おやじらしさ」と受け入れ,Tさんが決める治療方針に口を挟まないようにすることで尊重した.家族がそれまでつくり上げてきた関係性はがんの治療中も変化することなく,各人の生活のリズムを守ることで持続されていた.それは,Tさんが求めたものであり,Tさんの家族の形であった.

家族が来院する回数や家族の会話のパターンから家族関係の深さを読み取ることは難しい．また，看護師に聞きたいことがあっても，忙しそうなので遠慮して聞けない，相談したくてもできない家族はたくさんいる．看護師が病気の患者を一生懸命にケアする姿に敬服しているからである．しかし，家族も患者とともに疾病と向き合い，心の負担や身体の負担を感じている．看護師は，自分から家族に話しかけてニーズを探り，抱えている負担を緩和へつなぐよう家族看護を行うことが必要である．

6 本事例において臨床看護や看護教育に示唆されるもの

1）医療者と患者・家族の意識のずれを減らす

人は聞きたいものを選択して聞き，自分の価値判断の枠組みで聞いたことを理解する傾向にある．そのため，伝えた側と伝えられた側の認識が異なるということが生じる．死をイメージしやすい病名を告知された場合，心が動揺して当然であるが，それまで健全に社会適応をしてきた人ほど理性的で社会的な態度を示す．つまり，心の大きな動揺を見せない態度をとることがある．あるいは，受け止める現実の衝撃があまりに大き過ぎると思考が止まり動揺さえ出てこないこともある．このようなプロセスにおいて，医療者と患者の相互の認識のズレが生じやすい．それがエンドオブライフケアにまで影響を与えてしまうのである．

この事例では，Tさんは死を意識したことがなく，生きたい気持ちが強かったことから「生きている」ことしか考えられないでいた．治療過程のコミュニケーションでは，終末期の希望を誰も聞いていなかったため，何も準備をすることができなかった．残される人へ何もメッセージを残せなかったことはTさんにとって不本意であったと思われ，家族にも無念が残る結果となってしまった．

2）治療の初期段階におけるカウンセリングの重要さ

治療の初期段階から，治療において生じるさまざまなリスクとその対処を理解していること，事前指示も含めた終末期のイメージをもつことは，治療方針を冷静に判断して決めることにつながる．しかし，当事者は冷静になりにくいこと，家族に情報が正確に伝わっていない可能性があることを医療者は認識し，本人と家族が治療方針を十分に検討できるよう工夫が必要である．また，このような重要な判断をするためには心理的な落ち着きが欠かせない．そのため早い段階から患者と家族へのカウンセリングが必要である．医療者は患者が必要性を訴えなくても，その重要性を認識してカウンセリングを推奨する必要がある．その際エンドオブライフケアを行う側が理解しておくべき重要なことは，病院という場所では特に，「人は最期まで生きようとしている」ことを意識することである．「生きるために入院して治療を受ける」という患者の目的を忘れてはいけない．カウンセリングは，死を受け容れるためではなく，死を否定するためでもない．ただ，今を生きようとすることができるように患者を導くカウンセリングが必要なのである．

3）患者と家族のストーリーに目を向ける

医療職者は，病院への来所回数やそのときの会話の様子，会話量，直接的な働きかけの態度などから家族と患者との関係性を把握することが多いため，家族と患者の真の関係性は見えにくい．Tさんの場合は，家族が互いの生活を尊重し合い来院が少なかったが，決して関係性が薄かったわけではない．そのことを医療者は把握できていただろうか．把握できていれば，脳梗塞がみつかった時に，Tさんと家族が互いに伝えたいことを伝え合うなど，心残りを少しでも減らすケア

を随所で意識できたかもしれない．あるいは，病状が急変した日，もう少し早い段階で家族を呼び出すことに気を配ることができたかもしれないし，到着した妻の手をTさんに触れさせることを思いついたかもしれない．妻は，「なぜ待てなかったの？」とTさんを責めたが，最期の言葉をかけることのできなかった悔しさは，Tさんだけに向けられることだろうか．エンドオブライフケアにおいては，本人も家族にも心残りのない最期を迎えられることが大切である．自宅ではなく，病院や施設で死を迎えるときには，より一層，旅立つ瞬間の重要さを忘れてはいけないのである．

4）意思表示ができない患者とその家族のための意思決定支援

本人の意思表示ができなくなった場合，患者の意思決定は誰が行うのかについて，「人生の最終段階における医療・ケアの決定プロセスに関するガイドライン」（厚生労働省，2018）では，「患者の意思の確認ができない場合，家族が患者の意思を推定できる場合には，その推定意思を尊重し，患者にとっての最善の治療方針をとることを基本とする」としている．ここで重要なことは，家族が行う意思決定は，「家族の希望ではなく，家族が本人の意思を推定する」という点である．専門職は，「奥様は，どうしたいですか？」ではなく，「Tさんなら，どうしたいと思うでしょうか？」と聞く技術が求められるのである．

7 まとめ

1）アドバンスケアプランニングの実施

病院では，疾病の発症や症状の急変による突発的な死を迎える場合に備え，看護師は患者が，どこで，誰と，どのような最期を迎えたいかなど，患者と家族の希望を確認し，意思決定を支援する．しかし，課題は，治療段階のどの時期に，どのようにその話を切り出せばよいかが難しく，実践が伴いにくい点である．

アドバンスケアプランニングは，治療の早期段階から患者が必要とする情報を医療者が提供し，今後患者が受ける医療やケアについて決定するための話し合いのプロセスである．看護師は，病態が引き起こすさまざまなリスクを予測し，患者と家族を不安にさせない態度で情報を提供し，正しい知識の習得と意思決定を支援する．また，患者や家族とのコミュニケーションの機会を自ら積極的に増やし，アドバンスケアプランニングやエンドオブライフケアに，そこで得た情報を活かす必要がある．患者がどのように「生き抜きたいか」を整理していくことがアドバンスケアプランニングであり，それをかなえることがエンドオブライフケアなのである．

2）家族に心残りを残さないグリーフケア

大切な人との別れの最終場面は，家族にとって印象が深い．大切な人を失う精神的な苦痛から医療者のちょっとした言葉に過敏であるし，状況の記憶も比較的よく残る．そして，その場面での心残りはずっと何年も消えないのである．年月が経ち少しずつ納得し，消化することはあるが，そのときの心残りが完全に消えることはなく，苦しみを抱えたまま生きている．だから，心残りのない別れ，「ありがとう」や「さようなら」が伝えられるエンドオブライフケアが大切なのである．しかし，一方で，最期に「ありがとう」と伝えることができたとしても，大切な人との別れに対して「心残りがまったくない」などということは，本当はないということをエンドオブライフケアを行う者は知っておく必要があるだろう．

引用文献

厚生労働省人生の最終段階における医療の普及・啓発の在り方に関する検討会（2018）．人生の最終段階における医療・ケアの決定プロセスに関するガイドライン 解説編．厚生労働省ホームページ．

6 出産予定日直前の子宮内胎児死亡

1 患者紹介

　Eさん，38歳．職業は会社員だったが，妊娠を機に退職している．夫と2人暮らし．Eさんと夫の両親は健在であり，同じ県内に暮らしている．33歳で結婚．結婚後すぐに挙児希望があったが妊娠に至らず，35歳から不妊治療開始．体外受精-胚移植（IVF-ET）により今回はじめて妊娠に至る．待望の妊娠でありEさんと家族の喜びは大きく，中でも夫は出産を心待ちにしており，出産準備教室や妊婦健診にも可能な限り付き添っていた．

　妊娠37週までは経過順調．妊娠38週の妊婦健診で突然，原因不明の子宮内胎児死亡と主治医より告げられた．

2 患者と家族へのエンドオブライフケアの実際

1）産婦人科外来でのかかわり

　Eさんは妊婦健診に付き添った夫とともに主治医の説明を聞き，茫然としていた．診察室を出た途端にEさんは号泣し，外来看護師によって別室に案内された．外来から連絡を受けた病棟助産師が部屋のドアを開けるとEさんと夫はソファに並んで座っていた．Eさんは声をだして泣いていた．助産師は，夫に会釈をすると，「病棟の助産師のFです」と静かに話し，Eさんのそばに座った．「つらいですね」と話しかけると，Eさんはさらに激しく泣いた．助産師は，Eさんがひとしきり泣いて，自分から話し始めるまで，何も言わずにEさんの背中をやさしくさすっていた．

　しばらくするとEさんは，「なぜ，こんなことになったの？」「先週かぜ気味だったせい？」と尋ねた．助産師は，前回の健診では問題がなかったこと，Eさんのせいで今回のことが起きたのではないことを伝えた．「少し赤ちゃんの動きが少ないけれど，お産が近いからだろうと思っていた」と言い，また涙を流された．ゆっくりと話をしているうちに，夫とEさんから入院についての質問があった．助産師は死産の方のために作成したパンフレットを用いて入院から退院までの流れ，手続き，入院に必要な物品の説明を行った．そして，赤ちゃんのために準備している洋服や小物があれば病院に持ってきてほしいことを伝えた．

2）病棟でのかかわり（入院〜分娩まで）

　翌日，夫に付き添われてEさんは入院した．病室は病棟から離れた個室で，入院期間中は夫が泊まり付き添いすることとなった．主治医は診察後，児の心拍が停止していること，今のところ原因はわからないこと，本日は子宮の出口を広げる処置をし，明日陣痛促進剤を点滴し分娩誘発を行うことをEさんと夫に説明した．Eさんは診察の後，「夢だったらいいのにと思ったけど，

やっぱり心臓とまっていたんですね．明日，きれいに産んであげたいと思う」と話した．助産師は，Eさんと夫とともに，パンフレットを見ながら，出産までの経過と過ごし方，そして亡くなった児との思い出づくりについて話し合った．夫は「お風呂にいれてあげることができるんですか．僕が入れてあげたい」と話した．Eさんは「この子の名前は○○といいます．この子のものは残せるものはすべて残したいです」と，お腹をさすりながら静かに話した．準備していたベビー服と手づくりの帽子を見せてくれた．

　翌日は早朝から陣痛促進剤の点滴が開始された．点滴を増量し，昼過ぎから陣痛は本格的になった．「痛い〜！」と叫び，陣痛に耐えるEさんのそばに夫は寄り添い，腰をさすり続けた．分娩室に移動して間もなく，児がうまれた．助産師は「○○ちゃんがきてくれましたよ．とてもかわいいですよ」と伝えた．Eさんはすぐに児に会うことを希望したので，助産師は児の羊水を拭き取り，タオルに包んで分娩台で横になっているEさんの胸元に連れていった．ごく自然にEさんは児を自分の胸元に抱き寄せ，「あったかい」と言い，大粒の涙を流した．分娩に立ち会った夫はEさんの肩を抱き，ともに泣いた．助産師は，親子3人の時間が過ごせるように，静かな環境を整えてその場を離れた．

3）病棟でのかかわり（分娩終了後〜退院まで）

　分娩終了後1時間ほど分娩室で過ごし，病室に戻った．助産師はEさんと夫の前で，児の足型や手形をとった．写真は夫が持参したカメラで何枚も撮影した．児の写真だけではなく，家族3人の写真を何枚も撮影した．「手が大きいね．顔はどっちに似てるかな……」と話しながら，なごやかに行われた．Eさんと夫は「今晩はずっと○○と一緒にすごしたい」と希望したので，成人用のベッドを2台固定し，3人で川の字になって過ごせるようにした．

　分娩の翌日，夫は児の沐浴を行った．Eさんはその様子を写真におさめていた．自宅から持参したベビー服を着せて帽子をかぶせると，Eさんは「かっこよくなったね」と言い，児を抱いて涙した．2人の両親が面会に訪れ，児を抱いて涙しながら語りかけていた．

　分娩から2日後，Eさんは夫に付き添われ，児とともに退院した．児は退院する時まで，Eさんのベッドの上か新生児用コットの中で過ごした．退院する時に児は初めて棺におさめられたが，たくさんの花と折り紙や手紙で飾られた．そしてEさんの母乳を少量浸したガーゼが児の顔の近くに置かれた．

4）退院後

　助産師はEさんと夫の様子を案じて手紙を送った．数日後，Eさんからの手紙が病院に届いた．手紙には「私の心はあのときのまま，時間が止まっています．「子育て」という大きな目標を失ってぽっかり心に穴が開いて，自分の生きる価値について考えるとやるせない気持ちになります．子宮の痛みや母乳がしみるパッド，妊娠線のあるお腹をみると赤ちゃんを産んだ母親と一緒なのに私のそばには赤ちゃんはいないのです．この1ヵ月，わたしたちは○○がこの世に存在したことを残したいと思い，お腹のエコーの写真やうまれたときの写真をアルバムにしたり，フォトフレームに入れて飾っています．今は元気になろうとせず，夫や家族に頼らせてもらって過ごしています」と書かれていた．

　1ヵ月健診では身体面の回復は順調であったが，精神面ではまだ回復には時間を要する状態であった．精神面では継続してサポートが必要と判断し，Eさんの同意を得て保健センターと地域連携を行った．病院では再診予定がなかったため，病院の電話相談を紹介するとともに，自助グループの情報提供を行った．助産師とは手紙のやりとりを数回行った．

3 本事例におけるエンドオブライフケアのポイント

この事例から，周産期の死を経験した家族のエンドオブライフケアとして，①哀しみを支える，②赤ちゃんとの出会いと別れを支える（思い出づくり），③赤ちゃんを1人の人間として尊重するの3つのケアが重要であることが示唆される．これらのケアは周産期の死を経験した母親の体験談や面接調査によって得られたケアニーズから抽出されたケア内容と一致している．以下に，ケアのポイントを各時期ごとにまとめて述べるが，上記の3つのケアはどの時期においても基本となるものである．

1）分娩前：「哀しみを支える」「赤ちゃんとの出会いを支える」ための準備

事例を振り返ってみると，「哀しみを支える」ケアから始まっている．産婦人科外来でのかかわりでは，突然の出来事に対して，病棟で受け持つ助産師がじっくりとつらい気持ちに寄り添い，母親が胎動が少なくなったことに気づけなかったという罪悪感に押しつぶされないように配慮している．入院期間を通してなるべく特定のスタッフが継続してかかわる体制をつくることが望ましい．少し落ち着いた後，状況をみながら「赤ちゃんとの出会いを支える」ためのケアへと進めている．まず，赤ちゃんが家族の一員として両親・家族と出会い，両親が親であることを実感できるように支えることをめざしている．今後の経過とともに赤ちゃんと出会うことの意味を十分に話し，親として赤ちゃんのためにできることを提案し，一緒に考えている．衣服をつくる，家族が用意したものを着せる，エンゼルメイク，沐浴，手紙を書く，棺に入れるものをつくる，準備する等を提案していく．

2）分娩時：「哀しみを支える」「赤ちゃんとの出会いを支える」「赤ちゃんを1人の人間として尊重する」

分娩時のケアとしては，死児を痛みに耐えて出産するという壮絶な体験に寄り添いつつ，その「哀しみを支える」とともに，「赤ちゃんとの出会いを支える」ケアが重要である．産婦の頑張りを認め，生きた児と同じように接することが家族にとって亡くなった児の生きた証のひとつとなる．この事例の場合は，赤ちゃんが会いに来てくれたという表現や赤ちゃんのかわいさを伝えることが「赤ちゃんを1人の人間として尊重する」ことになり，その後のスムーズな赤ちゃんとの対面へとつながっていっている．その他，赤ちゃんを名前でよぶ，入院中すぐ棺に入れるのではなく，コットもしくは両親と一緒のベッドで過ごすということも尊重する姿勢につながる．

3）分娩後～退院後に向けて：「赤ちゃんとの出会いと別れを支える（思い出づくり）」「哀しみを支える（継続看護・地域連携）」

分娩後はなるべく児と家族だけで過ごすことができるプライベートで静かな環境（時間と空間）を整え，決して提案に対する回答や退院，火葬を急がせない．母児同室，カンガルーケア，抱っこ，添い寝，沐浴，ビデオ・写真を撮る等過ごし方の提案を実施し，家族のニーズに応じたケアを実施する．これらのケアは児との思い出づくりとなり「赤ちゃんとの出会いと別れを支える」ケアにもなる．思い出の品としては，へその緒，髪の毛，手型・足型，写真，母子健康手帳等があげられ，見るのがつらい場合は保管し，いつでも渡せるような体制とする．同時に身体的ケアとして，乳房ケア，産褥復古促進のためのケアを実施する．

「哀しみを支える」ケアとしては，家族だけの時間も大切にしながらも，そばに寄り添い，両親の思いを受け止めて孤立させないことが重要である．家族が自分の感情に向き合い，それを表

現できるような時間と場を提供すること，現実を受け入れることができるように事実の説明，悲嘆のプロセスについて説明し，退院後，家族の思いがずれやすいということを情報提供していく．母親の精神面の回復は事例に示されているように，到底1カ月ではのぞめない．退院後の継続的支援として，病院での継続看護（電話訪問，メール相談，外来での面談），行政・心理的専門家（臨床心理士・カウンセラー・心療内科）・自助グループへの紹介があげられ，家族のニーズによって支援していく必要がある．

4）退院後の家族ケア

周産期の死におけるエンドオブライフケアは，入院中だけでは終わらない．退院後，児の生と死を受け入れ，家族が再生していくためには地域が連携して，継続して寄り添っていくことが必要である．

第 13 章
エンドオブライフケアのアウトカム評価

　アウトカム評価とは，実践されたケアの質の評価であり，その目的はケアの質の向上である．エンドオブライフ期では，時間的制約のある中で，患者と家族が少しでも心身社会的ニーズを充足し，満足度が高まることを目指して，多様なニーズに対してケアを行う．看護職者は，患者と家族の望むケアはどのようなことか，どのように実践すればよいかをつねに考えることが必要であり，そのためにケアの評価が必要となる．

　本章では，エンドオブライフケアにおけるアウトカム評価の意義とアウトカム評価のためのアセスメントの重要性を述べ，アウトカム評価の例としてアセスメントに基づくアウトカム評価方法について示し，使用方法と実践例での活用によりケアにおける有効性を述べる．

1 アウトカム評価の意義

1 エンドオブライフケアにおけるアウトカム評価とは

　評価とは何らかの評価基準に照らして価値を決める．すなわち「値踏みをする」ことである．ケアにおけるアウトカム（outcome）評価とは，患者の心身社会的健康と生活状態や条件およびニーズを正確に捉え，専門家の判断により行われたケアが，患者にもたらした効果（改善度・悪化度）を測り評価することである．患者にとってケア計画やケア実践が価値があるかどうか，すなわち患者の「ニーズを充足する」「よりよい心身状態と生活状態をめざして改善する」，事例の状態によっては「現在の状態を維持する」，患者と家族の「ケア満足度を高めること」ができたかどうかの評価である（島内，2015）．

　ケアのアウトカム評価の目的はケアの質の向上である．患者の心身社会的ニーズを適格にアセスメントし，それに合わせた内容と方法でケアの質を保証し，さらにケアの質を短期間に高いレベルで改善していく．または症状の悪化をできるだけ食い止め合併症の予防を含めたケアのために，よりよい方法を検討していく．これらの一連のアセスメント・ケア実施・アウトカム評価までの過程をケアの質管理という．

　わが国においては保健医療福祉関連制度の整備とともにケアに対する人々の知識・関心が高まり，単にケアがされていればよいわけではなく，ケアを受ける側とケアを提供する側の両方からケアの質への注目度が高まり，今やケアの質保証は大きな社会的課題である．しかしケアの制度整備に追われ，どのようにしてケアの質を評価するかについては十分に確立されているとはいえない状況である．

　本章では，①患者と家族の立場からはよりよいケアを提供してもらいたい，②看護職者はケアを評価してケアの質を向上させたい，ケア評価に基づいて計画的にケアをしたい，③教員，指導者や管理職の立場からはスタッフによいケアをしてほしい，学生に教育したい，④学生や大学院生はケアのアウトカム評価を学びたいなど，さまざまな立場の人たちの要望に対し有用な内容になることを目指して述べる．アウトカム評価にはケアの資源としての質や連携の質およびケアシステムによる患者アウトカムへの影響評価もあるが，ここでは，エンドオブライフ期の患者と家族への直接的なケアについてのアウトカム評価に限定して述べる．

2 エンドオブライフケアの質

　ライフ（life）は訳すと生命・生活・人生である．エンドオブライフケアは，人生の終わりにおけるライフケア，すなわち，その人の生命・生活・人生の質をケアによって高めることを意味している．いかにして生命・生活・人生の価値が高められるようにケアを行うかである．人は生きてきた個人史や生活習慣，価値観，家族，親族，友人，知人，その他の所属集団として職場，学校，趣味のグループとともに育んできた歴史と文化および価値観をもっている．加藤（2009）は緩和ケアにおける国や文化などの歴史的意味を述べているが，ケアとして重要な視点である．そこでこれらを包含した内容のケアが必要とされる．

　誰のためのケアなのかはいうまでもなく，最も重要なことは患者とその家族にとっての利益，すなわちよいケアがなされているかである．患者と家族は，ケアにより身体症状の緩和・精神的苦悩や不安の軽減・生活行動の改善ができたか，満足度も含めてアウトカムを捉える．

エンドオブライフ期では特に丁寧に心身社会的ニーズを判断し，ニーズの充足と満足度を高めることを目指して，患者と家族の願いをどのようにしてかなえるかである．ケアは，必ずしもプラス効果のみではなく，効果がないこともある．エンドオブライフという避けられない身体的な悪化のプロセスでは心身状態や社会生活能力が低下する．しかし，身体へのケア効果が出にくい場合でも精神や社会的生活者としてのケアの効果，また家族の介護力への指導による介護力向上の効果はみられることが多い．

3 エンドオブライフケアにおけるアウトカム評価の実際

　エンドオブライフ期においてもケアの範囲は広く多様であり，個々人でケア内容の重要度は異なる．何らかのケアを行う前にはアセスメントがある．アウトカムはアセスメントに基づいて把握したニーズに対して行ったケアの効果である．そのケアの効果を評価することがアウトカム評価となる．すなわちそのケアの効果はどの程度あったかである．したがってアウトカムを評価するために重要なことはアセスメントによるニーズの把握である．

　ケアを評価する指標は，医療福祉職が共有して使用できるものとして設定すると便利であるが，ここでは看護職が使用するものである．①人間が生存していくための基本的生活条件を満たすこと，②緩和ケアニーズを適確に捉え生きていることやケアに満足感がもてるように寄り添って支えること，③社会人や家庭人として生きがいを感じて個人が価値をおくものに注目したケアが重要である．これらすべてをアウトカムの指標として構成することは限界があるが，誰にも共通の重要な内容は含まれた評価指標が必要である．いずれにしてもアウトカム評価指標の基盤となるのは，その前に行われるアセスメントである．

4 アウトカム測定のためのアセスメントの期間設定

　患者のアウトカムを測定するにはアセスメントが重要な鍵となる．ここでいうアウトカムとは「2時点，あるいはそれ以上の時点の間に生じる健康や生活状態の変化」である．その2時点またはそれ以上の時点の間隔は対象の特性とアウトカムとして何を評価したいかによって期間を決める必要がある．

　アウトカム測定のためのアセスメントの期間は事例の特徴やケアの目的およびケアの場によって期間を設定すべきである．比較のため，毎朝というように時間を決めた方がよいことがある．

　例えば身体症状のアウトカム評価については，疼痛の有無や程度は毎日確認することが必要な事例が多い．疼痛・嘔気・呼吸困難などへの薬剤効果の症状の評価は服薬後30分から数時間後にアウトカム（効果）を確認する．効果がない場合には次の方法を考えるというように短時間でのアセスメントによるアウトカム評価が必要である．ADL・IADLのアセスメントの期間は1～2週間というように，上記内容よりも長期間に設定する．

　アウトカム評価は誰もが理解しやすいようにできるだけ客観的に捉えられることが望まれる．エンドオブライフケアにおけるアウトカムの評価方法，指標例，アウトカムと区別するもの等を表13-1にまとめる．

表 13-1　エンドオブライフケアにおけるアウトカムの評価

A　ここでいうアウトカム評価においては下記内容に注目すべきである．
（1）アウトカムは原則として患者の2時点，あるいはそれ以上の時点の間での「患者のアウトカムの内容・指標」（下記1）の変化である． （2）アウトカムには提供されたケア，疾病と身体障害の自然経過あるいはそれら双方によって生ずる変化が含まれる． （3）ケアの満足度評価についてはケアを受けた後にケアに対する評価としてアウトカムに加えることができる． （4）アウトカム評価は評価する項目をあらかじめ決めておき評価する．これらによって「ケアの効果を測定する」「値踏みをする」ことを意味する．できるだけ段階的に評価することが変化を捉えやすい．
アウトカムの内容・指標・評価項目
1．患者・家族のアウトカムの内容・指標例 　　1）身体症状の変化，全身状態の変化 　　2）ADL・IADL などの機能的変化 　　3）認知状態の変化 　　4）情緒的安定・不安定などの変化 　　5）行動能力の変化 2．患者にとってのケアの満足度評価． 　　1）直接的なケアに対する満足度 　　2）ケアの効果による心身社会的ニーズの充足，問題の改善による満足度 3．家族にとってのケアの満足度評価 　　1）患者本人へのケアの内容や方法の効果による満足度 　　2）指導による家族介護力（知識・判断・技術・社会資源の利用）の向上 　　3）介護職の利用・デイケアやショートステイなどの利用による介護負担の軽減 　　4）公的社会資源の利用によって経済的負担の軽減 　　5）介護に時間的ゆとりが出る
B　アウトカムでないもの（アウトカムと区別するもの）
1．アセスメント 2．退院時のような一時点のみの健康状態 3．患者のケア目標 4．ケアプラン 5．クリニカルパスやケアマップ

2 アセスメントとアウトカム評価の関係

1 OASIS とは

　OASIS（Outcome and Assessment Information Set）は，米国の Shaughnessy（1995, 1998, 2002）によって開発された在宅ケアのアウトカム評価方法である．OASIS のアセスメントに基づくアウトカム評価指標が全米の在宅ケア機関（Home Care Agency）で使用されている．在宅ケアのアセスメントを行ってその前後の変化の相違（点）からアウトカムを捉える（評価する）．各事例について2カ月，正確には60日ごとに繰り返して行うことが1999年に在宅ケア対象の大多数を占めるメディケア対象者（65歳以上の高齢者），メディケイド対象者（低所得者）で制度

として義務化された．これを行わなければケア料金が支払われない．これらのデータは全国の在宅ケア機関から国が集約し，これによってケアの質を保証する方法がとられている．またこれらを行うことによって米国の在宅ケアの支援者とケア料金の分析を行い，国の方策を立てる重要なデータにもなっている．

　筆者はこのOASISの使用法について1999年に開発者のShaughnessyと彼が所属するコロラド大学 Health Research Centerで面談し，OASISの使用方法・分析方法を確認し，この手法の日本での使用許可を得た．実際に，2000年にわが国の訪問看護ステーションで，OASISをもとにした日本で必要なケアの質改善のためのアウトカム評価指標により，在宅ケアの事例にアセスメントを繰り返す方法でアウトカムを測定，評価した．その結果，アウトカムの向上がみられ，その有用性が認められた（島内，友安，内田編，2002）．

2 OASIS日本版によるアウトカム評価

　OASISを日本版に修正したアウトカム評価のためのアセスメント項目を表13-2に示す．

　OASISはエンドオブライフケア事例に用いるアウトカム指標ではないが，アセスメントを繰り返すことでアウトカムを測定する考え方はエンドオブライフケア事例にも適用できる．アセスメント項目は，日本でも使用されているADL，IADL，精神能力，症状，介護力などで構成されている．事例について各項目の段階的評価を繰り返して行い，一定期間ごとに変化を測定し，アウトカムを評価する．項目の段階的評価の例として，ADL（排泄，食事）と症状（呼吸，皮膚の状態）の指標を，それぞれ表13-3，表13-4に例示する．

表13-2　アウトカム測定のための調査項目：利用者アウトカム／アセスメント項目

利用者アウトカム／アセスメント項目（36項目）
　次のようなアセスメント項目を用いて測定する．項目ごとに回答があり，いずれも利用者の現状に最も近い回答を選択するようになっている．
Ⅰ．ADLに関する項目（日常生活動作）
　1．障害老人の日常生活自立度（寝たきり度）　2．整容　3．上半身の更衣　4．下半身の更衣
　5．入浴・身体の清潔　6．排泄　7．移乗　8．移動　9．食事　10．1日の飲水量
Ⅱ．IADL（手段的日常生活動作）に関する項目
　1．電話の使い方　2．買い物　3．食事の支度　4．家事　5．洗濯　6．移動・外出
　7．金銭の管理　8．冷暖房の管理　9．服薬
Ⅲ．精神能力に関する項目
　1．意思疎通　2．判断力　3．意欲　4．徘徊行動
Ⅳ．症状に関する項目
　1．尿失禁の有無　2．尿失禁の状態　3．転倒頻度　4．痛み　5．呼吸　6．褥瘡　7．創傷
　8．皮膚の状態
Ⅴ．介護力に関する項目
　1．身体的疲労／健康問題　2．精神的疲労　3．介護知識・介護技術　4．時間的余裕
　5．介護継続の意志

（内田陽子（2002）．島内節，友安直子，内田陽子編．在宅ケア：アウトカム評価と質改善の方法．p. 26, 医学書院より抜粋して転載）

表 13-3　ADL のアウトカムの評価指標の例

アセスメント項目	アウトカム指標	月日	月日	アウトカム判定
排　泄	トイレを使用することができますか？			
	0：1 人でトイレを使用することができる			最高値維持
	1：他の人に見守ってもらえばトイレを使用することができる			
	2：トイレは使用できないが，ベッドサイドのポータブルトイレは使用できる			改善
	3：トイレやポータブルトイレは私用できないが，差し込み便器や尿器は 1 人で使用できる			維持
	4：排泄は全介助である			悪化
	999：非該当（カテーテル，おむつ使用でトイレを使用していない）			
	99：不明			最低値持続
食　事	食事を行うことはできますか？			
	0：1 人で食べることができる			最高値維持
	1：次のいずれかの介助があれば，1 人で食べることができる　a）食事をセットアップする　b）時々，介助や見守りが必要である　c）液状，ピューレ状，すりつぶした食事が必要である			改善
	2：食事の間，ずっと介助や見守りが必要である			維持
	3：補助的に鼻腔や胃チューブから栄養をとっている			悪化
	4：主に鼻腔や胃チューブから栄養をとっている			
	5：主に高カロリー輸液から栄養をとっている			最低値持続
	99：不明			

表 13-4　症状のアウトカムの評価指標の例

アセスメント項目	アウトカム指標	月日	月日	アウトカム判定
呼　吸	どんなときに呼吸困難，もしくは顕著な息切れ状態になりますか？			
	0：息切れはない			最高値持続
	1：6 m 以上の歩行時，段階昇降時息切れあり			改善
	2：中等度の労作時息切れであり（着替え，ポータブルトイレや便器の使用，6 m 以内の歩行）			維持
	3：最小限の労作時（食事・会話・その他の日常生活動作時）もしくは興奮時			悪化
	4：休憩時（日中または夜間）息切れあり			
	99：不明			最低値持続
皮膚の状態	0：皮膚の汚れや発赤，湿疹，発汗もなくきれいである			最高値持続
	1：皮膚の汚れ，発赤はないが，発汗がみられる			改善
	2：部分的な皮膚の汚れ，発赤，湿疹などがみられる			維持
	3：めだって皮膚の汚れや発赤，発疹，湿疹，悪臭などの皮膚の変化がみられる			悪化
	99：不明			最低値持続

（島内節，友安直子，内田陽子編（2002）．在宅ケア：アウトカム評価と質改善の方法．表 13-3 は p.127，表 13-4 は p.130，医学書院より抜粋して転載）

　OASIS のアウトカム指標は，表 13-4，13-5 のとおり，よい状態の点数が低く設定されている．しかし，実際の使用時は，よい状態の点数を高く設定すると計算がしやすく評価が容易になるため，逆転して使用する方がよいと考える．

3 エンドオブライフケアにおけるアウトカム評価の指標と事例への適用

1 エンドオブライフケアにおいて専門職が用いるアウトカム指標

　表13-5に死を予測しての在宅エンドオブライフケアにおけるニーズとアウトカムの指標の調査シートを示す．6カ月以内に死亡と診断されて在宅ケア開始期2週間と，臨死期死亡前2週間の患者ケアニーズとケア結果（アウトカム）について，専門職が表内に記入する．ニーズ把握はアセスメントに当たる．そのアセスメント内容にそってケアの結果を示したものが，アウトカムである．開始期と死亡前だけではなく，在宅エンドオブライフケアのニーズとアウトカム評価として日常的に使用することもできる．アウトカムの変化をみるためには1週間，5日ごと，3日ごとなどとその患者の状態に合わせて期間設定が必要である．

2 独居者のエンドオブライフケアにおける看護師によるニーズとアウトカム評価例

1）独居者のエンドオブライフケアの特徴とアウトカム評価の有用性

　独居世帯は介護力がなく在宅ケアは困難とみなされている．しかし近年では独居世帯は増加しており，在宅ケアをしていく必然性に迫られている．表13-5によるアウトカム評価を独居事例に使用した結果，有効であることが明らかになった．エンドオブライフケアでは改善や効果などのアウトカムは得られないという人があるが，ケアについてよいアウトカムが確認できた．ニーズが多いものに対して注目したケアの必要性やさらにアウトカムを高めるケアの必要性も明らかになった．

　独居でエンドオブライフを迎える事例の特徴は次のとおりである．①心身の状態の変化のアセスメントやケア対応が遅れると生命危機を発生したり，精神的問題も発生しやすい．② ADL・IADLの低下があり生活行動の制限により家事の困難と基本的生活の排泄・入浴などの問題も発生する．③疼痛，その他の症状として呼吸不全，嚥下障害，栄養不良，倦怠感など特に臨死期（死が迫った数日間）には多数の症状が出現する．④治療方針の選択や自己決定，うつ・強い孤独感・自己存在価値の葛藤など家族が不在であることでより多くのニーズへの対応が必要となる．

　エンドオブライフケアにおける独居事例のニーズとアウトカム評価の指標を用いたケア実践例の分析から以下のことが明らかになった．

2）独居者のエンドオブライフケアにおけるニーズとアウトカム評価指標を用いた成果（島内ほか，2017）

【目的】がんと非がんの独居事例のエンドオブライフの在宅ケア開始期と臨死期各2週間内におけるニーズ，アウトカム結果について調べ，ニーズとアウトカムを評価することで在宅ケア利用者へのケアの改善と，訪問看護ステーションのケア機関としてのケアの改善を図る．

【データ収集法】在宅でケアを行った40歳以上の独居者90事例を対象に，在宅ケア開始期2週間と臨死期2週間について，受持ち訪問看護師に対しカルテを用いた質問紙調査を行った．各2週間内のニーズとアウトカムは表13-5にある大項目9カテゴリー（疼痛，疼痛以外の苦痛症

表 13-5　エンドオブライフケア事例のケアニーズとアウトカム評価シート

大項目 9項目	ケアニーズ 中項目	開始期 2週間 あり	開始期 2週間 なし	死亡前 2週間 あり	死亡前 2週間 なし	アウトカム（ケア結果） ニーズの小項目について評価	効果あり/問題なし	効果なし/問題あり
1. 疼痛	1. 疼痛コントロール					1-1-1 疼痛が消失した		
						1-1-2 疼痛が緩和できた　評価基準(①本人の話 ②VAS 3/10 ③フェイス 2/5 など)		
	2. 疼痛増強時の対処					1-2-1 疼痛増強時は，我慢せず医療職に援助を求めることができた（問題なし）		
	3. セルフマネジメント・患者参加					1-3-1 適切に痛みの表現ができた		
	4. 副作用症状					1-4-1 副作用症状が消失		
						1-4-2 副作用症状が軽減（増強しない）		
	5. 薬に対する不安・抵抗感					1-5-1 薬物療法に関する不安・抵抗感・トラブルなどがない		
2. 疼痛以外の苦痛症状のマネジメント	1. 身体症状の悪化・変化					2-1-1 呼吸困難が消失・改善した		
						2-1-2 消化器症状が消失・改善した		
						2-1-3 嚥下症状が消失・改善した		
						2-1-4 感染症状が消失し，新たな感染症状が出現しない		
	2. 水分・栄養管理					2-2-1 水分出納管理改善ができた		
						2-2-2 栄養改善ができた		
						2-2-3 乏尿に対して本人・家族への説明ができ，家族が理解できた		
	3. 皮膚トラブル					2-3-1 皮膚トラブルがない、または改善した		
	4. 倦怠感・その他					2-4-1 倦怠感・苦痛が増強しない		
						2-4-2 その他身体の苦痛症状が増強しない		
3. 心理・精神的問題	1. 本人精神的問題					3-1-1 本人が治療やケアで安心できた		
						3-1-2 本人の不安やいらだちが軽減できた		
	2. 家族の精神的問題					3-2-1 家族が治療やケアで安心できた		
						3-2-2 家族の不安やいらだちが軽減された		
4. スピリチュアルペイン	1. 生きること，存在していることの目標や価値					4-1-1 本人・家族の気になることやり残していたことができた		
						4-1-2 本人・家族が良いと思うことを尊重されていたことを実感できた（表現できた）		
						4-1-3 本人が重要なメッセージまたは文章が残せた		
	2. 他者とのつながり					4-2-1 本人が家族や他者とのつながり・支えを実感できた		
	3. 自律性を保つ					4-3-1 自分の存在の意味・価値を見出すことができた		

（島内節, 薬袋淳子, 辻彼南雄ほか発明 (2006). ケアシステム, ケアプログラム, ケアプログラムを記録した情報記録媒体, 及びケアシステムに使用するケア用サーバ. 出願人・特許権者：国立大学法人東京医科歯科大学. 特許公開番号：特開 2007-265379 (P2007-265379A). 取得：2012 から「在宅ターミナルケアシステム」の一部を改変して掲載）

表 13-5 つづき

大項目 9項目	ケアニーズ 中項目	開始期 2週間 あり / なし	死亡前 2週間 あり / なし	アウトカム（ケア結果） ニーズの小項目について評価	効果あり／問題なし	効果なし／問題あり
5. デスマネジメント	1. 本人・家族の死の受容のプロセス			5-1-1 今後の病状変化や経過の理解ができた		
				5-1-2 今後どのように生きたいかを表現できた		
				5-1-3 本人・家族が病状悪化や死に対する不安や恐怖を表出し，軽減できた		
				5-1-4 必要な医療は受けられたと納得できた		
				5-1-5 最期はどこで死を迎えたいか本人または家族が自己決定できた		
				5-1-6 本人から家族へメッセージが残せた		
6. 家族・親族との関係調整・死別サポート	1. 本人と友人・家族・親族との関係			6-1-1 本人・家族の意思統一ができた		
				6-1-2 それぞれの役割を遂行できた		
				6-1-3 家族関係が破綻せず，適切なケアができた		
	2. 介護力・介護体制と家族の健康状態			6-2-1 介護方法を理解し，実施できた		
				6-2-2 介護者の身体疲労感と精神的負担が軽減，または増強しなかった		
				6-2-3 家族が自分の時間をもてた		
7. 喪失・悲嘆	1. 予期悲嘆			7-1-1 情報や思いを共有できた		
				7-1-2 家族の不安や感情が表出できた		
8. 基本的ニーズの援助	1. 日常生活動			8-1-1 嗜好にあった規則的な生活を送ることができた		
				8-1-2 ADL・IADL に合わせた，生活ができる		
				8-1-3 転倒しなかった・転倒したが打撲程度であった		
				8-1-4 清潔が保てた		
				8-1-5 問題行動がない・軽減した		
	2. 排泄の援助			8-2-1 排泄に関する苦痛・ストレスが軽減した		
				8-2-2 排便コントロールができた		
				8-2-3 尿失禁に対して，汚染によるトラブルが防止できた		
	3. 睡眠			8-3-1 睡眠が確保できた		
	4. 疼痛以外の薬剤管理			8-4-1 適切な服薬ができた		
				8-4-2 薬物療法に関した不安・トラブルがなかった		
9. ケア体制の確立	1. ケアチームの構築と連携			9-1-1 主治医との連絡・受診体制が整った		
				9-1-2 適切なサービスを利用できた		
				9-1-3 緊急時に的確に連絡をとる方法が理解できた		
	2. ケアマネジメント			9-2-1 必要なサービスが理解でき，利用の相談ができた		
				9-2-2 目標を共有し，ケアプランが立てられた		
	3. 医療処置（機器を含む）			9-3-1 医療処置の方法が理解できた		
				9-3-2 医療機器の取り扱いが理解できた		

【各事例のニーズとアウトカム評価の特記事項】

状のマネジメント，心理・精神的問題，スピリチュアルペイン，デスマネジメント，家族・親族との関係調整・死別サポート，喪失・悲嘆，基本的ニーズの援助，ケア体制の確立）を用いた．

【結果】
1) がんと非がんの両群において開始・臨死期ともにニーズが高いのは，基本的ニーズ54.2〜70.4％，デスマネジメント36.6〜88.1％，家族・親族との関係調整52.0〜88.1％であった．多くのニーズは両事例群ともに臨死期に増加していた．
2) 緊急ニーズは，がん事例では開始期40.4％，臨死期59.6％出現していた．多いニーズはケア体制の確立，デスマネジメント，家族・親族との関係調整であった．非がんの緊急ニーズは開始期25％，臨死期75％出現していた．多いニーズは，身体症状の変化13.2％，チューブ・医療機器のトラブルと本人の精神的問題各7.9％であった．
3) アウトカムで解決・改善がみられた内容は，がん事例では，デスマネジメントは開始期59.3％，臨死期60.9％，心理・精神的問題は開始期45.7％，臨死期52.9％，喪失・悲嘆はケア開始期43.6％，臨死期51.9％であった．非がん事例は，疼痛以外の苦痛症状のマネジメント開始期53.0％，臨死期57.2％，スピリチュアルペイン開始期42.7％，臨死期45.0％，疼痛は開始期42.4％，臨死期44.8％であった．

【考察】
1) ニーズ出現率で高いのは，基本的ニーズ，デスマネジメント（がん事例），家族・親族調整，心理的ニーズであり，身体症状よりも高い．ケア体制確立は特に重要である．
2) 基本的ニーズ以外のニーズはすべてがん事例が非がん事例より開始期・臨死期ともに高い．
3) アウトカム改善率が高いのは，がん事例ではデスマネジメント・ケア体制・基本的ニーズ・精神的問題．非がん事例では疼痛以外の苦痛症状・疼痛・スピリチュアルペイン・家族親族調整と死別サポートであった．

【エンドオブライフケアにおいてケアニーズとアウトカム評価指標を用いた効果】
1) 各事例についてどのようなニーズが出現しているか，各ニーズのアウトカム指標は「解決・改善／問題なし」，すなわち良いアウトカム結果なのか，または「非解決改善／問題あり，すなわち良くないアウトカム結果であるかを確認できる．
2) 訪問看護ステーションなど各事業所別に，事例のニーズとアウトカム評価表を用いた結果を集計することでケア機関としての改善課題を明らかにし，課題に組織的に取り組むことができる．

3 エンドオブライフケアにおける家族による患者のケアニーズとアウトカム評価例

表13-6に，家族による患者のケアニーズとケア評価のチェックリストを示す．家族はこのリストを用いることで，在宅ケアの患者の問題（ケアニーズ）について，あり・なしを確認できる（ケアニーズのアセスメント）．また，ケアサービスを受けた結果（アウトカム評価）のチェックを行うことで，ケアによる改善・悪化・変化なしを確認できる．

このチェックリストを用いることで，56〜80％の家族が役立つと答えていたのは，以下のような事項である．
①本人，家族，専門家間の連絡や意思疎通がうまくいく．
②専門家に質問や相談がしやすくなる．
③専門家の考えや行動が理解しやすくなる．

表 13-6 家族による患者のケアニーズとケア評価チェックリスト

		在宅開始期に以下の症状や問題，事実がありましたか？ （ケアニーズのアセスメント）			サービスを受けた結果はいかがでしたか？ （アウトカム評価）		
痛み	1. 痛みがある		あり	なし	1. 痛みが消失した，または軽減した	あり	なし
	2. 薬による副作用（はき気・便秘・意識障害）		あり	なし	2. 副作用の症状が消失または軽減した	あり	なし
	3. 痛み止め薬を使う不安		あり	なし	3. 薬に対する不安や問題が少なくなり，正しく薬が使えた	あり	なし
その他の苦痛症状	4. 息苦しさ		あり	なし	4. 息苦しさが消失または軽減した	あり	なし
	5. 飲み込みにくい・むせる		あり	なし	5. 飲み込みが少しでも楽になった，または飲み込みが悪いことによる肺炎を起こさず予防できた	あり	なし
	6. 発熱		あり	なし	6. 熱が下がった	あり	なし
	7. 栄養や水分が足りない		あり	なし	7. 栄養不足・水分不足にならなかった	あり	なし
	8. 排泄の苦痛（下痢・便秘などによる）		あり	なし	8. 排泄に関する苦痛・ストレスがない	あり	なし
	9. 皮膚の問題（かゆみ・床ずれ・湿疹など）		あり	なし	9. 皮膚の問題がない	あり	なし
	10. 体がだるい		あり	なし	10. 体のだるさが軽減した	あり	なし
心理・精神	11. 本人が生活・治療・サービスの希望を表現しにくい		あり	なし	11. 希望が取り入れられた	あり	なし
	12. 本人の抑うつ・不安・いらだち・否定的言動		あり	なし	12. 不安，いらだちが軽減，または消失した	あり	なし
生きる意味・存在価値	13. 言い残していること，やり残していることがある		あり	なし	13. やり残していることを表現したり，取り組みができた	あり	なし
	14. 孤独感		あり	なし	14. 家族や知人とのつながりが持てると感じた	あり	なし
	15. 「役にたたない」という苦痛　家族等への負担		あり	なし	15. 自分ができることに取り組めると思った	あり	なし

		ご本人，ご家族の状態はサービスを受けてどうでしたか？		
在宅サービスの効果	ご本人	16. 本人の病状が安定した	あり	なし
		17. 本人の精神的安定が得られた	あり	なし
		18. 本人の生活が安定した	あり	なし
	家族	19. 家族の介護力が向上した	あり	なし
		20. 家族の精神的安定が得られた	あり	なし
		21. 家族の介護負担が軽減し生活が安定した	あり	なし

全体を通して，この時期の訪問看護ステーションのサービスについて満足されましたか？	
在宅ケア開始前2週間	亡くなる前2週間
3. 満足的できた 2. だいたい満足できた 1. あまり満足できなかった 0. 全く満足できなかった	3. 満足的できた 2. だいたい満足できた 1. あまり満足できなかった 0. 全く満足できなかった

（島内節，薬袋淳子編著（2008）．在宅エンド・オブ・ライフケア（終末期ケア）．p.22-26，イニシアを抜粋，改変して掲載）

④よい看取りの手助けになる．
⑤病気の経過の内容が理解しやすい．
⑥本人の状態や変化がわかりやすい．
⑦ケアに計画的に参加できる．
⑧家族が経過を予測するのに役立つ．

　特に役立つと答えているのは，がん事例も非がん事例も①本人，家族，専門家間の連絡や意思疎通がうまくいく．②専門家に質問や相談をしやすくなるの割合が高い．がん事例の家族が非がん事例の家族よりも，より高い割合で役立つと答えていた（島内，2008）．
　この理由はがん事例の方が非がん事例よりも医師や看護師による経過予測がより明確なために家族にとっても患者の基本的な状態を把握しやすいのではないかと推測される．
　家族による患者の心身の状態の把握は，Teno（2005）のアメリカ合衆国での調査によれば正

確であると述べている．このことからも，家族による患者の心身状態の把握を専門職に伝えることで専門職にとっても，より早く情報を把握してケアをするうえで重要な情報といえる．また家族にとっても役立つと答えていることからこれらの問題・ニーズのチェックとアウトカムのチェックを専門家と共有することがケアにおいて有効である．

3 まとめ

前述したように，エンドオブライフケア事例については，アウトカムの前提としてまずアセスメントによるニーズの把握が出発点であり必須要件である．ニーズを正確に把握したり，アウトカム（ケア結果）を把握するためには，目的に応じて評価シートやチェックリストなどを用いる．

このことにより，専門職は患者・家族が必要とするニーズをより速く把握でき，より速くニーズの解決，ケアの改善につなげることができる．また家族と患者にとっては専門的な質問や説明の意味がわかりやすくなる．ケアの質の管理上も専門職にとって重要な情報源となりやすい．

現場でのアウトカム評価は研究者でなくても十分活用可能である．専門職間での幅広い視野からのアウトカム評価は，エンドオブライフケアの改善すべき事項を共有して専門職間で協働を促進させる資料となる．ただし家族による患者についてのチェックシートは病状の進行がわかるので，わが国では家族は患者には見せたくないという回答が多かった．このことに十分留意した使用が必要である．

引用文献

加藤恒夫（2009）．イギリスにおける終末期ケアの歴史と現状：日本への教訓（特集：諸外国における高齢者への終末期ケアの現状と課題）．海外社会保障研究，(168), pp. 4-24.

Shaughnessy, P. W. (1995). Outcome-based quality improvement: A manual for home care agencies on how to use outcomes. National Association for Home Care.

Shaughnessy, P. W., et al. (1998). Outcome-based quality improvement in health care: The OASIS indicators. Quality Management in Health Care, 7 (1), pp. 58-67.

Shaughnessy, P. W., et al. (2002). Improving patient outcomes of home health care: Findings from two demonstration trials of outcome-based quality improvement. Journal of The American Geriatrics Society, 50 (8), pp. 1354-1364.

島内節，友安直子，内田陽子編（2002）．在宅ケア：アウトカム評価と質改善の方法．医学書院．

島内節（2008）．島内節，薬袋淳子編著．在宅エンド・オブ・ライフケア（終末期ケア）．イニシア．

島内節（2015）．9章在宅ケアの評価・ケアの質保証と質管理．日本在宅ケア学会編．在宅ケア学の基本的考え方．p. 197, ワールドプランニング．

島内節ほか（2017）．独居のエンドオブライフケアにおけるニーズ・アウトカムとサービス利用状況．第37回日本看護科学学会学術集会．

Teno, J. M. (2005). Measuring end-of-life care outcomes retrospectively. Journal of Palliative Medicine, 8 (Suppl 1), S42-49.

第14章
エンドオブライフのアセスメントと評価に使う測定尺度

　痛みをはじめとして患者が訴える自覚症状は主観的であり複雑であることが多く，客観的に評価することが難しい．しかし，患者が体験している身体的，心理的，精神的，霊的な苦痛，あるいはさまざま思いや感情，行動などを，絵や言葉を用いた尺度や質問紙に反映させて推測することは可能である．こうした捉え方をもとにさまざまな測定尺度が開発されている．しかし，使用する場合はその条件として，尺度としての妥当性と信頼性が確認されているものでなければならない．すなわち測定しようとしているものを確実に測定できているか（妥当性），また正確に測定できているか（信頼性）を，どのように確認したかの明記が必要である．さらに簡便であるなどの有用性も兼ね備えていることが望ましい．

　本章では，MPQ，QOL尺度，QODD，GDI，看取りケア尺度，ターミナルケア尺度，意思決定能力評価尺度，死生観尺度などについて紹介する．

1 MPQ（マクギル痛み測定尺度）

1 MPQの概要

　WHOではがん性疼痛からの完全な解放が謳われている．そのためには，まず患者が体験している痛みの程度を正確に把握する必要がある．痛みを判断するために，一般的にはその程度を数字やスケール，質問紙などでの数量化が試みられている．広く使われているものには，VAS(visual analogue scale)，VRS（verbal rating scale），NRS（numerical rating scale），小児領域でよく使われている顔の表情から痛みの程度を推測するWong-Baker FACES® など，さまざまなものがある．また，BPI（the Brief Pain Inventory）はCleelandとRyan（1994）によって開発された簡易式痛み測定尺度で，卯木ら（Uki et al., 1998）によって簡易疼痛調査用紙（縮小版）に翻訳されている．

　ここで紹介するMPQ（McGill Pain Questionnaire）は，MelzackとTorgen（1971）によってカナダのMcGill大学で開発され，痛み表現語を基礎とした多面的疼痛測定尺度である．クライエントが体験している痛みの質的側面に着目し，痛みをあらわすさまざまな言葉を用いて尺度化したところに特徴がある．78の具体的な痛みをあらわす言葉があげられ，感覚的表現語（1〜10群），情動的表現語（11〜15群），量的表現語（16群），その他の痛みの言葉（17〜20群）の20群に分類されている．言葉につけられた数字が程度をあらわしており，1点ずつ痛みの程度が増していくようになっている（表14-1）．

2 信頼性・妥当性

　本尺度は諸外国で翻訳され，その信頼性や妥当性も検討され高く評価されている（Kiss & Muller, 1987; Vanderiet et al., 1987）．わが国においても，MPQの信頼性と妥当性が検討されている．長谷川ら（1996）は慢性疼痛患者を対象に検討し，クロンバックのα係数（Cronbach's α）で0.84，再テスト法で有意な相関を得て確認し，また妥当性についてもVAS，VRS，NRSなどとの併存的妥当性で有意な相関を得て確認している．筆者（小笠原ほか，1994）はがん患者が体験する慢性疼痛の測定尺度としての妥当性と信頼性を検討した結果，全般的に痛みの質的側面を重視した尺度として，その有用性を確認した．しかしながら，MPQはそもそも西洋の文化圏を背景にした痛みの表現語をもとに，質的評価尺度として作成されたものであるため，日本という社会文化を背景にした痛みの言葉と合わない場合があること，言語的表現のみで痛みの量的側面の評定尺度とするのは無理があること，またがん患者の疼痛体験を表出するための情動的言語が少ないことなどを明らかにした．圓尾ら（2013）は神経性障害性疼痛患者を対象に，日本語版短縮版MPQを作成したうえで信頼性と妥当性を検証し，その有用性を確認している．

3 使用方法

　患者が体験している痛みをあらわす言葉に✓印をつけ，その言葉の点数の合計による疼痛指数（PRI：pain rating index），選んだ言葉の数（NWC：the number of words chosen），現在の痛みの強さ（PPI：present pain inventory）で評価する．

　例えば，患者が今体験している痛みをあらわす言葉として，「しめるような」（5群2点），「う

表 14-1 MPQ の痛み測定尺度

群	カテゴリ / 語句	群	カテゴリ / 語句	群	カテゴリ / 語句	群	カテゴリ / 語句
1群	時間的 1. チクチク 2. ピリピリ 3. ビリビリ 4. ズキズキ 5. ズキンズキン 6. ガンガン	7群	熱感 1. 熱い 2. 焼けるような 3. やけどするような 4. 焼きこがされるような	13群	恐怖感 1. おののくような 2. ギョッとする 3. 足のすくむような	18群	その他-2 1. きゅうくつな 2. しびれたような 3. ひきしめられるような 4. しめつぶされるような 5. ひきさかれるような
2群	空間的な広がり 1. ビクッとする 2. ジーンと感じる 3. ビーンと走る	8群	鋭痛感 1. ヒリヒリ 2. むずむず 3. バーンと打たれるような 4. ずきずき	14群	罪責感 1. こりごりするような 2. さいなむような 3. むごたらしい 4. 残忍な 5. 殺されそうな		
3群	点状加圧 1. 針でつくような 2. 千枚どおしで押すような 3. きりでもみこむような 4. 刃物で刺すような 5. 槍でつきとおすような	9群	鈍痛感 1. にぶい 2. はれたような 3. 傷のついたような 4. うずくような 5. 重苦しい	15群	その他 1. ひどく不快な 2. 目のくらむような	19群	その他-3 1. ひややかな 2. つめたい 3. こおるような
4群	切り込むような加圧 1. スパッと切るような 2. 切り裂くような 3. ズタズタに切りきざむ	10群	その他 1. さわられると痛い 2. ほてるような（日焼けした時のような） 3. きしるような 4. われるような	16群	量的評価 1. うるさい 2. わずらわしい 3. なさけない 4. はげしい 5. 耐えがたい	20群	その他-4 1. しつこい 2. むかつくような 3. もだえるような 4. おそるべき 5. 拷問のような
5群	締めつけ 1. はさむような 2. しめるような 3. かみつかれるような 4. しめつける 5. 押しつぶされるような	11群	緊張感 1. つかれる 2. つかれはてる	17群	その他-1 1. じわっとにじむような 2. ひろがるような 3. しみこむような 4. つきさすような		PPI（現在の痛みの強さの程度は次の6段階のうちどれか，○印をつけてください） 0：痛みなし 1：軽度 2：不快 3：苦しい 4：強い痛み 5：激烈な痛み
6群	牽引感 1. 引っぱられるような 2. 引きぬかれそうな 3. 引きちぎられそうな	12群	自律神経的 1. 気分が悪くなる 2. 息苦しいような				

痛みの評価法は，PRI，NWC，PPI で示す．
1. PRI：pain rating index（疼痛指数）：S（1群～10群），A（11群～15群），E（16群），M（17群～20群），T（1群～20群）．なお，Sは感覚的，Aは情動的，Eは量的評価，Mはその他の痛み領域を示し，Tは選ばれた言葉の点数の合計を示す．
2. NWC（the number of words chosen）：選ばれた言葉の数．
3. PPI（present pain intensity）：現在の痛みの強さ．

（小笠原知枝ほか（1994）．がん患者の痛みの測定に関する研究：質的評価に基づく測定尺度の開発，McGill 痛み質問紙の信頼性と妥当性の検討．名古屋大学医療技術短期大学部紀要, 6, pp. 1-11. Melzack, R., & Torgen, W. S. (1971). On the language of pain. Anesthesiology, 34（1），pp. 50-59 により作成）

ずくような」（9群4点），「息苦しいような」（12群2点），「はげしい」（16群4点）を選び，PPIは「苦しい」を選んだとすれば，疼痛指数は，「感覚領域＝6，情動領域＝2，量的評価＝4，合計12」，選ばれた言葉の数は「4」，現在の痛みの強さは「3：苦しい」と評価される．

簡易型McGill痛み測定尺度（Merzack, 1987）は，横田ら（2005）が日本語版を開発している．これは，3つの観点から評価する．まず1つ目は痛みの質を評価しており，15項目の痛みの状態について，全くない（0点）から強くある（3点）で評価するものである．次に痛みの量的強さを線上にしるしをつけて数量化する．最後は，現在の痛みの強さを，0まったく痛みなし，1わずかな痛み，2わずらわしい痛み，3やっかいで情けない痛み，4激しい痛み，5耐え難い痛みの6種類から1つを選択するというものである．

4 適応・活用

終末期がん患者の多くは執拗ながん性疼痛に悩ませられることが多い．がん患者が体験している痛みは量的な痛みの強さ以上のものを含んでいる場合が多い．少し痛いとか，ものすごく痛いとかいう量的評価だけでなく，感覚的，情動的，量的，そのほかの混在したものの4領域と20群に分けられた痛み表現語により，痛みの質的評価が可能である．しかし，痛みの捉え方はその人が生活している文化的背景による影響を受けていることを考えると，翻訳された痛み表現語が的確に患者の痛みを捉えているかという点では疑問視される．とはいえ，これを活用することにより，少なくとも痛みの量的かつ質的側面をアセスメントし，エンドオブライフ期に体験するより複雑なトータルペインを，言葉を用いて表出することが可能になると考える．オリジナルのMPQは言葉が多く時間がかかるが，短縮版は測定に要する時間は少なく，エンドオブライフケアへの活用が期待される．

引用文献

Cleeland, C. S., & Ryan, K.M.（1994）．Pain assessment: Global use of the brief pain inventory. Annals of the Academy of Medicine, Singapore, 23, pp. 129-138.

長谷川守ほか（1996）．日本語版McGill Pain Questionnaireの信頼性と妥当性の検討．日本ペインクリニック学会誌, 3 (2), pp. 9-14.

Kiss, I., & Muller, H.（1987）．The McGill pain questionnaire-German version: A study on cancer pain. Pain, 29 (2), pp. 195-207.

圓尾知之ほか（2013）．痛みの評価尺度・日本語版Short-Form McGill Pain Questionnaire 2 (SF-MPQ-2) の作成とその信頼性と妥当性の検討．Pain Reserch, 28 (1), pp. 43-53.

Melzack, R., & Torgen, W. S.（1971）．On the language of pain. Anesthesiology, 34 (1), pp. 50-59.

Melzack, R.（1975）．The McGill Pain Questionnaire–Major properties and scoring methods. Pain, 1 (3), pp. 277-299.

Melzack, R.（1987）．The short-form McGill Pain Questionnaire. Pain, pp. 191-197.

小笠原知枝ほか（1994）．がん患者の痛みの測定に関する研究：質的評価に基づく測定尺度の開発，McGill痛み質問紙の信頼性と妥当性の検討．名古屋大学医療技術短期大学部紀要, 6, pp. 1-11.

Vanderiet, K., et al.（1987）．The McGill Pain Questionnaire constructed for the Dutch language (MPQ-DV): Preliminary data concerning reliability and validity. Pain, 30, pp.

395-408.
Uki, J., et al. (1998). A brief cancer pain assessment tool in Japanese: The utility of the Japanese Brief Pain Inventory--BPI-J. Journal of Pain & Symptom Management, 16 (6), pp. 364-373.
横田直正，時村文秋，田中純一ほか（2005）．経験 慢性疼痛患者に対する簡易型マッギル疼痛質問表の信頼性．整形・災害外科，48（6），pp. 773-777.

2 健康関連 QOL 尺度：SF-36®

1 概　要

　QOL（quality of life）は多要素，多次元から構成される概念であり，対象や使われる分野によって違う事柄を意味するため，普遍的な定義が難しい．しかし，保健医療分野においては，健康関連 QOL（health related quality of life）という概念が提唱され，定着している．QOL を 1 つの指標として臨床や保健，行政の場面で利用するための評価が必要となったことや，患者中心の医療の中で，個別的なケアが重要視され，その質の評価が求められ，尺度開発が多数なされてきた．

　QOL 測定尺度には，健康状態を詳しく測定し，その測定対象を特定の疾患をもつ患者に限定しない「包括的測定尺度」と，ある疾患，例えばがんという疾患を有している患者の状態を測定する「疾患特異的尺度」がある．代表的な包括的測定尺度としては，米国で Ware ら（1993）によって開発された SF-36®（MOS Short-Form 36-Item Health Survey）があげられる．MOS（Medical Outcomes Study）とは，1986 年に米国で実施された医療評価研究である．この研究の目的は，主観的な健康度を定期的にモニタリングするツールの開発であった．研究結果から得られた MOS-Long Form（149 項目）より，SF-36®（36 項目）が開発された．この SF-36® は 50 カ国語以上に翻訳され，国際的に広く使用されている．あらゆる年代のさまざまな疾患で治療を受けている集団や健常者の集団に適用でき，健康状態を連続的に捉え，全体的な健康の概念を含めて評価できるように作成されている（Fayers & Machin, 2000）．日本語版は福原らによって開発され，現在，SF-36® を改良した SF-36v2® が標準版として使われている（福原，鈴鴨，2005）．

　SF-36® は，8 つの健康の概念に 36 の項目がある．まず，大きく身体的健康と，精神的健康の 2 つに分けられている．身体的健康は，①身体機能（10 項目），②日常役割機能 - 身体（4 項目），および③全体的健康感（5 項目）である．次いで，精神的健康は，④体の痛み（2 項目），⑤社会生活機能（2 項目），⑥活力（4 項目），⑦日常役割機能 - 精神（3 項目），⑧心の健康（5 項目）で測定される．加えて，健康の変化に関する質問が 1 項目ある．過去 1 カ月間での健康に関することと現在の健康に関する質問で構成されている．

2 信頼性・妥当性

　オリジナルの SF-36® の信頼性は，内部整合性と再テスト法で確認されている．妥当性は既知グループ法を用いて有効性が証明されている（Ware & Gandek, 1998）．日本語版 SF-36® の信頼

性は，内部一貫性を評価するためにCronbach's αを計算した結果，0.70を超えていた．また，再テスト法を実施した結果，相関係数0.78から0.93の範囲であった．項目内の一貫性と判別の妥当性の検定における成功率は非常に高かった．構成概念妥当性は，因子分析した結果，オリジナル版SF-36®で確認された2因子（身体的健康度，精神的健康度）からなる概念モデルが日本語版でも確認された．しかし，下位尺度の1つである「日常役割機能—精神」において，因子負荷量が身体的な因子と精神的な因子の両方に同等に負荷していたことは欧米諸国と異なる結果であったと報告されている（福原，1999）．そのため現在は，質問項目の説明文をわかりやすい表現に改善し，身体と精神両方の「日常役割機能」の回答選択肢を2段階から5段階に変更するなどしたSF-36v2®が福原らによって開発されている（福原，鈴鴨，2005）．

3 使用方法

使用方法は，患者の自記式質問と面接による聞き取り調査がある．質問に対して，「いつも」「ほとんどいつも」「ときどき」「まれに」「ぜんぜんない」などの3段階〜6段階評価を点数化する．国民標準値が公開されているので，それを基準にして対象群の健康状態を検討することができる．SF-36v2®は，標準化されたスコアリング方法があり，それに従って計算しなければ正しい解釈が得られない．

SF-36v2®は，iHope International株式会社で管理されている．尺度（調査票）の使用には目的によらず「使用登録」が必要であり，「使用料（ライセンス料，管理料）」がかかる．詳細は，iHope International株式会社のウェブサイトに掲載されている．

4 適応・活用

16歳以上の健常者を対象とした健康調査，横断調査，縦断調査も可能であるため，研究対象者の健康状態を評価する尺度として，数多く使用されている．また，疾患をもつ患者の疫学調査や，高齢者の保健や福祉に関連した研究も行われている．特定の疾患における治療の評価などにも用いられており，一般的なQOL尺度であるといえる．

骨・関節疾患，呼吸器疾患，循環器疾患，精神疾患，脳神経障害，内分泌・代謝疾患，悪性新生物，感染症，腎疾患などさまざまな分野で使用されている．そのほか，難病患者のQOL研究や介護者のQOL研究などにも拡がっている（池上ほか編，2001）．ただし，規定のマニュアルにそった方法で算出しなければならない点や，使用登録等手続きが複雑な点において，簡単に使用できる尺度ではない点が難点であるといえる．

引用文献

Fayers, M. P., & Machin, D. (2000). 福原俊一，数間恵子監訳 (2005). QOL評価学 測定，解析，解釈のすべて. pp. 17-18, 中山書店.

福原俊一 (1999). MOS Short-Form 36-Item Health Survey：新しい患者立脚型健康指標. 厚生の指標，46 (4), pp. 40-45.

福原俊一，鈴鴨よしみ (2005). 健康関連QOL尺度：SF-8とSF-36. 医学のあゆみ，213 (2), pp. 133-136.

iHope International株式会社ホームページ. https://www.sf-36.jp/manual/manual.html (2017.2.8. ア

クセス).
福原俊一,鈴鴨よしみ（2001）.池上直己ほか編.臨床のためのQOLハンドブック.pp. 39-40,医学書院.
Ware, J. E., et al. (1993). SF-36 Health Survey: Manual and Interpretation Guide. The Health Institute. New England Medical Center.
Ware, J. E. Jr., & Gandek, B. (1998). Overview of the SF-36 Health Survey and the International Quality of life assessment (IQOLA) project. Journal of clinical epidemiology, 51 (11), pp. 903-912.

3 死にゆく人の体験についての質を評価する尺度：QODD

1 概　要

　Quality of Dying and Death (QODD) は，死にゆく人の体験についての質を評価する尺度である．海外において最も広く研究され，信頼性と妥当性の検証もされている．この測定尺度は，ワシントン大学（University of Washington）のホームページ"The Palliative & End-of-Life Care Research Program"において家族評価用，医療従事者評価用が公開されている．

　QODDは，米国でPatrickやCurtisらにより開発された．QODDの定義は，「その人にとっての望ましい死の迎え方または死の瞬間の程度で，実際にどのような死の迎え方をしたかを観察した人による評価」とされ，患者，家族，臨床医へのインタビュー，および，文献レビューの結果を分析し開発され，6ドメイン31項目が作成された（Patrick, Engelberg, & Curtis, 2001）．6ドメインは「症状とケア（Symptoms and Personal Care）」「死の準備（Preparation for Death）」「死の瞬間（Moment of Death）」「家族（Family）」「治療の適切さ（Treatment Preferences）」「全人的に大切なこと（Whole Person Concerns）」に分けられているが，その後，何度か改定され項目数が変更されている．

　現在，QODDは，第1版の「重要他者が評価する死別後のインタビューバージョン」33項目，第2版の「Intensive Care Unit (ICU) 看護師評価用」14項目，第3版の「ICU家族評価用」25項目と「ICU医療従事者評価用・看護師評価用」15項目が公開されている．また，多項目のQODDを包括したQODD1項目版"あなたの大切な人（または，患者）の死の迎え方の質はどの程度か，総合的に評価してください"を使用した調査も報告されている．

2 信頼性・妥当性

　開発当初に，Curtisら（2002）が実施した31項目のQODD内的一貫性の検証ではCronbach's αは0.89であったと報告されており，その後の研究でも，近似した値が示されている．Downeyら（2010）がQODD17項目を因子分析した結果では，「症状コントロール（Symptom Control）」，死に向けての「準備（Preparation）」，家族や友人との関わりなどの「関係（Connectedness）」，死に対する恐れが強くないなどの「超越（Transcendence）」」の4つのドメインが示されている．QODDの得点は，他のケアの質の評価結果との関連が示されており，構成概念妥当性の確認もされている．

3 使用方法

　使用方法は，個々の患者に対し，それぞれの項目を，0から10の11段階で評価を行い，0は，「最悪（Terrible Experience）」，10は，「最適（Almost Perfect）」となっており，「該当なし」「わからない」の選択肢もある．スコアリングは，「該当なし」「わからない」を除外し，0から100に換算する方法と，各項目の平均点を算出する方法がある．

4 海外での使用例

　ホスピス，一般病院，地域，ICU等において，突然死を除いた患者の評価に使用されている．調査時期は，家族に対しては死別後1カ月以上経過してから，郵送による質問紙調査や電話インタビューにより実施され，看護師などの医療従事者に対しては死亡後72時間以内に回答を求めている．調査は，家族による評価と医師や看護師による評価の違いを明らかにすること，評価に関連する要因を明らかにすること，緩和ケア介入後の効果を評価することなどを目的に使用されている．

　他言語の使用例では，オランダ語版，ドイツ語版，スペイン語版が報告されており信頼性と妥当性の検証もされている．また，米国とオランダのICUで死にゆく患者の質の評価を家族と看護師に行い比較した研究も報告されている．

5 日本語版QODD

　他言語の尺度を日本語に訳し使用する場合には，改めて信頼性と妥当性の検証が必要である．現在，わが国で信頼性と妥当性が検証されたQODDには，集中治療室勤務の看護師評価用であるICU版QODD（表14-2）がある（木下，2018）．ICU版QODD（日本語版）は，「身体症状のコントロールはされていた」「痛みのコントロールはされていた」「呼吸は苦しくないようにコントロールされていた」の3項目で構成される「身体症状」と，「家族または友人と過ごすことができた」「尊厳や自尊人が保たれていた」「愛する人に触れられたり，抱きしめられた」の3項目で構成される「尊厳」の2つのドメインで構成されている．日本の現状ではICUで死亡した家族の遺族を対象とした調査は容易ではないことや，ICUにおいて個々の患者の死亡後の評価を行うことは多忙な勤務の中では困難であることを考慮し，看護師による総合評価として使用可能なICU版QODDが作成された．

　ICU版QODDの日本語版の教示文は「以下は，米国で開発された質問票で，"ICUで死を迎えた患者の体験"について，尋ねるものです．これまでに，ICUで亡くなられた患者の終末期の状況を，総合的に見て，あなた自身はどのように思われますか？　あてはまる数字に○を付けてください．あなたは，患者がICUに入室中，すべての時間を担当していたわけではなく，回答しにくい点もあると思いますが，できる限り推測しあなた自身がもっともあてはまると思う評価をお願いします」と提示されており，回答は原本に従い，「非常に悪かった（最悪）0点」～「非常に良かった（最適）10点」の11段階としている．また原本にある「該当なし」の選択肢は，総合評価での調査のため削除されている．

　信頼性と妥当性の検証では，内容的妥当性の検討と，探索的因子分析による因子妥当性の検証，Cronbach's α係数の算出により内的一貫性の確認，再調査信頼性の検証が行われている．

表14-2 ICU版QODD（ICUにおける看取りの質の尺度）

以下は，米国で開発された質問票で，「ICUで死を迎えた患者の体験」について，尋ねるものです．

これまでに，ICUで亡くなられた患者の終末期の状況を，総合的に見て，あなた自身はどのように思われますか？

あてはまる数字に○を付けてください．

あなたは，患者がICUに入室中，すべての時間を担当していたわけではなく，回答しにくい点もあると思いますが，できる限り推測しあなた自身がもっともあてはまると思う評価をお願いします．

「0＝非常に悪（最悪）かった」〜「10＝非常に良（最適）かった」となります．

	非常に悪かった										非常に良かった
1）身体症状のコントロールはされていた	0	1	2	3	4	5	6	7	8	9	10
2）痛みのコントロールはされていた	0	1	2	3	4	5	6	7	8	9	10
3）呼吸は苦しくないようにコントロールされていた	0	1	2	3	4	5	6	7	8	9	10
4）家族または友人と過ごすことができた	0	1	2	3	4	5	6	7	8	9	10
5）尊厳や自尊心が保たれていた	0	1	2	3	4	5	6	7	8	9	10
6）愛する人に触られたり，抱きしめられた	0	1	2	3	4	5	6	7	8	9	10

（木下里美ほか（2018）．Intensive Care Unit版 Quality of Dying and Death（ICU-QODD）看護師評価用日本語版の作成に関する研究．Palliative Care Research，13（1），pp. 121-128より転載）

引用文献

Curtis, J. R., et al.（2002）．A measure of the quality of dying and death. Initial validation using after-death interviews with family members. Journal of Pain and Symptom Management, 24（1），pp. 17-31.

Downey, L., et al.（2010）．The Quality of Dying and Death Questionnaire（QODD）: Empirical domains and theoretical perspectives. Journal of Pain and Symptom Management, 39（1），pp. 9-22.

木下里美ほか（2018）．Intensive Care Unit版 Quality of Dying and Death（ICU-QODD）看護師評価用日本語版の作成に関する研究．Palliative Care Research，13（1），pp. 121-128.

Patrick, D. L., et al.（2001）．Evaluating the quality of dying and death. Journal of Pain and Symptom Management, 22（3），pp. 717-26.

University of Washington. The Palliative & End-of-Life Care Research Program. http://depts.washington.edu/eolcare/products/instruments/（2017.9.12.アクセス）．

4 遺族の評価による終末期がん患者のQOL評価尺度：GDI

1 概要

わが国ではがん（悪性新生物）が死因の第1位であり，2015年は約37万人が死亡し，その数は年々増加傾向にある（厚生労働省「人口動態統計」）．がん患者は，死に至る過程で多くの身体的，心理的問題を抱えており，日本のがん患者に対する緩和ケアの強化は，重要であると考える．

そこで，ホスピス・緩和ケアの質の向上を目指して，財団法人日本ホスピス・緩和ケア研究振興財団が2000年に設立されている．この研究事業の目的の1つである，遺族からみた患者の終末期におけるQOLの評価を明らかにするために開発された尺度が，遺族の評価による終末期がん患者のQOL評価尺度：GDI（Good Death Inventory）である．

GDIを開発するために，まず，進行がん患者，家族，医師および看護師63名を対象としたインタビュー調査により，がんの緩和ケアにおける良好な死の要素が抽出された（Hirai, et al., 2006）．次に一般市民54人，看護師183名にパイロット研究を行い，良好な死の概念として18のドメインが抽出されている．最後に，パイロット研究の結果をもとに作成された質問紙を一般市民5000人と緩和ケア病棟で死亡したがん患者の遺族794名を対象に調査を行い，多くの人が共通して望む死の概念としてコア10ドメインと，人によって大切さは異なる死の概念のオプショナル8ドメインに分けてGDIが開発された（Miyashita et al., 2007）．

2 信頼性・妥当性

一般病棟と緩和ケア病棟で死亡したがん患者の遺族を対象に調査した結果から，信頼性としてCronbach's α係数が，コア10ドメインでは0.92，オプショナル8ドメインでは0.87，全項目では0.94であり内部一貫性は確認された．また，再テスト法は，コア10ドメインは0.59，オプショナル8ドメインは0.50，全項目は0.52であった．

妥当性として，因子分析の結果は，十分な因子妥当性が示された．GDIと終末期ケアの構造とプロセスに焦点を当てたケア評価尺度であるCES（Care Evaluation Scale）の項目間における相関によって，並行性と判別妥当性を確認した結果，家族関係や宗教的，霊的な項目などに，相関が認められなかった．これは，個人的な思想や考えが反映される項目であるため，ケアの構造とプロセスを評価するCESと，望ましい死の概念をもとに作成されたGDIとでは，相関が認められなくて当然の結果である，としている．（Miyashita et al., 2008）．

3 使用方法

GDIは，日本人の終末期がん患者の望ましい死の概念として抽出した18のドメインのうち，多くの人が共通して望む10の概念（コア10ドメイン）と，人によって大切さは異なるが重要なことである8の概念（オプショナル8ドメイン）に分けて構成されている．

コア10ドメインとは，①からだや心のつらさが和らげられていること，②望んだ場所で過ごすこと，③希望や楽しみをもって過ごすこと，④医師や看護師を信頼できること，⑤家族や他人

の負担にならないこと，⑥ご家族やご友人とよい関係でいること，⑦自分のことが自分でできること，⑧落ち着いた環境で過ごすこと，⑨ひととして大切にされること，⑩人生をまっとうしたと感じられること，である．また，オプショナル8ドメインとは，①できるだけの治療を受けること，②自然なかたちで過ごせること，③伝えたいことを伝えておけること，④先ざきのことを自分で決められること，⑤病気や死を意識しないで過ごすこと，⑥他人に弱った姿を見せないこと，⑦生きていることに価値を感じられること，⑧信仰に支えられていること，である．それぞれのドメインが3項目の質問からなり，「非常にそう思う」～「全くそう思わない」の7段階評価となっている．質問項目は全部で54項目からなる．

また簡便な調査を行うための短縮版もあり，コア10ドメイン，オプショナル8ドメインからそれぞれ1項目が選択されており，質問は18項目である．

GDIの使用方法には，①全項目での使用，②ドメインごとの使用，③短縮版の使用の3つの使用法がある．GDIの項目の文章を変更することはできないが，教示文はセッティング（一般病棟，緩和ケア病棟，在宅など）にあわせて変更してもよい．GDIのサンプルと得点方法の詳細は宮下らのホームページに掲載されている．GDIの使用にあたり許諾は必要なく，誰でも自由に使用することができる（Miyashita et al, 2008）．

4 適応・活用

疾患の有無や年代は関係なく調査可能であるため，患者，遺族の望ましい死に関する実態を明らかにすることで，終末期ケアの質の向上につなげることができる．

GDIを用いた研究として，公益財団法人日本ホスピス・緩和ケア研究振興財団による「遺族によるホスピス・緩和ケアの質の評価に関する研究」において継続的に研究がなされている．緩和ケア病棟と在宅ケア施設（在宅でホスピス・緩和ケアを提供する施設）で亡くなった患者の遺族を対象としたケアの評価や，一般病棟とホスピス・緩和ケア病棟，在宅ケア施設におけるケア評価の比較が記述されている．詳細は，財団法人日本ホスピス・緩和ケア研究振興財団のウェブサイト（J-HOPE）に掲載されている．

この尺度は，患者の遺族の声をもとに開発された尺度であるという強みがある．また，エンドオブライフケア（終末期看護）において看護師が最も重要視しているケア評価を，医療従事者からの評価ではなく，遺族から聴取できるという利点がある．尺度の内容から考えて，終末期がん患者の遺族に限定して開発されているが，非がん患者の遺族を対象に調査することも可能であろう．また医療従事者のエンドオブライフケア（終末期看護）におけるケアの向上に向けた教育介入の評価指標に活用できるのではないかと考える．

引用文献

Hirai, K., et al. (2006). Good death in Japanese cancer care: A qualitative study. Journal of Pain and Symptom Management, 31 (2), pp. 140-147.

宮下光令ほか．緩和ケアに関する医療者の知識・態度・困難感尺度のホームページ．http://www.pctool.umin.jp/frame.html（2016.1.28.アクセス）．

Miyashita, M., et al. (2008). Good Death Inventory: A measure for evaluating good death from the bereaved family member's perspective. Journal of Pain and Symptom Management, 35 (5), pp. 486-498.

日本ホスピス・緩和ケア研究振興財団研究事業．遺族によるホスピス・緩和ケアの質の評価に関する研究 J-HOPE. http://plaza.umin.ac.jp/jhopestudy/（2017.5.5. アクセス）．

5 看取りケア尺度

1 概　要

1）測定概念・対象者

　本尺度は筆者らが開発した終末期がん患者と家族に対する看護師のケアの実践を評価する自己評価尺度である．開発の背景として，一般病棟における終末期がん看護の実態調査において，心理社会的な介入や家族への支援が十分ではないことが明らかとなったことから，ケアの質向上のための対策を検討するための評価尺度の必要性が生じたことがあげられる（吉岡ほか，2006）．

　測定概念は「看取りケア」であり，「患者を含む家族をひとつのケアユニットと捉え，家族の看取りを支援するために看護師が終末期のがん患者と家族に行うケア行動」と定義した（吉岡ほか，2009）．看取りケア尺度は「悔いのない死へのケア」「癒しと魂のケア」「苦痛緩和ケアの保証」「情報提供と意思決定のケア」「有効なケアの調整」の5つの下位尺度から構成され，一般病棟において終末期がん看護に携わる看護師のケアの実践を測定するものである（表14-3）．

2）作成過程

　看取りケア尺度の作成にあたり，①アイテムプールの作成，②内容妥当性の検討，③本調査，④項目分析，⑤探索的因子分析，⑥検証的因子分析，⑦信頼性と妥当性の検討の手順を踏んだ．アイテムプールの作成においては，看護師69名を対象に，終末期がん患者とその家族に対する看護師のケア行動を問う自由記述調査を実施し30項目のケアを抽出した．これらの項目に文献検討やブレイン・ストーミングによる29項目を加え，59項目のアイテムプールを作成した．各項目の表現の検討と修正，内容妥当性の検討などを経て，49項目の看取りケア尺度最終原案を作成した．内容妥当性の検討においては，がん看護のエキスパート6名に各項目の適切性を問う調査を実施し，CVI（content validity index）を算出する量的な手法を用いた．

　本調査においては，臨床経験3年以上の看護師562名を対象者とし，そのうち200名には再テストを実施した．また，既知グループ技法による構成概念妥当性の検討のための対象者として緩和ケア病棟・ホスピスの看護師45名を加えた．調査の結果，回収数は370であった．有効回答数304名を分析対象者とした．天井・フロア効果，項目間相関分析，I-T分析，GP分析などの項目分析を経て，主因子法，プロマックス回転による探索的因子分析を実施した．最終的に22項目5因子を採用し，これを看取りケア尺度とした．

2 信頼性・妥当性

　信頼性については，内的整合性と安定性の2つの側面から検討した．看取りケア尺度全体のCronbach's α係数は0.91，各因子では0.67～0.83であり，内的整合性が確認された．また，再テスト法による信頼性係数は尺度全体では0.74，各因子では0.52～0.65であり，尺度の安定性が概ね確認された．

表14-3　看取りケア尺度

【教示】
あなたは終末期のがん患者とその家族に対して，以下の記述のような援助を普段どの程度行っていますか．
各記述について，「①全く実施できていない」〜「⑤よく実施できている」のうち，最もよく当てはまる番号に○印を付けてください．

【選択肢】
①全く実施できていない　　　②あまり実施できていない　　　③どちらともいえない
④まずまず実施できている　　　⑤よく実施できている

【項目】
第Ⅰ因子（6項目）【悔いのない死へのケア】
1. 患者と家族間のコミュニケーションを促進する
2. 臨終の時は家族中心に静かに迎えられるよう配慮する
3. 患者の疼痛コントロールのための鎮痛剤や麻薬の使用について，医師に働きかける
4. 家族が患者のそばにいることの意義を家族に伝える
5. 希望があれば，在宅療養への移行のための準備ができるよう援助する
6. 患者と家族が医師からの説明が理解できているか確認し，必要であれば補足する

第Ⅱ因子（5項目）【癒しと魂のケア】
1. 患者が自然と触れ合う機会や，音楽や絵画などの芸術に触れる機会を提供する
2. 患者にアロマテラピーやマッサージなどリラクゼーションのためのケアを提供する
3. ライフレビュー（回想）や家族なりの思い出作りなど，家族全体の悲嘆のプロセスを促す
4. 家族の発達段階，個々の家族員の役割，関係性を知るための十分なアセスメントを行う
5. 状況に応じて死について患者や家族と話し合う

第Ⅲ因子（4項目）【苦痛緩和ケアの保証】
1. 患者の悪心／嘔吐をアセスメントし，緩和するための介入をする
2. 患者の安楽が確保されているかどうかアセスメントし，患者に確認する
3. 患者の呼吸困難をアセスメントし，緩和するための介入をする
4. 苦痛の緩和に対処するため，患者の状態の変化に迅速に対応する

第Ⅳ因子（4項目）【情報提供と意思決定のケア】
1. 必要に応じて，死が近づいた時の積極的治療，蘇生，看取りの場所について患者と家族で話し合うように促す
2. 状態の悪化に伴う患者の身体的，心理的変化について家族に説明する
3. 直接伝えられない患者の思いを家族に伝える
4. 治療や薬物の使用目的，副作用についての情報を患者と家族に十分に提供する

第Ⅴ因子（3項目）【有効なケアの調整】
1. 家族が医師と話し合えるよう調整する
2. 患者と家族が最期のときを過ごすための場所と時間を確保する
3. 患者や家族の希望（外泊，外出など）が取り入れられるよう調整する

妥当性については，基準尺度との関連性の検討，既知グループ技法，因子分析により構成概念妥当性を検討した．基準となる尺度として，看護介入分類の家族支援とダイイングケアに得点を割りつけて尺度化した項目（Bulechek et al., 2015），看護師の自律性尺度（菊池，原田，1997），終末期医療に携わる看護師の患者ケアに対する満足度尺度を用い（岩瀬ほか，2002），看取りケ

ア尺度との関連において中程度から高い相関を認めた．既知グループ技法においては，クライテリオン群である緩和ケア病棟・ホスピス看護師群と分析対象者の看取りケア尺度得点を比較し，合計得点と全ての因子得点ともにクライテリオン群の得点が有意に高いことが確認された．因子的妥当性においては，探索的因子分析において5つの因子構造が確認されたことに加え，共分散構造分析による検証的因子分析により，探索的因子分析で得られた仮説モデルの適合度が確認された．

3 使用方法

看取りケア尺度は，一般病棟の看護師を対象とした自記式質問紙である．各項目に対し，「①全く実施できていない」「②あまり実施できていない」「③どちらともいえない」「④まずまず実施できている」「⑤よく実施できている」の5段階評定で点数化する．看取りケア尺度には逆転項目はなく，看取りケア尺度合計得点，および，因子得点を算出して用いる．得点が高いほど看取りケアの実践，および各因子が示すケア内容を高く評価していると解釈する．

4 適応・活用

看取りケア尺度は，22項目から構成されており，比較的簡便にケアの実践を評価することができる．また，5つの因子から構成されていることより，具体的な課題の検討が可能となる．

臨床での活用においては，看護師の自己評価やチームを評価するためのツールとしての活用が期待される．さらに，看護師に対する教育的介入の評価指標としての活用が可能である．筆者らの先行研究において，看取りケア実践能力の向上を目的に，一般病棟の看護師を対象とした教育介入プログラムを実施し，教育効果を検討した．プログラムの主要効果を看取りケア実践能力とし，看取りケア尺度を評価指標として用いた結果，看取りケアの実践能力の向上を示唆する結果を得ることができ，プログラムの教育効果を検証することができている（Yoshioka et al., 2014）．

引用文献

Bulechek, G. M., et al. (Eds.) (2013). 中木高夫，黒田裕子監訳 (2015). 看護介入分類（NIC）原書 第6版，南江堂．

岩瀬紫，ほか (2002). 終末期医療に携わる看護婦の患者ケアに対する満足度．死の臨床, 25 (1), pp. 70-77.

菊池昭江，原田唯司 (1996). 看護の専門職的自律性の測定に関する一研究．静岡大学教育学部研究報告（人文・社会科学編），47, pp. 241-254.

吉岡さおりほか (2006). 看護師の末期がん患者に対する「看取りケア」とそれに関与する要因．大阪大学看護学雑誌, 12 (1), pp. 1-10.

吉岡さおりほか (2009). 終末期がん患者の家族支援に焦点を当てた看取りケア尺度の開発．日本看護科学会誌, 29 (2), pp. 11-20.

Yoshioka, S., et al. (2014). Efficacy of the end-of-life nursing care continuing education program for nurses in general wards in Japan. American Journal of Hospice and Palliative Medicine, 31 (5), pp. 513-520.

6 FATCOD-Form B-J：Frommeltの ターミナルケア態度尺度日本語版

1 概　要

　本項では，中井ら（2006）の文献とFATCOD-Form B-J使用マニュアルにより，ターミナルケアを測定するFATCOD-Form B-Jについて紹介する．
　FATCOD（Frommelt Attitude Toward Care of the Dying scale）は米国Clark CollegeのFrommelt（1991）によって開発された尺度で，開発された当初は看護師用であったが，医師やコメディカルなど，患者のケアにかかわるすべての医療者が使用できるようにForm Bという形に改訂された．FATCOD Form Bは30項目からなる5段階リッカート尺度である．日本語版FATCOD-Form B-Jは，このForm Bをもとに開発された死にゆく患者に対する医療者のケア態度を測定する尺度である（中井ほか，2006）．
　中井らは日本語版の作成にあたり，都内一般病院1施設の一般病棟に勤務する常勤の看護職者でターミナルケア経験のあるものを対象に信頼性について調査している．
　翻訳方法は，中井と緩和ケア専門の研究者の2名で順翻訳を行い，それぞれが翻訳した内容の相違点について討議し，さらに緩和ケアの研究者2名，一般病棟でターミナルケア経験のある看護師2名の意見のもとに訳文を修正している．また別の翻訳者1名が逆翻訳し，原著者にその内容の確認を依頼し了承を得ている．

2 信頼性・妥当性

　オリジナル尺度の妥当性に関しては，FATCODからFATCOD Form Bに改訂するにあたり内容妥当性を検討している．改訂されたFATCOD Form Bの内容妥当性指標（CVI）は1.00であり，高い妥当性が確認されている（Grove et al., 2012）．
　FATCOD-Form B-Jの信頼性に関しては，再テスト法により検証されている（中井ほか，2006）．内的整合性は，1回目のCronbach's α係数0.54〜0.77，2回目は探索的因子分析により明らかにされた3因子のうち，Ⅰ因子「死にゆく患者へのケアの前向きさ」が0.73，Ⅱ因子「患者・家族を中心とするケアの認識」が0.65，尺度全体が0.85であった．再現性の信頼性に関しては，級内相関係数は1回目が0.44〜0.72，2回目のⅠが0.84，Ⅱが0.71，尺度全体では0.85であった．短縮版の信頼性に関しては，因子の級内相関係数はⅡが0.56と低いがⅠは0.72と許容できる範囲であり，内部一貫性はⅠが0.82，Ⅱが0.77と，原著の因子構造を十分反映している．
　内容妥当性に関しては，緩和ケアの研究者2名で検討している．しかし，原文と一致した翻訳版の作成が第一目的であったため，項目の網羅性については特に配慮されていない．

3 使用方法

　FATCOD-Form B-Jは「Ⅰ．死にゆく患者へのケアの前向きさ」「Ⅱ．患者・家族を中心とするケアの認識」「Ⅲ．死の考え方」の3因子30項目からなる尺度である．また項目の組み合わせを検討し，原著の因子構造を反映する2因子6項目の短縮版もつくられている．短縮版に関

しても信頼性をもつことが確認されているが，原則として，30項目フルバージョンの使用が推奨されている．フルバージョン，短縮版ともに原著者から許可を得ていて，FATCOD-Form B-J の使用において許可を得る必要はないが，文章の改変は原則として許可されていない．FATCOD-Form B-J を使用した論文等を発表する場合には，中井ら（2006）の文献を執筆者全員の名前を示し引用することが指示されている．

　質問内容は，死にゆく患者またはその家族に対するケアに関係するものである．回答は「そう思わない：1点」〜「非常にそう思う：5点」から選択し，総得点を算出する方法と下位尺度別の和を計算する方法がある．

　スコアリングのサンプルと得点の算出方法の詳細については，FATCOD-Form B-J 使用マニュアルに掲載されている．

4 適応・活用

　FATCOD-Form B-J の活用において，実践では，がん診療に携わる医療機関に所属する臨床経験3年以上の看護師を対象としたターミナル期の患者にかかわる看護師の態度に関連する要因を明らかにするため（中西ほか，2012）やターミナル緩和ケア病棟に勤務する看護師の，ターミナルケアの積極性を明らかにするため（中島，2014）に活用されている．教育では，在宅看取りを体験した介護者の講演を聴講した学生の，ターミナルケアに対する態度への影響を調査するために活用されている（種市ほか，2016）．その他の活用方法として，ターミナルケアに関する看護師の教育ニーズを明らかにすることも可能であると考える．

　本尺度の限界として，中井ら（2006）は「調査の対象者が一般病院1施設の看護師であるため，他職種を対象とした検討が必要である」と述べている．FATCOD Form B の翻訳に関しては，意味や解釈が原文から変化しないよう，逆翻訳を行っているが，「ケア提供者は，死にゆく患者に融通の利く面会時間を許可するべきである」など，日本語として伝わりにくい項目がある．また思考や感情に関する項目が多いため，行動に関する項目も含まれた．日本文化や日本の医療体制を反映した尺度の作成も必要であると考える．

引用文献

FATCOD-Form B-J 使用マニュアル（ターミナルケア態度尺度日本語版）http://plaza.umin.ac.jp/~fatcod/fatcod_manual.pdf（2016.3.12. アクセス）．

Frommelt, K. H. (2003). Attitudes toward care of the terminally ill: An educational intervention. The American Journal of Hospice & Palliative Care, 20 (1), pp. 13-22.

Grove, S. K., et al. (2012). 黒田裕子ほか監訳（2015）．バーンズ＆グローブ看護研究入門 原著第7版：評価・統合・エビデンスの生成．p. 357, エルゼビア・ジャパン．

中井裕子，宮下光令，笹原朋代，小山友里江，清水陽一，河正子（2006）．Frommelt のターミナルケア態度尺度 日本語版（FATCOD-B-J）の因子構造と信頼性の検討：尺度翻訳から一般病院での看護師調査，短縮版の作成まで．がん看護，11 (6), pp.723-729.

中西美千代ほか（2012）．ターミナル期の患者に関わる看護師の態度に関連する要因の検討．日本看護科学会誌，32 (1), pp. 40-49.

中島洋一（2014）．ターミナル患者と関わる看護師の積極性と改善要因．インターナショナル Nursing Care Research, 13 (3), pp. 19-27.

種市ひろみほか（2016）．在宅看取りを体験した介護者の講演聴講による看護学生への影響について：死生観，ターミナルケアに対する態度に焦点を当てて．日本地域看護学会誌，19（2），pp. 40-48.

7 意思決定能力評価尺度

　意思決定能力に関連する評価尺度には，MMSE（Mini Mental State Examination）やMoCA（Montreal Cognitive Assessment），「医療従事者向け意思決定支援ガイド」（成本ほか，2015）などがあり，意思決定能力の指標の1つとして非常に有用である．しかし，これらの評価方法は，認知症や高齢者の認知機能の評価を目的としており，意思決定能力を判断するには，さらに患者や家族からの情報を得て評価しなければならない．
　本項では，さまざまな臨床領域に対応できる2つの意思決定能力の評価尺度を紹介する．

1 研究に同意する能力を測定する尺度：MacArthur Competence Assessment Tool for Clinical Research（MacCAT-CR）

1）概　要

　各臨床領域の研究に同意する能力を測定する尺度として，AppelbaumとGrisso（2001）が開発した．
　MacCAT-CRの特徴は，患者が医師から説明された医療情報をどのように理解し認識し，いかに判断し選択しているかについて，患者に質問をしながら具体的に患者の意思決定能力を評価しているところにある．
　MacCAT-CRは，半構造化面接で4つの領域に分かれている．4領域とは，①理解（5つの質問），②認識（3つの質問），③論理的思考（4つの質問），④選択の表明能力（1つの質問）である．

2）信頼性・妥当性

　尺度としての内的整合性と基準関連妥当性は精神領域（Tsuo-Hung, et al., 2013）で確認され，また検者間信頼性と基準関連妥当性は小児領域（Hein, et al., 2014）で確認されている．

3）使用方法

4領域の具体的な面接内容は以下のとおりである．各質問に対する反応を数量化する．
(1) 理　解：①開示した情報の目的・治療法の理解，②選択した治療の目的は病気を治すこと以外にあることへの理解，③治療が及ぼす影響についての理解，④治療を選択したことで生じる利益，危険性についての理解，⑤選択した治療の同意はいつでも撤回できることの理解について評価する．
(2) 認　識：①開示した情報の目的・治療法についての認識，②治療の具体的な方法についての認識，③選択した治療の同意は，いつでも撤回できることの認識について評価する．
(3) 論理的思考：①選択した治療が日常生活に及ぼす影響について考えられる，②複数の選択肢の利益・不利益について比較できる，③治療への参加・不参加が日常生活に及ぼす結果を推測

できる，④内容に一貫性があり，また論理的に考えることができる能力を評価する．
(4) **選択の表明**：自分が判断した結果を表明する能力を評価する．採点方法は，各質問について0～2点の範囲で点数をつけ，総合得点0～26点の値をとり，所要時間は15～20分程度である．得点による判定基準はなく，例えば1つの領域において大幅に得点が低かった場合においても意思能力がないとみなすことができる．

2 改訂版判断能力評価用構造化面接：Structured Interview for Competence and Incompetence Assessment Testing and Ranking Inventory-Revised (SICIATRI-R)

1) 概 要

北村ら（2011）によって開発された．MacCAT-CRと類似した尺度で，精神科領域において多く使用されているが，さまざまな領域に対応できる評価尺度となっている．

SICIATRI-Rも具体的な質問に対する反応に焦点が当てられ，さらに3つの下位尺度（病識と選択の明示，法的権利の認識，治療内容の理解）から意思決定能力を評価することが特徴である．医師，看護師，ケースワーカーなどの医療者が容易に実施できるよう，インタビューガイドには設問内容が詳細に明記されている．設問は13項目で構成されている．

2) 信頼性・妥当性

尺度としての検者間信頼性と併存的妥当性は確認されている．

3) 使用方法

13項目の具体的な設問内容は以下のとおりである．各質問に対する反応を数量化する．
(1) **告知の存在**：対象者が受ける治療などに必要な情報が対象者に提供され，それを認識しているかを確認する．
(2) **面接の同意**：対象者が受ける治療などの同意・不同意について確認する．
(3) **同意権限の理解**：対象者が受ける治療などの目的を理解しているかを評価する．
(4) **同意不同意の選択の明示**：同意・不同意について他者の影響なく，患者自身で意思決定ができているかを評価する．
(5) **判断の他者への移譲がない**：最終判断は家族など，自分以外の他の誰かが決めるべきと考えているかを確認する．
(6) **期待できる利益に関する理解**：「症状が軽くなる」「いままでできなかったことができるようになる」など，治療から期待できる利益を具体的に提示できるかを評価する．
(7) **予測できる危険に関する理解**：起こるかもしれない合併症や副作用について具体的に提示できるかを評価する．
(8) **代替手段に関する理解**：提示された治療法以外の他の方法について情報が提供され，それを勧めている理由を理解しているか確認する．
(9) **無治療から予測できる危険に関する理解**：無治療を選択した場合に起こり得る合併症などについて，具体的に提示できるかを評価する．
(10) **無治療の場合に期待できる利益に関する理解**：「副作用に苦しまなくてよい」「もっと自分の時間をもてる」など，無治療から期待できる利益を具体的に提示できるかを評価する．

(11) **回復願望**：回復に対する意欲，将来への希望，未来への期待の有無について評価する．ただし，対象者の現病状などを参考に設問を変えなければならない．例えば，予後不良を開示された患者では，回復できた場合に何をしたいかという質問に変え，希望を述べることができれば「回復願望が十分ある」と評価する．
(12) **病的決定要因の欠如**：これまでの判断は，身体的および精神的な状態が影響していないかを評価する．
(13) **病識・洞察**：開示された医療情報から，病名および内容を理解しているかなどの病識について評価する．

　判断能力の評価はレベル0～4の5段階評価で判定され，所要時間は20分程度である．
　また，3つの下位尺度（病識と選択の明示，法的権利の認識，治療内容の理解）から得点を求めることができる．

3 適用・活用

　上記の2つの尺度は患者の意思決定能力を多角的な側面から把握できると同時に，それぞれの程度を具体的に把握できることから，患者の意思決定を必要とするさまざまな場面に適用される．しかし，意思決定能力評価尺度は，単に判断能力がない患者を同定するツールではなく，患者の意思を尊重するために必要な支援を目的として活用されている．

4 意思決定能力評価尺度の課題

　これらの尺度は，海外では多く活用されているが，日本の臨床の現場ではあまり普及していない．広く普及するためには，エンドオブライフケアに関する研修会などにおいて，使用方法などを学ぶ必要があろう．また，両尺度は質的尺度であり，インタビューで得られたデータの解釈が評価者に依存しやすく，客観性という点で課題が残る．

引用文献

Appelbaum, P. S. & Grisso, T.（2001）. MacArthur Competence Assessment Tool for Clinical Research（MacCAT-CR）. 北村俊則，北村總子監訳（2001）. 研究に同意する能力を測定する臨床研究者のためのガイドライン．
　www.institute-of-mental-health.jp/common/img/pdf_book18.pdf（2018.6.1. アクセス）．
Hein, M. I. et al.（2014）. Accuracy of the MacArthur competence assessment tool for clinical research（Mac CAT-CR）for measuring children's competence to consent to clinical research. JAMA Pediatrics, 168（12）, pp. 1147-1153.
北村俊則，北村總子（2011）. 改訂版判断能力評価用構造化面接：Structured Interview for Competency and Incompetency Assessment Testing and Ranking Inventory-Revised（SICIATRI-R）．
　http://www.institute-of-mental-health.jp/en/right/pdf/W3-1.pdf（2018.6.8. アクセス）．
成本迅ほか（2015）. 医療従事者向け意思決定支援ガイド：本人らしい生き方を探る．JST/RISTEX. https://researchmap.jp/muzoxtil3-56600/#_56600（2018.6.8. アクセス）．
Tsuo-Hung, L. et al.（2013）. Validation of Chinese version of the MacArthur Compctencc

Assessment Tool for Clinical Research (Mac CAT-CR) in patients with schizophrenia spectrum disorders. Psychiatry Research, 210 (2) pp. 634-40.

8 死生観尺度

1 概 要

「死」というのは,誰にも必ず訪れる事象であり,人は人生を通してそのテーマとかかわり続けている.しかし死は哲学や歴史,文化的に見ても複雑で簡単に捉えることは難しい.宗教観もあるし,看取りといった自分を取り巻く周囲の死もあり,現代人だけに範囲を限定しても多様な死生観がある.

「死の恐怖」に対して心理学的にアプローチをしたのは Hall(1896)に始まる.その後 Becker(1973)をはじめとする多くの研究で(死の恐怖)が「正常な」心理機制であって「病的な」ものではないとされた.これを背景として,近年急速に「死への不安」をさまざまな側面から測定しようとするツールが多く開発されるようになった(Thorson & Powell, 1998).表14-4に,10の死生観尺度を,開発者,測定対象,下位尺度,信頼性と妥当性などの観点からまとめた.

死生観尺度の概観を通して,下位尺度には,「死の恐怖,不安」といった死の受容態度を測定するものが共通していることがわかる.死生観の捉え方はさまざまだが,死が未知なる世界だけに「怖い,不安」という表現があることは当然だろう.どの尺度も,信頼性,そして既存の尺度を用いての評価で妥当性はほぼ確保されていた.

Templer(1970)の死への不安尺度(DAS:death anxiety scale)は,当初,単一次元の包括的な測定と考えられ,さまざまな批判があった.しかし,使いやすさという点において国内・海外を問わず評価され,多くの研究者が DAS を基盤として心理測定尺度開発を行いその発展につなげ,最も多く使われてきた.それは現在でも不変といえる.Templer の尺度をもとに作成された尺度では,対象者がどのように死を捉えるかを,年齢,性差,職種,さらには周囲を取り巻く関係など,多次元で測定するように修正されている(Thorson & Powell, 1994).

2 臨老式死生観尺度

1) 特 徴

平井ら(2000)の作成した臨老式死生観尺度が活用されている.以下に,平井ら(2000)の文献とウェブサイトにより臨老式死生観尺度について紹介する.

この死生観尺度は海外で開発されたものではなく,日本独自の尺度が必要と考え,量的調査に基づき開発されたものであり,簡便に使用することができる.死生観や死に対する態度について7つの因子27項目を構成要素としている.7つの因子は,①死後の世界観,②死への恐怖・不安,③解放としての死,④死からの回避,⑤人生における目的意識,⑥死への関心,⑦寿命観となっている.平井らは,7つの因子のなかには否定的側面だけでなく,「人生における目的意識」のような肯定的側面や死後の世界や寿命に対する態度も含まれていることから,この尺度が日本人の死生観を多次元的,包括的に捉えることができるものであるとしている.

表 14-4 死生観尺度

尺度名	開発者	測定対象	下位尺度	信頼性	妥当性
Death Anxiety Scale（DAS）	Templer (1970)	死への不安を感情に焦点を当て測定する	1次元性，15項目	異時再現性がみられる	FODSやMMPIとの併存妥当性
A Revised Death Anxiety Scale（RDAS）	Thorson & Powell (1988)	DASを複数の側面から解析する（多様な年齢層，職種）	1次元性，25項目	Cronbach's α係数 =0.83	外観的妥当性，構成概念妥当性
Death Attitude Profile（DAP）	Gesser, Wong, & Reker (1987-88)	死への態度を多次元的に，異なる年齢層から捉える	1. 死の恐怖 2. 積極的受容 3. 中立的受容 4. 回避的受容	内的整合性が確認したと報告されている	併存的妥当性，構成概念妥当性が確認される
Death Attitude Profile-Revised（DAP-R）	Wong, Reker, & Gesser. (1994)	死への態度を否定的態度から肯定的態度まで幅広く測定する	1. 接近型受容 2. 死の恐怖 3. 死の回避 4. 逃避型受容 5. 中立型受容	Cronbach's α係数 =0.65〜0.97 異時再現性の安定係数 =0.61〜0.95	DAS，Death as an afterlife of reward, indifference toward death, semantic differential から構成概念妥当性の確認
死観尺度	金児 (1994)	死に対する総体的態度構造を明らかにする尺度	1. 浄福な来世 2. 挫折と別離 3. 苦しみと孤独 4. 人生の試練 5. 未知 6. 虚無	Cronbach's α係数 =0.60〜0.88	下位尺度はSpilkaらとほぼ類似より因子的妥当性確認，死の不安尺度（DAS）との基準関連妥当性を確認
死に対する態度尺度（DAP）	河合，下仲，中里 (1996)	私たちが死に対してもっている態度を多次元的に評価	1. 死の恐怖 2. 積極的受容 3. 中立的受容 4. 回避的受容	Cronbach's α係数 =0.42〜0.71	下位尺度はDAPと同じにより因子的妥当性確認，死の不安尺度（DAS）との基準関連妥当性を確認
臨老式死生観尺度	平井，坂口，安部，森川，柏木 (2000)	日本独自の死生観を簡便な尺度で明らかにする	1. 死後の世界観 2. 死への恐怖・不安 3. 解放としての死 4. 死からの回避 5. 人生における目的意識 6. 死への関心 7. 寿命観	Cronbach's α係数 =0.74〜0.88 内的一貫性をもつ検査 - 再検査間の相関 0.61〜0.87	検証的因子分析（最尤法）適合度指数 GFI=0.903，CFI=0.942 基準関連妥当性は DASとの相関，構成概念妥当性はGHQ28の下位尺度との相関
看護師の死生観尺度	岡本，石井 (2005)	死と生にまつわる価値や目的などに関する考え方で，感情や信念を含む，行動への準備体制を捉える	1. 死の準備教育 2. 死の不安 3. 身体と精神の死 4. 遺体への想い 5. 人生の終焉 6. 死後の世界	Cronbach's α係数 =0.70〜0.87 内的一貫性確保	専門家のスーパーバイズにより内容的妥当性確保，検証的因子分析（最尤法）GFI=0.9607，CFI=0.9882，IFI=0.9919，RMSEA=0.0219
死に対する態度尺度改訂版（DAP-R）	隈部 (2006)	死への態度を多次元的に捉える	1. 死の恐怖 2. 死の回避 3. 逃避型受容 4. 接近型受容	Cronbach's α係数 =0.88〜0.92	表面的妥当性・内容的妥当性・因子的妥当性に一定の基準を満たす
死に対する態度尺度（ATDS-A）（中高年期）	丹下，西田，富田，安藤，下方 (2013)	「死に対する態度尺度」の中年・高齢者への適応可能性を検討し有効な尺度を構成する	1. 死に対する恐怖 2. 死後の生活の存在への信念 3. 生を全うさせる意志 4. 人生に対して死がもつ意味 5. 身体と精神の死	Cronbach's α係数 =0.59〜0.87	統合性の達成度と理論的に想定された関係性が示され，構成概念妥当性は支持

2）信頼性・妥当性

　死生観尺度の信頼性はCronbach's α係数の値が0.74〜0.88の範囲にあり，十分な内的一貫性が確かめられている．また検査−再検査法による信頼性係数では，「寿命観」因子が0.61以外は，0.70以上と高い値を示している．これら2つの信頼性係数により，十分に高い信頼性を持つ尺度であると確かめられている．妥当性は，因子的妥当性，基準関連妥当性，構成概念妥当性から検討されている．因子的妥当性は，検証的因子分析（最尤法）で適合度が確認されている（GFI = 0.903，CFI = 0.942）．基準関連妥当性は，DASおよび充実感尺度との相関が認められた．構成概念妥当性では，GHQ28（身体的症状，不安と不眠，社会的活動障害，うつ傾向の精神健康調査）の下位概念との相関関係が確認されている．

3）使用方法

　27の項目に，それぞれ「当てはまる：7点，かなり当てはまる：6点，やや当てはまる：5点，どちらともいえない：4点，やや当てはまらない：3点，ほとんど当てはまらない：2点，当てはまらない：1点」の選択をし，回答を単純加算して得点化する．尺度（質問票）は，ウェブサイト（GRAPPO Web，臨老式死生観尺度）から項目を自由に引用し使用することができるが，以下の注意事項がある．

　本尺度は，各研究者の責任において使用し，全項目を使用するか，因子ごとに抜粋する形で使用する場合には，信頼性・妥当性の保証はなされるが，それ以外の形態での使用については，信頼性・妥当性ともに保証されない．また，この尺度を用いた結果を発表する場合には，必ず平井らの文献を引用することとなっている．

4）適応・活用

　信頼性，妥当性が確認されていることから，一般成人を対象とした心理測定を行う際に活用できるだろう．また，研究者が尺度開発をする際の妥当性の検証にも用いることができる．

　また，一般の大学生や，看護学生への教育において，エンドオブライフケアを理解させるために使用したり，病院の看護師が，日々自分の行ってきたケアを振りかえるときにも使用することができる．さらには，一般の老年期にある人に対しても，死の準備教育，すなわち自己の死を考えるきっかけにも使えるだろう．

引用文献

Becker, E.（1973）．The denial of death. p. 40, Free Press.
Gesser G., Wong P. T. P., & Reker, G. T.（1987-88）．Death attitudes across the life-span: The development and validation of the death attitude profile (DAP). Omega, 18 (2), pp. 113-128.
Hall, G. S.（1896）．Study of fears. American Journal of Psychology, 8, pp. 147-249.
平井啓，坂口幸弘，安部幸志，森川優子，柏木哲夫（2000）．死生観に関する研究：死生観尺度の構成と信頼性・妥当性の検証．死の臨床，23（1），pp. 71-76.
金児曉嗣（1994）．大学生とその両親の死の不安と死観．人文研究大阪市立大学文学部紀要，46, pp. 1-28.
河合千恵子ほか（1996）．老年期における死に対する態度．老年社会科学，17（2），pp. 107-116.
隈部知更（2006）．日本人の死生観に関する心理学的基礎研究：死への態度に影響を及ぼす4要因についての分析．健康心理学研究，19（1），pp. 10-24.

岡本双美子, 石井京子 (2005). 看護師の死生観尺度作成と尺度に影響を及ぼす要因分析. 日本看護研究学会雑誌, 28 (4), pp. 53-60.

臨老式死生観尺度. http://plaza.umin.ac.jp/~pcpkg/rinroushiki.html (2017.4.10. アクセス).

丹下智香子, 西田裕紀子, 富田真紀子, 安藤富士子, 下方浩史 (2013). 中高年者に適応可能な死に対する態度尺度 (ATDS-A) の構成および信頼性・妥当性の検討. 日本老年医学会雑誌, 50 (1), pp. 88-95.

Templer, D. I. (1970). The construction and validation of a death anxiety scale. Journal of General Psychology, 82, pp. 165-177.

Thorson, J. A., & Powell, F. C. (1988). Elements of death anxiety and meanings of death. Journal of Clinical Psychology, 44 (5), pp. 691-701.

Thorson, J. A., & Powell, F. C. (1994). A revised death anxiety scale. In Robert A. Neimeyer (Ed.), Death anxiety handbook: Research, instrumentation, and application. pp. 31-43, Taylor & Francis.

Wong, P. T. P., Reker, G. T., & Gesser, G. (1994). Death attitude profile-revised: A multidimensional measure of attitude toward death. In Robert A. Neimeyer (Ed.), Death anxiety handbook: Research, instrumentation, and application. pp. 121-148, Taylor & Francis.

■第3部 エンドオブライフケア看護学の教育と研究

第15章
エンドオブライフケア看護学の教育

　第15章では,「患者・家族」「一般市民」「高齢者施設における介護職者」「看護師」というケアを受ける人とケアを提供する人の両面から,エンドオブライフケアの教育についてとりあげる.それぞれの立場にある人のエンドオブライフケアに関する現状や教育的課題,あるいは研究動向,教育のあり方や教育の実際などについて網羅的に述べている.エンドオブライフケアという「どう生きるのか」が問われる場面において,その本来の目的でケアが実践されていくために,さまざまな立場にある人に必要な教育とはどのようなものなのか,本章により,あらためて考える意義や教育の方向性を検討することができるだろう.

1 患者・家族教育

1 エンドオブライフにおける患者と家族の生活の場

　エンドオブライフという局面における患者と家族は，これまでの生活の中で形成されてきた関係性を基盤としつつ，患者や家族，その周囲にいる医療者・介護者などが「エンドオブライフ」を意識し始めた段階より新たな位相を迎えることがある．そのような転換期を迎えて，患者・家族が今後どのように日々の生活を送り，生きていくのかについて考えるとき，以前の家族の状況や，現在の家族の関係性，生活の場の状況が影響する．

　厚生労働省の2014（平成26）年患者調査では，病院の平均在院日数が過去最低の33.2日となっており，そのうちの一般病床の推計退院患者数における在院期間0～14日の割合が70.6％を占め，病院等の入院期間短縮が顕著である．また，入院前に自宅にいた場合では，退院後も自宅に戻る割合が90.1％であり，入院前に介護老人保健施設にいた場合には，60.2％は同様の介護老人保健施設に退院するという実態も示されている．つまり，入院前の生活の場や家族等との関係性を基盤に，退院後もその場所に戻るという状況が多い現実がある．

　一方，2014（平成26）年の国民生活基礎調査の概況（厚生労働省）では，世帯員数が2.49人と家族構成員数が減少する一途をたどっている．加えて，全世帯の中で65歳以上の家族がいる世帯は，全体の46.7％となっており，そのうち65歳以上の者のみの世帯が51.7％，単独世帯が25.3％であるなど，家族構成員の少人数化と高齢化は明らかな状況となっている．つまり，患者を含めた家族の人数や年齢，健康状態，経済状態などで問題を抱える家族世帯が多くなっていることを示している．

2 エンドオブライフを取り巻く状況

　このような状況に加え，地域による特性もあり，患者や家族が居住する地域の医療機関や福祉施設の数や規模，診療科や施設の特性，病床の特徴，自宅からの距離など，あるいは居宅サービスの質や人材などによって，各種施設やサービスの利用状況や満足度に地域差が生じる（図15-1）．そうした現状の中，エンドオブライフをいかに支えていくのかは，地域特性を把握し，現実的な生活を見ながら，従来の一般的な家族のあり方や価値観にとらわれることなく，各患者・家族の個別の事情を尊重し，その実情に合った対応が必要になっている．また，エンドオブライフという局面を迎える患者と家族に対しては，家族世帯そのものの高齢化を踏まえていくと，日本の家族の関係性といった文化的な特徴についても配慮する必要がある．

3 患者・家族のニーズと教育

1）エンドオブライフにおける情報提供のあり方

　患者・家族はエンドオブライフという観点で生活のあり方を見つめ，新たな転換期を迎えるにあたり，その転換のスピードやタイミングはさまざまであるだけでなく，その転換期にきていることに気づかない，あるいはその転換期の認識に対して抵抗感を示す場合がある．そのうえ，転換期自体が曖昧で患者・家族だけでなく医療者も見極めが難しいという現状もある．そこで，まず患者・家族の教育という観点では，患者の現状についての正確な情報を伝えるとともに，今の

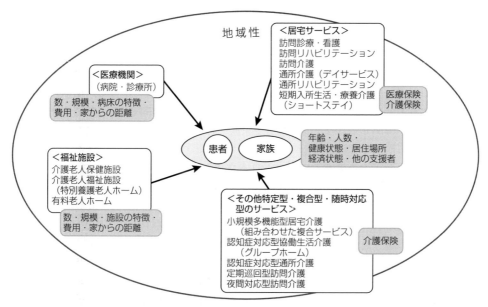

図 15-1　患者・家族を取り巻く状況

患者の健康状態や今後の見通しをどう捉えるのかが重要になってくる．それによって，今，患者にとって何が優先されるべきなのかを考える基盤ができるのである．

エンドオブライフにおける意思決定法については，パターナリステックな意思決定や主として医師から患者や家族への一方向性な情報の流れのインフォームドコンセントとは異なる双方向性の共有意思決定の考え方のあり方が示されている（市川，2012）．患者・家族教育においても同様であり，一方向性の情報伝達ではなく，内容の理解や受け止め方を確認しながら段階的・継続的に行われる必要がある．

また，患者本人への情報提供においては，患者自身の健康状態や認知レベル，患者と家族の関係性，家族の意向などの点も踏まえ，どこまでの情報を提供するのかについても配慮を要する．それには，日本の文化的な特徴によるところが大きく，患者・家族の関係性を考慮して情報共有することが重要である．特に，日本社会の文化的な特徴としては，集団主義や状況依存性があげられ，自己の意識は個人ではなく集団帰属によって生まれ，状況や他者によって自己意識は規定される点が述べられている（吉野，1997）．つまり，患者は，自分の考えや希望を考えるときに，家族がどう思うかを考慮し，他方の家族も患者の状況を推察した中での希望や判断を行うのである．特に，患者の全身状態や認知機能によっては，判断能力や理解力などにより，家族の意思決定が治療方針や生活の場の決定に大きな影響力をもたらすこともある．つまり，患者・家族への教育を考える際には，情報提供のあり方に関して，両者を切り離せない集団として捉えつつも，その中で，患者が何を理解し何を優先しているのか，家族がどう理解し何を希望しているのか，双方の共通性と相違点を十分に確認する姿勢をもつことが重要である．

加えて，地域的な特性を考慮する必要がある．地域による衣食住環境やそれに対する価値観，患者・家族の関係性などにおいて違いがある．死生観や死や生に関するしきたりや儀式的な捉え方にも地域差があり，それらを踏まえた情報提供のあり方が必要である．

2）エンドオブライフについての捉え方

　患者・家族に対して現状に関する情報提供を行う際には，医療者・介護者と患者・家族の両者における「エンドオブライフ」の局面が示す内容についての共通認識が必要になってくる．エンドオブライフが何を意味し，何を重視したものであるのか，そのものの概念を理解できるように患者・家族への教育的なアプローチが必要である．ただ患者や家族にとって，エンドオブライフの意味を理解することは，患者や家族が望んでいる状態と相反する状況を理解しなければならない場合も出てくる．エンドオブライフが患者や家族にどう理解されているのか，そうした準備状態も踏まえての対応が求められる．

　特に，エンドオブライフを考える際には，日本文化や日本語の特徴にも配慮する必要がある．日本語の特徴としては，曖昧さや明確化への抵抗という側面があることが指摘されている（北山，2008）．この傾向に基づくと，エンドオブライフに関する説明を一方向的・直接的に行うのではなく，患者と家族が患者の状態を正確に理解することを助けるプロセスの中で，患者や家族が望んでいる生活はどのようなものなのかという「価値観」や「願い」を十分に聞き取りその反応を見ながら進める，という同時並行の教育の方法が必要になってくる．そして，患者と家族の願いに不一致がある場合や患者の願いを十分に聞き取れない状況などの場合には，エンドオブライフという状況の理解を助けながら，患者にとって望ましい状態とはどういうものであるのか，またそれを支える家族にとっても望ましいのはどの選択肢であるのかを検討し，それと同時にエンドオブライフを考えていけるように教育的にサポートすることが日本文化的な教育のあり方と言える．つまり，継続的な関わりの中での情報収集や情緒的なサポートと同時に進められる教育であり，時間を要し，理解度に合わせて説明内容が行き来するものである．

3）患者・家族の高齢化に対応した教育的サポート

　一般的にエンドオブライフケアの対象である患者や家族が高齢者であるケースは多く，説明内容の理解度や精神状態などの変動は避けられない．特に，高齢者の場合には，身体的予備力に欠けるため，身体機能の不調が直接的に精神機能の変化をもたらしやすいといわれている（岩切，1998）．従って，「症状緩和を優先して，症状安定後は施設へ入所します」と言っていた患者が，次の話し合いでは，「やはり治療継続をお願いします」という「心変わり」を示す例もみられるものである．このように，エンドオブライフケアにおける教育場面では，高齢者の特徴を踏まえた教育や説明の方法が重要である．こうした場面では，高齢者に対する心理セラピストに求められる能力（Knight，1996）は重要である．

　具体的には，①身体的状態の理解，②社会資源の知識，②コミュニケーション能力，④情動面の特徴の理解，⑤価値観や時代背景の理解，⑥居住環境の理解などの点である．身体的状態については，高齢者に多い疾病とその生活への影響や治療の可能性などについての側面であり，また多職種連携を可能にする社会資源の知識についてが含まれる．コミュニケーション能力とは，身体疾患や認知機能低下による情報処理速度の遅延に留意した会話速度や具体的で明瞭な文章構成に配慮することを含む．情動面の特徴の理解とは，高齢期に特有の複雑な情動，例えば家族のことを話す際の入り混じった感情などの読み取りと対応能力である．さらには，高齢者が育ってきた時代の価値観やその時代の一般的な人生設計についての知識，高齢者の居住環境の実態についての知識などがあげられている．エンドオブライフを考え，教育的な関わりをする際には，こうした側面への配慮をしながら進めることが必要である．

4）医療・介護の連携と活用できる社会資源

　先述のように，エンドオブライフを考えるときには，生活の場の決定や支援を具体的に行ううえでの地域や他職種との連携を進めるための社会資源の知識が重要とされている．特に，エンドオブライフの局面では，患者・家族が今後の生活の場をどのように設定するのかの方針を検討するが，その際に活用できる制度や医療・介護施設，人的資源などについての情報の量と質が，大きな影響をもたらす．昨今，医療機関においては，地域連携室や退院支援室などの部門を設置しているところが増え，地域の医療機関と連携して医療保健福祉ネットワークの整備が進められている．大規模病院とかかりつけ医療機関との業務分担を進めて，継続的な医療サービスが受けられるような体制が望ましい．しかし，地域による医療機関数やサービス体制には違いがあり，地域の状況に合致した対応が必要になってくる．既存の資源を十分に把握し，対象である患者・家族が最大限に活用できるように連携を図ることが重要である．

5）患者・家族への教育内容と教育上のポイント

　エンドオブライフケアにおける患者や家族への教育の具体的な内容にはいくつかの重要な要素がある．患者・家族のための教育ツールとしては，対話型の教育用 CD-ROM 開発に関する研究も報告されている（Ogle et al., 2003）．

　この"Completing a Life"というタイトルの CD-ROM では，多くの情報を構造化し，対話の形式でわかりやすいく配置している．その主な内容では，人生を終える際に，主導権を握ることや快適さを見いだすことの大切さが示されている．また，同じような経験者の話を共有したり，使える資源や関連サイトの情報を得ることができる．特に人生の終焉において患者と家族が主導権を握り，意思決定に関して，①目標の設定，②家族の意思決定を促す，③思い通りにならないことへの対応，④経済的な問題への支援，⑤ヘルスケアニードの明確化，⑥事前の医療計画のあり方，⑦最期の迎え方と死後について考えておくこと等が強調されている．また，快適さや安寧さのためには，痛みや他の症状，情動的な症状や苦痛への対処，尊厳，サポートグループが必要である点が含まれている．すなわち，身体心理社会的側面の安寧に向けての内容が教育面でも必要である．また，終焉を迎えるには，①家族や友人との関係，②人生を振り返る機会，③倫理的決定，④スピリチュアルな側面や宗教的問題，⑤成長と変化，⑥手放すこと，⑦希望などの観点があげられている．人生の最後に向けての心理的社会的側面の準備プロセスを肯定的に前向きに支える教育的アプローチといえる．

　エンドオブライフケアにおける患者・家族の認識や経験に関する調査（Farber et al., 2003）では，まず患者は，自分の死や予測不能な状況を認識しており，家族・介護者は，自分の重要他者の死と自分の生活の変化，および予測不能な状況についての心配事があげられていた．つまり，予後や病状，経過に関する説明が求められている．特にその説明は，段階を追って，状況状況で細かな説明が必要とされている．また，説明内容は，必ずしも正確な情報と正確な理解だけが適切といえるケースばかりではない．患者や家族の年齢や理解度，認知レベルなどに応じて，患者・家族が望む方向で生活のあり方が調整できるのかという点を踏まえて内容や表現を吟味することが重要である．また家族にとっても自分の生活にどう影響するのかが問題となり，具体的に家族に何が求められていて，どこまでが可能であるのかを十分に検討できるよう看護師が調整する必要がある．

　同調査において，患者が対処しなければならないこととして，身体的な機能の変化への対応や精神的側面の対処，また経済的な問題などがあげられていた．従って，患者への教育においては，症状・身体的苦痛や身体機能に関する情報提供が重要である．例えば，一般的にエンドオブライ

表15-1 エンドオブライフケアにおける患者・家族への教育内容の例

1. 自律的な意思決定を支えるための教育 　1）目標をどのような状況・状態におくか 　2）患者の意思と家族の意思をどのように調整するか 　3）思い通りにならない状況にどう対処するか 　4）経済的な影響や負担はどのようなものか 　5）ケアの内容はどのようなものか 　6）事前の医療計画はどのようなものか 　7）最期および死後をどうするか 2. 快適さや安寧をもたらすための教育 　1）痛みの緩和方法：疼痛管理の意義や方法 　2）他の症状の緩和方法 　3）情動的症状：不安，恐怖，悲嘆など 　4）苦痛や苦悩への対処方法，ストレスへの対処方法 　5）終焉における患者と家族の尊厳の重要性 　6）休息をとるための方法	3. 最期を迎えるための教育 　1）家族や友人関係の調整について 　2）人生を振り返る機会（ライフレビュー）の重要性について 　3）倫理的意思決定について 　4）スピリチュアル的側面と宗教的観点への配慮について 　5）エンドオブライフにおける成長と変化という視点について 　6）手放すことの意義について 　7）希望の存在について 4. 社会資源や情報源に関する教育 　1）社会福祉制度・経済的助成制度 　2）サポートグループ 　3）関連情報サイト 　4）医療保健福祉関連の相談窓口情報 　5）医療保健福祉施設情報

フケアで主要な問題となる痛みの症状については，痛みの治療計画や鎮痛薬の具体的な使用方法についての説明が重要である（日本がん看護学会，2015）．加えて家族や人生に関連した情動的・精神的な面の理解と支援が重要である．家族の場合には，人的な資源や知識やサポートネットワークに関する内容，持久力，心理社会的対処，経済的問題などがあげられており，患者を支えていく役割を求められる家族への資源や介護と休息のバランスに関する教育，ストレス緩和や経済的支援体制に関する社会資源などの具体的な教育内容があげられる．家族に関しては，家族としての役割と同時に，独立した人生を歩んでいる一人の人間であるという双方を尊重していくことの重要性が指摘されている（長江，2014）．教育内容やタイミングを計る場合には，家族一人ひとりの生活や人生への関心も重要な視点である．

以上の点や文献を踏まえ，患者・家族への教育内容の例を表15-1に示した．患者と家族は共通の問題を抱えながら，個別の存在である．幅広い視点で患者・家族の支援のあり方を考えることは，各患者・家族への教育のあり方を見直していくヒントになる．

4 患者・家族の教育における基本的姿勢

エンドオブライフケアの対象となる患者・家族において身体心理社会的にも脅かされる体験をしている．その中での教育とは，日常的なケアと分離した位置づけとなるのではなく，日々のケアの中での身体心理社会的なケアをバックアップするものの一部として存在する．エンドオブライフにおける患者・家族は，つねに「予測不可能」で「曖昧」な状況におかれている．そのために，緊張感や不安感をつねに抱えて生活している．曖昧な中でも患者・家族の状況に応じて，「ひとまず明日までは」，あるいは「1週間後までは」という何らかの目標や目安についての共通認識や希望をもって生活できるよう，日々の中で機会を捉えて具体的な情報を丁寧に伝えていく姿勢が求められている．

引用文献

Farber, S. J., et al.(2003). Issues in end-of-life care: Patient, caregiver, and clinician perceptions. Journal of Palliative Medicine, 6(1), pp. 19-31.

市川直明(2012). 成人がん患者・家族とのエンドオブライフコミュニケーション. pp. 14-16, ピラールプレス.

岩切昌宏(1998). 老年期の精神障害とその心理. 中野善達, 守屋國光編著, 老人・障害者の心理. pp. 119-130, 福村出版.

北山修(2008). 日本語と精神科：日本語臨床の視点. 加藤敏編, 語りと聴取：新世紀の精神科治療 第7巻. pp. 36-41, 中山書店.

Knight, B. G.(1996). 長田久雄監訳, 藤田陽子訳(2002). 高齢者のための心理療法入門：成熟とチャレンジの老年期を援助する. 中央法規出版.

長江弘子(2014). エンド・オブ・ライフケアの意味するもの. 家族看護, 12(1), pp. 10-19.

小笠原利枝(2015). 日本がん看護学会監修, 渡邉眞理, 清水奈緒美編, がん患者へのシームレスな療養支援. pp. 65-67, 医学書院.

Ogle, K., et al.(2003). Completing a life: Development of an interactive multimedia CD-ROM for patient and family education in end-of-life care. Journal of Palliative Medicine, 6(5), pp. 841-850.

吉野耕作(1997). 文化ナショナリズムの社会学：現代日本のアイデンティティの行方. pp. 44-47, 名古屋大学出版会.

2 一般市民への教育

　「終活」や「エンディングノート」「エンディングプラン」などの言葉が一般のメディアにも登場し，一般市民にも「死」や「終末期ケア」が話題になる機会は増えた．昨今では，「エンドオブライフ」という言葉もそれらに続いて増えつつあるが，その一方で情報が氾濫する中で，一般市民は「死」や「エンドオブライフ」を実際にどう捉えているのかは明らかではない．「死」に対処することは，患者や家族，友人やケア提供者，および専門家などすべての人にとって大変な挑戦であり，専門家を含む関係者全員での組織的な取り組みが必要と言われている(Wolf et al., 2015). 特に，実際に自分が患者やその家族となった際にどう対処できるのかは難しい問題であり，普段から自分や家族の死に向かう際の生き方を考え，関係者で話し合っておくことが，死に直面した「その時」の助けになる．そのため，これからの一般市民に向けた「エンドオブライフ」に関する教育の必要性が問われている．

1 欧米の状況

　エンドオブライフに関する対策は，日本よりも欧米での組織的な取り組みが目立っている．例えば，英国では，2008年に国営医療サービス・エンドオブライフケア戦略(National Health Service End of Life Care Strategy), 2014年には，エンドオブライフケアのアクション(Actions for End of Life Care：2014-16)が掲げられ，年齢や疾患を問わず，質の高いエンドオブライフケアを目指した対策が示されている．特に，2008年の戦略で打ち出されたゴールド・スタンダ

ード・フレームワーク（Gold Standards Framework：GSF）では，①死や死にゆくことに対する社会の意識改革，②患者の事前の意思決定への支援，③医療や介護従事者の人材育成支援，④終末期連携パス導入が重視された（U. K. Department of Health, 2012）．しかし，エンドオブライフケア戦略が先進的な英国でさえ，死や死にゆくことについてオープンに話すことの不足が指摘されており，72％の対象者は，死や死別に関して話すことを不快に感じているという調査報告がある（ComRes, 2015）．

こうした状況を踏まえ，英国では，一般市民への死に関する啓蒙活動の必要性が指摘され（U. K. National Council for Palliative Care, 2011），中でも Dying Matters という組織の活動は顕著である．例えば，意識向上週間には，デス・カフェ，映画，芝居，討論会，ワークショップ，葬儀や墓地の見学，公共の場における情報コーナーの設置などを行い，死や死別について人々が話し，エンドオブライフの問題を身近に考えられるよう支援活動をしている．しかし，リビングウィルや事前指示を作成している人は5％に留まるという報告があり（NatCen Social Research, 2013），実際の意思決定行動には反映されていない現状もある．死に対するイメージや知識だけではなく，行動変容につなげるための教育が課題となっている．

米国では，親が呼吸器の取り外しを求めたカレン・アン・クインラン事件を契機に，死ぬ権利や安楽死問題が問われるようになり，事前指示の法制化が早くから進められている．1991年には患者自己決定法が制定され，医療機関には，事前指示に関する情報提供や説明および教育が義務づけられた．この法制化後の調査では，事前指示の作成割合は10〜25％という低い普及率であった（United States General Accounting Office, 1995）．しかし，その後，2000年の死亡患者のうちで事前指示作成者が47％であったのに対し，2010年で72％と上昇しており（Silveira et al., 2014），事前指示が普及してきている実態が報告されている．また公的なものだけではなく，家族に宛てた手紙などのインフォーマルな書面を含めた事前指示関係書類を作成している割合が35％であったという報告もある（Pew Research Center, 2013）．

以上のように，欧米における事前指示普及の陰には，法的根拠や市民の権利意識，文化的な背景に加え，組織的な活動などによる事前指示に関する説明や教育，啓蒙活動の影響がある．例えば，一般市民にも理解しやすい形にした「5つの願い（Five Wishes Form）」，「私に決めさせて（Let Me Decide）」，「選択の自由の尊重（Respecting Choices program）」（Wilkinson, 2011），または各地域で提示されている「私の事前意思決定ガイド（My Advance Care Planning Guide）」やアメリカ国立保健研究所（NIH）によるエンドオブライフへの準備を啓蒙する情報サイトなども啓蒙活動の一環である．

「5つの願い」（Five wishes）は，米国の多くの州では法律要件も満たすものとして使用されており，①医療に関する自己決定をできなくなった場合の指定代理人の決定，②自分が受けたい，あるいは受けたくない医療行為，③心地よく過ごすために望むこと，④自分が求める介護やケア，⑤愛する人々に知ってもらいたいこと，という法的・医療的な側面を支持するだけでなく，家族や周囲の人との関係性や価値観，心理的情緒的側面の個人のニーズとも関連する構成となっている．このようなツールやプログラムの開発は一般市民への啓蒙や教育において大きな役割を果たす．その一方では，その啓蒙のあり方やツールの使い方に関しての課題もある．

2 日本における一般市民のエンドオブライフに関する認識

1）死生観の傾向

デーケン（Deeken, 1986）は，避けることのできない死について考え，生と死の意義を探求し

て死に備える心構えの習得を目指す死への準備教育の必要性と，日本ではそれが十分でなかったことを指摘した．以後，死への準備教育は認知されるものとなってきて，竹田（2007）によると，小中学校等の教師においても死と生について学ぶ必要性は認識されていることが報告されている．仲村（1994）は，3歳から13歳の男女205名の子どものインタビュー調査により，子どもの死の捉え方を明らかにした．それによると，幼児期の子どもは生と死が不明瞭であり現実と仮想の区別がつかない状況であること，児童期以降になると死が誰にでも起こり，元に戻らない現象であることを認識し始め，年齢上昇とともに死後の世界や生まれ変わりへの想像が膨らむ点を述べている．丹下（2004）の死に対する態度尺度作成による青年期前期・中期の死生観に関する結果では，中高生の時期に，生に対する積極性と死に対する否定的態度の両方が低下する時期があることが指摘されている．小児から青年期など，現代社会の若年層においては，インターネットの発達や過剰な情報化の中では，生と死の教育の難しさや課題もある．

　若者は死を抽象的に捉えていたが，高齢者は自己の寿命を意識しているためか死を身近に感じているという報告がある（谷田，2011）．また，高齢者の多くは死について考えたことはあるが，まだ遠い未来と考える傾向があるといわれており（彦，田島，2011），現状をどのように意味づけて生活していくのかということがお迎えの待ち方，つまり「死」の捉え方に影響を及ぼすことも報告されている（牛田ほか，2007）．老人クラブ員を対象とした調査では，自分自身の死について考えること，死についての不安の有無，死についての会話の有無には関連があり，死の不安がある人は死についてよく考えていて，死についての会話も多くしているという結果であった（吉田，2010）．40代，50代，60代を比較した調査では，それぞれの年代で過去や現在・未来への捉え方と死や死への不安などの点で違いがあった（日潟，2011）．一方，高齢者が死について考えてもそれを他者に語らない傾向があることも報告されている（谷田ほか，2010）．

　以上のことより，幼少期から青年期は死に対して不明瞭な認識や変動があり，高齢者はそれよりも死を身近に感じている傾向があるが，高齢者の中でも捉え方は一様ではなく，健康状態や死への不安などのさまざまな要因で違いがある．従って，死の捉え方が反映されるエンドオブライフに対する認識にも年齢・発達段階や生の捉え方，死の不安，健康状態などにより個人差があることが考えられ，その個別的な状況やオープンには語られない傾向がある点を踏まえて教育的アプローチを検討する必要がある．

2）終末期の療養の場に対する認識の傾向

　日本人が希望する終末期の療養場所と死亡場所に関する調査結果（Fukui et al., 2011）では，希望する療養場所は，自宅が44％，緩和ケア病棟が19％，病院が15％，公的施設が10％であった．自宅に比べて，病院や緩和ケア病棟などをより希望する要因としては，医療経験では「通院していること」「在宅看取り経験がないこと」が要因としてあげられ，また，「日々自分の最期の過ごし方について考える機会をもっていないこと」「自宅療養の自己負担額が入院費用と比べて3割程度が妥当と考えていること」「訪問看護や在宅療養支援診療所を知らないこと」などがあげられた．つまり，終末期医療の場所を幅広く考えるためには，在宅医療の内容やあり方の周知，終末期の療養場所を選択していくための教育の機会の確保，さらに在宅終末期医療に関する費用・制度や医療福祉資源の周知をしていくことが重要である．

　さらに，65歳以上と40歳から65歳未満の都市部在住市民への調査（石川ほか，2014）では，終末期の療養場所に自宅を選択する人の特徴として，65歳未満では，「介護士を希望しない」「自宅でも急変対応ができる」「最期は自由な環境がよい」などの認識との関連があり，65歳以上では，「在宅は入院費の8割」「麻薬中毒の心配」「相談できる医療関係者がいる」などとの関連が報告

された．この報告では，在宅療養費用，麻薬等の疼痛管理，在宅医療の内容などの正確な理解の不足と正しい知識の啓蒙の必要性も述べられている．こうした点から，一般市民のエンドオブライフに対する捉え方には，治療や医療体制の現状に関する知識のあり方の影響を考慮することが重要であり，教育上の課題である．

終末期医療に関する意識調査等検討会（2014）によると，人生の最終段階における医療について，家族と詳しく，あるいは一応話し合ったことがある回答者の割合は，一般国民で42.2％，医師56.8％，看護師66.3％，介護職員51.5％であり，「全く話し合ったことがない」と答えた者は一般国民で55.9％と最も多かった．つまり，半数以上の一般市民は家族での話し合いの機会を設けていない実態である．また，自分で判断できなくなった場合に備えた意思表示の書面をあらかじめ作成しておくことについては，一般国民の69.7％が賛成しており，医師で73.4％，看護師で84.7％となっていた．しかし，実際に意思表示の書面を作成しているという回答は，一般国民で3.2％，医師で5.0％，看護師で3.5％とわずかで，以前よりは日本においても終末期医療に対する意識は高まってきてはいるものの，実際にエンドオブライフに関して具体的な準備をしている者の割合は少ない状況である．

具体的な準備行動については，実際の終末期に直面することに対する現実的な認識が大きい．これは余命や予後を知りたいかどうかという意識からも伺われ，吉田（2010）の調査では，重い病気になったときに病名を知りたいと回答した高齢者は80％以上で，知りたくないという回答が16％であった．一方，余命の告知については約57％が知りたいと答えたが，42％は知りたくないという答えであった．つまり，依然として，病名と予後・余命に関する情報提供の希望には差がある状況が示されている．つまり，一般市民における自分の死や余命・予後に直面した上での具体的準備を行うということは容易な事柄ではない現状がある．

3 一般市民への教育的課題と教育の方向性

エンドオブライフの教育を考えるとき，死や生に対する価値観や捉え方，それにまつわる心理社会的・文化的背景などを抜きにはできない．本項では，欧米の状況や日本の死生観，終末期医療に対する認識を考慮し，一般市民への教育の方向性について，デーケン（Deeken, 1986）の死への準備教育の4つのレベルを基盤に検討する（図15-2）．

死への準備教育については，デーケンによると4つのレベルで行うこと，つまり（1）専門知識の伝達レベル，（2）価値の解明のレベル，（3）感情的・情緒的な死との対決のレベル，（4）体験的場面での技術習得レベルの4段階で行うことの必要性が述べられている．同様にエンドオブライフにおける教育という枠組みにおいても，単に知識だけではなく，各個人や取り巻く地域社会の価値観，死に関連した不安や恐怖といった価値信念や情緒的・心理的な側面への取り組みも重要な点である．

1）エンドオブライフに関する専門知識伝達・啓蒙活動

そこでまず，エンドオブライフの第一のレベルの専門知識伝達・啓蒙活動としては，①死の準備教育の意味と具体的内容，②エンドオブライフの目指す方向性と意義，③終末期医療や介護に関する内容や制度等の具体的知識，④エンドオブライフにおける具体的な意思決定の方法，などがあげられる．まずは，死というものをどう考えるのか，また「エンドオブライフ」とは何か，そしてそれはどう日々の生活とつながっているのか，身近な問題として考えるための正確な情報が必要である．終末期医療やエンドオブライフに関する基本的な概念の理解を促し，エンドブラ

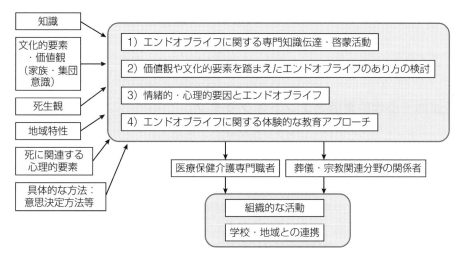

図15-2　一般市民へのエンドオブライフの教育・啓蒙活動

イフにおけるケアが何を目的としたものであるのかを知ることで，まずは自分の問題として考えられるような基盤づくりが重要である．

加えて，終末期医療に関連した治療，オピオイド鎮痛薬使用等を含めた痛みの緩和をはじめとする症状緩和の実際，介護サービスや資源・制度についての正確な情報について，一般市民への教育・啓蒙を行う必要がある．痛みの管理や介護サービス，在宅医療，費用の問題などに関する誤解は，エンドオブライフにおける意思決定においても効果的な選択，決定を妨げる恐れがある．まずは，現状の医療・介護のサービスや資源，制度・施策，費用などについて，基本的な内容や種類などを具体的に知らせるとともにどこにいくと相談できるのかといった情報源へのアクセス方法など，わかりやすく周知させるしくみが必要である．また，どうすれば自分らしいエンドオブライフを生きることができるのか，具体的な意思決定の方法や意思表示の仕方などについての対策方法を知らせていくことは，より一般市民がエンドオブライフのあり方を具体的に考えられることに役立つ．そのためには，情報提供の量や具体性などに応じて，ポイントを押さえたり簡潔な入門編などではCD-ROMやインターネットを活用し，より専門的な内容や具体性を含める場合には講演会や研修会の形態をとるなど，さまざまな媒体による情報提供が有効である．場合により，映画やドラマなどの媒体や，「終活」「エンディングプラン」などの一般市民が日頃なじみのある言葉を使っての教育活動も効果が見込める．

2）価値観や文化的要素を踏まえたエンドオブライフのあり方の検討

第二の段階である価値の解明のレベルでは，死や生きることについての価値観を検討する機会の重要性があげられる．死への準備教育に関して，死後の世界観を尊重する大切さも指摘されている（谷田ほか，2010）．また，エンドオブライフに関しては，自分の価値観だけではなく，家族や地域の風習や集団的な価値観，国民的・文化的要素など，大小さまざまな価値により影響を受ける．例えば，家族とのつながりや集団的な意識の重視なども文化的な要素である．このような死後の捉え方や文化的・宗教的な捉え方の尊重など，価値観を理解していくことは，エンドオブライフの教育的な側面では重要である．さまざまな価値を考え，互いの価値観を尊重する姿勢をもつことは，エンドオブライフをどう生きるのかを吟味する基盤となる．医療者だけが考える

のではなく，一般市民が各自のライフスパンの中でその価値観を明確にする態度をもっていくことは，将来的にエンドオブライフにおける選択決定を迫られた際の基礎的な決定力を支えるものとなるはずである．一般にオープンに話すことが難しいテーマであるからこそ，気軽に市民参加により話せる機会を設けるイベントやプログラムなどの企画が期待される．

3）情緒的・心理的要因とエンドオブライフ

情緒的な観点での死との対決レベルという段階では，エンドオブライフや死に関連した感情的・心理的側面の影響を考慮した教育も重要である．死への準備への支援には，誰もが死を回避したい思いがあることを配慮する必要があると言われている（谷田ほか，2010）．死を避けたい気持ちや死を身近なものと感じない，あるいは不安や恐怖があるなど，不快な感情が伴うことも予測される．エンドオブライフのあり方に関連した情緒的側面を支援するためのプログラムも必要である．不快な感情を受け入れることや不安を踏まえて，どう認知的・現実的にエンドオブライフの状況を理解していくのか，両側面をつなげるための教育が必要になってくる．

4）エンドオブライフに関する体験的な教育アプローチ

大西（2015）は，エンドオブライフにおける心理臨床という観点に基づき，ケアの対象である本人と遺族という軸，および死者の年齢的側面，つまり小児から青年，壮年，高齢者という軸を用いて，条理と不条理という視点も含めて説明している．加えて，そこに関係する医療者，心理療法家，葬儀関係者，自助グループや介護職という人々の相互の協働機能を4象限モデルで示した．このモデルから，エンドオブライフが複数の人の相互関係の中で成り立つものであり，医療関係者だけではなく，介護や葬儀関係，場合により宗教や地域とのつながりなど，複数の分野の人々や心理・情緒的な幅広いつながりの視点で捉えていく必要性が見えてくる．

こうした観点から，エンドオブライフに関する一般市民への教育においても多くの関係者が立場や役割を超えて，相互に話し合ったり情報交換を行えるような場，あるいは当事者が体験を共有しながら参加型形式で一般市民が学ぶ場などが重要になってくる．

4 一般市民の理解から患者・家族への教育へ

一般市民への教育のポイントとしては，終末期医療やエンドオブライフに関する基本的な概念を理解し，終末期医療やエンドオブライフを話す機会の提供に加えて，具体的な在宅医療の内容や費用，活用できる制度や資源，具体的な準備の方法，意思決定方法などに関する啓蒙活動が求められている．一般市民の理解や態度の変化は，患者・家族となった場面での認識の変化にもつながっていく．また，その認識の変化は，医療介護の政策にも影響する動きにもなる．医療保健介護専門職者と学校や地域，あるいは葬儀・宗教関連分野とが連携を図り，対象の年齢・発達段階などに合わせ，段階的で組織的継続的な一般市民への情報提供や教育・啓蒙のあり方を積極的に考えていく必要がある．

引用文献

ComRes (2015). National Council for Palliative Care - Public Opinion on Death and Dying. http://www.comres.co.uk/wp-content/uploads/2015/05/National-Council-for-Palliative-Care_Public-opinion-on-death-and-dying.pdf（2017.3.27. アクセス）.

Deeken, A.（1986）．死への準備教育の意義：生涯教育として捉える．アルフォンス・デーケン，メヂカルフレンド社編集部編，死を教える：叢書 死への準備教育 第1巻．pp. 2-3，メヂカルフレンド社．

Dying Matters. About us. http://www.dyingmatters.org/（2017.3.27. アクセス）．

Fukui, S., et al.（2011）．Japanese people's preference for place of end-of life care and death: A population-based nationwide survey. Journal of Pain and Symptom Management. 42（6），pp. 882-92.

日潟淳子（2011）．中年期の時間的展望と死に対する意識の関連：時間的態度による年代別の検討．神戸大学大学院人間発達環境学研究科研究紀要，4（2），pp. 123-128.

彦聖美，田島祐佳（2011）．高齢者が捉える生と死に関する文献検討．ホスピスケアと在宅ケア，19（1），pp. 42-49.

石川孝子ほか（2014）．武蔵野市民の終末期希望療養場所の意思決定に関連する要因：年代別比較．日本公衆衛生雑誌 61（9），pp. 545-555.

仲村照子（1994）．子どもの死の概念．発達心理学研究，5（1），pp. 61-71．

NatCen Social Research（2013）．British Social Attitudes 30 Dying. http://www.bsa.natcen.ac.uk/media/38850/bsa_30_dying.pdf（2017.3.27. アクセス）．

大西次郎（2015）．エンドオブライフにおける宗教の役割：医療，葬儀，自助，介護．武庫川女子大学紀要（人文・社会科学編），63，pp. 31-40.

Pew Research Center（2013）．Views on end-of-life medical treatments. http://www.pewforum.org/2013/11/21/views-on-end-of-life-medical-treatments/（2017.3.27. アクセス）．

終末期医療に関する意識調査等検討会（2014）．人生の最終段階における医療に関する意識調査報告書．pp. 17-19.

Silveira M. J., et al.（2014）．Advance directive completion by elderly Americans: a decade of change. Journal of the American Geriatrics Society, 62（4），pp. 706-710.

Skilbeck, J.（2015）．Death cafés: A place where students can talk too. International Journal of Palliative Nursing, 21（7），p. 315.

竹田久美子（2007）．幼い子どもに命の大切さをどう教えるか：アンケート調査の結果から．袖井孝子編著，死の人間学：お茶の水女子大学21世紀COEプログラム誕生から死までの人間発達科学 第6巻．pp. 161-183，金子書房．

丹下智香子（2004）．青年前期・中期における死に対する態度の変化．発達心理学研究，15（1），pp. 65-76.

谷田恵美子ほか（2010）．「死への準備」に対する認識：死を回避したい思いと死後の世界観の尊重．インターナショナル Nursing Care Research，9（4），pp. 1-9.

谷田恵美子（2011）．「死への準備」に対する認識：若者・中年・高齢者の比較．養護・保健科学研究誌，11（1），pp. 166-175.

U. K. Department of Health.（2012）．End of Life Care Strategy - promoting high quality care for all adults at the end of life. 2008. End of Life Care Strategy Fourth Annual Report. 2012. https://www.gov.uk/government/uploads/system/uploads/attachment_data/file/136486/End-of-Life-Care-Strategy-Fourth-Annual-report-web-version-v2.pdf（2017.3.27. アクセス）．

U. K. National Council for Palliative Care.（2011）．Dying - Doing it Better. http://www.ncpc.org.uk/sites/default/files/Dying_Doing_It_Better.pdf（2017.3.27. アクセス）．

U. S. General Accounting Office. (1995). Patient Self-Determination Acy: Providers offer information on advanced directives but effectiveness uncertain: Report to the Ranking Minority Member, Subcommittee on Health, Committee on Ways and Means, House of Representatives. http://www.gpo.gov/fdsys/pkg/GAOREPORTS-HEHS-95-135/pdf/GAOREPORTS-HEHS-95-135.pdf（2017.3.27. アクセス）．

牛田貴子, 藤巻尚美, 流石ゆり子（2007）．指定介護老人福祉施設で暮らす後期高齢者にとって「お迎えを待つ」ということ：高齢者が語る end-of-life から．山梨県立大学看護学部紀要，9，pp. 1-12.

Wilkinson, A. A. (2011). Advance directive and advance care planning: The US experience. In K. Thomas, & B. Lobo（Ed.）, Advance care planning in end of life care. Oxford University Press. pp. 189-204.

Wolf, S. M., et al. (2015). Forty years of work on end-of-life care: From patients' rights to systemic reform. New England Journal of Medicine, 372, pp. 678-682.

吉田千鶴子（2010）．高齢者が考えるエンドオブライフ期の迎え方：エンドオブライフ期への支援システムの構築をめざして，豊橋創造大学紀要，14，pp. 95-110.

3 高齢者ケア施設における介護職者への教育

1 高齢者ケア施設におけるエンドオブライフケアの状況

　内閣府の 2012（平成 24）年高齢者の健康に関する意識調査によると，日本では，「自宅で最期を迎えたい」と希望する高齢者が 5 割を超えている．しかし，実際の死亡場所は医療機関が 8 割を占めており，自宅で死を迎える人はわずか 1 割程度である（厚生労働省「人口動態調査」）．「自宅で最期を迎える」という高齢者の思いは，時代が移り変わり，介護保険の導入により介護の社会化が進むなど，さまざまな変化があったこの十数年においても変わることなく，半数以上の高齢者の希望でありつづけている．この場合の「自宅で」とは，単に場所を意味するのではなく，「最期まで自分らしく生きられる状況で」という意味のメタファーに近いものがある．実際，がんなどで治療が必要な場合の死を想定すると，苦痛の緩和が保証される医療機関を最期の場所に希望する者が増える．また，認知症になり介護を必要とする状態での死を想定すると，家族の負担にならない高齢者ケア施設を最期の場所に希望する者の割合が増える（厚生労働省，2015a）．現実の最期の場所がどこであれ，その場所でその人らしく生きられる状況を提供することがエンドオブライフケアに求められている．

　介護老人保健施設や老人ホームに代表される高齢者ケア施設での死亡者数の現状は，自宅での死亡者数よりも少ない（図 15-3）．2015 年の自宅での死亡は約 16 万人（12.7％）であるのに対して高齢者ケア施設での死亡は約 11 万人（8％）程度である．しかし，1990 年代から高齢者施設での死亡は徐々に増加傾向にあり，特に 2009（平成 21）年度の介護保険制度の改正以降からは 5 年で 2 倍増という伸びを示す．高齢者ケア施設は多死時代の看取りの場として着目されている．最近の調査結果では，病院で最期を迎えたいと希望する人は減少し，高齢者ケア施設を「最期を迎える場所」に希望するものが増えている（前述の内閣府調査）．今後も，高齢者ケア施設での看取りは確実に増える見込みである．

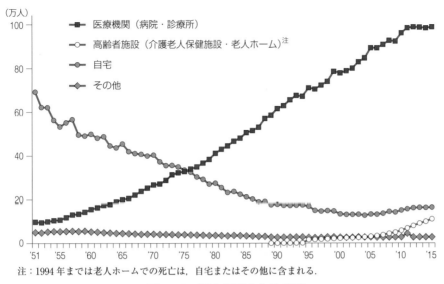

図 15-3　死亡場所の年次推移
（厚生労働省，人口動態調査より筆者作成）

　高齢者ケア施設は，認知機能の低下や ADL 機能の低下などにより，自宅では自立した生活が困難になった時に選択される生活の場である．従って，要介護高齢者の生活の延長線上にある死が高齢者ケア施設での看取りとなる．高齢者ケア施設で要介護高齢者の生活を支える介護職者は，同時に高齢者のエンドオブライフケアの担い手であり，生活の支援だけでなくエンドオブライフケアについても学習が必要となる．

2 高齢者ケア施設における看取り介護加算要件

　現在，特別養護老人ホームの 7 割以上が看取りに取り組んでいるという．しかし，看取り介護加算を算定しているケースは実際の看取り実施件数の 3 分の 1 にまで減少する（全国老人福祉施設協議会，2015）．加算を取得するにはいくつかの要件を満たす必要があるが，それが満たせない状況により，死の間際で病院へ搬送される実態がある．特養は「終の棲家」といわれるが，ここで落ち着いて最期を迎えられるとは限らないのである．住み慣れた場所で，なじみの顔に見守られて，眠るように息を引き取る，そのような幸せな死を迎えられることが望まれている．

　人が亡くなる過程では，活動性の低下に伴う介護量の増大や急な身体変化への対応，家族への連絡や説明などが加わり，さらに通常の介護よりも慎重な判断と深い思慮を備えたケアが必要になる．その介護側の負担に見合う体制として，高齢者ケア施設において看取りを行った場合，通常の介護とは異なる加算を申請することができる．介護老人保健施設であればターミナルケア加算，介護老人福祉施設では，看取り介護加算とよばれる制度である．現在は，特定施設入居者生活介護においても看取り介護加算が申請できるなど，施設での看取りが行えるように制度の拡大は進み，利用しやすいように改正がなされている．

　施設によって加算される費用は異なるが，加算を得るためには看取りケアの質を保つために定められた要件がある．介護老人福祉施設における看取り介護加算の算定要件を表 15-2 に示す．本人や家族への説明と同意，介護に係る計画の作成，看取りに関する指針の決定，職員研修の受

表15-2 介護老人福祉施設における看取り介護加算（平成27年度介護報酬）

趣　旨
　看取り期にある入所者について，本人や家族とともに，医師，看護職員，介護職員等が共同して，随時，本人や家族に対して十分な説明をしつつ，合意を得ながら，その人らしさを尊重した看取りができるよう支援することを評価するもの．

利用者（入所者）
①一般に認められている医学的知見に基づき，回復の見込みがないと医師が診断した者であること．
②本人や家族等の同意を得て，本人の介護に係る計画が作成されていること．
③医師，看護職員，介護職員等が共同して，本人の状態や家族の求めに応じ，随時，説明を行い，同意を得て介護が行われていること．

施設基準
①常勤の看護師を1名以上配置し，当該介護老人福祉施設の看護職員により，または病院，診療所もしくは訪問看護ステーションの看護職員との連携により，24時間の連絡体制を確保していること．
②看取りに関する指針を定め，入所の際に，入所者またはその家族等に対し，当該指針の内容を説明し，同意を得ていること．
③看取りに関する職員研修を行っていること．
④看取りを行う際に個室または静養室の利用が可能となるよう配慮を行うこと．

算定期間と単位
　死亡日1,280単位／日 死亡前日〜前々日680単位／日 死亡4日〜30日前80単位／日

（厚生労働省（2014）平成27年介護報酬改定に向けて（介護福祉施設サービスについて），厚生労働省ホームページより転載）

講は，主に介護職者がかかわる内容である．これらの制度を活用しながら高齢者ケア施設でのエンドオブライフケアは行われており，介護職には，ケア計画の作り方，本人や家族とのコミュニケーション技術のスキルアップが求められる．また，看取り時は，医師や看護師との連携・協働が増す．看護職や医師と話し合いができるように医療用語を理解することも求められている．

3　介護職者へのエンドオブライフケア教育の課題

　高齢者ケア施設における介護職者へのエンドオブライフケア教育の課題は，大きく2側面ある．1つは，看取りケアの質を確保することであり，もう1つは，介護職者のメンタルヘルスを健康に維持することである．

　高齢者ケア施設において，看取りケアの質の確保が困難な背景は，海外のナーシングホームなどの施設とは異なり，終末期に起こる身体変化に対応できる知識と技術の教育を受けたケア職員の配置が少ないことにある．特に特養やグループホームなどは看護師配置数が少ないうえに，准看護師が半数を占めている．また，ケアを担う職員の約3分の2は介護職であり，介護福祉士の有資格者は半数ほどいるが（厚生労働省，2015b），残りは無資格者や未経験者，外国人労働者などで構成されている．職場内で看取りケア教育が実施できる環境が整っているとはいい難く，また，外部組織における研修制度の確立も十分ではない．少しずつ看取りケアの質を確保するために，教育環境の整備，人材の育成，教育方法の開発など土台づくりが手探りで始められている状況である．

　介護職者のメンタルヘルスに着目が必要な理由は，介護経験が浅い職員や年齢の若い職員の場合，人の死に直面することに精神的な負担感が強く，恐怖感も強いこと，そのストレスは介護職

の離職につながるためである．人の死が自宅から病院へ移行した時代で育った世代は，一般的に人の死に直面した機会が少なく，ストレスが大きくなりやすい．看取りケアの後に，そのケアを振り返るカンファレンスをもつことは，自分の行ったケアや亡くなった人への自分の思いを整理する機会を与え，喪失からの回復を導く（小貫ほか，2015）といわれる．一方で，カンファレンスの進行次第では，実践されたケアに対する責任を抱え込むリスクがある．看護師よりも「医療」や「死」の教育を受ける機会が少なく，終末期ケア体験も少ない介護職者が，看取りケア後も精神的に健康であり続けられる教育体制を整えなければ，高齢者ケア施設における看取りは定着も充実もしないだろう．

4 介護職者へのエンドオブライフケア教育の研究動向

病院ではなく，生活の場である高齢者ケア施設における看取りを拡充するために，介護職者に対する教育方法の開発研究が進められており成果をあげている．介護職者に対する教育は，看取りケアの質を確保すること（樋口ほか，2010）と平行して取り組まれてきた．

平川らは，介護職者への教育が頻繁に行われている施設は，看取りケアが促進されていること，本人・家族と看取りケアに関する話し合いが多い施設は，看取りケアに積極的に取り組んでいることを明らかにした（Hirakawa, et al., 2007a, 2007b）．介護職者への看取りケア教育の実施が施設における看取りケアを効果的に進める一助であることが示されている．また，看護教育では，死生観の育成によって死への恐怖に対峙できる（河野，1988）と捉えられており，平川らは，介護職者への死生観教育に取り組み，講義による一斉学習方法よりも介護職者同士がワークショップ形式で学ぶ学習方法の方が死に積極的に向き合う態度を育成できることを明らかにした（平川ほか，2009；平川ほか，2011）．また，看取りを体験している介護職者は，体験していない職員よりも職務効力感が高いことが示されており（Abe & Ohashi, 2011），介護職者が看取り体験をうまく乗り越える手法の開発も行われた．山地らは，実践した看取りケアを振り返りシートを使って自分自身で振り返る方法（山地ほか，2013）を開発し，島田らは，多職種・他施設職員間とのグループワークダイナミクスの中で振り返る手法（島田ほか，2015；島田，2016）に取り組んでいる．実践のリフレクション（振り返り）は，経験的学習能力を高める（Kolb, 1984）といわれており，介護実践のリフレクションは，自身のケアや自施設の取り組みに対して新たな気づきを与え，新たな課題に対する取り組み姿勢が生成されるなど，看取りケアを促進する効果が期待される．特に，島田らは，高齢者ケア施設の特性を活かして，個人の内省的なリフレクションだけでなく，施設内の多職種間における協働的内省を活用しており，特養の職員が自身の経験を習熟させる教育方法を開発している．今後は，介護職者のメンタルヘルスの健康維持に向けた教育方法の開発と効果の検証が期待されている．

5 介護職者への看取りケア教育

高齢者ケア施設の介護職者に対する看取りケア教育には，次の5つが必要である．これは，高齢者の終末期ケアの質を高める4条件（樋口ほか，2010）に，専門職者としての基本姿勢と倫理態度，自分自身で心を解放する教育を加えたものである．

1）看取りケアにおける基本姿勢と倫理態度

「生まれてくること」と「死を迎えること」は，人生において一度しかない事象である．生ま

れるという1回の体験は全員が既に体験しているが,「死」は反対に100歳の人であっても100年間の人生においてもまだ経験していない事象である.そして,誰もがたった一度だけ経験する事象であり,やり直しがきかない.だからこそ,そこに立ち会う専門職者は,畏敬の念をもってその場に立ち,その人の看取りに慎重に,思慮深くかかわる姿勢が必要であり,それが倫理的態度につながる.また,生まれる時に生まれる実感を認識していた人はいないと思うが,死ぬ時はそろそろだろうかと恐怖を覚えること,あるいは覚悟が決まることがあるといわれる.生と違って死は,死を迎える当事者が意識することができる事象だからこそ,そこにかかわる専門職は,寄り添う覚悟をもって,おくりださなくてはいけない.どのような状況であろうと最期まで,その人を尊重し続ける信念をもち続け,その人の最期に立ち会う1人として最大の愛でおくりだす態度は,看取りを行う専門職に必須の態度であることを教育の核とする.

2）意思決定支援／コミュニケーションスキル

看取りケアを実践するための最も重要なスキルはコミュニケーションスキルである.意思決定の支援は,看取りに関する意思表示を得ることから始まり,日々の細かなケアの過程にも含まれなくてはならない.看取り介護加算の要件では,本人の意思に基づく看取りケア計画の作成が必要であり,看取りケア実践では随時の説明と同意が必要である.

日々の生活支援の中で意思決定を支援するコミュニケーションとは,「お水を飲んでくださいね」ではなく,「お水をお飲みになりますか？」あるいは,「お水とお茶とどちらをお飲みになりますか？」である.認知機能が低下している高齢者が判断でき,回答できる選択肢と回答方法を提示する発話技術が本人の意思決定の機会を作るコミュニケーションスキルなのである.この例は,水分を摂取するという介護目的の達成を本人の意思決定をもって実践するための工夫である.同様に,構音障害や視聴覚の障害があったとしてもコミュニケーションの工夫によって,行為あるいは判断を自己決定として導くコミュニケーションが意思決定支援なのである.

看取りの場面では,本人から意思が確認できない場合に家族に意思決定を求めることがある.その場合のコミュニケーションスキルは,「ご家族であるあなたは,どうしたいですか？」ではなく,「ご本人ならば,どうしたいとおっしゃると思いますか？」である.看取りケアにかかわる家族の意思決定は,本人が意思表示をできない場合に行われる本人の推定意思の確認である.家族自身の希望を尋ねる場合と明確に区別して提示できるコミュニケーションスキルが必要である.高齢者ケア施設では,意思表示が困難な高齢者の意思決定支援が多く,コミュニケーションスキルを磨く必要性は高い.

3）ケアとキュアの知識と技術

看取りの場面では,ケアに加えてキュアが増える場合がある.呼吸が苦しそうな場合,痛みがある場合などである.ナイチンゲール（Nightingale, 1860）は,「看護とは,新鮮な空気,陽光,暖かさ,清潔さ,静かさなどを適切に整え,これらを活かして用いること,また食事内容を適切に選択し適切に与えること−こういったことのすべてを,患者の生命力の消耗を最小にするように整えることを意味するべきである」（看護という言葉は他によい言葉がないので使ったと述べている）と述べている.これらは高齢者ケア施設で介護職が行う生活支援と同じである.本人が心地よく過ごせるような知識とケア技術が看取りケアにおいての基盤である.

一方で,看取り時は徐々に食事が取れなくなる.しかし,無理に食事や水分を入れることは身体の苦痛につながる.「枯れるように死んでいく」という言葉のように,臨死期は口からの摂取が減少することが自然なのである.また,活動の低下により関節と筋肉は硬くなり,身体の痛み

を生じることがある．この場合は，身体のリラクセーションによって安楽を提供していく．清潔は必要であるが入浴など身体の負担がかかる行為は生命力の消耗とのバランスを考慮することも欠かせない．さらに，本人の希望をかなえることも考慮しなくてはいけない．死期が迫ると呼吸苦が生じやすい．苦しみを取り除くことはとても大切であり，体位の工夫や少しの酸素投与を行う場合もある．しかし，酸素マスクや酸素チューブから酸素が流れる空気圧が圧迫感や不快を感じさせることもある．救命が目的ではないキュアを行い，ケアとのバランスをとることが大切である．このように，看取りケアの場面では，ケアとともにキュアの知識と技術を習得して看護職・医師と協働した介護実践が必要となる．

4）多職種チームの連携・協働とチームマネジメント

　高齢者ケア施設における看取りケアは多職種のチームで行われる．介護職，リハビリ職，生活相談員，ケアマネジャー，医師，看護師などがそのチームメンバーである．医療の場においてチーム医療の推進が図られているのと同様に高齢者ケア施設では，福祉と医療による多職種チームの連携・協働が重要となっている．現代は，高齢社会の到来により介護ニーズと医療ニーズが混在している．多様で複雑なニーズに対応するためには，多職種がチームとして連携・協働することが欠かせない．また，多職種チームはうまくマネジメントされることで，限られた資源の中に最大の効果を生み出す（篠田，2011）ため，組織マネジメントに関する知識も介護職者の教育には不可欠となる．

　多職種チームによるケアの4モデル（近藤，2012）には，「連絡モデル」「調整モデル」「連携・協働モデル」「統合モデル」がある．各モデルはどれが優れているというものではない．意思決定が早いモデル，長期ケアの場面に適しているモデル，共有される情報量が多いモデル，役割を超えて協働するモデルがあり，それぞれに適した場面がある．多職種からなる高齢者ケア施設のケアは，「連携・協働モデル」が各職種の専門性を活かしたケアの実現につながり適している．ところが臨死期になると，統合モデルのように各職員が互いの職種を超えて動ける方が素早い意思決定ができる．刻々と変化する身体の状況によって，本人・家族の看取りケアの要望が変化しても，それにあわせて円滑にエンドオブライフケアが実践できるのである．1つの組織に1つのモデルではなく，エンドオブライフケアの状況に応じたモデル変更ができることもチームマネジメントの1つである．

5）セルフケア／セルフコントロール

　看取りケアは，命への責任が重圧となり身心が疲弊しやすい．「これでよいのか」「他にできることはなかったか」と考えて，深い負のスパイラルに陥ることがある．その人を尊重し続けて実践したケアの日々，最大の愛でおくりだせた自分を信じて，尽力した過程を肯定的に整理できることも介護職者にとって大切な資質である．看取りケアを続けるには，疲労した身体と心をセルフケアすることや疲弊しつつある心と身体をセルフコントロールすることが大切である．日頃から，自分の心を解放できるツール（音楽，絵，会話，趣味，睡眠，ペット等）を用意しておくことは，看取りケアを行う専門職としての準備である．また，そのツールには，他者と交流ができるものを1つは含めておくとセルフケアの助けになるであろう．

引用文献

Abe, K., & Ohashi, A. (2011). Positive effects of experience in terminal care on nursing home staff in Japan. American Journal of Hospice & Palliative Medicine, 28 (6), pp.389-392.

樋口京子ほか (2010). 高齢者の終末期ケア：ケアの質を高める4条件とケアマネジメント・ツール. pp. 42-56, 中央法規出版.

Hirakawa Y., et al (2007a). Non-medical palliative care and education to improve end-of-life care at geriatric health services facilities: A nationwide questionnaire survey of chief nurses. Geriatrics & Gerontology international, 7 (3), pp. 266-270.

Hirakawa, Y., et al. (2007b). Director perceptions of end-of-life care at geriatric health service facilities in Japan. Geriatrics & Gerontology international, 7 (2), pp. 184-188.

平川仁尚, 葛谷雅文, 植村和正 (2009). 介護老人保健施設の介護職員を対象とした終末期ケア教育の効果. 医学教育, 40 (3), pp. 197-200.

平川仁尚ほか (2011). 高齢者の終末期ケアを実践する上級介護職員のためのワークショップの効果. ホスピスケアと在宅ケア, 19 (3), pp. 316-323.

Kolb, D. A. (1984). Experiential learning: Experience as the source of learning and development. Prentice-Hall.

河野博臣 (1988). 死の不安への援助. 臨床看護, 14 (6), pp. 812-816.

厚生労働省 (2015a). 人生の最終段階における医療に関する意識調査. 厚生労働省ホームページ (2017.1.30. アクセス).

厚生労働省 (2015b). 介護サービス施設・事業所調査の概況 平成27年. 厚生労働省ホームページ (2017.1.30. アクセス).

近藤克則 (2012). 医療・福祉マネジメント：福祉社会開発に向けて 改訂版. pp. 87-94, ミネルヴァ書房.

Nightingale, F. (1860). 湯槇ますほか訳 (2011) 看護覚え書：看護であること 看護でないこと 改訳第7版. pp. 14-15, 現代社.

小貫洋子ほか (2015). デスカンファレンスの導入とその効果：ターミナルケアへの取り組み. 日本精神科看護学術集会誌, 58 (3), pp. 214-218.

篠田道子 (2011). 多職種連携を高める：チームマネジメントの知識とスキル. pp. 2-21, 医学書院.

島田千穂ほか (2015). 看取りケア経験の協働的内省が特別養護老人ホーム職員の認識に及ぼす影響. 社会福祉学, 56 (1), pp. 87-100.

島田千穂 (2016). 看取りの振り返りを有効に実施するためのガイド：反照的習熟プログラムのすすめ. pp. 1-24, 東京都健康長寿医療センター研究所.

全国老人福祉施設協議会／老施協総研 (2015). 特別養護老人ホームにおける看取りの推進と医療連携のあり方調査研究事業報告書. pp. 1-44.

山地佳代ほか (2013). 特別養護老人ホームの看護職を対象とした看取りケア教育プログラムの実施. 老年看護学, 17 (2), pp. 58-64.

4 看護師の教育

　本項では，看護師に対するエンドオブライフケア教育について，看護基礎教育の現状についてふれた後，既存の継続教育プログラムの紹介，研究の成果から明らかにされている看護師に必要な教育内容について概説する．

1 エンドオブライフケアに関する看護基礎教育の現状と課題

　看護基礎教育は，学士教育に大きくシフトし，学士課程教育で養成する看護実践能力とその到達目標について長く検討されてきた．看護学教育の在り方に関する検討会の報告（文部科学省，2004）では，看護実践能力育成の充実に向けた大学卒業時の到達目標が出され，その後，大学における看護系人材養成の在り方に関する検討会最終報告（文部科学省，2011）で「学士課程版看護実践能力と到達目標」が示された．卒業時に到達すべき看護実践能力はⅠ～Ⅴ群に分類され，20項目の能力から構成されている．エンドオブライフケアに関しては，Ⅲ群の「特定の健康問題に対応する実践能力」において「終末期にある人々を援助する能力」として位置づけてられており，生きること，死にゆくことの意味とその過程，最期までその人らしく生を全うできるよう支援することの必要性，緩和ケア，看取りをする家族への支援，終末期におけるチーム医療，在宅での看取りの体制づくりなどが含まれている．到達目標としては，実践よりも理解のレベルとされているが，終末期にある人々とその家族への援助に関する学習を通した，死と死にゆくことに対する学生の態度の育成が期待されているといえる．

　しかし，終末期看護の授業を単独の科目として実施している看護基礎教育施設は17.6%のみであったことが報告されており（中村，2004），平川ら（2005）の調査では高齢者の終末期看護に関する内容をカリキュラムに盛り込んでいる看護学士課程は68.9%，うち独立した分野としての教育は全体の4分の1程度であったことが報告されている．新しいデータとはいえないが，看護系大学のカリキュラムを概観すると大きな変化はみられず，がん看護や成人慢性期看護，老年看護の科目の一部として，また看護の統合分野における選択科目としての教育が中心であることが推察される．

　また，エンドオブライフケア実践の基盤となると考えられる死生観の育成に関しては，核家族化の進展や家庭内で近親者の臨終に接する機会が少なくなったことなどを背景に，死を学ぶことの必要性が強調され，20年以上前から看護基礎教育におけるデスエデュケーションの在り方が検討されてきた（七木田，1991; 鈴野，1999; 山崎，2002）．しかし，現在に至るまで教育の体系化は進んでおらず，その要因として，死生観の形成過程が明らかにされていないことや，教育する側の資質の問題などが指摘されている（Degner & Gow, 1988; 志田，2007）．

　以上のことから，看護基礎教育におけるエンドオブライフケアに関する系統的な教育はいまだ十分とはいえず，知識や技術はもとより態度の育成においても卒後の継続教育に委ねられているのが現状であるといえる．

　2017年に「看護学教育モデル・コア・カリキュラム」が公表され（大学における看護系人材養成の在り方に関する検討会，2017），学士課程においてコアとなる看護実践能力の修得を目指した学修目標が系統的に示された．コアカリキュラムにおけるエンドオブライフケアに関する目標は，大項目「看護実践の基本となる専門基礎知識」の中の「人生の最終段階にある人々に対する看護実践」にあげられている．そのねらいは，人生の最終段階にある人が尊厳をもって個の特

性に応じた人生を送ることができるための看護実践，またその家族に対する看護実践を学ぶこととされている．到達目標は理解し，説明することができるレベルであるが，各大学において，モデル・コア・カリキュラムが提示する学修目標を包含し，カリキュラム編成や評価の過程に活用することが期待されていることから，上記で述べた看護基礎教育における系統的なエンドオブライフケア教育および死生観の育成の充実が期待される．

2 エンドオブライフケアにおける看護師に対する教育的な課題

　エンドオブライフケアは，年齢や疾患にかかわらず「死」を意識した時から始まる．具体的には，加齢に伴い「老い」を意識した時，病気の進行により近い将来の死を意識した時，がんの進行などにより余命を告知された時，身近な人の死を体験した時などがあげられる．高齢多死社会を迎える今日において看護師は，さまざまな場面で患者・家族の「死」を意識する局面に遭遇する．そして，人生の最終段階にある患者と家族のQuality of Lifeを維持・向上し，その人らしい最期を支える質の高いエンドオブライフケアの提供が求められているといえる．

　その一方で，前項で述べたように，エンドオブライフケアに関する看護師の教育は，卒後の継続教育が担う部分が大きく，系統的な教育カリキュラムの構築と提供が求められているといえる．具体的には，エンドオブライフ期にある患者や家族のニーズを捉え，正しい知識と的確な技術により適切なケアを提供し，基本的なケアの質を担保するためのジェネラリストを対象とした教育，さらには死にゆくことに関連した困難な身体的状況，心理過程，意思決定葛藤，倫理的問題などの複雑な現象を捉え，必要なケアを創り出すことのできる人材を育成するための教育である．

　これらのことを背景に，関連学会や看護協会を基盤に看護師教育カリキュラムの整備が進んでおり，多くのジェネラリスト看護師が教育にアクセスできるようになってきた．また，専門性の高い看護師を対象とした教育や高度実践者養成のための大学院教育も広がりをみせている．これらの教育カリキュラムを活用しながら，一人ひとりの看護師が意図的に患者家族とかかわり，ケアの質を保証していくことが課題であるといえる．

　エンドオブライフケアに関する教育の実際について次の項で紹介する．

3 エンドオブライフケアに関する継続教育の実際

1）既存の継続教育プログラム

(1) ELNEC-J コアカリキュラム看護師教育プログラム

　エンドオブライフケアに関する代表的な継続教育プログラムとして，ELNEC-J コアカリキュラム看護師教育プログラムがあげられる．ELNEC (End-of-Life Nursing Education Consortium) とは，米国における代表的な継続教育の取り組みの1つであり，1999年にAmerican Association of Colleges of Nursing (AACN) と City of Hope National Medical Center (COH) が指揮をとり，全国的なエンドオブライフケア教育プログラムとして立ち上げられた．

　わが国では，2007～2009年度がん医療の均てん化に資する緩和医療に携わる医療従事者の育成に関する研究班によってELNEC-Coreの日本語版であるELNEC-Jコアカリキュラム看護師教育プログラムが作成され（竹之内，2009），2009年より，ELNEC-Jコアカリキュラム指導者養成プログラムが日本緩和医療学会により開催されている．ELNEC-Jコアカリキュラムは全国各地で開催され，基本的緩和ケアを担うジェネラリストを対象とするエンドオブライフケア継続教育カリキュラムとして広く周知されており，2011年～2016年の6年間において，751カ所で

プログラムが開催され，23,095名が受講しており（日本緩和医療学会，2017），2018年3月に1,877名の指導者が養成されている（日本緩和医療学会，2018）．また，ELNEC-Jクリティカルケアカリキュラム看護師教育プログラム，ELNEC-JG（高齢者ケア）カリキュラム看護師教育プログラムが関連学会と共催で運用され始め，さまざまな対象や疾患，状況におけるエンドオブライフケア教育が広がりを見せており，エンドオブライフケアの質の保証への貢献が期待される．

(2) SPACE-Nプログラム

さらに，専門的緩和ケアを担う看護師を対象とした教育プログラムとして，SPACE-Nプログラム（Specialized Palliative Care Education for Nurses Program）が開発され，日本ホスピス・緩和ケア協会の主催で教育が実施されている（日本ホスピス緩和ケア協会，2017）．SPACE-Nプログラムの目的として，①専門的緩和ケアが提供される場において，リーダーシップを発揮し，専門的緩和ケアの質の向上に取り組むことができる看護師を育成すること，②苦や死に向き合って生きるがん患者・家族を支えるために必要となるコアコンピテンシーの向上をはかることの2点があげられており，教材による事前自己学習と5回コースのプログラムとなっている．教育の展開として，対話やリフレクションを用いたグループワークが中心であり，死にゆく患者と家族に寄り添い，支援していくために必要なケアについて参加者同士ともに考えていくというものである．知識や情報の伝達を中心とした講義法ではなく，能動的な学習に主眼を置いている点が特徴的であり，対話やリフレクションを通して，他者の価値を認め，自己の価値を探求し，批判的かつ内省的な思考でケアの本質を探求していくことは，エンドオブライフ期にある人々とその家族の価値を尊重し，「その人らしさ」を支えるケアの質の向上に寄与するものであると考える．SPACE-Nプログラムの受講には，ELNEC-Jコアカリキュラム看護師教育プログラムを終了していることが要件とされており，2012年よりELNEC-JコアカリキュラムNurse教育プログラムとSPACE-Nプログラムの2段階構成が日本ホスピス緩和ケア協会における看護師教育カリキュラムとして整理され，位置づけられるようになっている．

(3) 日本看護協会による看護研修事業

日本看護協会が提供する継続教育としては，がん医療に携わる看護研修事業があげられる（日本看護協会，2017a）．本事業は，2013～2016年度にかけて，日本看護協会が厚生労働省からの委託を受けて実施したものであり，がんと診断された時からの緩和ケアの充実を図ることを目的としている．事業内容は，①がん医療に携わる看護師向けの教育用テキストを作成し，緩和医療に関して広く情報を周知させていくこと，②一般の看護師を緩和ケアのリンクナースとして育成するために専門看護師や認定看護師を対象に指導者研修を行うことの2点であり，がん診療連携拠点病院に所属する看護師を中心に事業が展開されている．教育用テキストとして，「看護師に対する緩和ケア教育テキスト」が作成され，日本看護協会ホームページよりPDF版のダウンロードが可能となっている（日本看護協会，2014）．テキストは，①緩和ケアの概要，②患者の意思決定支援，③苦痛緩和，④専門家への橋渡し・連携の4つのモジュールから構成されており，エンドオブライフケアにおいて重要な内容が多く盛り込まれている．特に，専門家への橋渡し・連携において，リソースの活用，職種間連携，コンサルティとしての役割についての学習内容は，看護基礎教育においても強化が必要な要素であり，エンドオブライフケアにおけるチームアプローチの観点から重要な教育内容であると考える．2015年時点において，がん診療連携拠点病院の96.0％の施設から指導者研修修了者が排出されており，各施設内でリンクナースの育成を目的とした研修会が開催されている．特に2014年に通知されたがん診療連携拠点病院の指定要件に

おいて，緩和ケアの提供体制の中で，がん治療を行う病棟や外来部門にリンクナースを配置することが望ましいとの項目が設けられたことを背景に，各施設での取り組みが強化されている．

その他，日本看護協会では，インターネット配信研修［オンデマンド］を提供している（日本看護協会，2017b）．意思決定支援，高齢者支援，地域緩和ケアに関する内容などさまざまな研修が配信されており（有料），エンドオブライフケアに関する教育へのアクセスのレパートリーが広がっているといえる．

2）大学院教育における専門看護師の養成

看護師としてのキャリア開発の1つの選択肢として，近年，臨床経験を経たのちに大学院に進学する看護師が増加している．2016年現在，看護系の学科を有する265の大学のうち，190大学で大学院教育が行われている（日本看護系大学協議会，2017）．大学院教育におけるエンドオブライフケア教育に関しては，がん対策基本法を背景とした「がんプロフェッショナル養成基盤推進プラン」による人材育成の関与が大きい．がんプロフェッショナル養成基盤推進プランとは，がん対策基本法におけるがん医療に携わる専門的知識・技能を有する医師，その他の医療従事者の育成の明文化を背景に，複数の大学が連携してそれぞれの特色や得意分野を活かしながら大学院教育を進め，がん専門医療人養成のための教育拠点を構築することを目的に，2007年より文部科学省が進めてきた事業である（文部科学省，2012）．2017年より開始された第3期の事業においては，「多様なニーズに対応する『がん専門医療人材（がんプロフェッショナル）』養成プラン」として，小児・AYAを含むあらゆるライフステージ，がんゲノム医療，緩和ケアの推進などが盛り込まれている．11拠点81大学が参加しており，看護系大学院をもつ多くの大学が含まれている．この事業における看護系大学院の主要な取り組みは，がん看護専門看護師の養成であり，本プランが始まって以降，がん看護専門看護師の登録数が大幅に伸びている．がんに特化した専門領域ではあるが，がん看護専門看護師はがんの予防・診断期から終末期まで，がんとともに生きる患者と家族を支える高度実践家として多くの場で活躍している（詳細は，第16章-1を参照）．がん看護専門看護師以外にも，老人看護専門看護師，家族支援専門看護師，急性・重症患者看護専門看護師，在宅看護専門看護師など，エンドオブライフケアにかかわるさまざまな専門分野の専門看護師が大学院教育で養成されており，エンドオブライフケアの質向上に貢献しているといえる．

以上のように，エンドオブライフケアに関する教育は継続教育が中心となっており，本項であげたELNEC-JコアカリキュラムやSPACE-Nプログラムなどの系統的なカリキュラムが学会ベースで発展している．また，大学院教育ではあらゆる分野の専門看護師が養成されている．これら以外にも，院内教育，病棟内の学習会，企業主催のセミナーなどさまざまなエンドオブライフケアに関する教育が展開されている．緩和ケアががん患者を中心に発展してきた経緯から，多くのエンドオブライフケアに関する研修会ががんを前提とした教育内容となっていることは否めないが，これらの学習を通して，看護観・死生観を見つめなおし，自身のエンドオブライフケアについて考え，発展させる機会となっていることを期待したい．

4 研究から明らかになった看護師の教育に求められる視点

ここでは，先行研究の成果として明らかとなっている，看護師に対するエンドオブライフケア教育に求められる視点について述べる．

1）看取りケアの実践に関連する要因からみた教育に求められる視点

13章で述べたように筆者は，一般病棟の看護師の看取りケアの実践を評価し，課題を明確にすることを目的に「看取りケア尺度」を開発した（吉岡ほか，2009）．看取りケアの測定概念は，「患者を含む家族をひとつのケアユニットと捉え，家族の看取りを支援するために看護師が終末期のがん患者と家族に行うケア行動」であり，終末期がん患者と家族に対するエンドオブライフケアの実践を自己評価するものである．次の段階の研究として，看取りケア実践における課題の明確化を目的に，看取りケア尺度，看取りケアに対する態度，死生観，理論やモデルを活用した看護展開能力，コミュニケーションスキル，看取りケアに関連する知識，所属するチームに対する主観的評価などさまざまな要因を含めた質問紙を作成し，調査を実施した．その結果，看取りケアの実践に関連する要因として，「所属するチームに対する主観的評価」「死にゆく患者へのケアの前向きさ」「実践の手本の有無」「家族アセスメントに関する知識」「症状マネジメントに関する知識」「理論やモデルを用いた看護展開能力」「終末期看護に関する研修会への参加」の7要因が明らかとなった．さらに，看取りケアと看取りケア実践の関連要因の共分散構造分析において，図15-4に示す看取りケア実践モデルの統計学的許容範囲の適合度が得られた（Yoshioka & Moriyama, 2013）．これらの結果から，看取りケアの実践において看護師に必要な教育の視点として，①家族アセスメント方法，②症状マネジメント関する知識，③理論やモデルの活用の3つの視点が明らかとなった．つまり，エンドオブライフケアの教育においては，家族アセスメントを基本に患者を含む家族全体を支援する方法，患者と家族のQOLを維持向上し，自律性を保つための症状マネジメント方略，患者と家族を取り巻くさまざまな現象を理解する手がかりとなる関係理論やモデルの理解と実践とのリンケージに関する教育が特に強化すべき点であり，エンドオブライフケアのスキル向上のポイントであるといえる．

実際に，これらの視点をもとに，看取りケア実践教育プログラムを開発し，一般病棟の看護師を対象に教育介入研究を実施した（詳細は，第19章-2を参照）．プログラムは家族アセスメント，症状マネジメントに関する知識を理論やモデルと関連づけながら学習する内容とした．学習方法

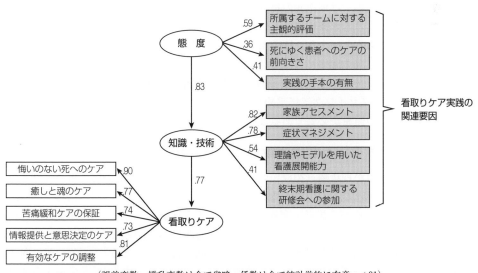

（誤差変数，撹乱変数は全て省略．係数は全て統計学的に有意 $p<.01$）
GFI= 0.913, AGFI= 0.869, CFI= 0.923, RMSEA= 0.087, AIC=237.139

図15-4　看取りケア実践モデル（N=337）

として，「所属するチームに対する主観的評価」の態度に対する影響が大きく，看取りケアに対する態度の形成の場として所属するチームが大きな役割を果たしていることが示唆されたことから，プログラムの展開方法は同じ病棟のメンバーで取り組む方法をとった．また，講義形式だけではなく，家族アセスメントについては，実際の事例で家族アセスメントシートにそってグループワークを実施し，発表会も行った．評価指標の分析の結果，主要アウトカムである看取りケア実践能力の向上が認められ，看取りケアに対する自信，態度，知識にも肯定的な変化が認められた．プログラムの有用性についても参加者から高い評価が得られ，看取りケア実践教育プログラムは，エンドオブライフケア実践能力の向上に寄与するプログラムであることが示唆されている（Yoshioka, Moriyama, & Ohno, 2014）．

2）患者と家族とのコミュニケーションスキル

前述した一連の研究において，コミュニケーションスキルについても看取りケアに関連すると予測される因子として変数に含めていたが，分析の結果，関連要因として特定することはできなかった．しかし，エンドオブライフケアにおいて，死にゆく患者と家族とのコミュニケーションは看護師の課題としてあげられており，二渡ら（2003）は，看護師の死生観や患者家族とのコミュニケーションの程度が看護師の心的負担に関与していると報告し，Sasaharaら（2003）の報告においても，死にゆく患者と家族とのコミュニケーションの難しさが強調されている．小野寺ら（2013）が開発した看護師のがん看護に関する困難感尺度においても，「コミュニケーションに関すること」が第1因子としてあげられている．これらの背景から，エンドオブライフケアにおけるコミュニケーションの実態調査を別途実施したところ，「患者や家族の考えや感情，関心を表出することを促進する質問や表現を用いることができる」「患者や家族への質問やフィードバックを用いて理解したメッセージを確認する・明確にすることができる」「患者や家族との会話（交流）の目的を明確に伝えることができる」などの項目の得点が低い傾向にあった（吉岡，梶山，谷山，2014）．このことから，会話の意図を明確に伝え，患者や家族が発信しているメッセージ，感情や考えの表出を促進する関わりにおいて看護師は課題をもっているといえる．このようなスキルは，情報収集とは別次元の患者家族の希望や思い，価値にふれるコミュニケーションにおいて重要であり，患者家族に寄り添い支えるケアリングの視点を重視するエンドオブライフケアに必要不可欠であるといえる．DeffnerとBell（2005）は死に関する患者家族とのコミュニケーションにおける苦痛の無さの程度と看護師自身の死の不安との関連を明らかにしており，死にまつわるコミュニケーションに関する教育により苦痛が軽減することを明らかにしている．このことから，エンドオブライフケアに求められるコミュニケーションスキルの特徴を明確にし，独自の教育プログラムの開発が必要であるといえる．

3）専門的緩和ケアを担う看護師教育に求められる視点

専門的緩和ケアの見地から新幡（2017）は，専門的緩和ケアを担う看護師に求められるコアコンピテンシーをデルファイ法により明らかにしている．集約されたコアコンピテンシーは，「①苦や死に向きあって生きるがん患者・家族のありのままを理解し，尊重する」「②苦や死に向きあって生きるがん患者・家族のケアニーズを洞察し，問題に早期から対応する」「③苦や死に向き合って生きる患者・家族のスピリチュアルな苦悩に向き合い，支える」「④苦や死に向き合って生きる患者・家族のニーズや状況に応じて柔軟にコーディネートする」「⑤協働するメンバーをエンパワメントし，良好なチームを育む」「⑥意欲的に専門的緩和ケアを担う看護師としての役割・責任を果たす」「⑦専門的緩和ケアを実践するうえで遭遇する自己や協働するメンバーの

ストレス・悲嘆に対処する」の7カテゴリーであり，前項で述べたSPACE-Nプログラムの教育内容の根拠となっている．

　ここまで先行研究から明らかになった，看護師に対するエンドオブライフケア教育に求められる視点について述べてきた．系統的に必要な内容が網羅された教育プログラムも有効であると考えるが，研究で明らかになった要因について教育する方法は，課題への焦点的な介入を可能にし，高い教育効果が期待できるものであるといえる．どちらの場合においても，看護師一人ひとりの自己研鑽に対する意識，エンドオブライフケアに対する態度の影響は大きいことが推察される．意識や態度においては，看護基礎教育から継続教育の連続した時間軸において体験や学習の積み重ねによって育成されるものであり，また，一市民，一人の人間としての価値や考えとともに醸成されるべきものであると考える．

引用文献

新幡智子（2017）．専門的緩和ケアを担う看護師に求められるもの．緩和ケア，27（3），pp. 153-156.

Deffner, J. M., & Bell, S. K. (2005). Nurses' death anxiety, comfort level during communication with patients and families regarding death, and exposure to communication education: A quantitative study. Journal for Nurses in Staff Development, 21 (1), pp. 19-23.

Degner, L. F., & Gow, C. M. (1988). Evaluations of death education in nursing. A critical review. Cancer Nursing, 11 (3), pp. 151-159.

二渡玉江ほか（2003）．終末期患者に対する看護師の意識および行動に関連する要因の検討．がん看護，8（3），pp. 241-247.

平川仁尚ほか（2005）．全国の医学科・看護学科における終末期医療・看護教育の実態調査．日本老年医学会雑誌，42（5），pp. 540-545.

文部科学省（2004）．看護実践能力育成の充実に向けた大学卒業時の到達目標（看護学教育の在り方に関する検討会報告）．http://www.mext.go.jp/b_menu/shingi/chousa/koutou/018-15/toushin/04032601.htm（2017.5.4. アクセス）．

文部科学省（2011）．大学における看護系人材養成の在り方に関する検討会最終報報告．http://www.mext.go.jp/b_menu/shingi/chousa/koutou/40/toushin/icsFiles/afieldfile/2011/03/11/1302921_1_1.pdf（2017.5.3. アクセス）．

文部科学省（2012）．がんプロフェッショナル養成基盤推進プラン．http://www.mext.go.jp/a_menu/koutou/kaikaku/1314727.htm（2017.6.19. アクセス）．

文部科学省（2017）．大学における看護系人材養成の在り方に関する検討会（平成28年度～）．http://www.mext.go.jp/b_menu/shingi/chousa/koutou/078/index.htm（2018.4.20. アクセス）．

文部科学省（2017）．多様な新ニーズに対応する「がん専門医療人材（がんプロフェッショナル）」養成プラン．http://www.mext.go.jp/a_menu/koutou/iryou/1383121.htm（2018.4.20. アクセス）．

中村鈴子（2004）．看護基礎教育における緩和ケア教育の実態調査　全国看護大学・看護短期大学・看護専修学校（3年課程），日本看護学教育学会誌，14（Supple.），p. 251.

七木田敦（1991）．看護教育における「死の教育」（Death Education）の検討：看護学生・短大学生を対象にした意識調査から．学校保健研究，33（6），pp. 278-286.

日本ホスピス緩和ケア協会（2017）．専門的緩和ケア看護師教育プログラム（SPACE-N）．http://

www.hpcj.org/med/space_n.html（2018.4.20. アクセス）.
日本看護系大学協議会（2017）. 一般社団法人日本看護系大学協議会 平成29年度会員校（大学院一覧）. http://www.janpu.or.jp/campaign/file/glist.pdf（2018.4.20. アクセス）.
日本看護協会（2014）. 看護師に対する緩和ケア教育テキスト 改訂版：厚生労働省委託がん医療に携わる看護研修事業. https://www.nurse.or.jp/home/publication/pdf/2016/kyoikutext_all.pdf（2018.4.20. アクセス）.
日本看護協会（2017a）. がん医療に携わる看護研修事業. https://www.nurse.or.jp/nursing/education/ganiryo/（2018.4.20. アクセス）.
日本看護協会（2017b）. インターネット配信研修［オンデマンド］. https://www.nurse.or.jp/nursing/education/training/web/index.html（2018.4.20. アクセス）.
日本緩和医療学会（2017）. 看護師教育カリキュラム開催状況. https://www.jspm.ne.jp/elnec/elnecinfo2011.html（2018.4.20. アクセス）.
日本緩和医療学会（2018）. ELNEC-J コアカリキュラム指導者都道府県別リスト. https://www.jspm.ne.jp/elnec/elneclist.html（2018.4.20. アクセス）.
小野寺麻衣ほか（2013）. 看護師のがん看護に関する困難感尺度の作成. Palliative Care Research, 8（2）, pp. 240-247.
Sasahara, T., et al.（2003）. Difficulties encountered by nurses in the care of terminally ill cancer patients in general hospitals in Japan. Palliative Medicine, 17（6）, pp. 520-526.
志田久美子（2007）. 看護基礎教育における「死の準備教育」についての検討 日本における過去10年間の文献研究. 新潟大学医学部保健学科紀要, 8（3）, pp. 133-141.
鈴野和代（1999）. 看護教育における死の教育に関する研究 過去10年間の先行研究から. 神奈川県立看護教育大学校看護教育研究集録, 24, pp. 218-225.
竹之内沙弥香（2009）. 緩和ケアやエンド・オブ・ライフ・ケアに携わる看護師のための教育プログラム End-of-Life Nursing Education Consortium Japan（ELNEC-J）. 看護管理 19（9）, pp. 782-785.
山崎裕二（2002）. 看護・医療系短大等における「死の教育学」の実践（1）：「死に関する看護医療系学生の意識調査」の授業への導入. 日本赤十字武蔵野短期大学紀要, 15, pp. 89-96.
吉岡さおりほか（2009）. 終末期がん患者の家族支援に焦点をあてた看取りケア尺度の開発. 日本看護科学会誌, 29（2）, pp. 11-20.
Yoshioka, S., & Moriyama, M.（2013）. Factors and structural model related to end-of-life nursing care in general ward in Japan. American Journal of Hospice and Palliative Medicine, 30（2）, pp. 146-152.
Yoshioka, S., Moriyama, M., & Ohno, Y.（2014）. Efficacy of the end-of-life nursing care continuing education program for nurses in general wards in Japan. American Journal of Hospice and Palliative Medicine, 31（5）, pp. 513-520.
吉岡さおり，梶山倫子，谷山牧（2014）. 終末期がん患者と家族に関わる一般病棟看護師のコミュニケーションスキルと看取りケアとの関連およびコミュニケーションスキルに影響する要因の検討. 国際医療福祉大学学会誌, 19（抄録号）, p. 138.

第16章
エンドオブライフケアにかかわる看護専門職者の教育カリキュラム

　エンドオブライフにおいては，身体的問題のみならず心理・社会的問題についても専門性の高い知識と技術を必要とする．エンドオブライフケアは，すべての医療専門家がより質の高いケアの提供に努める必要がある．看護においてはエンドオブライフケアにかかわる看護スペシャリストが存在する．ここでは，がん看護専門看護師，緩和ケア認定看護師，慢性呼吸器疾患認定看護師について，その役割と特徴および看護教育カリキュラム等について紹介する．

1 がん看護専門看護師

1 専門看護師制度

　専門看護師とは，高度化，専門分化する医療情勢の中で，複雑で解決困難な看護問題をもつ個人，家族および集団に対して水準の高い看護ケアを効率よく提供するために，特定の看護分野において卓越した看護実践能力を有する看護師をさす．専門看護師制度は1980年代より日本看護協会を中心に検討が重ねられ，1994年に日本看護協会による資格制度として発足した．2016年12月現在，がん看護，精神看護，地域看護，老人看護，小児看護，母性看護，慢性疾患看護，急性・重症患者看護，感染症看護，家族支援，在宅看護，遺伝看護，災害看護の13領域が特定されている．がん看護分野は1996年に精神看護分野とともに日本で最初に認定され，2018年7月現在，がん看護専門看護師の登録者数は775名にのぼる．

　専門看護師には実践，相談，調整，倫理調整，教育，研究の6つの役割が規定されている（表16-1）．専門的な知識の提供はもとより，必要に応じて他職種と協働して困難事例に対応していくための調整や倫理問題に関する調整などが含まれる．

表 16-1　専門看護師の役割

専門看護師は，専門看護分野において以下の6つの役割を果たす．
1. 個人，家族及び集団に対して卓越した看護を実践する．（実践）
2. 看護者を含むケア提供者に対しコンサルテーションを行う．（相談）
3. 必要なケアが円滑に行われるために，保健医療福祉に携わる人々の間のコーディネーションを行う．（調整）
4. 個人，家族及び集団の権利を守るために，倫理的な問題や葛藤の解決をはかる．（倫理調整）
5. 看護者に対しケアを向上させるため教育的役割を果たす．（教育）
6. 専門知識及び技術の向上並びに開発をはかるために実践の場における研究活動を行う．（研究）

（日本看護協会ホームページより転載．http://nintei.nurse.or.jp/nursing/qualification/cns（2018.4.20. アクセス））

2 がん看護専門看護師の特徴と役割

　がん看護専門看護師分野の特徴は，がん患者の身体的・精神的な苦痛を理解し，患者やその家族に対してQOL（生活の質）の視点に立った水準の高い看護を提供することである．

　わが国においては2007年4月にがん対策基本法が施行され，がん医療の均てん化対策の1つとして，がん診療連携拠点病院においてがん看護専門看護師やがんに関連する領域の認定看護師の配置がなされるようになった．2014年には，緩和ケア領域で，がん看護専門看護師／緩和ケア認定看護師／がん性疼痛看護認定看護師のいずれかの配置が指定要件に含まれるようになり，がん看護専門看護師の活躍の場が広がっている．手術，化学療法，放射線治療というがん治療の均てん化はもとより，患者・家族を全人的に捉え，QOLを重視する緩和ケアを治療の早期から提供する体制が整備され，キャンサーボードやがん相談支援センターなどの新たながん医療の現場でがん看護専門看護師が一躍を担うようになった．

臨床現場に目を移すと，実際の医療の現場では，患者の身体的・心理的変化や患者を取り巻く状況が複雑で，多様な要因が絡みついて整理が難しく，患者に起こっている現象の根本的な原因や問題点が見えにくくなってしまうことがよくある．また，看護師自身が患者・家族に近い存在でありすぎて冷静に状況を見ることができない場合もある．こうしたとき，散在する小さな問題を解決しようと努力しても，根本的な解決には至らないことが多いといわれている．専門看護師は，絡みあう問題の根を探し出し，病態，看護理論などのさまざまな知識を結びつけて解決方法を導きだし，そのプロセスを患者・看護師等とともに歩む存在である．また，看護の専門家として，真に患者・家族に寄り添うチーム医療の実現に向けて現象における問題の核心を捉え，コンサルテーション，倫理調整を行うことが求められる．エンドオブライフにおいては，患者は時間とともに身体機能が脆弱化し自律性の低下を招きやすい．そのため，フィジカルアセスメントと医学的知識を基盤に患者の病状の変化を的確に予測し，エビデンスに基づいた症状緩和や適切な薬物療法とケアを多職種で効率よく提供すること，そして，死に直面して揺れ動く患者・家族の感情に寄り添いながら，希望や意向を引き出して支えるチーム医療を提供することが，がん看護専門看護師の重要な役割である．

近年，アドバンスケアプランニング（ACP）の概念が浸透し，患者のQOLを重視したエンドオブライフケアについての患者の希望や意向を早い段階から医療者とともに話し合っていくプロセスを踏むことが提唱されている．これは患者から自発的に行われてこそ意味があり，医療者からの押しつけになると患者にとって脅威にもなりかねない．複雑な医療状況の中で一人ひとりの患者を擁護しながら患者の病みのプロセスに寄り添い，自己実現を支援する職業的価値観をもつがん看護専門看護師が積極的に関わりをもつことの意味は大きいと考える．

3 がん看護専門看護師教育の概要

1）専門看護師の認定要件

専門看護師制度は，日本看護系大学協議会と連携して運営されており，教育課程の特定，教育課程の認定・更新を日本看護系大学協議会が担い，専門看護分野の特定，認定審査・更新審査等を日本看護協会が担っている．審査の要件として，看護系大学院修士課程修了者で日本看護系大学協議会が定める専門看護師教育課程基準の所定の単位を取得していること，実務研修5年以上，うち3年間以上は専門看護分野の実務研修があることなどがあり，認定審査合格後も5年ごとの更新が義務づけられている（日本看護協会，2016）．

さらに，疾病構造や健康課題の変化，保健福祉医療制度の変化に伴う，社会の要請に応じた専門看護師の役割の見直し，課題の検討を目的に，2005年に高度実践看護師制度検討委員会が発足し，グローバル水準の高度実践看護師としての専門看護師育成のための教育内容の検討がなされてきた．2012年より，それまで26単位であった教育課程から医学的な内容が強化された38単位教育課程への移行が始まり，2015年には「高度実践看護師教育課程」と名称が変更されている．26単位教育課程は，2020年までに終了予定となっている．高度実践看護師教育課程における専門看護師38単位教育課程では，実践力の強化に主眼が置かれ，ケアとキュアの統合による卓越した看護ケアを提供する人材育成を目的としている．

2）がん看護専門看護師の教育課程

がん看護専門看護師教育における26単位教育課程と38単位教育課程の比較を表16-2に示した．これまでの共通科目はAとBに細分化され，共通科目Bでは医学的知識，臨床判断を加味し，

表16-2 がん看護専門看護師教育課程の比較

26単位教育課程	38単位教育課程
共通科目（8単位以上）	共通科目A（8単位以上）
①看護教育論，②看護管理論，③看護理論，④看護研究，⑤コンサルテーション論，⑥看護倫理，⑦看護政策論	①看護教育論，②看護管理論，③看護理論，④看護研究，⑤コンサルテーション論，⑥看護倫理，⑦看護政策論
	共通科目B（6単位以上）
	①フィジカルアセスメント，②病態生理学，③臨床薬理学
専攻分野教育科目（8単位以上）	専攻分野教育科目（6単位以上）
①がん看護に関する病態生理学 ②がん看護に関する理論 ③がん看護に関わる看護援助論	①がん看護に関する病態生理学 ②がん看護に関する理論 ③がん看護に関わる看護援助論
専攻分野専門科目（4単位以上）	専攻分野専門科目（8単位以上）
＊広範ながん看護の領域の中で，特定看護領域（以下の1領域以上）に焦点を絞って深める． ①化学療法看護，②放射線療法看護，③幹細胞移植看護，④がんリハビリテーション看護，⑤疼痛看護，⑥緩和ケア，⑦ターミナルケア，⑧予防・早期発見	＊広範ながん看護の領域の中で，特定看護領域（以下の1領域以上）に焦点を絞って深める． ①がん薬物療法看護，②放射線療法看護，③幹細胞移植看護，④がんリハビリテーション看護，⑤緩和ケア，⑥がん予防・早期発見
実習科目（6単位以上）	実習科目（10単位以上）
①専門看護師の役割に関する実習 ②種々の複雑な場面・出来事が経験できる実習環境	①先攻分野に関連した専門看護師の役割開発実習 ②がんの診断・治療に伴う臨床判断および身体管理の体験 ③がん医療における地域連携の実際を学ぶ

（日本看護系大学協議会（2016）．平成28年度版 高度実践看護師教育課程基準 高度実践看護師教育課程審査要項より作成）

　高度実践の基盤となる病態生理学，フィジカルアセスメント，臨床薬理学が追加された．実習においては4単位追加され10単位となり，臨床判断と治療過程に関する内容を含めることが強調されたほか，がん医療における地域連携に関する内容を盛り込むよう求められている点が特徴となっている．

　高度実践看護師教育課程におけるがん看護学分野の教育目標を表16-3に示した．的確な臨床判断に基づく実践，がん看護に関する教育・相談活動，がん患者と家族を取り巻く倫理的課題への取り組み，組織人としての活動，エビデンスの活用と構築などが重視されていることがわかる．Hamric（2014）は，高度実践看護師の実践の特徴として，①全人的な視点を駆使すること，②患者との治療的パートナーシップの上に成り立つこと，③熟練した臨床実践であること，④反省的実践であること，⑤実践の根拠としてのエビデンスの活用，⑥健康と病の管理に対する多様なアプローチをあげている．高度実践看護師教育課程においては，がん看護専門看護師としてこれらの特徴を駆使し，自身のサブスペシャリティ領域を深めながら，がん予防および診断期から終末期までの各段階において，がんを体験している患者とその家族に対する卓越したケアを実践できる人材の育成が求められている．さらに，がん看護を専門領域とする実践家として，医療チームや組織のキーパーソン，チェンジエージェントとしての役割を果たすこと，自施設内のみならず社会の動向を見据えた活動ができる人材育成の観点も強化していく必要があるといえる．

表 16-3　がん看護専攻分野教育目標

1. がんに関する専門的知識を深め，エビデンスに基づく的確な臨床判断を行うことができる．
2. 熟練した高度なケア技術とキュアの知識を用いてがん患者および家族に対して看護を実践することができる．
3. 社会に対し，がんの予防および早期発見のための教育・啓発および相談活動ができる．
4. 医療・看護職者に対して，がん看護に関する教育・相談活動ができる．
5. がん患者を取り巻く医療提供システム内を調整することができる．
6. がん患者の人権を擁護するために適切な倫理的判断を行い，判断に基づいた態度と行動をとることができる．
7. がん看護に関する専門的な知識や技術を深めるための研究を積極的に実施することができる．

（日本看護系大学協議会（2018）．平成30年度版 高度実践看護師教育課程基準 高度実践看護師教育課程審査要項，p.19より転載）

4 がん看護専門看護師教育の実際と課題

　がん看護専門看護師の実践に必要な能力については，林田ら（2014）によって看護系大学院修士課程がん看護専門看護師コース担当教員と臨床現場で実践しているがん看護専門看護師の立場から明らかにされている．双方に認識されている能力は〈情報・知識を獲得する能力〉〈アセスメント能力〉〈洞察力〉〈接近する能力〉〈コミュニケーション能力〉〈交渉力〉〈役割を獲得していく能力〉などであり，これら必要な能力を育成するために，知識や技術を基盤にした問題解決能力，対人関係能力，リーダーシップやアイデンティティの確立などを促す教育の必要性が示唆されている．

　専門看護師の能力育成のための実習科目はきわめて重要である．通常は，第1段階として事例の個別性を捉え，看護実践能力，ケアの質的向上を目的とした実習を行い，第2段階として施設で活動しているがん看護専門看護師のマンツーマン指導のもとに実際のがん看護専門看護師の活動を体験し，その役割を学ぶ．第3段階としてその役割を実践するというように段階的に展開される．さらに，38単位教育課程においては，医学的知識に基づく臨床判断に重点を置いた実習が展開される．これらのプロセスで学生は患者の問題を多角的に捉え問題解決する能力やチームアプローチを考え行動する能力，内省能力を獲得する．臨床判断に重点を置いた実習の展開については，まだ開始されて間もない状態であり，何をもって高度な臨床判断とするのか，臨床判断の修得をどのように評価するのかなどの課題があり，高度実践看護師の役割の在り方と共に今後検討していく必要があるといえる．エンドオブライフケアを見据えた実習の1つの方法として，緩和ケアチームの回診への同行や多職種チームカンファレンスへの参加，キャンサーボードへの参加と発言の機会を体験することによって，全人的な視点からの職種横断的なアセスメントや方針決定のための合意形成のプロセス，およびコンサルテーションのプロセスにおける専門看護師の役割と実践を学ぶことができると考える．

　卓越した臨床家は個別の臨床状況についての実践的推論をつねに継続している．実践的推論能力の習得には，臨床実践におけるリフレクションを積み重ねることが不可欠であり，実習指導においても重要な位置づけをもつ．実習を支援する専門看護師は自らの看護実践における思考や感情をできるだけ言語化して学生に伝えること，学生は読み取った行動の意味や意図を言語化する

こと，そしてこれらを照らし合わせ，より深い洞察や実践における理論の適用，専門家としての価値観や信念，責任について体験的に学んでいくことが効果的である．エンドオブライフケアにおいては，専門家としての活動への自らの人生観や死生観による影響を自覚すること，死にゆく人を前に一人の人間としての謙虚さを持ち続けることこそ専門家の姿勢であることを再確認する教育が必要である．

引用文献

Hamric, A. B., et al.（2014）．Advanced practice nursing: An integrative approach. pp. 67-85, Elsevier.
林田裕美ほか（2013）．がん看護専門看護師が実践を行う際に必要な能力，大阪府立大学看護学部紀要，19（1），pp. 41-51.
日本看護系大学協議会（2018）．平成30年度版 高度実践看護師教育課程審査要項，日本看護系大学協議会．
日本看護協会（2016）．資格認定制度 専門看護師・認定看護師・認定看護管理者，日本看護協会ホームページ．http://nintei.nurse.or.jp/nursing/qualification/cns（2017.4.20. アクセス）．

2 緩和ケア認定看護師

1 認定看護師制度

認定看護師制度は，特定の看護分野において熟練した看護技術と知識を用いて水準の高い看護実践のできる認定看護師を社会に送り出すことにより，看護現場における看護ケアの広がりと質の向上を図ることを目的に1995年に発足した制度である．

認定看護師とは，日本看護協会認定看護師認定審査に合格し，ある特定の看護分野において，熟練した看護技術と知識を有することが認められた者をいう．特定の看護分野には，2018年7月現在，救急看護，皮膚・排泄ケア，集中ケア，緩和ケア，がん化学療法看護，がん性疼痛看護，訪問看護，感染管理，糖尿病看護，不妊症看護，新生児集中ケア，透析看護，手術看護，乳がん看護，摂食・嚥下障害看護，小児救急看護，認知症看護，脳卒中リハビリテーション看護，がん放射線療法看護，慢性呼吸器疾患看護，慢性心不全看護の21分野があり，19,835名が登録されている．その中で，緩和ケア認定看護師の登録者数は2,354名である．

認定看護師には，その看護分野において実践，指導，相談の3つの役割がある（表16-4）．

2 緩和ケア認定看護師の特徴と役割

緩和ケアにおける看護師の役割は，①ケアリング，②全人的なアセスメント，③症状マネジメント，④チームアプローチ，⑤意思決定支援，⑥療養場所の調整，⑦家族ケア・遺族ケアがあげられる．

厚生労働省がん対策推進協議会緩和ケア専門委員会は，「緩和ケア専門委員会報告書－今後の

表 16-4　認定看護師の役割

認定看護師は特定の看護分野において，以下の 3 つの役割を果たす．
1. 個人，家族及び集団に対して，熟練した看護技術を用いて水準の高い看護を実践する．（実践）
2. 看護実践を通して看護職に対し指導を行う．（指導）
3. 看護職に対しコンサルテーションを行う．（相談）

(日本看護協会ホームページより転載．http://nintei.nurse.or.jp/nursing/qualification/cn（2017.3.23．アクセス）)

緩和ケアのあり方について」(2011) の中で，「がんと診断された早い時期から患者やその家族に対して，身体的，心理・精神的，社会的な苦痛等を緩和するケアを，がんの療養と併行して切れ目なく提供することが必要とされている」とし，「基本的緩和ケア」と「専門的緩和ケア」を次のように定義している．

基本的緩和ケア：患者の声を聴き共感する姿勢，信頼関係の構築のためのコミュニケーション技術（対話法），多職種間の連携の認識と実践のもと，がん性疼痛をはじめとする諸症状の基本的な対処によって患者の苦痛の緩和をはかることである．

専門的緩和ケア：「基本的緩和ケア」の技術や知識などに加え，多職種でチーム医療を行う適切なリーダーシップをもち，緩和困難な症状への対処や多職種の医療者に対する教育などを実践し，地域の病院やその他の医療機関等のコンサルテーションにも対応できることである．

がん医療に携わる全ての医療者は，基本的緩和ケアに関する知識・技術をもち，実践できなくてはならない．また，担当の医師，看護師，その他の医療者による通常の診療・ケアでは患者の苦痛を緩和することが困難な場合は，緩和ケアの専門家が対応する．緩和ケア認定看護師は，専門的緩和ケアの担い手として位置づけられる．

3　緩和ケア認定看護師の教育の概要

1）認定看護師の認定要件

認定看護師になる要件として，①日本国の看護師免許を有すること，②看護師免許取得後，実務研修が通算 5 年以上あること（うち 3 年以上は認定看護分野の実務研修），③認定看護師教育機関（課程）を修了（6 カ月・615 時間以上）することとなっている．

認定看護師教育は，日本看護協会が認定した教育機関によって行われている．2018 年 7 月現在，認定された教育機関は 54 機関，教育課程は 99 課程（休講課程も含む）で，緩和ケア分野の教育機関は 13 機関となっている．

認定看護師の教育カリキュラムの授業時間数は 615 時間以上，教育期間は 6 カ月以上で，連続した昼間の教育であることが原則となっている．

2）緩和ケア認定看護師の教育課程

緩和ケア分野の教育課程入学時に望まれる勤務状況（実務研修内容の基準）は，①通算 3 年以上，緩和ケアを受ける患者の多い病棟，または在宅ケア領域での看護実績を有すること，②緩和ケアを受ける患者を 5 例以上担当した実績を有すること，③現在，緩和ケアを受ける患者の多い病院，または在宅ケア領域で勤務していることとなっている．

緩和ケア分野の認定看護師教育基準カリキュラムでは，共通科目（21 科目），専門基礎科目（5

科目），専門科目（13科目）および総合演習と臨地実習がある．総授業時間数は630時間（＋選択科目360時間）となっている．カリキュラムの目的，期待される能力，科目の概要を表16-5に示す．

3） 緩和ケア認定看護師の教育内容

　エンドオブライフケアという名称の科目はないが，「緩和ケア総論」「看護倫理」「症状マネジメント」「緩和ケアにおける倫理的課題」「緩和ケアを受ける患者の心理社会的ニーズとケア」「スピリチュアルケア」「緩和ケアにおけるチームアプローチ」「緩和ケアを受ける患者の家族・遺族ケア」「臨死期のケア」等々多岐にわたりエンドオブライフケアの要素が包含されている．しかし，日本では「緩和ケア＝がん患者に対するケア」が一般的であり，教育科目には前提として「がん患者」のケアが想定されている

　ここでは，「緩和ケア総論」「喪失・悲嘆・死別」「スピリチュアルケア」「緩和ケアを受ける患者の家族・遺族ケア」「臨死期のケア」「緩和ケアにおける倫理的課題」をとりあげ，認定看護師教育基準カリキュラムから授業内容を紹介する．

緩和ケア総論：ホスピス・緩和ケアとそれに関係する概念を理解したうえで，緩和ケアの専門性と緩和ケアに従事する看護師の役割を理解する．さらに，緩和ケアの対象が認知症患者や高齢者に拡大していくことを念頭に置き，緩和ケアにおける看護師の専門性の広がりをも理解することを目的に以下の内容を学ぶ．①ホスピス・緩和ケアの歴史と理念，現状と展望，②ホスピス・緩和ケアの専門性とは，③ホスピス・緩和ケアの対象者の理解と看護師の役割，④トータルペインの概念と全人的な理解，⑤QOLの概念とQOLを高めるためのケア，⑥緩和ケアにおけるリハビリテーションの考え方，⑦がん患者を理解するために必要な概念（自己効力感・危機理論・ストレスコーピング・不確かさなど）．

喪失・悲嘆・死別：喪失・悲嘆・死別について理解し，患者・家族に対して必要なケアを考え，看護師自身の喪失・悲嘆について理解することを目的に以下の内容を学ぶ．①死と死にゆくプロセス，②喪失・悲嘆・死別・服喪の理解，③悲嘆のアセスメント（予期悲嘆・通常の悲嘆・複雑性悲嘆），④悲嘆や死別に対するケア（患者，家族，ケア提供者の悲嘆・死別に対するケア）．

スピリチュアルケア：緩和ケアを受けるがん患者のスピリチュアルケアの必要性について理解し，スピリチュアルペインのアセスメントおよび必要なケアを理解することを目的に以下の内容を学ぶ．①緩和ケアにおけるスピリチュアルケアの必要性，②スピリチュアリティ・スピリチュアルペインの概念理解，③スピリチュアルペインのアセスメント，④スピリチュアルペインに対するケア，⑤スピリチュアルケアに臨む看護師の姿勢．

緩和ケアにおけるチームアプローチ：緩和ケアにおいて協同する多職種の専門性と役割を理解し，チームアプローチにおける看護師の役割と専門性を明確にすることを目的に以下の内容について学ぶ．①チームアプローチとは，②緩和ケアのおけるチームアプローチの必要性，③チームにおける看護師の役割と専門性，④チームビルディングの方法，⑤ケアカンファレンス・デスカンファレンスにおける看護師の役割，⑥ケアするスタッフの支援（ピアサポート・組織とチームによるケア）．

緩和ケアを受ける患者の家族・遺族のケア：緩和ケアを受けるがん患者の家族の全体像をアセスメントし，遺族ケアを含めた必要なケアについて理解することを目的に以下の内容を学ぶ．①家族の理解（自己の家族を知る，家族の定義・家族ケアの目的），②進行がん患者の家族のニーズ，③家族全体像のアセスメント，④家族の力を高めるケア，⑤遺族のケア．

臨死期のケア：臨死期の特徴を理解し，患者・家族の尊厳を守りながら，その人らしい看取り

表 16-5　緩和ケア認定看護師教育基準カリキュラム　（2017（平成 29）年 3 月改正）

（目　的）
1. 緩和ケアを受ける患者とその家族の QOL 向上に向けて，水準の高い看護を実践する能力を育成する．
2. 緩和ケアの領域において，看護実践を通して他の看護職者に対して指導・相談ができる能力を育成する．

（期待される能力）
1. 患者を全人的に理解し，QOL を維持・向上するために，専門性の高い看護を実践できる．
2. コミュニケーションスキルを用いて緩和ケアを受ける患者・家族の価値観を理解し，患者・家族の価値観を尊重したケアを実践できる．
3. 患者と家族の喪失・悲嘆に伴う適切な支援を行うことができる．
4. 緩和ケアを受ける患者・家族の権利を擁護し，自己決定を尊重した看護を実践できる．
5. より質の高い医療を推進するため，他職種と共働し，チームの一員として役割を果たすことができる．
6. 緩和ケアを受ける患者・家族への看護実践を通して，役割モデルを示し，看護職者への指導・相談を行うことができる．

共通科目（120（＋ 360）時間）	時間数		時間数
〈必須〉		10. 臨床薬理学：薬物治療・管理	30
		11. 特定行為実践	30
1. 医療安全学：医療倫理	15	12. 対人関係	15
2. 医療安全学：医療安全管理	15	13. 臨床病態生理学	45
3. 医療安全学：看護管理	15	14. 臨床病態整理学演習	15
4. 臨床薬理学：薬理作用	15	15. 臨床推論	45
5. チーム医療論（特定行為実践）	15	16. 臨床推論：医療面接	15
6. 相談（特定行為実践）	15	17. フィジカルアセスメント：基礎	30
7. 指導	15	18. フィジカルアセスメント：応用	30
8. 医療情報論	15	19. 疾病：臨床病態概論：5 疾病	30
〈選択〉		20. 疾病・臨床病態概論：その他の主要疾患	30
9. 臨床薬理学：薬物動態	15	21. 疾病・臨床病態概論：年齢別・状況別	30

専門基礎科目（75 時間）	時間数
1. 緩和ケア総論	15
2. がんとがんの集学的治療	15
3. 症状マネジメント総論	15
4. 喪失・悲嘆・死別	15
5. がんの医療サービスと社会的資源	15

専門科目（195 時間）	時間数
1. 症状マネジメントと援助技術Ⅰ	15
2. 症状マネジメントと援助技術Ⅱ（消化器症状のマネジメント）	15
3. 症状マネジメントと援助技術Ⅲ（呼吸器症状のマネジメント）	15
4. 症状マネジメントと援助技術Ⅳ（リンパ浮腫のマネジメント）	15
5. 症状マネジメントと援助技術Ⅴ（皮膚・粘膜・口腔トラブルのマネジメント）	15
6. 症状マネジメントと援助技術Ⅵ（精神症状（不安・せん妄・抑うつ），睡眠障害）のマネジメント）	15
7. 症状マネジメントと援助技術Ⅶ（倦怠感・悪液質のマネジメント（マッサージ，リラクセーションなど））	15
8. 緩和ケアを受ける患者の心理社会的ニーズとケア	15
9. スピリチュアルケア	15
10. 緩和ケアにおけるチームアプローチ	15
11. 緩和ケアを受ける患者の家族・遺族ケア	15
12. 臨死期のケア	15
13. 緩和ケアにおける倫理的課題	15

学内演習（60 時間）・実習（180 時間）
1. 総合演習（30），2. 総合演習Ⅱ（30），3. 臨地実習（180）

（日本看護協会ホームページ「認定看護師教育基準カリキュラムについて」より作成．http://nintei.nurse.or.jp/nursing/wp-content/uploads/2018/06/04_kanwa_20180626.pdf（2018.7.16. アクセス））

を提供するためのケアを理解することを目的に以下の内容を学ぶ．①がんの Dying process の特徴とプロセスにおける Oncology Emergency（上大静脈症候群，脊髄圧迫，出血），②臨死期の身体特徴・症状とケア（鎮静），③臨死期における看護師の役割，④臨死期における患者・家族の価値観を尊重するためのケア，⑤時期に応じた患者・家族のアセスメントとケアのポイント（予後予測：PPI），⑥看取りにおける家族へのケア，エンゼルケア，⑦安楽のケア（comfort care），⑦さまざまな場での看取り．

緩和ケアにおける倫理的課題：緩和ケアにおける倫理的課題を解決したうえで，患者の価値観を尊重し，最善のケアを提供するための看護師の役割を理解することを目的に以下の内容を学ぶ．①インフォームドコンセントと看護師の役割，②緩和ケアにおける倫理的諸問題の理解（鎮静・安楽死／尊厳死，治療の不開始／中止），③アドバンスケアプランニング（患者の価値観を理解し尊重するための話し合いと援助），④倫理的な問題の解決へのアプローチ方法の理解と実際．

また，臨地実習では，実際の看護を学ぶ場として，専門的緩和ケアを提供している「緩和ケア病棟」ならびに「訪問看護ステーション」での実習が180時間義務づけられており，実践事例1事例以上・相談事例1例以上・緩和ケア実践にかかわる研修会もしくは技術指導案を立案して実施するとされている．

緩和ケア病棟は，1990年に診療報酬に緩和ケア病棟入院料が新設され制度化された．以後，診療報酬改定が行われ，2016年4月からは「平成28年厚生労働省告示第53号」において，「緩和ケア病棟入院料の施設基準」が定められている（詳細は，第7章-2「緩和ケア病棟」を参照）．緩和ケア病棟は，主として苦痛の緩和を必要とする悪性腫瘍および後天性免疫不全症候群の患者を入院させ，緩和ケアを行うとともに，外来や在宅への円滑な移行も支援する病棟で，緩和ケア病棟入院料が算定される．緩和ケア病棟にがん患者や後天性免疫不全症候群以外の患者が入院することは可能であるが，一般病棟入院基本料の特別入院基本料を算定することになっている．

4 緩和ケア認定看護師教育の実際と課題

世界的には，がん，非がんにかかわらず緩和ケアを提供しているが，日本では，厚生労働省の「がん対策推進基本計画」において「がんと診断された時からの緩和ケアの推進」が重点的に取り組むべき課題の1つとされたこともあり，緩和ケアはがん患者に対するものというイメージが一般的である．

一方で，エンドオブライフケアでは，がん，非がんにかかわらずケアの対象になっている．緩和ケアチームの活動は組織によってさまざまであり，がんだけではなく非がん患者も対象とするようになってきてはいる．

前述のとおり，専門基礎科目の「緩和ケア総論」では，「緩和ケアの対象が認知症患者や高齢者に拡大していくことを念頭に置き，緩和ケアにおける看護師の専門性の広がりをも理解することを目的に学ぶ」とされている．今後は非がん患者も対象となることが示唆されているが，現在のカリキュラムでは，専門基礎科目・専門科目とも，がん患者の緩和ケアが中心となっている．

非がん疾患の緩和ケアは，①予後予測が難しい，②終末期の軌道が複雑（経過は比較的緩やかだが，時に急速に病態が悪化する），③臨死期が何度も訪れる，④DNARや延命治療の中止などの判断が難しい，⑤原疾患への治療が苦痛の緩和につながることがある，⑦患者本人による意思決定が困難な場合がある（認知症・神経性疾患・脳卒中など），⑧長期的な介護負担が大きい（認知症・神経性疾患・脳卒中など）などの特徴がある．

今後は，がん患者だけではなく，すべての患者とその家族に対して緩和ケアを提供できるよう

な教育プログラムが望まれる．また，専門領域を超えた分野間の連携を行うことで補完しあい，緩和ケア病棟という特別な場所だけで提供されるケアではなく，一般病棟，在宅，介護施設など療養場所の選択肢が増えていくことに対応できる，包括的なケアに向かっていくことが望まれる．また，小児の緩和ケアについては，現在の緩和ケア認定看護師教育プログラムでは，ほとんど触れられていないのが現状である．この問題についても今後の課題になっていくであろう．

以上のことから，今後，エンドオブライフにおける緩和ケア認定看護師が果たすべき役割は，①早期から介入し(終末期のみならず)，②がん患者のみならず臓器障害系疾患である慢性心不全，腎不全，慢性呼吸器疾患や神経難病である筋萎縮性側索硬化症（ALS），さらには，認知症や多発性脳梗塞，高齢者の虚弱な状態なども対象とし，③緩和ケア病棟のみならず，一般病棟，在宅，介護施設などの患者も対象として，患者・家族に質の高い緩和ケアを提供していくことである．

3 慢性呼吸器疾患看護認定看護師

1 慢性呼吸器疾患看護認定看護師の特徴と役割

慢性呼吸器疾患看護認定看護師は2010年に分野認定され，2012年より認定が開始されたもっとも新しい分野の認定看護師である．COPD（慢性閉塞性肺疾患）をはじめとする慢性呼吸器疾患は，日本人の死因順位では10位だがこの20年増加の一途をたどっている．また，苦しみの強い症状が長期にわたり継続する疾患である．そのような状況を受けてようやく認定された分野である．

肺腫瘍を含む慢性呼吸器疾患患者の多くは，地上にいながら溺れるような苦しみの強い症状を人生の長い時間経験しており，身体的にも精神的にも多くの苦しみを抱えている．また，長い闘病生活の中で，度重なる急性増悪を経験する患者も多いため，本人および家族は絶えず「人生の最期の時」を意識して生活している．慢性呼吸器疾患看護認定看護師の役割は，「地上で溺れる苦しみ」「明日は死ぬかもしれない恐怖」と向き合っている患者・家族に対し，可能な限り安定した質の高い生活が維持できるように支援することである．そのため，患者とその家族が病状に応じて自己管理ができるように指導する能力が求められている．特に期待される能力としては，安定期，増悪期，人生の最終段階など，それぞれの病期の特徴を踏まえたうえで，起こりうる心理的，社会的，およびスピリチュアルな問題を理解し，解決する知識と技術である．また，多くの患者が人工呼吸器をはじめとする生命維持装置の使用について意思決定をしていく必要があるため，患者・家族の権利を擁護し，意思決定を尊重した看護を実践できる能力も必要とされている．

2 慢性呼吸器疾患看護認定看護師の教育の概要

1) 慢性呼吸器疾患看護認定看護師の教育課程

慢性呼吸器疾患看護分野の教育課程入学時に望まれる勤務状況（実務研修内容の基準）は，①通算3年以上，慢性呼吸器疾患患者が多い病棟を中心とした看護実績を有すること（その間，外来，IRCU，または在宅ケア領域での実践を含んでよい），②慢性呼吸器疾患の増悪時から回復期にある患者を5例以上担当した実績を有すること(入院から退院まで責任をもって担当した経験，またはそれに準じる内容であること)，③現在，慢性呼吸器疾患患者の看護に携わっていること

が望ましいとなっている．

　慢性呼吸器疾患認定看護分野の認定看護師教育基準カリキュラム（2017年改正）では，共通科目（21科目），専門科目（11科目）および学内演習と臨地実習がある．総授業時間数は630（＋選360）時間となっている．カリキュラムの目的，期待される能力，科目の概要を表16-6に示す．

　このカリキュラムの目的の第1は，安定期，増悪期，人生の最終段階における慢性呼吸器疾患患者とその家族のQOL向上に向けて，熟練した看護技術を用いて水準の高い看護実践ができる能力を育成することである．対象となる慢性呼吸器疾患とは，COPD，間質性肺炎，気管支喘息，気管支拡張症，肺結核後遺症，非結核性抗酸菌症，肺線維症，睡眠時無呼吸症候群等，および神経・筋疾患による呼吸障害を含む疾患で，肺腫瘍も含まれる．2010年10月の基準カリキュラムでは，「肺腫瘍を除く」とされていたが，2016年に改正されたカリキュラムでは，慢性呼吸器疾患からの癌化や合併など，肺腫瘍に関する疾患の特徴やその病態についてある程度の知識が必要であるという理由から，「肺腫瘍を除く」という記述が削除され，悪性腫瘍の患者も看護の対象に含めるようになった．

　前述のとおり，慢性呼吸器疾患看護認定看護師は2010年に認定された新しい分野で，2016年に1回目のカリキュラム改正が行われ，2017年には共通科目が改正された．2016年のカリキュラム改正では，「呼吸リハビリテーション」を看護が独自で行えるように「包括的呼吸リハビリテーション」の要素を加えたことや，身体活動性を高めるための支援力の育成を充実させた点が主な改正内容であるため，教育内容としては新旧カリキュラムに共通する部分が多い．

　2010年のカリキュラムでは，共通科目105時間（選択45時間），専門基礎科目および専門科目270時間（120時間/150時間），学内演習60時間，臨地実習180時間で，総時間数615時間（＋選択45時間）であった．2016年改正カリキュラムでは，共通科目の必修が増え135時間（選択15時間）となり，専門基礎科目を一律に専門科目に移行したため専門科目が270時間となった．2017年の共通科目の改正では，共通科目が必修120時間，選択360時間に増え，総時間数は，630時間（＋選択360時間）となった．

2）慢性呼吸器疾患看護認定看護師の教育内容

　まず，慢性呼吸器疾患看護認定看護師は，呼吸器に関する多くの疾患と症状に対する看護ケアの実践が必要となるため，「慢性呼吸器疾患論」の学習内容には，主な慢性呼吸器疾患の病態・症候・治療法・併存症・合併症に加え，呼吸不全の理解と治療，急性増悪の病態と治療法が含まれている．「慢性呼吸器疾患における薬物療法」では，呼吸器疾患に対する薬物療法に加え，呼吸困難感などの苦痛を緩和するための薬物療法が学習内容として含まれる．「慢性呼吸器疾患のヘルスアセスメント」では，基本的なアセスメントに加え，呼吸器障害の及ぼす心理・社会的側面，スピリチュアルな側面のアセスメントと，身体活動性とQOLに関するアセスメントの知識と技術を修得する内容となっている．

　また，2016年改正カリキュラムで新設された「慢性呼吸器疾患患者の身体活動性向上に向けたアセスメントとケア」では，身体活動性のアセスメントと活動性を向上させるための包括的リハビリテーションとして，呼吸介助やコンディショニング，パニックコントロールなど，呼吸器症状をやわらげるためのさまざまな技術が修得できるような内容となっている．「慢性呼吸器疾患患者の酸素療法と人工呼吸療法におけるケア」においては，酸素療法と人工呼吸療法の実際に加え，人工呼吸に関連する倫理的課題についての理解も深める．また，「慢性呼吸器疾患患者の在宅における呼吸ケア」では，患者・家族のニーズを理解し，在宅に必要なケアを実践できるように，家族支援や地域との連携に加え，呼吸ケアに関連する福祉制度，介護保険制度，医療保険制

表 16-6　慢性呼吸器疾患看護認定看護師教育基準カリキュラム　（2017（平成 29）年 3 月改正）

(目　的)
1. 安定期,増悪期,人生の最終段階における慢性呼吸器疾患[注]患者とその家族のQOL向上にむけて,熟練した看護技術を用いて水準の高い看護実践ができる能力を育成する.
2. 慢性呼吸器疾患患者の看護において,看護実践を通して他の看護職者に対して指導ができる能力を育成する.
3. 慢性呼吸器疾患患者の看護において,看護実践を通して他の看護職者に対して相談対応・支援ができる能力を育成する.

注：COPD,間質性肺炎,気管支喘息,気管支拡張症,肺結核後遺症,非結核性抗酸菌症,肺線維症,睡眠呼吸障害等.神経・筋疾患による呼吸障害を含む.以下慢性呼吸器疾患と省略する.

(期待される能力)
1. 慢性呼吸器疾患患者の病態をアセスメントし,身体活動性を高めるためのケアができる.
2. 各病期において起こりうる心理的,社会的およびスピリチュアルな問題を理解し,問題解決のための援助ができる.
3. 病態・症状に応じた薬物療法,栄養指導等を含む包括的呼吸リハビリテーションを実践できる.
4. 患者とその家族が病状に応じた自己管理ができるよう,療養生活継続のための効果的な指導ができる.
5. 慢性呼吸器疾患患者・家族の権利を擁護し,自己決定を尊重した看護を実践できる.
6. より質の高い医療を推進するため,多職種と協働し,チームの一員として役割を果たすことができる.
7. 慢性呼吸器疾患看護の実践を通して,役割モデルを示し,看護職者への指導・相談対応を行うことができる.

共通科目（120（＋360）時間）	時間数	専門科目（270 時間）	時間数
〈必須〉		1. 慢性呼吸器疾患看護概論	30
1. 医療安全学：医療倫理	15	2. 慢性呼吸器疾患論	30
2. 医療安全学：医療安全管理	15	3. 慢性呼吸器疾患における薬物療法	15
3. 医療安全学：看護管理	15	4. 慢性呼吸器疾患患者のヘルスアセスメント	30
4. 臨床薬理学：薬理作用	15	5. 慢性呼吸器疾患患者における呼吸リハビリテーション	15
5. チーム医療論（特定行為実践）	15		
6. 相談（特定行為実践）	15	6. 慢性呼吸器疾患患者の身体活動性向上に向けたアセスメントとケア	15
7. 指導	15		
8. 医療情報論	15	7. 慢性呼吸器疾患患者における自己管理のための患者教育	30
〈選択〉			
9. 臨床薬理学：薬物動態	15	8. 慢性呼吸器疾患患者の酸素療法と人工呼吸療法におけるケア	45
10. 臨床薬理学：薬物治療・管理	30		
11. 特定行為実践	30	9. 慢性呼吸器疾患患者の在宅における呼吸ケア	30
12. 対人関係	15		
13. 臨床病態生理学	45	10. 慢性呼吸器疾患患者の人生の最終段階におけるケア	15
14. 臨床病態整理学演習	15		
15. 臨床推論	45	11. 慢性呼吸器疾患の予防活動	15
16. 臨床推論：医療面接	15		
17. フィジカルアセスメント：基礎	30		
18. フィジカルアセスメント：応用	30		
19. 疾病：臨床病態概論：5 疾病	30		
20. 疾病・臨床病態概論：その他の主要疾病	30		
21. 疾病・臨床病態概論：年齢別・状況別	30		
学内演習（60 時間）・実習（180 時間）			時間数
1. 学内演習			60
2. 臨地実習			180

（日本看護協会ホームページ「認定看護師教育基準カリキュラムについて」より作成．http://nintei.nurse.or.jp/nursing/wp-content/uploads/2018/06/20_manseikokyuki_20180626.pdf（2018.7.16. アクセス））

度による社会資源の活用と，地域包括ケアシステムと地域呼吸ケアネットワークについて学ぶ．

以上のように，慢性呼吸器疾患看護教育カリキュラムでは，さまざまな科目で呼吸器疾患患者と家族を支えるための知識と技術が教授される．呼吸器疾患は長い時間をかけて徐々に進行する疾患であり，前述したように，つねに急性増悪により人生の最期を迎える危険性を内包した予後が不確かな疾患である．また，患者は長期にわたり治療を受けていて，役割や趣味，生きがいなどを時にはあきらめなければならないという喪失感や自尊感情の低下などを経験し，複雑な病みの軌跡をたどってきている．加えて，酸素療法や人工呼吸器などの生命維持装置の使用にあたり意思決定を迫られることもあり，人生の大きな岐路に何度も遭遇していることも多い．そのような状況にある患者と家族を支えるには，終末期の医療・看護と倫理的問題について深く理解しておく必要がある．そのため，専門科目として「慢性呼吸器疾患の人生の最終段階におけるケア（終末期ケア）」の科目が設定されており，単なる知識向上だけでなく，演習を通して死生観や終末期のあり方，倫理的ジレンマ等についても深く学ぶような内容となっている．

3） 慢性呼吸器疾患看護認定看護師教育におけるエンドオブライフケア

慢性呼吸器疾患は長い経過をたどり，また予後予測が難しい．患者とその家族は何度も繰り返し危機的状況を体験しながら，徐々に終末期へと向かうが，急性増悪で一気に終末期に向かうこともある．そのため患者・家族とエンドオブライフについて話し合っておく必要があるが，急性増悪でも回復することもあるので，エンドオブライフに関する話し合いのタイミングを逃すことも多々あり，意思決定支援が遅れることがある．慢性呼吸器疾患患者を対象とする認定看護師は，慢性疾患特有の人生の最終段階を理解し，意思決定を含むケアの実践力を身につけていなければならない．そのための科目として，「慢性呼吸器疾患の人生の最終段階におけるケア」（表16-7）がある．この科目ではまず終末期の定義について，さまざまな視点があることを学ぶ．

呼吸器疾患での終末期は，①薬物療法に加えて長期酸素療法（long-term oxygen therapy: LTOT）や長期非侵襲的陽圧換気療法（noninvasive positive pressure ventilation: NPPV）が必要となってくる時期（いわゆる終末期）と，②LTOTや長期NPPVを用いても呼吸状態を維持できなくなる時期（最終末期）（坪井，2011）とされている．第2章で述べられているように，終末期に関してはさまざまな定義が公表されており，終末期とは考える者の視点，疾患の特徴，病期の特徴など，個々の患者で当てはまる定義が異なることを理解しなければならない．

また呼吸器疾患者の終末期には，咳・痰，呼吸困難感，低栄養などさまざまな症状が出現・増悪したり，活動性の低下や機能障害，それに伴う生産性の喪失と自尊心の低下，併存症の発症など，多くの絡み合う問題が発生する．加えて，急性増悪による入院が増えることで医療費の負担が増え，同時に介護者への負担も増えてくる．このように，さまざまな問題が生じすべてを解決することはできない状況においても，患者・家族にとって何が大切なことかを十分に検討したうえで，最善の医療・看護を考えていくことを学ぶ．また，患者が体験している耐えがたい呼吸困難感を少しでも軽減し，安楽な状況をつくり出す看護を考えるとともに，患者の経験しているスピリチュアルペインも理解する必要がある．

スピリチュアルペインとは，自己の存在と意味の消失から生じる苦痛（無意味，無目的，無価値）（村田，1998）とされ，人間に生きる意味や目的を与える根拠と意味が消失したときに生じる痛みであるため，人生の最終段階を自覚した患者がたとえ最終的に自分の死を受け入れることができたとしても，必ず味わう苦痛である．健康な者であっても，死に向かって生きているという意味では，疾患とともに生きている患者と同じ立場といえるが，死が間近に迫ってきていることを自覚したときに生じるスピリチュアルな苦痛は，当事者でなければ理解できないであろう．

しかし，慢性呼吸器疾患患者は死と隣り合わせで生活しており，自分の生きている意味や価値を見いだせなくなってしまうことが多い．その時に看護師としてどのように対応するか，何ができるか考え，目に見えない心の痛みを理解し，患者の支えとなるものを見つけ，支援していくのが質の高い看護といえる．

スピリチュアルペインを支える3つの柱といわれているのが，将来の夢である「時間存在」，支えとなる関係である「関係存在」，そして自分で選ぶことができる「自律存在」であり，スピリチュアルペインに苦しむ対象者の存在を支える柱の鍵を見つけ，それを気づかせ強めていければ，患者のスピリチュアルペインをやわらげることができる（小澤，2008）．その理論を理解したうえで，看護を実践するための，心に寄り添うためのコミュニケーション・スキルには，共感，傾聴，沈黙，共にいることがあり，それらの技術についてもグループワークやロールプレイ等で身につけていく．

またこの専門科目では，人生の最終段階を迎えた患者を支える家族の理解と，援助の実際についても学ぶ．特に理論として家族看護は重要で，家族看護エンパワーメントモデルを基盤として家族のあり方を理解し，家族の力を発揮させるための働きかけの実際を修得する．加えて，これからは在宅医療が進むことが予測されることから，在宅終末期のあり方と，在宅で人生の最終段階を迎える人のためのさまざまな看護ケアと医療福祉サービスについても学ぶ．そして最後に，患者が最期を迎えたとき，そしてその後を考えるグリーフケアについても，理論と事例を通して学び，さまざまな事例を出し合いグループワークすることで，学びの視野を深めている．

表16-7　専門科目10．慢性呼吸器疾患患者の人生の最終段階におけるケア

〈教科目のねらい〉
緩和ケアとQOLの維持に努め，その人らしく過ごすために援助方法を理解し実践できる．
〈単　元〉
1）慢性呼吸器疾患患者の人生の最終段階におけるケア
　・終末期の定義
　・COPDの終末期の問題と死亡予測因子
　・間質性肺炎の終末期
　・呼吸器疾患における終末期患者の体験と看護
　・症状コントロール（呼吸困難感への対応，呼吸困難に対するモルヒネ使用）
　・スピリチュアルペインとアセスメント（グループワーク）
2）人生の最終段階における家族・重要他者へのケア
　・家族看護エンパワメント（事例検討）
　・人生の最終段階における在宅ケア
　・家族・重要他者が抱える問題
　・終末期患者の家族のニーズ
　・介護負担を軽減するための支援
3）人生の最終段階における倫理的課題（意思決定支援・緩和ケア等を含む）
　・看護の倫理原則
　・意思決定支援
　・最期まで自分らし生ききることへの支援
　・エンドオブライフケア（グループワーク）

（日本看護協会ホームページ「認定看護師教育基準カリキュラムについて」をもとに作成．http://nintei.nurse.or.jp/nursing/wp-content/uploads/2018/06/20_manseikokyuki_20180626.pdf（2018.7.16. アクセス））

このように，慢性呼吸器疾患ではエンドオブライフケアはとても重要な要素であり，慢性呼吸器疾患看護認定看護師として，エンドオブライフケアの知識と技術は重要な能力である．

4）慢性呼吸器疾患看護認定看護師教育の臨地実習の実際

慢性呼吸器疾患看護認定看護師の教育課程では，「慢性呼吸器疾患患者および家族に対して看護を展開し，認定看護師としての専門的な実践能力を高める」ことを目的に，180時間の臨地実習が行われる．臨地実習は，病院実習（約4週間）と，訪問看護ステーション（約2日間）で構成されている．

病院実習では，慢性呼吸器疾患患者を2名程度受け持ち，看護過程を展開する．受け持ち患者の選定条件として，人工呼吸療法を受けている患者が含まれるため，呼吸器疾患における終末期を迎えた患者への看護実践も学ぶ．慢性呼吸器疾患を抱える入院患者の多くは，肺炎などの急性増悪で入院してきており，死を連想される苦しみを体験している．そのような患者を受け持つことで，呼吸器疾患特有のエンドオブライフに関する看護実践力を身につけていく．また，慢性呼吸器疾患で入院する患者の多くは急性増悪であり，アドバンスケアプランニングを開始する時期にある患者・家族が多い．患者・家族が意思決定をできるような看護実践も可能な限り実施する．加えて，アドバンスケアプランニングや慢性疾患特有の終末期医療に関する看護師の知識と技術の向上も重要であるため，認定看護師の教育活動として，スタッフ教育の実践も行う．

訪問看護ステーション実習では，呼吸器疾患で訪問看護を受ける患者の在宅療養生活を支える看護の実際を学ぶ．訪問看護を受ける呼吸器疾患患者の多くは，HOTや人工呼吸療法を受けているため，やはりここでも人生の最終段階にある患者とその家族へのケアの実践が欠かせない．

病院に入院中の患者・家族を対象に実習するだけではなく，在宅で生活する患者をみることで，病院と地域との連携の重要性や，患者中心としたシームレスな医療・看護の提供の重要性について学ぶ実習となっている．

3 慢性呼吸器疾患看護認定看護師の教育の課題

慢性呼吸器疾患者は，人口の高齢化に伴い年々増加傾向にあるが，本認定看護師は，2018年7月現在293名（日本看護協会）しか存在しない．そのため，呼吸器疾患により人生の最期を迎える患者とその家族に，高い知識と技術をもった認定看護師による看護ケアの提供は不十分な状況にある．人数の少なさに加え，分野認定されてからあまり時間が経過していないため，患者のみならず医療者からの認知度もまだまだ低く，認定看護師の中には力が十分発揮しきれていない状態の者もいる．今後は認知度を高め，個々の認定看護師が自らの力を最大限活用できるような働きかけが必要である．

エンドオブライフケアに関する課題としては，アドバンスケアプランニングの推進の遅れがある．慢性呼吸器疾患患者は，慢性疾患の中でも特に急性増悪を起こす可能性が高く，人工呼吸器等の延命措置のための医療機器を使用する頻度も高い．また，急性増悪によって急逝する可能性も非常に高い疾患でもある．そのためにはアドバンスケアプランニングを推進し，患者自身の意思決定やその情報交換を綿密に行う必要があるが，長い疾患経過をたどる中で，アドバンスケアプランニングが進んでいない現状がある．慢性呼吸器疾患患者のエンドオブライフの質を向上するためには，慢性呼吸器疾患看護認定看護師が中心となり，患者・家族，そして看護師をはじめとする医療職者のアドバンスケアプランニングの知識の向上につとめなければならない．

引用文献

村田久行 (1998). ケアの思想と対人援助:終末期医療と福祉の現場から. 川島書店.
日本看護協会ホームページ.
小澤竹俊 (2008). 医療者のための実践スピリチュアルケア:苦しむ患者さんから逃げない!. 日本医事新報社.
坪井知正 (2011). 呼吸管理はどこまで行うのか:NPPVまで? IPPVまで?. 日本呼吸ケア・リハビリテーション学会誌, 21 (2), pp. 96-100.

第 17 章
看護基礎教育と大学院教育おけるエンドオブライフケア看護学の教育カリキュラム

　看護師教育の基盤となる「保健師助産師看護師学校養成所指定規則」には，エンドオブライフケアに関する記述はみられない．わずかに看護実践能力育成の充実に向けた大学卒業時の到達目標Ⅲのなかに，終末期にある人への援助が明記されているに過ぎない．各看護系大学が独自なカリキュラムを作成して，この観点の授業科目を選択科目にあげるところもあるが，ほとんどは成人看護学の枠内で授業内容が構成され，数時間の講義が当てられているのが現状であろう．
　1節では，看護基礎教育においてエンドオブライフケアがどのように位置づけられ，教育が実施されているか，その概略を述べる．2節では，大学院教育におけるエンドオブライフケア教育の現状と課題において，「エンドオブライフケア看護学」設置の必要性，専門職資格取得のための看護教育の現状などについて述べる．そのうえで，3節と4節では博士前期課程と博士後期課程の教育内容をどのように捉え，教育カリキュラムを構成するかなどについて，筆者の教育指導体験に基づいて概説する．

1 看護基礎教育におけるエンドオブライフケア教育カリキュラム

1 エンドオブライフに関する教育の基本要素

エンドオブライフケアの教育を考えるときに，人の生活を中心にその人の生き方を捉えるという観点が重要である．対象者の複合的な心身の症状や社会的変化，複数の職種の連携に関係した社会資源やサービスの状況の把握など，幅広い視野でケア対象者や家族を考える必要がある．つまり，死生観，生き方，家族，発達段階，高齢者，終末期ケア，意思決定，コミュニケーション，保健医療福祉介護の連携，地域特性，社会資源・サービスの状況などの「人の生活」や「人の人生」にかかわる多様な側面を視野に捉えて考える姿勢が必要になってくる．

しかし，現行の保健師助産師看護師学校養成所指定規則（以下，指定規則）に基づく看護教育のカリキュラムの中では，単位数との兼ね合いや各大学のカリキュラムポリシーやディプロマポリシー等との一貫性を踏まえると，エンドオブライフに関して個別に科目を位置づけることは容易ではない．一般には，各大学の特徴ある関連科目や選択科目として「ターミナルケア」「終末期看護」「がん看護」などの焦点化した統合的科目として設定しており，看護基礎教育のカリキュラムの中で明確に位置づけている教育機関はほとんどみられない．

このような現状を踏まえると，エンドオブライフケアに関する教育を学部教育の中で行うには，単独科目ではなく，学年積み上げ式の複数の科目の中に含めていくとともに，臨地実習で統合を目指すという方法が考えられる．そのためには，段階的な各科目内での学習内容とその位置づけに関する組織全体での共通認識が重要である（図17-1）．

以下にエンドオブライフケアに関する看護基礎教育での5つの学習内容と科目の例をあげる．

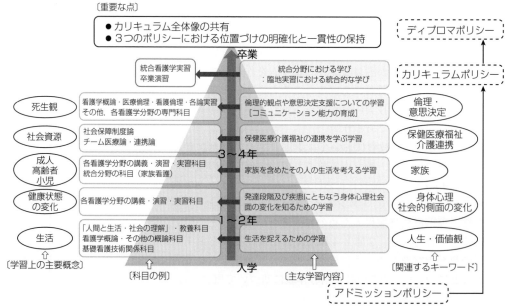

図17-1　看護基礎教育におけるエンドオブライフケアに関する教育の基本要素

1）生活を捉えるための学習

　エンドオブライフケアにおいては，人の「生活」や「人生・価値観」という視点が欠かせない．しかし，学部学生の初期段階は，学生自身の生活も含めて「生活観」や「生活体験」が乏しい状況からスタートする．現代の看護学生の「生活体験」に関しては，生活設備が便利になったことによる生活環境の変化の影響（大橋ほか，2008）や，学生の生活技術の不足を課題とする報告もある（川田ほか，2005）．学生が生活そのものを理解するには，知識に加えて，体験的にも深めていく機会がより重要である．そこで，まず人の「生活」や「人生・価値観」については，指定規則で示された「人間と生活・社会の理解」における人の生活を理解するための教養的・基礎的知識が基盤として必要である．さらに，専門分野の初期段階での「看護学概論」等において，看護に関連した主要な概念の1つとして「生活」を学び，自分自身や周囲の身近な生活圏に対する見方を深めるための教育的アプローチが，基礎科目と専門科目をつなぐ導入として重要である．また，「看護技術」関係科目や「基礎看護学実習」などにより，日常生活援助を通して「その人の生活」を支援する方法を学びながら，「その人の人生・価値観」を踏まえた支援のあり方を考えるという体験を通して，「生活」の基礎的な考え方を具体的な演習・実習場面で学ぶことになる．ここでの学びでは，「生活」を形づくる基礎的な観点や生活技術への接近を重視するものである．

2）発達段階および疾患に伴う身体心理社会的側面の変化を知るための学習

　エンドオブライフケアの対象者には，人生の終末期において，さまざまな身体心理社会的側面の変化が生じている．対象者は，疾患や成長・発達，加齢，周囲の環境など，変動する状況の中で支援を求めている場合が多い．したがって，「成人看護学」「老年看護学」「小児看護学」などの発達段階から捉えた各科目での身体心理社会的側面の変化を学習することは，エンドオブライフケアの対象者の状態把握のために不可欠である．特に，昨今の超高齢社会において，高齢者の身体心理社会的側面の変化を十分に理解することは，ケアのあり方を考えるうえで重要である．

　一方，文部科学省により「学士課程においてコアとなる看護実践能力と卒業時到達目標」が示され，看護実践能力としての5群と各群を構成する20の看護実践能力が提示された（文部科学省，2011）．また，2017年には，学士課程における看護師養成教育において共通に取り組むべき内容を抽出し，カリキュラム作成の参考として示した「看護学教育モデル・コア・カリキュラム」の策定と公表がなされている．その中でも，特に大項目の「C：看護の対象理解に必要な基本知識」や「D：看護実践の基本となる専門基礎知識」などで，加齢や生物学的な死，健康障害に伴う人間の反応の理解，あるいは人生の最終段階にある人々に対する看護実践などの学修目標があげられている（文部科学省，2017）．さらに2018年には，5群の看護実践能力から6群23項目のコアコンピテンシーに改変されている（日本看護系大学協議会，2018）．エンドオブライフケアに関する能力としては，Ⅳ群の「特定の健康課題に対応する実践能力」における「エンドオブライフにある人と家族を援助する能力」が重要で，「エンドオブライフにある人の心身の苦痛」「緩和ケア」「身体機能低下への看護援助方法」「エンドオブライフの症状緩和」「症状コントロール」「安楽を促す技術」「死の受容過程」「悲嘆と受容」「看取る家族への援助」「エンドオブライフにおけるチーム医療」などは，以下の3）「家族を含めたその人の生活を考える学習」なども含めた統合的な内容となっており，エンドオブライフケアの主要な内容を網羅している．

3）家族を含めたその人の生活を考える学習

　エンドオブライフケアにおいては，その終末期の生活をともにする家族，あるいはそれを支える家族の存在は重要である．したがって，「家族看護」に関する内容または科目をカリキュラム

に含めることは重要である．「家族看護」として単独の科目の場合には，指定規則で示された「統合分野」として配置する場合が考えられる．あるいは，「成人看護学」「老年看護学」「小児看護学」「在宅看護学」などの科目の中で，成人・高齢者・小児などの発達段階との関連で家族を理解し，支援する対象としての観点で家族について学んでいくこともエンドオブライフケアの学習とつながる重点項目といえる．また，知識だけではなく，臨地実習において対象者や家族への援助を具体的に考えることは，より実感の伴う「生活観」を養うことにつながる．

4）保健医療介護福祉の連携を学ぶ学習

エンドオブライフケアの対象者は，保健医療や介護福祉のさまざまな領域が重なり合う場で生活している．先述の日本看護系大学協議会（2018）による「看護学士課程教育におけるコアコンピテンシーと卒業時到達目標」においても，コアコンピテンシーのⅤ群に「多様なケア環境とチーム体制に関する実践能力」があげられている．つまり，エンドオブライフを含めた在宅での健康課題への対応，在宅での看取りの看護や多種職協働・連携などの教育内容が例として示され，今後の医療介護の連携のあり方を踏まえると不可欠の内容である．こうした観点では，指定規則における「健康支援と社会保障制度」の枠組みで，「チーム医療論」「チーム連携論」などの多職種連携についてや「保健医療福祉制度論」「リハビリテーション学」などの学習によって，退院支援のあり方や社会制度などの社会資源の活用に関する知識を獲得していくことが重要である．

5）倫理的観点や意思決定支援についての学習

エンドオブライフケアを考えるときには，治療や生活・療養の場の選択を迫られる場合がある．ケア対象者や家族の意思決定過程を支援するためには，倫理的感受性や意思決定過程の支援における看護師の役割認識が求められる．看護基礎教育においては，まずは倫理的なものの考え方や倫理的な意思決定過程に対する基礎的な態度を培う必要がある．

「看護学概論」や「医療倫理」などでの倫理に関する基礎知識を学ぶとともに，各専門科目における演習を通して具体的な倫理的配慮を学習し，さらに臨地実習において個々のケースを通して倫理的な態度を身につけていくという一貫した積み重ねが重要である．つまり，看護師としての倫理的な態度を学生自身が自分のものにしていくためには，基礎から応用までのあらゆる場面における統一した考え方をカリキュラムの中で継続的に押さえることができるかどうかが重要な点である．加えて，各論実習などのさまざまな体験を通して，自身の死生観を見つめる姿勢を育むことも重要である．

また，これに関連して，意思決定を支えるためのコミュニケーション能力をいかに育成するのかもエンドオブライフケアの教育上で重視されるべきである．看護基礎教育におけるコミュニケーション能力の育成は，エンドオブライフケアを効果的に展開するための基盤となるものである．

2 カリキュラムの共有と統合看護学分野の重要性

上記のように，エンドオブライフケアに関する主な5つの学習内容とその観点を提案したが，各科目担当者によってばらばらに教育が展開されていてはエンドオブライフケアの教育としての意味をなさない．そこで，エンドオブライフケアに関する観点を踏まえ，教員と学習者双方でカリキュラムの共有を助け，看護基礎教育全体の教育内容が俯瞰できるようにする視覚化されたカリキュラムマップの活用は推奨される．それにより，エンドオブライフに関しての科目を教育していくうえで，科目と科目の関連性や順序性が視覚的に明確となり，教員間で一貫した教育を行

っていくことが可能となる．

　また，エンドオブライフという一人ひとり個別な生活やライフステージに対する見方が問われる領域の学習において，その効果的な教育場面としては臨地実習という実践の中での学びが重要である．多くの教育機関では，各看護学分野での実習で，さまざまな発達段階の対象に対する「生活」や「健康状態の変化」「連携」「家族」などについて一通りの学習を行った後，それを踏まえて，より実践的な方法をとり，最終的な学習の統合と残された課題について深める場として「統合実習」を位置づけている場合が多い．エンドオブライフケアについての学習の機会として，この「統合実習」を活用することができる．エンドオブライフケアというさまざまな科目を統合して考える必要のある学習内容は，「統合実習」が目指す教育目的と合致しやすく，全体像の中においても整合性のある科目配置となる．また，教員間での共通認識を図ったうえで展開しやすい科目である．これらのことから，看護基礎教育における統合看護学分野の中でエンドオブライフケアの学習を効果的に設定することが望ましい．さらに，「卒業演習」などの研究的視点や事例検討などから，エンドオブライフケアのあり方をより深く洞察する機会をもつことが効果的である．

3 看護基礎教育における教育上の課題

　看護基礎教育におけるエンドオブライフケアを教育の中で取り入れていくためには，学生側の準備状態の問題とカリキュラム上での体系的な学びの難しさが課題としてある．カリキュラム改正においては，教育理念や教育目的を確認し，その中で全体的な構成をどのようにするか，特に，大学等では，学校教育法施行規則の一部を改正する省令（平成28年文部科学省令第16号）によって，「卒業の認定に関する方針」「教育課程の編成及び実施に関する方針」「入学者の受入れに関する方針」の3つの策定が求められている（文部科学省，2016）．この3つのポリシーを示し，どのような人材を育成するのかを明確にする過程で，エンドオブライフケアの教育についても，ディプロマポリシー，カリキュラムポリシー，アドミッションポリシーにどう含め，全体的な方向性とどう関連させるのかが各教育機関の姿勢として問われている．

　また，エンドオブライフケアの教育を行う教員自体の資質も課題である．海外では，ELNEC指導者養成コースを受講した看護教員のエンドオブライフケアの授業時間が，コース受講前よりも平均約10時間増加し，その教育を受けた看護学生のエンドオブライフケア実践能力の向上がみられたことが報告されている（Malloy et al., 2006）．こうした点からもエンドオブライフケアを看護基礎教育に取り入れるためには，まずは看護教員への研修が必要である．

　上記のことから，看護基礎教育において，一貫したエンドオブライフケアに関する効果的な看護基礎教育を実現していく方向性としては，教員の研修の機会を確保するとともに，現代の学生の準備状態を踏まえ，各科目での積み上げ式の学習と最終的な統合的な学習を組み立て，3つのポリシーとの整合性によりカリキュラム全体での見直しを行うことを検討すべきである．

引用文献

川田智美ほか（2005）．看護教員が学生の生活体験の乏しさを感じた実習場面．群馬保健学紀要，26，pp.133-140.

Malloy P., et al. (2006). Evaluation of end-of-life nursing education for continuing education and clinical staff development educators. Journal for Nurses in Staff Development, 22 (1), pp. 31-36.

文部科学省．大学における看護系人材養成の在り方に関する検討会（2011）．大学における看護系人材養成の在り方に関する検討会最終報告．文部科学省ホームページ．(2017.4.24. アクセス).

文部科学省（2016）．学校教育法施行規則の一部を改正する省令の公布について（通知）．文部科学省ホームページ．(2017.4.24. アクセス).

文部科学省．大学における看護系人材養成の在り方に関する検討会（2017）．看護学教育モデル・コア・カリキュラム：「学士課程においてコアとなる看護実践能力」．文部科学省ホームページ．(2018.9.8. アクセス).

日本看護系大学協議会(2018).看護学士課程教育におけるコアコンピテンシーと卒業時到達目標. http://www.janpu.or.jp/file/corecompetency.pdf（2018.9.8. アクセス).

大橋久美子ほか（2008）．看護系大学1年生の生活習慣と生活体験に関する全国調査，聖路加看護学会誌，12（2），pp. 25-32.

2 大学院教育におけるエンドオブライフケア教育の現状と課題

1 大学院看護学研究科に「エンドオブライフケア看護学」設置の必要性

わが国は少子高齢化社会から2025年には多死社会を迎えると想定されている．こうした社会構造の変化から，保健医療対策はこれまでの病院施設における疾病医療中心から，在宅での保健医療を目標とした在宅ケアへと転換せざるを得ない状況を迎えている．

保健医療政策の現状と課題を反映して，看護師養成大学が増加の一途をたどり，2017年には260校，大学院は200校になっている．しかしながら，基礎教育におけるエンドオブライフケアに関する教育は十分であるとはいえない．その背景には，大学院においてエンドオブライフケアを担う看護教員の育成に消極的であることが窺われる

エンドオブライフケアの必要性に対する認識は，看護教員よりも現場の看護師の方が高い．これまでは，がん患者やAIDS患者などの限られた対象に緩和ケア，エンドオブライフケアが進められてきたが，最近ではさまざまな疾患，認知症を伴うフレイル，突然死などにおいてもエンドオブライフケアの必要性が高まってきている．臨床では，2000年に米国のアメリカ看護大学協会（AACN: American Association of College of Nursing）によって開発されたELNEC（End-of-Life Nursing Education Consortium）をもとに，日本版（ELNEC-J）が作成され，看護師の教育が推進されている．エンドオブライフケアに関心がある一般看護師がこのELNEC-Jの研修会で得られた知識や技術をもとに，臨床のニーズに応えているのが現状である．また，看護協会の資格認定看護師制度のもとに養成された緩和ケア認定看護師も活躍している．

ELNEC-J受講者や緩和ケア認定看護師らは，現場のエンドオブライフケアに関する教育的ニーズに応える看護師の養成や患者や家族のニーズには貢献している．しかし臨床では，そのニーズに対するケアを効果的・効率的に実行するために活用できるエビデンスの不足が指摘されている．

こうしたエビデンス不足に対処するためには，大学院看護学研究科において，まず，エンドオブライフケア看護学領域の教育研究者を育成し，彼らによるエンドオブライフケアに関する研究

を推進することが必要である．博士前期課程においては，現場のエンドオブライフケアを高めるために高度な実践的能力や教育能力を備えた専門職の育成，エンドオブライフケア看護学における基礎的研究能力をもつ者の育成が重要である．さらに博士後期課程においては，エンドオブライフケアに関する現場で活用できるエビデンス開発のための研究を自立して遂行できる研究者の育成が必要であると考える．

2 大学院教育カリキュラムに影響を与える要因

　大学院での教育カリキュラムの作成においては，TorresとStanton（1982）が強調したように，これからの保健医療システムの変化を予測したうえで，教育カリキュラムの内容や方法を検討することが重要である．今後10年，少子高齢化そして多死社会化が加速し，そのために生じるさまざまな問題に，どのように看護教育が応えるのか喫緊の課題になるであろう．

　そのほかには，下記のようなさまざまな影響要因がある．

　まず，大学設置団体の性格や特性があげられる．設置団体の特性が教育課程の方向性に指示あるいは制約を加えるからである．例えば，国立大学，公立大学，私立大学などの設置団体の違いは教育目的や目標に大きく影響する．宗教団体が設立した大学では，大学理念に宗教の理念が影響を与えることは周知されている．昨今増加している新設の私立大学は特に課題が多いように思われる．伝統がなく，財政状態に困難をきたしている大学は大学運営への影響だけでなく，具体的な指導体制にも影響する．設置団体が教育研究環境に対して消極的であったり，教育課程の自立性や統合性を配慮しない管理組織では，博士課程の教育運営が疲弊してしまう．

　2つには，教員組織の在り方である．教員数だけでなく教員の資質も課題である．どのような教師陣がそろっているのかによって，教育カリキュラムの内容も実際の指導も影響を受ける．修士論文や博士論文作成では，特定の指導教員のもとで直接指導を受けることになるが，指導する教員の研究的資質により，論文作成過程だけでなくその成果にも大きく個人差が生じることは容易に推測される．通常対面する形で指導を受けることが多いために，良好な意思疎通がとれるかどうかによっても影響を受ける．

　3つには，教育を受ける側の学生も教育カリキュラムに影響を与える要因となる．フルタイムの院生なのか，仕事をもちながら就学している院生かによって，履修の期間や方法も検討しなければならないからである．研究分野の専門的知識だけでなく，これまでの研究に関するデータ分析に関する知識や文献の検索力，特に英文文献の読解力や分析力が問われることになるが，これらが不十分な場合が多いのが現状である．

3 エンドオブライフケアに関連した専門職資格取得のための教育

　専門職の資格取得のための教育には，専門看護師（CNS）とナース・プラクティショナー（NP：nurse practitioner）のための教育が修士課程をもつ大学院で実施されている．わが国ではCNSが圧倒的に多く，13分野の専門看護師が活躍している．エンドオブライフケアに関連する専門分野としては，がん看護学分野がある．

　しかし，米国ではCNSより圧倒的にNPが多い．NPは地域のプライマリーケアの提供が主な役割であり，ヘルスプロモーション，健康管理・保持・増進，医療診断，予防などを担う．CNSと異なり，処方権（nursing prescription rights）があることが特徴である．NPの専門領域には成人，急性期ケア，老年，家族，小児，新生児，プライマリーケア，成人精神健康などがあ

るが（AANP, 2018），エンドオブライフケアに関する領域はあがっていない．一方，CNSは，医療機関で活動し，コンサルテーション，看護師の教育，カウンセリングなどの役割を担っている．

わが国のがん専門看護師育成の教育カリキュラムでは，エンドオブライフケアに関する学術的追求より，高度の実践的ケアに焦点が当てられていた．したがって，臨床から求められたエビデンスには応えることができないことが多かった．そのため，博士課程の教育では，エンドオブライフケアに関する教育と実践，そして研究の3軸を教育カリキュラムに反映することが重要と考える．そこで，3節と4節では，筆者が考えているエンドオブライフケア看護学領域の博士課程の前期課程と後期課程の看護カリキュラムについて，特に授業内容に焦点を置き，これまでの大学院における筆者の指導体験をもとに概説したい．

3 博士前期課程におけるエンドオブライフケア看護学の教育カリキュラム

1 教育理念と教育目的

前期課程の教育理念は，エンドオブライフケアにおける臨床的実践力の育成と，創造的思考力と科学的思考力を高める研究的態度の育成にある．その目的は，エンドオブライフケア看護学領域におけるエビデンスの探求とその活用のために，先行研究に基づくエビデンスに対するクリティーク力を高め，さらに実践的研究を推進する必要性を認識し，自己の研究力や実践力を強化することである．

上記の目的を達成するために，エンドオブライフケア領域の基礎的知識や理論を習得することが基盤となる．そのために，下記のようなエンドオブライフケア看護学の科目（カッコ内の数字は履修単位数を示す）として，エンドオブライフケア看護学Ⅰ（2単位）・Ⅱ（2単位），エンドオブライフケア看護学演習Ⅰ（2単位）・Ⅱ（2単位），エンドオブライフケア看護学研究Ⅰ・Ⅱ（通年8単位）の6科目をあげている．これらの科目内容については下記で概説する．なお，これらの科目の前提として，共通科目や選択科目を設置する必要がある．重要な科目として，看護研究方法，看護理論，看護倫理，推測統計学などの共通科目（8単位以上）があげられよう．その他の選択科目（6単位以上）には，各大学独自の教育理念を反映して構成する．単位数は計30単位以上になる．

2 エンドオブライフケア看護学Ⅰ

ここでは，エンドオブライフケア看護学における基本的な概念や理論の理解を目標に，通常，15回分の講義内容として，以下の5つの講義トピックとその内容をあげた．[ ]内の数字は時間配分で，はじめの1コマは授業オリエンテーションとし，最後の1コマはまとめの討議とする．

■講義内容
1) わが国の終末期医療やエンドオブライフケアの現状と課題 [1]
高齢化社会と多死社会を迎えるわが国のエンドオブライフケアの現状と課題について考え

る．特に，エンドオブライフを生きる患者やその家族の課題，QOL・QODD を高めるエンドオブライフケアの在り方とケア提供者としての責務や役割などについて，諸外国の現状との比較において課題意識をもつ．
2) エンドオブライフとエンドオブライフケアの意味 [3]
終末期やエンドオブライフケアに関するするさまざまな用語の定義を中心に用語を理解する．
3) エンドオブライフの病態的特徴 [4]
発達段階と疾患に伴う身体的変化の理解を前提に，死の定義，臨死期の徴候，エンドオブライフの病の軌跡 4 パターンにおけるエンドオブライフの病態的特徴，予後の予測の病態的基準などを理解する．
4) エンドオブライフ期にある患者とその家族の心理状態 [2]
ファミリーライフサイクルや家族を取り巻く生活環境，世帯構造などの変化を理解したうえで，エンドオブライフ期にある患者とその家族の心理状態を，死の受容のプロセス，喪失や悲嘆のプロセスなどを，理論やエビデンスなどとの関連で理解する．
5) エンドオブライフケアに活かす基礎理論 [3]
ストレス・コーピング理論，危機理論と危機介入モデル，ソーシャルサポートシステム論，病気の不確かさ理論，治療的コミュニケーション技法などの基礎理論を理解する．

3 エンドオブライフケア看護学 II

ここでは，エンドオブライフケア看護学 I の履修を基盤に，臨床のエンドオブライフケア看護学に関する高度の知識を修得し，実際の臨床場面との関連で考察できることを目標とする．15 回分の講義内容として，以下の 5 つの講義トピックとその内容をあげた．[ ] 内の数字は時間配分で，はじめの 1 コマは授業オリエンテーションとし，最後の 1 コマはまとめの討議とする．

■講義内容

1) エンドオブライフケアにおける生命倫理 [2]
倫理の意味，医療倫理の 4 原則，日本人の死の捉え方の背景にあるもの，エンドオブライフケアにおける生命倫理などに関する知識を理解し，実際の臨床場面との関連で考察する．
2) 患者の権利と意思決定支援 [4]
患者の権利，意思決定モデル，アドバンスケアプランニング（ACP）や EOLD（end-of-life discussion），予後告知とインフォームドコンセント，Living Will，事前指示書などに関する知識を理解し，実際の臨床場面との関連で考察する．
3) エンドオブライフケア理論 [4]
エンドオブライフ期にある患者とその家族のグリーフとグリーフケアなどに関する知識を理解し，実際の臨床場面との関連で考察する．また，Dying & Death Care，スピリチュアルケアや看取りケアなどに関する理論，悲嘆理論，死の認識理論，統合的症状マネジメントモデルなどの諸理論を理解し，実際の臨床場面との関連で考察する．
4) エンドオブライフの生活環境 [3]
一般病棟，緩和ケア病棟，ホスピス，在宅（自宅療養），在宅ホスピス，高齢者介護施設などの生活環境の特徴に則ったアセスメントの必要性とケアポイントについて理解し，実際の臨床場面との関連で考察する．
5) 多職者連携支援や保健医療福祉制度論 [2]

家族を取り巻く生活環境，世帯構造などの変化との関連で，多職者連携支援や保健医療福祉制度を考察する．

4 エンドオブライフケア看護学演習 I

この科目はエンドオブライフケア看護学 I の既習を条件とする方が授業展開としては効果的であろう．30回分の講義内容として，以下の5つの講義トピックとその内容をあげた．演習の展開は，課題トピックについて各々が発表したうえで，理論活用の意義と限界，課題に対する対策などについて討議し進める．[ ]内の数字は時間配分で，はじめの1コマは授業オリエンテーションとし，最後の1コマはまとめの討議とする．

■演習内容

1) **発達段階やファミリーライフサイクルの変化に伴うエンドオブライフ [6]**
個人の発達課題「周産期・学童・青年期・成人期・老年期」やファミリーライフサイクルの変化に伴うエンドオブライフの特徴およびケア上の課題とその対策について討議する．

2) **異なる病による4つの軌跡の特徴 [6]**
4つの軌跡（突然死，がん，臓器不全，難病・老衰・認知症）を反映したエンドオブライフの経過を，事例を用いて比較検討し，エンドオブライフケアの課題とその対策を討議する．

3) **エンドオブライフケアに関する理論に基づくエンドオブライフケアの実際 [5]**
トータルペインと疼痛マネージメント，倦怠感と症状マネージメント，看取りケア，悲嘆とグリーフケアなどについて，実際のエンドオブライフケアの観点から討議する．

4) **エンドオブライフケアにおける患者と家族への教育支援 [7]**
自律的な意思決定を支えるための教育，快適さや安寧をもたらすための教育，最期を迎えるための教育，社会資源や情報源に関する教育などの教育内容と教育方法などについて討議する．

5) **エンドオブライフのアセスメントと評価のための測定尺度 [4]**
MPQ，健康関連QOL尺度：SF-36®，死にゆく人の体験についての質を評価する尺度：QODD，遺族の評価による終末期がん患者のQOL尺度：QDI，看取りケア尺度，Frommeltのターミナルケア尺度：FATCOD-FORMB-J，意思決定能力測定尺度，悲嘆反応尺度：MGM，死生観尺度などの尺度をクリティークしその適用について討議する．

5 エンドオブライフケア看護学演習 II

この科目はエンドオブライフケア看護学 I & II とエンドオブライフケア看護学演習 I の既習を条件とすることが望ましい．30回分の講義内容として，以下の5つの講義トピックとその内容をあげた．演習の展開は，テーマに関連した個々の事例文献を活用して，課題トピックについて各々が発表したうえで，比較考察した結果，課題とその対策について討議する．[ ]内の数字は時間配分で，はじめの1コマは授業オリエンテーションとし，最後の1コマはまとめの討議とする．

■演習内容

1) **異なる生活の場におけるエンドオブライフとエンドオブライフケアの比較 [6]**
一般病棟・急性期病棟，緩和ケア病棟（ホスピス病棟），ホスピス，在宅におけるエンドオブライフの特徴を，事例を用いて比較し，エンドオブライフケアの課題とその対策を討議する．

2) さまざまなエンドオブライフを迎えた患者のエンドオブライフケアの分析［6］
　　ICUで死を迎えた患者，急速な進行が見られた壮年期の肺がん患者，乳がんによる母親の死，急性骨髄白血病の小児患者，脳梗塞の発作を繰り返し死に至った高齢者などの事例を分析し，患者と家族の問題とケアのポイントを検討する．
3) 意思決定能力のアセスメントと意思決定支援コミュニケーション技術の習得［6］
　　エンドオブライフの時期に応じた意思決定能力をアセスメントした上で，ケアゴールを設定し支援するプロセスにおいて活用される意思決定支援コミュニケーション技術を習得する．
4) エンドオブライフにおける一般市民への啓蒙教育［10］
　　疼痛管理，在宅医療などに関する基礎知識の伝達，Five Wishes Formや私の事前意思決定ガイドなどの活用の仕方，死やエンドオブライフ，エンドオブライフケアへの向き合い方，などを含む教育プログラムをグループワークとして作成し実演する．

6 エンドオブライフケア看護学研究Ⅰ・Ⅱ

　学位（修士）取得までの通年科目である．
　本科目の目的は，エンドオブライフケア看護学における科学的思考力と基礎的研究能力を育成することにある．そのために，エンドオブライフケア看護学Ⅰ・Ⅱ，エンドオブライフケア看護学演習Ⅰ・Ⅱと，共通科目や選択科目で学んだ理論的・実践的知識を活用して，各自の研究に取り組む．
　具体的な展開は，指導教員から個別的な指導や支援を受けながら，後述の①から⑳のプロセスを踏む．またゼミ形式で進められ，そこで，各自の研究の進捗状態を報告し，さまざまな観点からゼミの参加者のクリティークと支援を受ける．
　研究Ⅰは研究計画書の作成から研究計画書審査で合格を得るまでの約1年である．院生は看護研究のプロセスを学ぶと同時に，臨床で課題となっていることがらに注目し，自己の研究テーマに反映させる．さらに国内外の研究論文を熟読したうえで，各自が独自な研究テーマを設定し，研究目的，研究の概念わく組，研究デザイン，研究方法（対象，期間，データ収集，データの分析），研究倫理，などを含む研究計画書を作成する．
　前期課程において研究計画書の審査が必要か，意見は分かれるところであるが，①エンドオブライフケアのための新しい知見（エビデンス）が得られる具体的で実行可能な研究計画書であること，②研究デザインやデータ収集・分析が適切で妥当であること，③研究倫理に配慮されていること，④独創的な研究であることなどを重要なポイントとしてあげておきたい．
　研究計画書の審査に合格すれば，倫理審査申請書を作成し研究倫理審査委員会で審査を受けることになる．
　研究Ⅱでは，倫理審査委員会において，研究倫理上配慮されていることが承認されれば，研究を計画書に従って，研究を具体的に開始することになる．
　研究Ⅰで作成した研究計画にそって，研究データを収集し，妥当なデータ分析を行い，精度の高い結果を導き，その解釈の妥当性を検討し，十分な文献検討により考察と結論を導いて，修士論文を作成する．
　留意することは，各自が独自な研究テーマを設定して行うこと，また科学的で臨床的な知見を得ることを目標に，現実的な研究計画書を作成して研究を実施し，得られたデータを客観的に分析し，その結果に基づいて適切な考察と結論を導き，最後に研究の臨床的意義と限界を加え，修士論文としてまとめることであると考える．

■ 学位（看護学修士）取得までのプロセス

以下に，エンドオブライフケア看護学研究Ⅰ・Ⅱによる学位（看護学修士）取得までのプロセスを示した．
　①学生の関心のある研究テーマについて国内外文献レビューにより検討
　②研究テーマと目的を決定
　③研究における倫理的配慮の検討
　④研究デザインの選択と研究方法（データ収集とデータ分析法）を具体的に検討
　⑤研究プロセスにおいて研究の精度を保つ質管理方法を検討
　⑥研究計画書の作成
＊⑦「研究計画発表会」において研究計画書の概要を発表しクリティークを受け，研究計画書を完成させる
＊⑧研究計画審査において合格の判定を得る
　⑨研究倫理審査申請書を研究倫理審査委員会に提出し研究実施の承認を得る
　⑩研究計画書にそって研究を実施
　⑪実験，調査，面接などによりデータ収集
　⑫データ分析
　⑬研究結果の整理し，結果の信頼性と妥当性を検討
　⑭結果を図や表に整理して文章化
　⑮研究結果について考察し，結論を導く
　⑯研究目的から結論までの論旨一貫性を検討
　⑰論文発表会で発表しクリティークを受け，論文の修正する
　⑱論文審査委員による審査に受け，必要時論文を修正する
　⑲修士論文の完成
　⑳合否判定の結果，修士の学位取得
　上記の＊を付した番号の内容は，大学により必要時追加すればよいと考える．

筆者が指導した院生の修士論文のテーマを紹介しておく．
・予後告知の実態と終末期がん患者のQODDと遺族悲嘆の関連性
・慢性心不全患者のエンドオブライフにおける病棟看護師の意思決定支援の現状とその関連要因
・高齢者の事前指示書の作成行動に関与する諸要因

4 博士後期課程におけるエンドオブライフケア看護学の教育カリキュラム

1 教育理念と教育目的

博士後期課程の教育理念は，卓越した研究能力をもって看護現場の変革と看護学を実践科学として発展させることによる社会貢献にあり，またその目的はエンドオブライフケア看護学におけ

る創造的で自立した研究者・教育者の育成にある．そのために，独創的研究力，現場を変革・発展させる研究力，看護学を発展させる研究力，高い教育力などの育成が目標になる．

具体的には，海外のエンドオブライフケア学，緩和ケア学，がん看護学，その他隣接の関連諸科学で生成された理論・概念・モデルを基盤に，わが国の社会文化を反映したエンドオブライフケア看護学を構築するための理論を開発する．また，測定尺度の開発，実践的なケア技術の開発，教育プログラム開発，およびQOL・QODDを高めるケアシステムの構築などの実践的研究を進める．さらにエンドオブライフにおけるがん・非がんを問わずあらゆる対象者の心身のニーズの明確化とケア対策，特にエンドオブライフにおける自己決定支援や家族支援のためのシステム構築なども研究課題になる．

上記を遂行するために，エンドオブライフケア看護学の科目（以下，カッコ内の数字は履修単位数を示す）として，教育カリキュラムには，エンドオブライフケア看護学Ⅲ（1年次配当，2単位），エンドオブライフケア看護学演習Ⅲ（1年次配当，2単位），エンドオブライフケア看護学研究ⅢⅣⅤ（通年6単位）の5科目（計10単位）を設定した（科目に付けた番号ⅢⅣⅤは前期課程で付けたⅠⅡに続けた）．これらの内容について，以下に概説する．

エンドオブライフケア看護学科目の前提として，共通科目や選択科目を設置する．特に高度の看護研究方法論（2単位）や推測統計学（2単位）などが必要であろう．また，博士後期課程は前期課程を基盤に教育カリキュラムが成り立っている．したがって，後期課程から履修をスタートする院生は，エンドオブライフケアに関する学術用語を理解するために，随時，前期課程の科目を履修することが望ましい．

2 エンドオブライフケア看護学Ⅲ

ここでは，エンドオブライフケア看護学における高度の理論やモデル開発のプロセスをクリティークすることにより，自己の独創的な研究計画や博士論文の作成に寄与させることを目的とする．通常，15回分の講義内容として，以下の5つの講義トピックとその内容をあげた．[ ]内の数字は時間配分で，はじめの1コマは授業オリエンテーションとし，最後の1コマはまとめの討議とする．

■講義内容

1) わが国のエンドオブライフケア看護学における研究の動向に基づく現状と課題．[1]
2) 臨床的現状を反映したエンドオブライフケア看護学の理論開発のプロセス．[3]
3) エンドオブライフケアの評価指標としての尺度開発のプロセス．[3]
4) 病の軌跡4パターンのエンドオブライフの明確化とそれを反映したエンドオブライフケアのプロセス．[3]
5) ケア介入や教育介入のプログラム開発とその検証のプロセス．[3]

3 エンドオブライフケア看護学演習Ⅲ

本科目の目的は，エンドオブライフケア看護学領域の理論・モデルの構築を前提としたシステマティックレビューと概念分析を概観し，下記にあげた5つの観点から，システマティックレビューと概念分析の手法を修得し課題を検討することにより，自己の研究計画や博士論文の作成に活用させることである．

30回分の講義内容として，以下の5つの講義トピックとその内容をあげた．演習の展開は，課題トピックについて各々がシステマティックレビュー，概念分析を実施したことを発表し，課題と対策などについて討議する．[ ]内の数字は時間配分で，はじめの1コマは授業オリエンテーションとし，最後の1コマはまとめの討議とする．

■演習内容

1) システマティックレビューと概念分析に関する基礎的理解．[8]
2) エンドオブライフケアに関する理論開発に向けてのシステマティックレビューと概念分析．[5]
3) ケア評価の測定尺度開発のためのシステマティックレビューと概念分析．[5]
4) 教育プログラム開発とその検証のためのシステマティックレビューと概念分析．[5]
5) ケア介入や教育介入研究のためのシステマティックレビューと概念分析．[5]

4 エンドオブライフケア看護学研究Ⅲ・Ⅳ・Ⅴ

　学位（博士）取得までの通年科目である．
　本科目の目的は，科学的思考力と研究能力を育成することにある．自立して，あるいは学際的なチームの一員として，研究を遂行できるように研究デザイン，データ分析のための高度な統計学，測定などに確固とした基盤が提供され，また研究環境が整備されていなければならない．配当年次はエンドオブライフケア看護学研究Ⅲが1年次，Ⅳが2年次，Ⅴが3年次である．これらの学年は博士学位取得プロセスと連動されているのが通常である．しかしながら，必ずしも博士の学位が3年で取得されることは限らない．フルタイムの院生が少ない昨今，多くの院生が長期履修の手続きを踏んでいるのが現状である．
　具体的な展開は，指導教員による個別的な指導や支援を受けながら，図17-2のプロセスを踏む．またゼミ形式で進められ，そこで，各自の研究の進捗状態を報告し，さまざまな観点からゼミの参加者のクリティークと支援を受ける．

1) エンドオブライフケア看護学研究Ⅲ

　主な目的は研究計画書の作成である．研究のテーマ，目的，方法について検討して研究計画書の作成が中心になる．研究テーマは各自の希望に応じるのが原則であるが，指導教員の指導可能なテーマであることが望ましいであろう．例えば，筆者の場合では，測定尺度の開発，エンドオブライフケアの教育介入研究，エンドオブライフ期の患者やその家族の苦悩の分析，自己決定支援に関する研究，エンドオブライフケアの国際比較研究などをあげている．
　研究Ⅲでは，研究計画書の作成が主な目的になるが，内容はかなり膨大である．問題の提起，文献レビュー，研究目的，研究の理論的背景，研究の概念枠組み，用語の定義，研究の意義などが含まれる．また研究テーマにアプローチするために，通常，研究1，研究2，研究3と具体的なテーマを設定し，それぞれに，研究目的，研究デザイン，研究方法（対象，期間，設定，データ収集方法：尺度，分析方法，倫理的配慮など）をあげ進められる．
　大学によっては，学内の研究計画発表会で発表することを課しているところもある．そこでさまざまな視点からクリティークされるならば，よりよい計画書の作成するために効果的であろう．
　研究計画書について，審査委員会で審査をしている大学院が多い．審査のポイントして，①エンドオブライフケアの改善・改革のための新しい知見が得られる具体的で実行可能な研究計画書であること，②研究デザインやデータ収集・分析が適切で妥当であること，③研究倫理に配慮さ

```
┌─────────────────────────────────┐
│  研究計画書の作成から審査まで  │
└─────────────────────────────────┘
     │  1) 研究計画書案の作成
     │  2) 研究計画書の発表（学内）
     │  3) 研究計画書の審査
     ▼  4) 研究倫理審査申請書の作成
┌─────────────────────────────────┐
│  研究の着手から論文投稿まで    │
└─────────────────────────────────┘
     │  5) 研究倫理審査承認取得
     │  6) 研究の着手（面接・調査・実験・介入など）
     │  7) 研究結果の整理，分析，論文の作成
     │  8) 研究経過の中間発表（学内）
     ▼  9) 学会発表と学会誌投稿
┌─────────────────────────────────┐
│  博士論文の作成から学位（博士）取得まで │
└─────────────────────────────────┘
     │  10) 博士論文の作成
     │  11) 予備審査
     │  12) 本審査
     │  13) 公聴会で博士論文の発表
     │  14) 合否判定
     ▼  15) 博士（看護学）学位取得
```

図17-2　博士（看護学）学位取得までのプロセス

れていること，④研究の独創性や新規性，学術的価値や社会的価値が明記されていることなどが重要と考える．もちろん，⑤計画書の文章表現は論理的で，⑥研究テーマ，目的，方法は一貫性が維持されている必要があろう．

研究計画書の審査に合格すれば，倫理審査申請書を作成し研究倫理審査委員会で審査を受けることになる．

2）エンドオブライフケア看護学研究Ⅳ

主な目的は，研究の実施である．研究計画書に従い，作成した研究倫理審査申請書により審査を受け承認を得た後，研究に着手することになる．研究計画書に従って，研究1，研究2，研究3が順に進められる．その間に，得られた成果の一部を学会発表（国際学会が望ましい）や副論文として学会誌に投稿する．

また学内において，研究の進捗状況を中間発表会で発表することにより，さまざまな視点からクリティークを受ける．

3）エンドオブライフケア看護学研究Ⅴ

主な目的は，博士論文を完成することである．博士論文は，通常，以下のような内容から構成される．

第1章：序論（1．問題の提起，2．研究の目的と意義，3．用語の操作的定義）
第2章：文献検討（1．システマティック・レビュー，2．概念分析）
第3章：研究の概念枠組みと研究の構成
第4章：研究1（例えば，質的研究：目的，方法，倫理的配慮，結果，考察，結論）
第5章：研究2（例えば，量的研究：目的，方法，倫理的配慮，結果，考察，結論）
第6章：研究3（例えば，介入研究：目的，方法，倫理的配慮，結果，考察，結論）

第7章：研究総括
謝辞，引用文献，資料

以下は，筆者が指導したエンドオブライフケア看護学領域の博士論文のテーマである
・ICU看護師を対象とした終末期患者とその家族を支援するICUのEnd-of-Life Care: Quality of Dying & Death 教育介入プログラムの開発とその検証
・End-of-Life CareにおけるQOL・QODDを高める看護実践能力測定尺度の開発とその検証

5 博士の学位取得の条件

学位取得の条件は大学によってさまざまである．

まず取得単位については，ここでは科目を研究ⅢⅣⅤに分け，通年で6単位としたが，研究ⅢⅣⅤをそれぞれ2単位に分け，計6単位とすることもできる．しかし，博士論文を目標とする研究は一連のプロセスで行われるので，区分して単位化することが妥当かどうか，問題でもある．

次に副論文についてである．これを課している大学は多いが，博士論文の一部を投稿したものとするのか，同列テーマである修士論文の投稿でも是とするのか，意見が分かれている．また原著論文，国際ジャーナルへの投稿論文，さらにインパクトファクター（impact factor）など，論文の質レベルについても論議されている．

発表については，学内での発表を課している大学は多いが，その回数が多くなれば，院生の負担が大きくなる．通常，研究計画発表，中間発表，公聴会での博士論文発表会などが実施されている．学外では国内学会発表と国際学会発表であるが，博士課程であるので，国際学会が望ましいが，院生の経済的な負担が大きくなる．

博士論文の審査では，予備審査，本審査，公聴会での発表，研究科委員会での合否判定のプロセスを踏んで進められているところが多い．しかし，審査が厳しすぎると博士取得までの道程は長くなる．

引用文献

AANP: American Association of Nurse Practitioners. What's an NP?. https://www.aanp.org/all-about-nps/what-is-an-np（2018.7.31. アクセス）．

文部科学省（2004）．看護学教育の在り方に関する検討会報告書．http://www.mext.go.jp/b_menu/shingi/chousa/koutou/018-15/toushin/04032601.htm（2017.2.22. アクセス）．

Torres, G. & Stanton, M.(1982). Curriculum process in nursing. 近藤潤子，小山眞理子訳(1988)．看護教育カリキュラムその作成過程．医学書院．

第18章
エンドオブライフケアのシステマティックレビューと概念分析

　看護の質を高めるために，よりよい実践を試み，教育し，研究する際，つねに関心のあることがらについて，先行研究から得られている知見を調べ，活用できる知見を明らかにすることが重要である．

　第18章では，科学的根拠（エビデンス）としての信頼度が高いシステマティックレビューについて，その概要とプロセスについて述べる．実際にシステマティックレビューを用いたエンドオブライフケアに関するエビデンス5件の紹介とエビデンスの活用の仕方を説明する．さらに，看護研究を行ううえで欠かせない概念の捉え方について，概念分析を概説する．

1 システマティックレビュー

1 システマティックレビューとは

　看護の質を高めるためによりよい実践を試み，教育し，研究する際，関心のあることがらについて，すでに先行研究から得られている知見を日常的に調べている．本来なら文献を一つひとつ探し，それを批判的に読み進みながら，そのことがらにおいて何が明らかであり明らかでないのか，自分で知見をまとめていくことになる．文献のデータベース（表18-1）からキーワードで検索していく．どのデータベースを用いても，基本的に文献の書誌情報（著者名，論文名，雑誌名，巻号，ページ，発行年等）や抄録を閲覧でき，今日では論文全体が掲載されているものも増えてきた．しかしながら，自分で論文を批判的にレビューし，まとめていく作業は膨大な時間と労力がかかる．

　そこで，膨大な論文の中で関心のあることがらに関する文献を検討された論文，つまり総説や解説など，レビューの論文を読むと大概のことが理解できる．その中でも，特に有用であるのが，システマティックレビューである．

　システマティックレビューとは，特定の研究テーマの論文を網羅的に収集し，適格基準等により選別した質のよい文献を分析して，そのテーマについての結論を述べたものである．科学的根拠（エビデンス）としての信頼度が高い．関連した研究を特定し，選択し，批判的に評価し，かつ，批評に含まれた研究からのデータを収集し分析する，系統的で明示的な方法を用いて行う明確に述べられた疑問に対するレビューである．

　このようなシステマティックレビューにおけるエビデンスレベルは，どのくらいの根拠に基づいているのか，コクランライブラリー（The Cochrane Library）は国際的にも根拠に基づいたヘルスケアでの最高の基準を提供していると認識されている．エビデンスの質はバイアスを最小限にする研究デザインの方法によって決定され，すべてランダム比較試験による研究からシステマティックレビューされたものが最高のエビデンスレベルである．統計的精度によって真に測られる効果量における程度を示し，エビデンスの強さを表す．2番目のエビデンスレベルは，少なくともランダム比較試験を行った研究が1つ含まれるものである．そして，どのくらい臨床的に治療の利益があるのか，有害なのか，その見込みについて効果量（size of the effect）で表している．また，信頼区間（confidence interval）で真の効果量の起こりうる範囲も表し，エビデンスレベルをみている．そして，低いエビデンスレベルは，ランダム比較試験を行っていない研究や単一の症例研究としている．

　また，Oxford Centre of Evidence-Based Medicine（OCEBM Levels of Evidence Working Group, 2011）で示される2011エビデンスレベルでは，レベル1：ランダム比較試験のシステマティックレビューで最高のレベル1であり，レベル2：ランダム比較試験，レベル3：ランダム比較試験ではない対照コホートもしくはフォローアップ研究，レベル4：症例シリーズ，症例対照研究，あるいは歴史的対照研究，レベル5：メカニズム・ベースの推論（mechanism-based reasoning）というメカニズムからその介入が患者の成果に関連しているかの主張までの推論である．システマティックレビューは一般的に症例研究よりすぐれていることを示している．

　システマティックレビューは，根拠に基づいた実践に向けて，使用可能な情報を提供してくれる．看護学領域では，Cochrane Nursing Care Field や Joanna Briggs Institute で行われたシステマティックレビューを参考にすると，文献検討の効率がよい．Joanna Briggs Institute の連携

表 18-1　文献検索のデータベース

26単位教育課程	内容
医中誌 Web	医中誌は「医学中央雑誌」の略で，医学・薬学・看護学とその関連分野の定期刊行物 6,000 誌，1,000 万件を超える論文情報を検索できる．わが国最大級である． http://www.jamas.or.jp/
JDream Ⅲ（ジェイドリームスリー）（科学技術振興機構のデータベース）	科学技術や医学・薬学関係の科学技術文献データベースで，6,000 万件以上収載されている．海外文献の日本語による抄録も掲載されている． http:///jdream3.com/
CiNii（サイニィ）（国立情報学研究所論文情報ナビゲータ）	博士論文も含め学術論文や大学の図書館にある書籍情報を検索対象とする論文データベースサービス． http://ci.nii.ac.jp/
最新看護索引 Web	日本看護協会図書館で編集している看護に関連した文献データベースで，1987 年以降のものが収載されている． https://jk04.jamas.or.jp/kango-sakuin/
KAKEN 科学研究費補助金助成事業データベース	文部科学省および日本学術振興会が交付する科学研究費助成事業により行われた研究の採択課題，研究成果の概要と報告書が収載されている． https://kaken.nii.ac.jp/ja/
CINAHL（シナール）(Cumulative Index to Nursing and Allied Health Literature)	看護と健康に関する学術文献データベースで，米国で開発され，1982 年以降のものが収載されている． http://search.ebscohost.com/
PubMed（パブメド）	米国国立医学図書館のうちの，国立生物科学情報センターが作成している世界最大の医学・生物学・看護学分野のデータベースで，無料で提供されている．医学のみならず，関連する心理学・社会科学・経済学など，幅広い分野を含む学術文献検索サービス． http://www.ncbi.nlm.nih.gov/pubmed
Cochrane Library（コクランライブラリー）	コクラン共同計画（The Cochrane Collaboration）は，1992 年に英国の国民保健サービスの一環として始まり，現在世界的に展開されている．治療・予防に関する世界中のエビデンスレベルの高い研究を，ランダム化比較試験を中心に評価し，システマティックレビューを行っている．レビューの結果は，消費者をはじめ，医療関係者や医療政策決定者に提供している． http://www.cochranelibrary.com/
Cochrane Nursing Care Field（CNCF）	Cochrane Library には 16 領域の異なる領域があり，それぞれの領域に関連するシステマティックレビューを行い，普及と利用を勧めている．そのうちの看護における領域である． http://nursingcare.cochrane.org/
Joanna Briggs Institute（JBI，ジョアンナ・ブリッグス研究所）	ジョアンナ・ブリッグス研究所は，オーストラリアのアデレード大学（University of Adelaide）に本部があり，世界 70 カ所以上の組織と国際協力している．医学のみならず，看護・助産・健康関連領域にも対応する量的および質的研究とシステマティックレビューをしている． http://joannabriggs.org/
Web of Science	トムソンサイエンティフィック社による，自然科学・社会科学・人文科学分野の文献および引用文献情報のデータベース．文献の引用回数を調べて影響度を判断したり，引用文献をみて研究の経過を追うことができる． http://ip-science.thomsonreuters.jp/products/web-of-science/

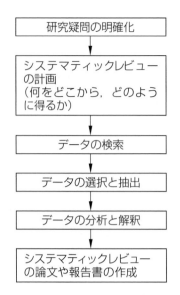

図 18-1　システマティックレビューの手順
(伊東美佐江, 服鳥景子 (2012) 第40章 システマティック・レビュー. 小笠原知枝, 松木光子編, これからの看護研究：基礎と応用 第3版. p.442, ヌーヴェルヒロカワ)

センターが, 日本で初めて2010年に大阪大学大学院医学系研究科保健学専攻内に設立され, 山川と牧本は論文のクリティークを紹介している (2014).

大切なことは, 自分の関心のあることがらに関して必ずしもシステマティックレビューがあるとは限らないし, 最新のものに更新されているとは限らない. 論文内容の最終的な判断は自分で行うことが大切である.

2 システマティックレビューのプロセス

一般的にシステマティックレビューは, 研究同様に単純に経過を追っていくわけではなく, 図18-1のような手順を経ながら, 共同研究者と批判的に分析しながら進めていく.
その手順は,
①関心のある研究テーマの研究疑問, 何が明らかにしたいのかについて, 具体的な問いにする.
②研究の背景と現状で何が問題なのか, 研究疑問, 何をどこからどのような文献資料から得るのか, テーマに関するシステマティックレビューの方法を計画する. 特に, 何をどこからどのような文献資料から得るのか, 文献等のデータを選ぶ選択条件と今回のテーマには含めない除外条件を明らかにしておくことが必要である.
③システマティックレビューの計画に基づいて, PubMed, CINHAL, 医中誌Webなどの情報検索データベースだけではなく, 博士論文や未発刊の研究論文, ガイドラインなど, データとなる論文等に漏れがないか, データを検索していく. その結果を図18-2のようなフローチャートを作成し, データの選択と抽出, そしてその際の文献数を明らかにし整理しておく.
④データの検索から得られた抄録から審査し, 候補となった論文等のデータの全文について, 複数の研究者によって, 計画で決められた選択条件や除外条件に従って, 選択していく. そして, システマティックレビューの目的を達成するために, 論文等の資料の結果の何を分析

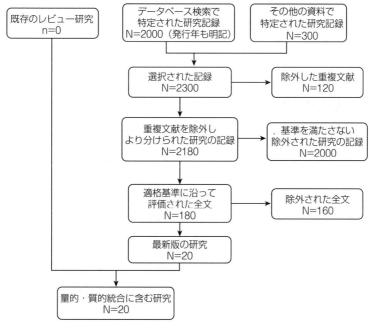

図18-2 研究フローチャートの例

し，比較するのか，どのように論文等の資料を要約するのか，分析の計画を行う．
⑤厳選された一つひとつの論文の結果を分析し解釈することで評価する．システマティックレビューの目的に基づいた方法から，その分析結果が一般化されるか否か，妥当であるのか，考察する．その際，論文の一覧を表にして整理する．論文の著者や出典はもちろん，論文の特性の概要について，方法（RCTか否か），参加者（数，年齢，性別，状態など），介入，成果について，整理する．
⑥論文ごとにバイアスの危険性がないかを判断する．バイアスとは，真の値からの系統誤差のことであり，さまざまなバイアスが存在し，真の介入成果を過小評価するか，あるいは過大評価することにつながる．表18-2のように，バイアスを判断していく（次項参照）．
⑦最後は，システマティックレビューの過程とともに，得られた結果を論文や報告書にまとめる．

3 臨床試験におけるバイアスのリスク

臨床試験におけるバイアスのリスクを表18-2に示す．
コクランラブラリーからも示されているが，システマティックレビューに含まれる研究におけるバイアスの危険性，特に臨床試験では，乱数の作成や割り付けの隠蔽という選択のバイアス，対象者・研究者の盲検化というパフォーマンスのバイアス，評価の盲検化という検出バイアス，不完全な評価データという数の減少によるバイアス，選択的な評価データという報告バイアス等がある．

表18-2 バイアスのリスク判断の視点

バイアスの項目	判断のポイントとリスクの例
乱数の作成（Random sequence generation）	比較するグループの基本属性に違いはないか？ 対象者を振り分けるための乱数作成が適切であるか？ 例：入院日の偶数や奇数によってグループを分けるとバイアスが起こりやすい．
割り付けの隠蔽（Allocation concealment）	無作為に対象者を割り付けているか？ どちらかのグループに振り分けられているか予測できないか？ 例：自分は偶数だから介入群かもしれない．
対象者・研究者の盲検化（Blinding of participants and personnel）	対象者や研究者がどのグループに振り分けられた人かがわからないような対策をとっているか？ 例：〈研究者〉このマッサージは介入用だからいつもより丁寧に説明しよう／〈対象者〉足浴される……ということは介入群かな？
評価の盲検化（Blinding of outcome assessment）	評価者が，対象者がどちらに振り分けられているかわからないような対策をとっているか？ 例：この人は介入群の患者だから介入効果があったことにする．
不完全な評価データ（Incomplete outcome data）	データの欠損が多く評価指標の結果に影響していないか？ 例：有意差が出てもいいはずだが，アンケートに欠損値があり有意差なしとなる．
選択的な評価データ（Selective reporting）	必要なデータがすべて記述されているか？ 例：望ましくないデータは除外する．
他の原因によるバイアス	上記以外の問題によるバイアス． 例：交差試験を持ち越して実施する．

（Higgins, J. P. T., et al. (Eds.) (2011). Chapter 8: Assessing risk of bias in included studies. In J. P. T. Higgins and S. Green (Eds.), Cochrane handbook for systematic reviews of interventions. Version 5.1.0. を参考に筆者作成）

引用文献

The Cochrane Consumer Network. Levels of evidence. http://consumers.cochrane.org/levels-evidence（2017.6.1. アクセス）．

Higgins, J. P. T., et al. (Eds.) (2011). Chapter 8: Assessing risk of bias in included studies. In J. P. T. Higgins and S. Green (Eds.), Cochrane handbook for systematic reviews of interventions. Version 5.1.0. http://handbook-5-1.cochrane.org/（2017.8.15. アクセス）．

OCEBM Levels of Evidence Working Group. "The Oxford 2011 Levels of Evidence". Oxford Centre for Evidence-Based Medicine. http://www.cebm.net/index.aspx?o=5653（2017.6.1. アクセス）．

山川みやえ，牧本清子（2014）．研究手法別のチェックシートで学ぶ：よくわかる看護研究論文のクリティーク．日本看護協会出版会．

2 エビデンスの紹介

1 エンドオブライフケアに関する文献の概要

　エンドオブライフケアに関する文献は，現在，多くみられる．例えば，医中誌Web「エンドオブライフケア」で検索すると200件以上，「ターミナルケア／終末期ケア」では34,000件あり，会議録を除いても17,000件抽出される．このテーマに関心が高まっていることが窺える．一方，海外でのデータベースではさらに多く，PubMedで「end of life care」を検索すると，1945年から70,000件あり，1991年からは毎年1,000件を超え，2005年からは2,000件を，2013年からは3,000件を超える文献が検索される．CINAHLでは1997年から5,000件近い数である（図18-3）．大半が学術専門誌に掲載されている論文である．注意することは，検索するキーワードを「エンドオブライフ」「終末期」「ターミナル」としてそれぞれ行うと，検索結果が異なるので，確実に文献を検索したいときは，シソーラス等も用いて文献を網羅してから絞り込むことを勧める．

　Cochrane Library（図18-4）の「end of life care」では，およそ2,500件のうち，Cochrane Reviewsが120件（4.9％）ある．Cochrane Nursing Care Field はキーワードによる検索機能はないが，440以上のシステマティックレビュー論文が掲載されており，42のサブテーマでも論文を見ることができる．サブテーマに「疼痛管理と緩和ケア看護（Pain Management and Palliative Care Nursing）」があり，そこには「排泄（Elimination）」1件，「身体的・心理社会的安楽（Physical & Psychosocial Comfort）」14件のシステマティックレビュー論文があった．「排泄」では，緩和ケアを受けている人の便秘における緩下剤管理の論文で，「身体的・心理社会的安楽」では，がん性疼痛の鍼治療，嘔気・嘔吐のドロペリドール治療，不安症状やせん妄の薬物療法，慢性疼痛管理における心理療法などが掲載されている論文であった．

　Joanna Briggs Instituteでは，プロトコールも含めてシステマティックレビュー論文のリストが公開されており，キーワードで検索もできる．「end of life」と「palliative care」で1,000件以上抽出され，システマティックレビュー論文はcollectionとして12件が紹介されている．内容は，緩和的化学療法におけるがん患者のエンドオブライフケア，セルフケア専門職の意思決定・専門的実践や患者の成果における根拠に基づいた実践と教育的介入への効果，緩和ケアにおける容赦の利用，心不全患者と家族介護者における教育的介入の効果等がシステマティックレビューされていた．

　Web of Scienceでも「end of life care」は1993年より18,000件以上あった（図18-5）．そのうちレビューが約10％であり，システマティックレビュー論文数が370件近くあった．Web of Science Core Collectionから被引用数が100以上あるものが30近くあり，最も多い被引用数は370を超える値であった．この論文は，「Gomes, B. & Higginson, I. J. (2006). Factors influencing death at home in terminally ill patients with cancer: Systematic review. British Medical Journal, 332 (7540), 515-518A.」であり，次項で紹介する．

2 エンドオブライフケアに関連するシステマティックレビューの紹介

　本項では，Web of Scienceおよびコクランライブラリー（The Cochrane Library）のウェブサイトにアクセスして，検索欄にキーワードである「end of life care」を入力し，検索して得ら

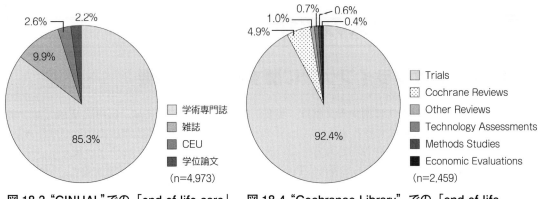

図 18-3 "CINHAL"での「end of life care」検索結果の論文種別割合

図 18-4 "Cochrance Library"での「end of life care」検索結果の論文種別割合

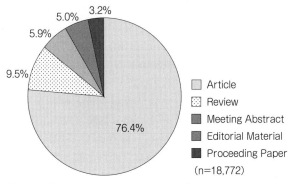

図 18-5 "Web of Science"での「end of life care」検索結果の論文種別割合

れたエンドオブライフケアに関するエビデンスとなるシステマティックレビューを紹介する.

コクランライブラリーは,ランダム化比較試験を収集し,システマティックレビューを行い,定期的に更新をしている.ランダム化比較試験のメタアナリシスはバイアスによる影響が少なく,最も信頼性が高いと考えられ,エビデンスとしての信頼度が高いことを意味する.

1) 在宅終末期ケア

Title: Hospital at home: Home-based end-of-life care.
Authors: Shepperd, S., Wee, B., & Straus, S. E.
The Cochrane Database of Systematic Reviews, 2011 Jul 6(7). DOI: 10.1002/14651858.CD009231.

目 的:この「在宅終末期ケア」のシステマティックレビューの目的は,在宅終末期ケアの提供により,病院での死が減少するのか,また,病院やホスピスに入院して通常のケアを受ける場合と比較した場合の患者や家族の満足度,医療費への影響について,明らかにすることであった.
主な結果:特定された4つの研究から,在宅で終末期ケアを受けている人は,通常のケアを受ける人と比較して,自宅で死を迎える可能性が高いことが報告された.在宅で終末期ケアを受けている間の入院には研究間で差があり,在宅での終末期ケアが入院の確率に影響するかどうかは明

確にならなかった．在宅での終末期ケアは1カ月後のフォローアップでは患者の満足度はやや高くなるが，6カ月のフォローアップでは患者の満足度は低下していた．在宅での終末期ケアによる介護者への影響や医療費への影響は明らかにならなかった．患者と介護者の費用負担は報告されていなかった．

著者の結論：在宅で終末期ケアを受けている人は自宅で死亡する可能性があることや，家族や専門家以外の介護者における終末期ケアサービスの影響に関するデータはなかったとされていた．

2）死にゆく人に対する終末期ケアクリニカルパスの効果

Title: End-of-life care pathways for improving outcomes in caring for the dying.
Authors: Chan, R., & Webster, J.
The Cochrane Database of Systematic Reviews, 2010 Jan 20(1). DOI: 10.1002/14651858.CD008006.pub2.

目　的：この「死にゆく人に対する終末期ケアクリニカルパスの効果」のシステマティックレビューの目的は，死にゆく人に対するケアを向上させるために開発された終末期ケアのクリニカルパスが，特にイギリスでは，実行の安全性について懸念が続いていたため，その効果を，患者の症状の強さやQOL，家族，介護者，専門家などケアにかかわる人々への影響から明らかにすることであった．

主な結果：特定された研究は1つで，イタリアの16病棟における308人のがん患者と，成果を評価するためにインタビューした232人の家族を対象とした研究であった．対象者は全員が余命わずかながん患者で，イタリア版のリバプールケアパスウェイ（Liverpool Care Pathway, LCP-I）群と対照群である標準ケア群に分けられた．LCP-Iを割り当てられた全8病棟は介入を開始したが，3つの病棟はLCP-I実験段階の最後でLCP-Iの使用を中止していた．わずか34％の患者しか（各病棟において14％から75％の範囲），LCP-Iに基づいたケアを受けていなかった．介護者による呼吸困難のコントロールはLCP-I群の方が良かった（OR2.0, 95％CI1.1－3.8, p=0.026）．しかし，痛み，嘔気・嘔吐のコントロールにおいて，LCP-I群と対照群では有意差はなかった．いずれも非常に低い質のエビデンスであった．この研究では，精神的症状の強さ，QOL，苦痛や有害な影響などについての成果については測定されていなかった．また，事前に評価すると決めていた医療チームと家族とのコミュニケーション，介護者の健康・悲嘆や死別，患者・スタッフ・介護者の満足度，スタッフの自信，治療費，ケアコスト，投薬・治療，スピリチュアルなニードは評価されていなかった．

著者の結論：終末期ケアのクリニカルパスの効果をがん患者のみを対象として，1つの国におけるLCPの使用から評価した1研究にすぎないことから，結果を一般化することはできないとされていた．

3）進行性疾患をもつ成人患者とその介護者に対する在宅における緩和ケアサービスの効果

Title: Effectiveness and cost-effectiveness of home palliative care services for adults with advanced illness and their caregivers.
Title: Authors: Gomes, B., Calanzani, N., Curiale, V., McCrone, P., & Higginson, I. J.
The Cochrane Database of Systematic Reviews, 2013 Jun 6(6). DOI: 10.1002/14651858.CD007760.pub2.

目 的：この「進行性疾患をもつ成人患者とその介護者に対する在宅における緩和ケアサービスの効果」のシステマティックレビューの目的は，①自宅で亡くなる可能性のある患者で進行性疾患を持つ患者と家族介護者に対する在宅緩和ケアサービスの効果の調査，②症状コントロール，QOL，介護者の苦痛，ケアの満足度と患者と介護者の在宅緩和ケアサービスの効果の評価，③これらのサービスに対するリソースの利用と費用との関連，④最近の費用−効果における根拠をまとめて，批判的に評価することであった．

主な結果：特定された23の研究では，進行がんだけでなく，うっ血性心不全，慢性閉塞性肺疾患，HIV／AIDS，多発性硬化症などの患者37,561人と4,042人の家族介護者を含み，自宅で死亡する可能性が上昇したということが示された．また，患者の症状の苦痛を減らすための通常ケアと在宅における緩和ケアサービスと比較して，個々の研究を統合した結果では，統計的に明らかに有益な効果はあったことや，介護者の悲嘆への影響はなかったことが示されたが，低い質のエビデンスであった．費用への影響に関する根拠は明確でなかった．

著者の結論：在宅緩和ケアにより自宅で亡くなる機会が上昇し，介護者の悲嘆への影響はなく，特にがん患者の苦痛症状が減少しているという信頼性のある根拠が示されている．これは，自宅で死にたいと希望する患者に対して在宅緩和ケアが提供されているという根拠となる．さらに，他の異なる在宅緩和ケア提供のモデルと比較して，とくに危険な状態でない患者に対するコストの効果，死亡場所の評価，適切な成果，妥当な人数について調査する必要がある．

4）終末期患者の介護者への支援介入

Title: Interventions for supporting informal caregivers of patients in the terminal phase of a disease.
Authors: Candy, B., Jones, L., Drake, R., Leurent, B., & King, M.
The Cochrane Database of Systematic Reviews, 2011 Jun 15(6). DOI: 10.1002/14651858.CD007617.pub2.

目 的：この「終末期患者の介護者への支援介入」のシステマティックレビューの目的は，終末期にある患者の介護者の精神的・身体的健康を，向上させるための支援介入の効果を評価することであった．

主な結果：特定された11の研究では1836人の介護者を含んでいた．介護者への直接的介入が短期間で精神的苦痛を軽減させた．短期間での介入は，コーピングスキルやQOLをわずかに向上させるかもしれないが，有意な差はみられなかった．ひとつの研究で身体的成果として，特に睡眠が改善したと評価されていたが，違いは明確ではなかった．保健サービスの利用や不都合な成果については測定されていなかった．しかし，1つの研究では，介入群の一部で家族の対立があった．2つの研究では，患者への支援が介護者の精神的苦痛を軽減させる可能性があることが明らかにされたが，5つの研究では統計的な有意差はなく，間接的介入における根拠は明確ではない．ケアリング役割に対するコーピング，QOL，サービスの利用に関する評価はなかった．

結 論：支援介入が介護者の精神的苦痛の軽減に役立つかもしれないという根拠が得られた．これらの結果は，専門家が介護者の心配事を尋ね，介護者が支援により利益を得る可能性があることを考慮すべきであると示唆している．さらに今後，明確になった効果の調査や，介入による身体面や潜在的な被害を評価するための研究が必要である．

5）末期がん患者の在宅での死亡に影響を与える要因

Title: Factors influencing death at home in terminally ill patients with cancer: systematic review.
Authors: Gomes, B., & Higginson, I. J.
BMJ: British Medical Journal, 332 (7540), pp. 515-521, 2006. DOI: 10.1136/bmj.38740.614954.55

目　的：この「末期がん患者の在宅での死亡に影響を与える要因」のシステマティックレビューの目的は，がん患者の死亡場所に影響を及ぼす要因について明らかにすることであった．
結　果：特定された58の研究では13カ国150万人以上のがん患者を含み，死亡する場所に17の要因が影響を与えるという強い根拠が示された．そのうち，特に自宅での死に強く関係しているのは，患者の身体機能の低下，患者の意向（選択），在宅ケアとその強さ，親族との同居，家族への支援の拡大であった．
結　論：がん患者の死亡する場所に影響する要因は複雑であり，今後の方針や臨床実践では，在宅ケア，リスクアセスメント，エンドオブライフケアの専門家の育成を強化するとともに，家族や一般の人の教育に力をいれなければならないとしている．

3 今後の課題

　エンドオブライフケアに関するシステマティックレビューから，在宅ケアを受けている終末期患者が自宅で死亡する割合が増えていることや，終末期がん患者の自宅での死亡に影響する要因について，強い根拠が示された．一方で，在宅あるいは病院で終末期ケアを受けている患者および家族の身体面・心理面の効果については，弱い根拠であり，在宅ケアサービスの費用や，費用と効果については明らかにされていなかった．今後，一層，終末期患者が在宅で死亡する割合が増加することから，在宅における終末期ケアの向上に向けて，在宅で終末期ケアを受けている患者および家族の身体的・精神的健康，費用に関する研究が必要である．

　エンドオブライフケアに関するシステマティックレビューから，研究で得られているエビデンスには，エビデンスレベルの高いものから，低いものまであることが示された．質の高いエンドオブライフケアを実践するために，より質の高い研究エビデンスを得るための研究を行うことが必要である．

3 エビデンスの活用の仕方

1 EBP（科学的根拠に基づく実践）

　EBP（evidence-based practice：科学的根拠に基づく実践）という言葉は日本でも耳慣れてきたといえるが，その本質に関しての理解はと問われると，少しあいまいであることが多い．最もよくみられるEBPに関する誤解は，単に「良質の研究結果を使って実践すること」という認識である．看護は臨床の科学であり，基礎科学と違い研究による新しい発見が実際の実践活動に反映されて初めて意味をなす．

実践と研究は1980年代までは極めて離れた存在であった．1980年代から1990年代の初めまではResearch Utilization（RU：研究の活用）という言葉が使われ，「研究による発見を実践に使う」という考えが広まった．

　しかしながら，研究による高い実践の知識を得るだけでは実践は改善しないということが認識され始め，この流れがEBPの考え方を生み出した（Drenkard, 2013）．当初はEBM（evidence-based medicine）やEBN（evidence-based nursing）といわれていたが，近年では，医師，看護師などが自身の範疇のみでの意思決定や実践を行うのではなく，多職種間の協力による相乗的かつ効果的な実践を目指すという考えに変わってきたことから，EBPというのが一般的である．

　EBPは非常に複雑なプロセスを経て初めて効果的に行うことができる．

　EBPの定義は，臨床意思決定に向けた問題解決手法で，ケアリングという文脈の中で，最善かつ最新のエビデンスおよび臨床上の専門知識とアセスメント，患者が好む価値観の追求を包含するアプローチ（Melnyk & Fineout-Overholt, 2005）と言われており，国際看護協会や日本看護協会もEBPを支持している．

　EBPの構成要素は，①よい研究に基づくエビデンス，②熟練した実践技術，③患者の価値観（好み，意向，不安など）である．このためEBPを行うためには，綿密な自身のもしくはその施設での実践状況の把握，阻害要素の分析，効果的なアクション（介入）の擁立，評価基準の設定，介入後の評価，またその持続状況の評価が必要となる．ここでの実践状況の把握と評価はベースラインデータとなり，介入直後と長期的なよい実践の持続性を測定し比較することによる評価を行わなければならない．

　また，EBPの基本は特定の質問に対し，エビデンスがすでに存在していることが必要である．この活動を質の向上（quality improvement：QI）プロジェクトもしくはプロセス向上（process improvement：PI）プロジェクトという．つまり，エビデンスにより推奨される実践があるにもかかわらず，実践の場で行われていない理由を詳細に分析しどのようにプロセスを改善することにより，実際に推奨される方法で実践できるようにするプロセスである．

　この時の現状の分析では，人材の問題，看護師や他の職種への教育の問題，システムの問題，必要とする医療機器が利用可能であるのか，経済面など総合的な取り組みが必要となる．以下に，多く使われている分析方法としてFOCUS-PDCAとPICOTS questionを紹介する．

2 FOCUS-PDCA

　FOCUS-PDCAは現状にどのような問題があり，どのような計画でQI/PIを達成していくか，計画を立てるために広く活用されている．

　FOCUS-PDCAは，次の言葉の頭文字から成り立っている．

F：Find a process to improve（改善すべきプロセスをみつけ出す）．
　現状にどのような問題があるのかを明らかにする．
O：Organize an interdisciplinary team（多職種からなるチームを形成する）．
　この問題にはどのような職種がかかわっているのかを検討しプロジェクトチームを形成する．
C：Clarify current evidence-based knowledge（最新のエビデンスに基づいた知識は何かを明らかにする）．
　エビデンスのレベル（後述）を踏まえて，このプロジェクトで扱う問題に関する科学知識の現状を把握する．
U：Understand source of variation（統一していない・逸脱した実践の原因を理解する）．

なぜ，現状の方法ではうまくいっていないのかを分析する．エビデンスにより推奨されている方法をなぜ行っていないのかもここで分析する．

S：Select the improvement（次項で紹介するPICOTSを活用して，この取り組みにより何をどのように改善するのかを定義づける）．

P：Plan the improvement（改善の計画を立てる）．

どのように，実践行動していくのかを定義づけていく．「5W」に対する答えを明らかにする．who（誰がかかわっているのか），what（何がかかわっているのか），where（どこで行うのか），when（いつ行うのか），そして，why（なぜ重要なのか）．さらに誰がどのようにプロジェクト前後のデータを集めて評価するのかも含まれる．

D：Do the improvement（改善を実行する）．

改善のための実践の導入を行う．ここには看護師やそのほかの職種への教育等も含まれる．

C：Check the results（結果を調べる）．

データを見て，このプロジェクトが効果を表しているのかを確認する．

A：Act to hold the gain（改善を維持するために行動する）．

プロジェクトにより，改善がみられるだけでなくそれが維持されなくてはならない．改善を維持するための取り組みが必要である．かかわった病棟，組織やグループなどへ結果発表や報告をして情報を共有し，改善の認識を高めるなどの方法がある．また，改善がうまくいかなかった場合は，このFOCUS-PDCAのサイクルのはじめに戻り，問題の検討を行う．

3 PICOTS

Richardsonら（1995）によりPICO questionが提唱され，その後より洗練されPICOTS questionとなった．

P：Patient population（患者・対象者）

この問題にかかわる現象の対象者は誰なのかを明らかにする．例：エンドオブライフにある進行がんの女性患者，進行した多発性硬化症患者へのケア提供者，エンド・オブ・ライフにある進行した認知症の高齢者，エンド・オブ・ライフにかかわる看護師，など．

I：Intervention（介入）

具体的な実践計画を取り入れる．例：患者が亡くなりつつあるときの身体変化の教育，温罨法を用いた疼痛緩和など．

C：Comparator（何と比較するのか）

何と比較することで，介入の効果を検討するのかを明らかにする．例：介入前3カ月の状況（もととなる現状―ベースライン）と介入後3カ月（介入後の変化）と6カ月（改善の維持）の状況や，介入を行った病棟と行っていない病棟との比較など．

O：Outcome（アウトカム）

アウトカムの測定には，outcome measures（アウトカム評価基準測定）とprocess measures（プロセス評価基準測定）の2つの方法がある．

Outcome measuresは患者・対象者の実際の変化を測定するものである．例えば，対象者が自宅で亡くなることができた割合が向上した，亡くなる前2週間以内の手術や抗がん剤などの侵襲的治療の利用率が下がった，疼痛コントロールが早くできたなどは，対象者に起こった変化を測定したのアウトカムである．

これに対しprocess measureは，対象者のアウトカムが変化する要因にかかわるプロセスを

表 18-3 エビデンスのレベル

レベル	エビデンス
1	・ランダム化比較試験のシステマティックレビューまたはメタアナリシス ・システマティックレビューまたはメタアナリシスに基づいた臨床ガイドライン
2	・1つもしくは複数のランダム化比較試験
3	・ランダム割付を伴わない比較試験；準実験研究
4	・ケース・コントロール研究（後ろ向き研究） ・ランダム割付を伴わない同時コントロールを伴うコホート研究（前向き研究） ・ランダム割付を伴わない過去のコントロールを伴うコホート研究 ・処置前後の比較などの前後比較，対照群を伴わない研究
5	・記述研究のシステマティックレビュー ・質的研究のシステマティックレビュー
6	・1つの記述研究，質的研究
7	・プログラム評価研究，研究の活用（RU），質の向上プロジェクト（Quality Improvement），ケースレポート，ベンチマークを活用した研究，研究をもとにした臨床実践ガイドライン
8	・専門家個人の意見（専門家委員会報告を含む），教科書，臨床プロダクトのガイドライン，研究をもとにしない臨床実践ガイドライン

注：レベルの番号が少ない方がエビデンスレベルが高い．

(Melnyk, B. M. & Fineout-Overholt, E. (2011). Making the case for evidence-based practice and cultivating a spirit of inquiry. In B. M. Melnyk & E. Fineout-Overholt, Evidence-based practice in nursing and healthcare: A guide to best practice (2nd ed.). pp. 12-14, Lippincott Williams & Wilkins をもとに筆者作成)

測定するものである．例えば看護師が患者に疼痛があるとき介入前より5分早く患者に対応できるようになったや，患者が亡くなる経過での身体変化について家族への教育提供率が，40％から80％になったなどがあげられる．

Outcome measure と process measure の関係の例としては，「患者が亡くなる経過での身体変化について家族への教育提供率が，40％から80％になった（process measure）」ことによって，患者が亡くなる前の身体変化によって家族が慌てることが少なくなり，「亡くなる直前に救急車を呼んでしまい病院で亡くなってしまうという事態が20％減った（Outcome Measure）」などのように説明できる．

4 エビデンスのレベル

エビデンスに基づいた実践を行うためには，エビデンスのレベルを正しく評価できることが必要である．また，ここで確認しなければならないのは，エビデンスのレベルは集結した知識に基づいて特定の問題に対し答えを得るためにあるのであり，個々の研究のレベルとは別の概念である．

EBPでは特に高いレベルのエビデンスを活用することが理想的であるが，まだ高いレベルを達成していない科学知識に関しても活用の有効性はある．この場合，process measures と outcome measures をもとにした十分なアウトカム評価を行う必要がある．一般的にはレベル5以下のものを直接的にEBPで活用することは少ない．

このようにEBPのプロセスは複雑であるが対象者のケアの改善には不可欠なプロセスである．

このため，臨床・臨地などで活動する看護師がこの技術を活用していくことが必要である．

引用文献

Drenkard, K. N. (2013). Evidence-based practice. Retrieved from QSEN Education Consortium: http://www.aacn.nche.edu/qsen/workshop-details/new-orleans/KD-EBP.pdf

Melnyk, B. M. & Fineout-Overholt, E. (2005). Evidence-based practice in nursing and healthcare: A guide to best practice. Lippincott Williams & Wilkins.

Richardson, W. S., et al. (1995). The well-built clinical question: A key to evidence-based decisions. ACP Journal Club, 123, A12-13.

4 概念分析

1 概念分析の重要性

　看護研究において，概念を明確にしたうえで研究を進めることは大切である．概念が不明瞭であると，研究者によって概念の捉え方が異なるため，明らかになった結果に対する解釈が異なり，臨床や次の研究に適用できなくなる．また，時代の流れによって，概念の意味が変化することや文化によって概念の捉え方が異なることを理解せずに研究を進めると，明らかになった結果の解釈が人によって異なり，結果を臨床に適応できなくなる．

　概念を分析することにより概念が明確になれば，臨床や研究において共通の概念を用いることを可能にし，医療スタッフ間や研究者間でのディスコミュニケーションを防ぎ，現象の共通理解を促すことにつながるのである．

　Rogers（2000）によれば，概念分析とは，概念を明確にするための手段であり，言葉に隠れた意味内容を抽出しまとめることによって，概念の使用領域や境界を明確にすることであるとしている．

2 概念分析を用いた研究動向

　医学中央雑誌を用いて，概念分析を概観するために，「概念分析」「原著」のキーワードにより，1997年から2017年までの論文を検索した．その結果，「概念分析」「原著」を含む文献は165件であったが，そのうち概念分析でない研究は13件あり，概念分析についての文献は計152件であった．そのうち概念分析のみにとどまらず，概念分析に基づいて尺度の開発を行った研究は4件であった．また，1997年から2009年までは概念分析を用いた研究は10件未満であったが，2010年以降，概念分析を用いた研究は増え続け，2013〜2017年では，1年に20件前後の概念分析が行われていた．このように，近年，概念分析を行った研究が増加している背景には，これまで概念を特定せずに研究が進められていたという実態があると考えられる．さらに，研究結果を臨床に還元し，臨床で起きている課題を科学的に解決するためには，概念を特定し，研究者間で概念の共通理解をはかり，研究を積み上げていくことが必要であると認識されたことがあると考えられる．

概念分析はさまざまな領域で行われていたが，152件の中でエンドオブライフに関連した概念分析は見当たらなかった．そのため，ハンドリサーチにより検索し，総説であるが，「がん患者との End-of-life discussions の概念分析」（門脇，2016）が抽出された．

エンドオブライフに関する概念分析は数少ないため，不明瞭な概念が多く存在すると推測される．そのため，今後，概念を特定するための概念分析は増加し，それに基づいた質の高い研究が展開されると考えられる．

3 ロジャーズの概念分析

1）概念の捉え方

本項では，ロジャーズの革新的概念分析を紹介するが，その前に，ロジャーズの概念の捉え方を説明する．ロジャーズ（Rodgers, 2000）によると，概念は時間とともに変化することを前提とし，以下の「概念の重要性」「使用」「適用」の3つの視点から捉えるとしている．

概念の重要性：実際の実用的なケースの中で関連する人間の意図，つまり，問題を解決したり，十分に現象を特徴づけたりすることで，概念は意味を獲得する．

使用：適切な状況で適切な概念を使用すること．

適用：概念を使いながら，概念の強さだけでなく，範囲を明らかにすること．

2）革新的概念分析の方法

(1) データ収集

興味のある概念と関連した表現を明らかにするために，データ収集（文献を集める）を行う．データを収集する際，看護学の分野のみではなく，他の研究分野からのデータ（文献）を取り入れ分析する．他の研究分野の文献を収集する際，引用として頻繁に現れる文献，概念の開発に影響を及ぼしているかもしれない文献は除外することはできない．また，サンプル数の目安として，それぞれの分野から少なくとも30件，あるいは全体数の20％とする．ただし，それぞれの分野から少なくとも30件，全体数の20％のどちらか大きい方を選ぶ（Rodgers, 2000）．

(2) データ分析

集めた文献の文脈の中から，概念の属性，代用語，先行要件，帰結等を抽出し，帰納的に分析を行う．

属性：定義を構成するものである．研究者や著者が概念をどのように定義しているのかの手がかりを文献から抽出する．手がかりを探す際，概念の特徴は何かという視点で文脈を読む．

代用語：同じ概念を表現する言葉である．

先行要件：概念に先だって何が起こっているのか，あるいは，何が生じているのかという視点で文脈から先行要件を探しだす．

帰結：概念の後に何が起こっているのか，何が生じているのかを，その概念の生じた結果という視点で文脈から探しだす．

属性，先行要件，帰結などの分析は帰納的研究と同様，文献を精読し，データの意味の共通性を配慮して抽出し，集めたものにサブカテゴリー名，カテゴリー名をつける．

4 End-of-life discussions の概念分析の実際

ここでは，門脇（2016）が Rodgers の手法を用いて，がん患者との End-of-life discussions を

概念分析し，属性，先行要件，帰結をどのように抽出し，定義づけたかを紹介する．

1）文献検索方法

日本語の文献を検索する際，医中誌を使用し，キーワードは「腫瘍」「アドバンスケア計画」「アドバンスケアプランニング」「ターミナルケア」「終末期」とした．海外文献を検索する際，CINAHL Plus with full text と PubMed を使用し，キーワードは日本語のキーワードに対応する英語を用いて検索した．

2）分析

集められた文献を精読し，概念を構成する特性を表している属性，その概念に先行して生じる先行要件，その概念の結果として生じる帰結に当たる文脈を抽出し，帰納的に分析した．

3）結果

属性：【終末期の医療・ケアと死に行く過程に関する話し合い】【話し合いを書面化する】【患者の望みや好みについての話し合い】【療養の場に関する話し合い】【家族への知識提供と家族の価値観についての話し合い】【価値観・個別性の尊重】【医療者と患者・家族とのチームで共有する】【信頼関係を築き意思決定を援助】【End-of-life discussions のタイミングを判断】．

先行要件：【がんが進行した状態にある患者】【医療者と患者の認識のずれ】【医療者の背景】【文化的・法的背景の影響】【終末期での積極的治療の実施と終末期ケアの不足】

帰結：【患者の自律した意思決定の増加】【患者の意向に沿った End-of-life ケアの増加】【患者の安楽に焦点を当てたケアの増加】【終末期の積極的治療の減少】【終末期の QOL の向上】【医療費の低下】．

4）定義

がんが進行した状態にある患者に対して，患者の価値観や個別性を尊重しながら，患者と家族と医療者のチームアプローチと個々の信頼関係に基づいて，治療・緩和ケア・療養について話し合うこと．

5 上記の概念分析に対する考察

先行要件に【がんが進行した状態にある患者】【医療者と患者の認識のずれ】が抽出されている．これは，がんが進行した状態にある患者が対象である場合，医療者と患者との間で病状や医療・ケアの方針についての認識にずれがあるために End-of-life discussions を行う必要があると解釈できる．End-of-life discussions を行う対象を明確にするために定義のなかに先行要件で抽出された【がんが進行した状態にある患者】を入れたと考えられる．

属性に【患者の望みや好みについての話し合い】【価値観，個別性の尊重】が抽出されている．患者の望みや好みは患者の価値観であると考えられることより，患者の価値観や個別性を尊重した話し合いが End-of-life discussions に必要であるという考えのもとに，定義に患者の価値観や個別性の尊重をいれていると推察される．また，属性に【医療者と患者・家族とのチームで共有する】【信頼関係を築き意思決定を援助】が抽出されている．医療者と患者，医療者と家族，患者と家族の間で信頼関係を築き，医療者と患者・家族がチームとなり，治療などについて意思決定できるように話し合うことであると解釈できる．さらに，【終末期の医療・ケアと死に行く過

程に関する話し合い】【療養の場に関する話し合い】が抽出されたことより，意思決定を援助する内容として，終末期医療，ケア，療養であると特定したと考えられる．

　このような概念分析法を用いることで，End-of-life discussions という概念は，上記した先行要件と属性を基盤に，明確に定義された．つまり，不明瞭であった End-of-life discussions は，定義を示すことにより概念が明確になったといえる．根拠に基づく共通認識のもとに，End-of-life discussions を捉えたことにより，さらなる研究に取り組むことが可能になると考える．

　エンドオブライフケア領域にはさまざまな現象が非常に多くみられ，時代とともにその現象が変化しているものもある．その現象を説明するには，まずその現象に名前をつけなければならない．そして，特定の現象に名前をつけるには,それを概念として捉え，先行要件と属性を抽出し，この2点から定義を明確に叙述する必要がある．つまり，時代の流れによって変化した概念を明らかにするためには，ロジャーズの概念分析法が推薦できる．

引用文献

門脇緑（2016）．がん患者との End-of-life discussions の概念分析．日本看護科学学会誌, 36, pp. 263-272.

Rodgers, B. L.（2000）．Concept analysis: An evolution view. In B. L. Rodgers & K. A. Knafl（Eds.），Concept development in nursing: Foundations, techniques, and applications（2nd ed.）．pp. 77-102, Saunders.

第19章
エンドオブライフケアの
エビデンスの紹介

　臨床のエンドオブライフケアを発展させるためには，臨床場面で生じた疑問に答えるエビデンスの活用が重要である．しかし，実際に活用できるエビデンスは非常に少ない．エンドオブライフケアがさまざまな学問領域にまたがっており，系統的に整理されていないことが，その一因と思われる．
　第19章では，本書の執筆者らによる研究成果から得られたエビデンスの一部を紹介する．第1節では，アドバンスケアプランニング（ACP）に関する海外の量的研究12件をレビューし，ACPの現状と課題を考察している．第2節では，看取りケア実践教育プログラムの開発者が，このプログラムを臨床で展開し，教育効果を評価した．第3節は，エンドオブライフにあるがん患者に対するケアを，家族がどのように認識しているかの実態に関する調査報告である．第4節は，終末期がん患者と家族の予後に関する認識，第5節は，ICUにおける短い期間でのエンドオブライフケア，第6節は，集中治療室看護師の終末期ケア困難感尺度の作成で，これらの3件は抄録を紹介した．

1 アドバンスケアプランニングに関する海外論文レビュー

1 研究の背景と目的

1）研究の背景

わが国の高齢化率は世界トップレベルであり，人生の最終段階にある人々が増大している．人生の最終段階にある人々，そしてその家族にとって，人生の終焉までどのように生き，最期の時をどう迎えるのかを考えることは，老い若きを問わず，また，疾病や傷害の有無にかかわらず重要な課題となっている．エンドオブライフケアは，従来の終末期医療や緩和ケアを包含する概念であるが，診断名や健康状態，あるいは年齢を問わず，差し迫った死やいつかくる死を考える1人の人を，命の終わる時までその人の望む最善の生を生き抜くことができるよう支援することである．それを可能にする1つの方法として，近年アドバンスケアプランニング（ACP）が注目されている．

ACPとは，1人の対象者の死にゆく過程において，その人の価値や目標，受けたい医療について話し合う過程であり，それによって患者が終末期に自分自身の思いを話せなくなった状態になっても自らが望んだ医療を受けることができるようにする一連の流れのことである（Green & Levi, 2008）．つまりACPは，リビングウィルのように，医療に関する患者の希望を表明した法的文章や，判断を下すことができなくなった状態に陥った時に本人の代わりに決断をする人を指名する医療判断代理人委任状のような，事前指示書（advance directive：AD）という意思表示のための法的書類作成だけでなく，それらの作成も含んだ一連の過程を含んでいる．

2）研究の目的

ACPに関する研究はまだまだ少なく，日本においてはようやく注目されはじめたテーマで，大規模な量的調査は見当たらない．海外においては，米国やオーストラリアなど医療判断代理人委任状や事前指示書の作成の法整備が進んでいるところもあり，ACPに関する調査研究もみられるようになっている．そこで，本項では海外におけるACPに関する量的調査研究について文献レビューにまとめ，日本のACP研究の推進につなげたいと考えた．

2 研究方法

2011年から2015年までの5年間の海外論文について，EBSCOデータベースを使用し論文抽出を行った．検索条件として，キーワードを「advance care planning」「ACP」「nursing」とし，英語論文であること，Journal Article，全文掲載であることとした．抽出された論文の中から，入手不可能なものと総説や教育用解説を除外した．キーワード検索にて抽出された98件の論文のうち，除外要因に該当する47件の論文を除く51件の論文について，研究方法より，研究手法，研究対象者，調査方法，結果，総括の内容を研究者らにより分析した．量的研究法として，質問紙調査法，医療記録調査法，構成的面接法を含むとした．

3 研究結果

データベースよりキーワード検索した結果抽出された5年間の論文数は51件であった（表19-1）．年度別に見た論文数は，2014年が17件ともっとも多く，2012年の6件がもっとも少なかった．また，論文の種類については質的研究法がどの年ももっとも多く，次いで量的研究法であった．5年間を通した量的研究法の論文数は12件（23.5％）で，質的研究法の論文は24件（47.1％）であった．量的研究としては，質問紙調査法を主とした手法の論文は6件であり，医療記録を分析した研究法を用いた論文は5件，大規模二次調査分析法は1件であった．

以下に量的研究12件について概要を紹介する．

表19-1 2011〜2015年に抽出されたAdvance Care Planning, Nursingの論文数

年	抽出数	量的研究	質的研究	Literature review	Action research	事例研究
2011	8	0	3	1	1	3
2012	6	1	4	0	1	0
2013	11	2	7	1	1	0
2014	17	6	7	4	0	0
2015	9	3	3	1	2	0
計	51 (100%)	12 (23.5%)	24 (47.1%)	7 (13.7%)	5 (9.8%)	3 (5.9%)

4 質問紙調査法による研究の概要

ACPに関する質問紙調査法の特徴として，多くが横断的研究法であり，調査方法は自記式質問紙法が多かったが，構成的面接法を組み合わせた研究法もあった．対象者は疾患に罹患している患者，病院に受診した高齢者あるいはデイケアセンターに通う高齢者，そしてレズビアン・ゲイ・バイセクシュアル・トランスジェンダー：LGBTという，特定の集団であった．また，医療従事者あるいはケアを提供する労働者が対象となっている研究もあった（表19-2）．

1）患者および特定集団を対象とした研究

(1) Collins, M., & Lehane, E. (2013)

CollinsとLehaneの研究は，血液透析を受けるアイルランド人を対象としたもので，死とACPに対する対象者の認識の明確化を目的にしたものであった．ACPの効果の検証に関する研究は徐々に増えており，血液透析を受ける者を対象にした研究でもACPの効果の検証は見受けられるようになっている（Singer et al., 1998）．しかし，これらの研究は，ヨーロッパよりACPが推進されている北米やカナダで行われたものが多く，アイルランドでのACPの実態を明らかにした研究がないことから，この研究の実施に至った．この研究の対象者は，アイルランドの急性期病院の透析室に通院する透析患者で，3カ月以上の透析歴があり，英語を理解できる18歳以上の通院患者148名のうち，同意の得られた50名であった．また，急性腎不全，腎臓移植登録者，認知障害，またはアイルランド人でない者は除外された．調査票はLife's End Institute (2000) が開発したエンドオブライフ調査票をもとに作成された．質問内容は，「死に対する認識」「死よりも悪いこと」「死に関することで安心できること」「死に関することで心配や恐怖」，そして「疾患が悪化したときに重要と思うこと」等とし，調査票には自記式あるいは構成的面接で回答を得ていた．

結果として，対象者のうち74%が男性で，もっとも多かった年齢層は70歳代であった．また，透析歴は3年以内が6割を超えていた．回答者の7割は「死は人生の重要な一部である」と回答しており，6割は「余命が6カ月を切ったら知らせて欲しい」と思っていた．死よりも悪いことは「痛みや身体的に介護が必要な状態」であるとの回答が多かった．また，エンドオブライフにおいて，疼痛と症状管理，身体的安楽，精神的安楽，家族と準備ができていることが重要であるとの回答が多かった．一方，重要でないという回答があった項目は生命維持装置をつけられていないこと，自分の葬儀の計画，人生のゴールを達成すること等であった．総括として，本調査により透析患者がもつ死とACPへの考え方が明らかになった．また，質の高いエンドオブライフは単なる身体的苦痛の除去だけではないと考えていることが明確となった．加えて余命が6カ月を切った時には医師にはっきりと伝えて欲しいと思っていた．医療従事者による透析患者の情報ニーズの充足と意思決定のサポートが重要であることが示唆された．

(2) Chacko, R., et al.（2014）
　Chackoらの研究は，エンドオブライフケアサービスの普及が遅れている地域であるインドのがん患者と医療従事者のエンドオブライフケアに対する認識の明確化を目的としていた．対象は，入院中あるいは外来通院中の患者140名と40名の医療従事者（医師と看護師）であった．患者はステージⅢあるいはⅣのがん患者で，放射線治療あるいは抗がん剤治療中の者であった．調査方法は，対象者となる患者には構成的面接法，医療従事者には自記式調査法にて実施した．調査票は両対象者ともエンドオブライフケア調査票（Davison, 2010）を改変したもので，調査内容は基本情報に加え，エンドオブライフケアにおける心理・社会・身体・スピリチュアルな側面から見た重要性と，エンドオブライフケアに対する認識であった．
　結果は，医療従事者に比べ患者の方が症状マネジメント，心理・社会的サポート，スピリチュアルニード，そして情報提供とコミュニケーションが重要であると考えていることが明らかとなった．心理的・社会的サポートとして6割を超える患者が家族や友人をあげており，約24%が医師，約4%が看護師をあげていた．また，終末期医療の選択肢に関する医療チームとの対話について，患者の方が医療従事者より安楽と感じていた．すべての側面において，医療従事者の方が患者より重要であると回答していたが，項目によって医療従事者と患者間に乖離がみられた．インドにおいて，終末期の患者に対するエンドオブライフケアと事前指示書に関する政策の構築が急務であることが指摘された．また，医師と看護師は，良い終末期を迎えるためと患者の自主性を支えるために，サービスの充実に努力する必要があることが明らかとされた．

(3) Hughes, M., & Cartwright, C.（2014）
　HughesとCartwrightの研究は，オーストラリアのレズビアン・ゲイ・バイセクシュアル・トランスジェンダー（LGBT）の人々を対象に，エンドオブライフケアの選択肢に対する理解の程度と，情報収集能力の明確化が目的とされていた．オーストラリアでは，HIV/AIDSの人々のエンドオブライフについては，比較的注目され研究されてきていたが，LGBTの人々に対する実態は明らかになっていないという背景からこの研究が実施された．対象は，オーストラリアのニューサウスウェールズ地域在住のLGBTの人々で，以前の調査に協力した者の中から本調査に協力の得られた305名であった．調査はオンライン，あるいは郵送のどちらかで回答できる方法とした．調査内容は属性に加え，エンドオブライフケアの選択肢に関する知識，主治医や医療従事者とのエンドオブライフケアに関する話し合い，医療従事者がエンドオブライフに関する問題提起をした場合の反応等とした．

エンドオブライフの時の対応として，305名の回答者のうち多くの者は弁護士や法的後見人の活用など3〜4つの選択肢について知っていると回答していた．しかし，事前指示書について知っている者は少なく，実際，選択肢を活用している者も少なかった．また，主治医や医療従事者とエンドオブライフの問題について話し合っている者も少なかった．一方，若者や自分の性に関する特徴について公にしていない者を含め全体的にエンドオブライフの問題について話し合うことに抵抗感は感じていなかった．本調査により，LGBTの人々に対するエンドオブライフケアの教育の必要性が明らかとなったとともに，医療従事者への教育も含めたエンドオブライフケア推進策の必要性が明らかとなった．

2）ケア提供者を対象とした研究

Codling, M., et al.（2014）

ケア提供者を対象にしたCodlingらの調査では，英国の学習障害者に対しケアを提供する労働者（介護者）への教育的介入の開発・実施・評価の明確化を目的にしていた．この研究の背景として，英国バークシャー地方では，学習障害者とその家族，およびケア提供者や専門家が，適切なエンドオブライフケアを利用できるような体制作りのための取り組みが行われているが，その中でケア提供者のエンドオブライフケアの知識の向上の必要性が指摘されたことであった．対象者は，2つのエリアで学習障害者に対しケアを提供している労働者43名であった．対象者に対し，テーマを決めた教育日を設け，さまざまな専門家による指導とグループワークによる教育セッションを実施した．セッションの終わりに，対象者よりエンドオブライフケアの問題と解決策，および必要な技能について情報を得た．また，対象者より教育セッションの評価を得た．

結果として明らかになったのは，ケアに関する問題は「学習障害者は健康者と異なるという視点」であり，その解決策は「人中心のケア」であった．「痛みへの気づきと対策」に関する問題への対応策は，「アセスメント尺度の活用」であった．必要な技能としては，共感，尊厳，言語的技能，ユーモア，ケアリング，チームプレー，傾聴，記録，リスク分析などがあげられた．多くの対象者から，教育セッションは非常によかったという回答が得られた．学習障害者の高齢化に対し，ケア提供者への教育は必須となってきているが，ケアを提供する労働者への教育セッションは，エンドオブライフケアの情報提供の場となっていた．このようなケア労働者に対する専門家からの教育と情報提供は，ケアの質を上げるために重要な活動であることが示された．

3）患者および高齢者への介入評価に関する研究

(1) Chan, C. W. H., et al.（2014）

患者を対象としているChanらの研究では，香港における8週間の緩和ケアプログラムの評価を行う目的で，質問紙調査および半構成的面接が行われた．香港では，緩和ケアサービスの質ランキングで40カ国中20位であったとの報告から，アジアの国々の中でも，緩和ケアが遅れているという背景があり研究が実施された．この研究の対象者は，香港在住の患者108名とその家族で，対象条件として，予後不良あるいは進行性の疾患の罹患，18歳以上，広東語が話せることとしていた．家族の定義は同居する配偶者あるいは成人の家族であった．また，病状悪化の著しい者，意思疎通がとれない者は除外された．

対象者は教育を受けた看護師より，8週間の在宅緩和ケアプログラムを受け，その前後でデータ収集が行われた．プログラムは症状マネジメント，ACP，心理社会的介入等で構成されていた．調査内容は，対象患者のQOLおよび家族の満足度であり，質問紙票によって回答を得た．加えて，プログラム終了後に半構成的面接が行われた．結果として，プログラム受講前に比べ受講後は患

表 19-2 質問紙調査法の論文概要　n=6

発行年	著者	タイトル	雑誌名	目的	方法	対象
2013	Collins, M., & Lehane, E.	Perspectives on death, dying and advance care planning form patients receiving hemodialysis.（血液透析患者のアドバンスケアプランニングおよび死に対する認識）	Journal of Renal Care, 39 (1), 5-11.	血液透析を受けるアイルランド人のアドバンスケアプランニングと死に対する認識の明確化	質問紙調査法	3カ月以上の透析歴のある通院患者50名
2014	Chacko, R., et al.	End-of-life care perspectives of patients and health professionals in an Indian health-care setting.（インドにおけるエンドオブライフケアに対する患者と医療専門職者の認識）	International Journal of Palliative Nursing, 20 (11), 557-564.	インドにおけるエンドオブライフケアに対するがん患者と医療職者の認識の明確化	質問紙調査法	入院中あるいは外来通院中の患者140名と医療従事者（医師と看護師）40名
2014	Hughes, M., & Cartwright, C.	LGBT people's knowledge of and preparedness to discuss end-of-life care planning options.（LGBTの人々のエンドオブライフケアに関する話し合いを進めるための知識と心構え）	Health and Social Care in the Community, 22 (5), 545-552.	レズビアン・ゲイ・バイセクシュアル・トランスジェンダー（LGBT）の人々のエンドオブライフケアの選択肢に対する理解と情報収集能力の明確化	質問紙調査法	LGBTの人々305名
2014	Codling, M., et al.	End-of-life training for paid carers working with people with learning disabilities.（学習障害者に対しケアを提供する労働者のエンドオブライフ・トレーニング）	British Journal of Community Nursing, 19 (4), 170-176.	英国の学習障害者に対しケアを提供する労働者への教育の開発・実施・評価の明確化	質問紙調査法	学習障害者に対しケアを提供している労働者（介護者）43名
2014	Chan, C. W. H., et al.	The evaluation of a palliative care programme for people suffering from life-limiting diseases.（予後不良疾患に罹患する人々の緩和ケアプログラムの評価）	Journal of Clinical Nursing, 23, 113-123.	香港における8週間の緩和ケアプログラムの報告	質問紙調査法および半構成的面接法	予後不良な疾患に罹患する患者108名とその家族
2015	Jeong, S., et al.	'Planning ahead' among community-dwelling older people from culturally and linguistically diverse background: A cross-sectional survey.（文化的および言語的に多様な地域に居住する高齢者の"事前計画"）	Journal of Clinical Nursing, 24, 244-255.	文化的および言語的に多様な地域に居住する高齢者の終末期ケアプランの準備状況の明確化	質問紙調査法	デイケアセンターに通う65歳以上の高齢者229名

調査方法・内容	結果	総括
調査方法：自記式質問紙法あるいは構成的面接法 調査内容：エンドオブライフに関する項目	・回答者の7割が「死は人生の重要な一部」と回答． ・回答者の6割が余命6カ月を切ったら知らせて欲しいと回答． ・エンドオブライフにおいて，疼痛と症状管理，身体的安楽，精神的安楽，家族の準備状態が重要と回答．	・透析患者はエンドオブライフケアは単なる身体的苦痛緩和だけでないと考えている． ・医療従事者による透析患者の情報ニーズの充足と意思決定のサポートが重要であることが示唆された．
調査方法：患者対象者には構成的面接法，医療従事者には自記式調査法 調査内容：エンドオブライフケアにおける心理・社会・身体・スピリチュアルな側面からみた重要性と，エンドオブライフケアに対する認識	・医療従事者に比べ患者の方が症状マネジメント，心理・社会的サポート，スピリチュアルニード，そして情報提供とコミュニケーションが重要であると述べていた． ・すべての側面において，医療従事者の方が患者より重要であると回答していたが，項目によって医療従事者と患者間に解離がみられた．	・医師と看護師は，よい終末期を迎えるためと患者の自主性を支えるために，サービスの充実に努力する必要がある．
調査方法：オンラインあるいは郵送法 調査内容：エンドオブライフケアの選択肢の関する知識と情報収集能力	・多くの対象者は，弁護士や法的後見人の活用など3～4つの選択肢について知っていると回答していた． ・事前指示書について知っている者は少なかった． ・全体的にエンドオブライフの問題について話し合うことに抵抗感は感じていなかった．	・LGBTの人々に対するエンドオブライフケアの教育の必要性が明らかとなった．
調査方法：教育セッションの実施後の質問紙調査法 調査内容：エンドオブライフケアの問題と解決法，必要な技能，セッションの評価	・ケアに関する問題である「学習障害者は健康者と異なるという視点」への解決策は「人中心のケア」であった． ・必要な技能は，共感，尊厳，言語的技能，など多くの項目があげられた． ・多くの対象者は，教育セッションは非常に良かったという回答が得られた．	・教育セッションは，エンドオブライフケアの情報提供の場となっていた．
調査方法：緩和ケアプログラム受講の前後で質問紙および半構成的面接法 調査内容：対象者のQOLおよび家族の満足度	・プログラム受講後は前に比較し，QOLの明らかな向上と，病院再入院率と入院期間の明らかな低下がみられた． ・面接調査では，「コミュニケーションの向上」「症状管理」「心理的サポート」「地域の理解向上に関する問題」の要因が抽出された．	・予後不良患者とその家族に対する緩和ケアプログラムとACP推進の効果が明らかとなった． ・プログラムは対象者のQOL向上と病院受診率の低下をもたらしていた．
調査方法：エンドオブライフケアに関するセッションを受講後の自記式調査法 調査内容：アドバンスケアプランニング（ACP）の認識と保持，代理意思決定者（ED）の希望，およびACPの作成における困難経験	・全体的にACDとACPへの認識は低かった． ・EDの指定はアングロケルト系が最も高く，次いで地中海系，東ヨーロッパ系であった． ・ACP作成の困難感では，時間がかかる，言葉や書式が難しい，方法がわからないなどがあげられた．	・民族に関係なく事前計画を実施していない者が多かったが，これはコンセプトや書式，方法に関する知識不足が関係していた．

者のQOLと，ACPの理解と積極的参加が向上していた．また，病院再入院率と入院した場合の入院期間の明らかな低下も見られた．面接調査では，「治療方針と死亡後の対応に関するコミュニケーションの向上」「症状管理」「心理的サポート」「地域の理解向上に関する問題」の要因が抽出された．プログラム終了後に対象者の死に対する準備への理解と行動の向上が見られた．また，プログラムは対象者のQOL向上と病院受診率の低下をもたらしていた．総括として，緩和ケアプログラムによる予後不良患者とその家族のQOL向上とACP推進の効果が明らかとなった．

(2) Jeong, S., et al.（2015）

Jeongらによる研究は，オーストラリアの文化的および言語的に多様な地域に居住する高齢者の終末期ケアプランの準備状況の明確化を目的に実施された．オーストラリアではACPの推進により，人生の最終段階におけるQOLの向上を推し進めているが，多様な文化背景をもつ人々の終末期ケアプランの"事前準備"の実態は明らかになっていないという背景からこの研究が実施された．対象は65歳以上で17のデイケアセンターに通う453名の高齢者のうち，229名（50％）が有効分析対象者であった．対象者はエンドオブライフケアに関する3週間のセッションを受講後，調査票に回答した．調査内容は，①属性，②継続後見人（enduring guardian, 法的に認められる後見人）・事前指示書・アドバンスケアプランニング（ACP）の認識と保持，③代理意思決定者（substitute decision maker）選任の希望，および，④ACPの作成における困難感の経験であった．

対象者の民族的背景は，アングロケルト系，地中海系，東ヨーロッパ系，アジア・パシフィック系であり，民族的背景間で年齢と学歴に違いがあった．全体的にADとACPへの認識は低かったが，継続後見人の指定はアングロケルト系が最も高く，次いで地中海系，東ヨーロッパ系であった．アジア・パシフィック系では，他の民族系より子どもを代理意思決定者とすることを希望する者が多かった．ACP作成の困難感では，「時間がかかる」「言葉や書式が難しい」「方法がわからない」などがあげられていた．民族に関係なく"事前準備"を実施している者は少なかったが，これはACPのコンセプトや書式・記載方法に関する知識不足が関係していた．法的体制と高齢者の意思決定の代理希望との間に解離があることがわかった．

5 医療記録の分析に関する研究の概要

エンドオブライフケアの実態を明らかにするために用いる方法として，医療機関に受診した者の医療記録，および死亡した者の医療記録を活用する研究が多く見受けられた（表19-3）．

1）死亡した者の医療記録の分析

(1) Hussain, J., et al.（2013）

Hussainらの研究は，進行性の神経変性疾患患者に実施している看護主導の神経学的緩和ケアサービスについて，英国の推奨する標準エンドオブライフケアプログラムの条件に照らし合わせてその効果を検証することを目的としていた．対象は，英国の地方にある1施設においてで2006～2012年の間に神経変性疾患により死亡した者で，神経学的緩和ケアを専門看護師（CNS）よりケアを受けていた者62名の医療記録であった．調査内容は属性に加え，英国が推奨する標準エンドオブライフケアプログラムの10項目（ケアの調整，社会的ケアニーズのアセスメント，ACP，意思尊重による決定等）の実施状況であった．

結果として対象者の疾患は，パーキンソン病がもっとも多く，次いで多発性硬化症であった．対象者に提供されていたケアは，標準エンドオブライフケアプログラムの項目すべてにおいて概ね基準が満たされていた．対象者の59名（95%）は意思決定が可能かどうか知的能力のアセスメントを受けており，そのすべてがACPあるいは意思尊重の決定が行われていた．対象者の介護者は配偶者がもっとも多かったが，介護者の多くは負担を感じておりCNSからの介入を受けていた．対象者のうち48名が死亡するまでのすべての記録が残されていたが，終末期における平均入院回数は0.9回，平均ホスピス入院回数は1.0回であった．この結果より，1カ所の施設の緩和ケアサービスの検証であったが，サービスは標準エンドオブライフケアプログラムの基準を満たしており，非常に効果があるものであったことが明らかとなった．対象者の終末期における入院回数が全国平均より低かったことから，本サービスは対象者の死を迎える場所の選択の上でも効果があったと言えるであろう．

(2) Evans, R., et al. (2014)

緩和ケアを受けた者の記録をデータとしたEvansらは，終末期にあり緩和ケア専門家の介入を受けている患者の，終末期を迎える希望場所（preferred place of death：PPD）の変化とそのパターンの明確化を目的とした研究であった．分析対象は2012年の6カ月間に緩和ケア専門家によるケアを受けた者で，死亡した者299名の記録（ケースノート）であった．対象者はホスピスやデイケア，あるいは地域サービス施設で緩和ケア専門家により定期的な介入を受けていた者であり，調査内容は，定期介入時に専門家により記録された終末期希望場所（PPD）であった．PPD選択肢としては，家，ホスピス，病院，親戚宅，ケアホーム，そして未定であった．

分析された299名の記録のうち，137名が女性，162名が男性であった．214名が明確なPPDを指定しており，そのうち185名（86%）が希望する場所で死を迎えていた．204名が2回以上のPPDアセスメントを受けており，そのうち57%が最初と最後のアセスメント時のPPDが変化していた．変化した者のほとんどが，未定から特定の場所への変更であった．また，未定からいずれかの選択肢に希望が変わると，その希望から変わらない者が多かった．緩和ケア専門家の介入を受けている者の多くが，自分の死を迎える場所の希望を示すことができていた．また，一度場所を決めると，再び希望を変える者は少なかった．総括として，終末期にある患者の終末期を迎える場所の希望を表出させることは，緩和ケアにとって重要であることが示唆された．

(3) Auret, K., et al. (2015)

オーストラリア西部の医療施設で死亡した者における，ACP文書の作成状況と，エンドオブライフケアとの関連の明確化を目的にしたAuretらの研究も，医療記録を対象にした研究であった．対象はオーストラリア西部の1中核病院で死亡した患者50名の記録と，4つの小規模病院で死亡した患者40名の医療記録であった．これらの記録より，属性，主疾患，家族支援，受診理由，およびACPに関する94項目について監査ツールを使用しデータが抽出された．終末ケアの内容として，家族とのコミュニケーション，緩和ケア，移動介助，検査と医療的介入，およびエンドオブライフケア・パスの使用が分析された．

結果は対象者の52%が女性で，年齢中央値は82歳であった．また，40%が悪性腫瘍で死亡しており，在院日数中央値は7日であった．悪性腫瘍で死亡した者の方が，救急外来受診数は少なく緩和ケア使用数は多かった．31%の患者が医師より終末期が近いことを宣告されており，64%が緩和ケアを受けていた．39%の患者がACP（公式または非公式）を保持していた．ACP保持の有無において，緩和ケアチームの介入，エンドオブライフケア・パスの使用，疼痛管理，およ

表 19-3 医療記録分析法およびその他の論文概要 n=6

発行年	著者	タイトル	雑誌名	目的	方法	対象
2013	Hussain, J., et al.	End-of-life care in neurodegenerative conditions: Outcomes of a specialist palliative neurology service.（神経変性性疾患に対するエンドオブライフケア：神経学的緩和ケアサービスにおける専門家の介入の評価）	International Journal of Palliative Nursing, 19 (4), 162-169.	進行性神経変性疾患患者への神経学的緩和ケアサービスの効果を検証する	後ろ向き横断的医療記録調査	進行性神経変性疾患により死亡した者で、神経学的緩和ケアを専門看護師より受けていた者62名の医療記録
2014	Evans, R., et al.	Do place-of-death preferences for patients receiving specialist palliative care change over time?（緩和ケアを受けている患者の最期を迎える場所の希望は時間とともに変化するのか？）	International Journal of Palliative Nursing, 20 (12), 579-583.	終末期にあり緩和ケア専門家の介入を受けている患者の、終末期を迎える希望場所（PPD）の変化とそのパターンの明確化	後ろ向き横断的医療記録調査法	緩和ケア専門家によるケアを受けた者で死亡した者299名の記録
2015	Auret, K., et al.	Advance care planning and end-of-life care in a network of rural Western Australian hospitals.（アドバンスケアプランニングとエンドオブライフケアのオーストラリア西部地方におけるネットワーク）	Aust. J. Rural Health, 23, 195-200.	医療施設で死亡した者に対する、アドバンスケアプランニング文書の作成状況とエンドオブライフケアとの関連の明確化	後ろ向き横断的医療記録調査法	1中核病院で死亡した患者50名と、4つの小規模病院で死亡した患者40名の医療記録
2012	Van Leuven, K. A.	Advanced care planning in health service users.（ヘルスケアサービスの利用者におけるアドバンスケアプランニング）	Journal of Clinical Nursing, 21, 3126-3133.	米国において現在医療機関を利用中の患者の事前指示書：ADの利用の明確化	医療記録調査および直接面接法	介護施設の入所者272名と医療記録
2015	Street, M., et al.	Advance care planning for older people in Australia presenting to the emergency department from the community or residential aged care facilities.（オーストラリアの高齢者ケア施設あるいは地域ケア施設より救急外来に搬送された高齢者におけるアドバンスケアプランニング）	Health and Social Care in the Community, 23 (5), 513-522.	地域あるいは高齢者ケア施設から救急外来に受診した対象者のアドバンスケアプランニングの実態の明確化	後ろ向き横断的研究	地域（自宅等）あるいは高齢者ケア施設に在住する65歳以上の者で救急外来に受診した者計300名の医療記録
2014	Mahaney-Price, A. F., et al.	Living will status and desire for living will help among rural Alabama veterans.（アラバマ州の地方に在住する退役軍人のリビングウィルの現状とリビングウィル作成への援助）	Research in Nursing & Health, 37 (5), 379-390.	退役軍人のリビングウィルの現状、リビングウィル作成に対する援助と、それらに影響を及ぼす要因の明確化	大規模調査2次分析法	退役軍人に行われた大規模調査の中から抽出された者で、リビングウィルに関する調査に同意の得られた201名

調査方法・内容	結果	総括
調査方法：神経学的緩和ケアサービ利用者で死亡した者の記録 調査内容：標準エンドオブライフケアプログラムの項目10項目の実施状況	・ケアサービスは標準エンドオブライフケアプログラムの項目すべてにおいて基準を満たしていた． ・95%が知的レベルのアセスメントを受けており，そのすべてがACPあるいは意思尊重の決定が行われていた． ・対象者の介護者の多くは負担を感じておりCNSからの介入を受けていた．	・緩和ケアサービスは標準エンドオブライフケアプログラムの基準を満たしており，非常に効果があるものであったことが明らかとなった．
調査方法：緩和ケア専門家による定期介入時の記録 調査内容：終末期希望場所	・299名の対象者のうち，214名が明確なPPDをあらわしており，その内86%が希望する場所で死を迎えていた． ・57%が最初と最後のアセスメント時のPPDが変化していた． ・未定からいずれかの選択肢に希望が変わると，その希望から変わらない者が多かった．	・緩和ケア専門家の介入を受けている者の多くが，自分の死を迎える場所の希望を示すことができていた． ・一度場所を決めると，再び希望を変える者は少なかった．
調査方法：最近死亡した患者，中核病院50例，4つの小規模病院各10例（計40例）の記録 調査内容：主疾患，家族支援，受診理由，およびACPに関する94項目	・39%の患者がACP（公式または非公式）を保持していた． ・ACP保持の有無において，緩和ケアチームの介入，エンドオブライフケア・パスの使用，疼痛管理，および家族との話し合いには違いがなかった． ・中核病院と小規模病院においてACPのタイプ（公式または非公式）に違いがみられた．	・ACP保持の有無では終末期ケアの違いはみられなかったが，エンドオブライフケア・パスを使用の有無で終末期ケアに違いがみられた． ・地域の小規模病院において，終末期ケアの実施が低かった．
調査方法：対象者の記録よりデータ収集 調査内容：AD保持の有無を調査，AD保持者には健康レベルと社会参加の程度，AD作成時期	・対象者の約30%が調査時点でADを保持していたが，全対象者の約90%が介護施設入所時にADを保持していなかった． ・AD保持者の多くは緩やかな身体機能低下の後にADを作成していた．	・米国の法律では，医療機関に受診する者全てにADの説明とAD作成の問いかけをしなければならないと規程されているが，法的効果はあまりあらわれていないことが明らかとなった．
調査方法：高齢者ケア施設から救急外来に受診した患者150名の記録を抽出し，地域から受診した150名をマッチングさせ抽出 調査内容：救急外来受診状況と治療状況と結果，ACPの内容	・ACPを保持していた者は40名（26.2%）であり，そのすべてが高齢者ケア施設在住者であった． ・ACP保持者と非保持者を比較すると，救急外来在室時間（中央値），検査と処置，医師による診察時間，および入院率で違いはなかった． ・認知／脳機能障害のアセスメントを受けている者の方が，ACPを保持している者が多かった． ・ACP保持者の方が非保持者よりも入院期間は短く再入院は少なかった．	・救急外来を受診する高齢者で，地域に在住する高齢者の方が，ACPを実施している者が少なかった． ・高齢者ケア施設在住で，脳機能障害を有している者の方が，ACPを保持している者が多かった．
調査方法：大規模調査のデータと同意の得られた者からの聞き取り調査 調査内容：健康状態（既存データ）およびリビングウィルの作成の有無と作成する場合の援助について	・13%の対象者がリビングウィルを作成していた． ・未作成者の中で40%が援助を要求していた． ・リビングウィル作成の有無では呼吸器系以外の健康状態に違いはなかった．	・リビングウィル作成とその援助には，人種と学歴に違いがみられたことから，退役軍人のアドバンスケアプランニングの推進にはこれらの要素を考慮する必要があることが明らかとなった．

び家族との話し合いには違いがなかった．エンドオブライフケア・パスを使用している者の方が，緩和ケアチームと疼痛管理導入が多かった．また，中核病院と小規模病院において ACP のタイプ（公式または非公式）の違いがみられた．総括として，ACP 保持の有無では終末期ケアの違いはみられなかった．しかし，エンドオブライフケア・パスを使用していた者の方が緩和ケアの依頼と疼痛アセスメントが実施されていた．また，地域の小規模病院において，終末期ケアの実施が低かった．

2）医療サービス施設に受診した者の医療記録の分析

(1) Van Leuven, K. A.（2012）

　Van Leuven の研究は，米国における医療機関利用中の患者の事前指示書（AD）の実態を明確にする目的で実施された．米国では医療施設あるいは介護施設において，AD に関する説明とAD を作成するかどうかについての問いかけをすることが法的に規定されている．介護施設入居者は何らかの医療機関を通して入居しているため，AD に関する説明と問いかけがどの時点かで必ず実施されているという理由で，介護施設（3 施設）の入居者 272 名の記録が対象となった．272 名の年齢は 35 〜 100 歳であった．調査方法としてまず，すべての対象者の記録より，AD 保持の有無を調査し，AD 保持者に対し健康レベルのどの段階での AD 作成かを調査した．また，AD 保持者には直接面接法にて，尺度を使用し社会参加の程度と健康状況にて情報を得た．

　結果は，対象者のうち 84 名（約 30%）が調査時点で AD を保持していたが，全対象者の約90% が介護施設入所時には AD を保持していなかった．AD 保持者 84 名のうち 61 名は重度の認知障害を有しており，尺度を使用した社会参加と健康状態に関する質問に対し回答を得ることができなかった．AD 作成の理由でもっとも多かったのは，複数回の入院と身体機能の低下であった．AD 保持者の多く（58 名）は緩やかな身体機能低下の後に AD を作成しており，入所から AD 作成まで最短期間で 4 年，最長期間で 17 年であった．米国では医療機関に受診する者すべてに AD の説明と AD 作成の問いかけの規定はあるものの，法的効果はあまり現れていないことが明らかとなった．AD を普及させるためには，エンドオブライフの問題についてもっと開けた会話を促進する必要があることが示唆された．

(2) Street, M., et al.（2015）

　同じく施設利用者の記録を対象とした Street らの研究は，地域（自宅等）あるいは高齢者ケア施設から救急外来に受診した対象者の ACP の実態の明確化を目的とするものであった．地域あるいは高齢者ケア施設に在住する 65 歳以上の者で，2011 年に 3 つの医療施設のいずれかの救急外来に受診した者計 300 名の記録を対象としていた．救急外来受診者の中から高齢者ケア施設在住の 150 名を無作為抽出し，年齢，性別，受診理由，およびトリアージ分類でマッチングされた地域在住者 150 名の記録を抽出した．患者記録から，患者属性に加え ACP の内容，救急外来受診状況，治療状況と結果が抽出された．量的データについては，記述統計とグループ間比較の統計学的処理が行われ，ACP の内容については，内容分析が行われた．

　300 名の対象者のうち ACP を保持していた者は 40 名（26.2%）であり，そのすべてが高齢者ケア施設在住者であった．40 名の ACP には，事前指示（25 名）と拒否する処置（16 名），家族への説明指示（14 名），および最期の時の指示（8 名）が記載されていた．ACP 保持者と非保持者を比較すると，救急外来在室時間（中央値），検査と処置，医師による診察時間，および入院率で違いはなかった．一方，脳血管疾患あるいは認知症との併存症と，脳障害に関するアセスメントを受けている者の方が，ACP を保持している者が多かった．また，ACP 保持者の方が非保

持者よりも入院期間は短く（中央値＝3日 対 中央値＝6日），再入院は少なかった（0％ 対 13.7％）．これらのことより，救急外来を受診する高齢者では，地域に在住する高齢者の方が ACP を実施している者が少ないことが明らかとなった．また，高齢者ケア施設在住で，脳機能障害を有している者の方が，ACP を保持している者が多かった．加えて，救急外来における医療については ACP 保持の有無で違いはみられなかったが，入院期間は ACP 保持者の方が短いことが明確となった．

3）大規模二次調査の分析

Mahaney-Price, A. F., et al.（2014）

Mahaney-Price（2014）の研究目的は，アラバマ州の地方に在住する退役軍人のリビングウィルの現状，リビングウィル作成に対する援助とそれらに影響を及ぼす要因である属性，健康保険，健康状態等の関係の明確化であった．対象はアラバマ州の退役軍人に行われた大規模調査の中から抽出された者で，リビングウィルに関する調査に同意の得られた 201 名であった．調査方法として，過去に実施された大規模調査の対象者で，リビングウィルに関する調査に同意の得られた者に聞き取り調査を行った．抽出された対象者の属性および健康状態（Cumulative illness rating scale: CIRS, World Health Organization Disability Assessment Schedule II: WHO-DAS II）は，大規模調査で得られたデータを使用した．それに加え，リビングウィルの作成の有無と，作成する場合の援助について面接にて回答を得た．リビングウィル作成の有無と援助希望の有無で，健康状態を比較分析した．

その結果，201 名のうち 26 名（13％）の対象者がリビングウィルを作成していた．未作成者の中で 40％ が援助を要求していた．アフリカ系アメリカ人方がコーカシア系白人に比べリビングウィルを作成しない傾向にあり，高校卒業以上の学歴を有する者の方が，リビングウィル作成の援助を欲していた．リビングウィル作成の有無では，呼吸器系以外の健康状態に違いはなかった．リビングウィル作成とその援助には，人種と学歴に違いが見られたことから，退役軍人の ACP の推進にはこれらの要素を考慮する必要があることが明らかとなった．

6 考　察

本項では，2011 年から 2015 年に発表された ACP に関する海外の量的研究を検索したところ，12 件の文献をレビューすることができた．ACP の研究はまだ質的研究法が多いようだが，年々量的研究も増えていることがわかった．また，対象者も医療従事者にとどまらず，高齢者や慢性疾患罹患者など，ACP の必要性の高い集団を対象にした研究が行われていた．加えて，事前指示書やリビングウィル作成を含む ACP 行動を推進するための介入の効果の検証など，単なる実態調査にとどまらない研究も見受けられた．ただ，命の終わる時までその人の望む最善の生を生き抜くことができるよう支援する過程である ACP という研究テーマであるため，人生の最期の時を迎えた人々の状態を明確にするには，死亡者の記録をデータとする研究が多いのも特徴であった．死亡者の記録を分析する場合は，対象者が同一医療機関で医療ケアを受けていた期間すべてをさかのぼることができるため，後ろ向き横断的研究法が可能となる．その手法がとられた場合は，対象者や家族のさまざまな変化や ACP の足跡も明らかにすることが可能である．しかしその反面，記録自体の信憑性や明確にしたい内容の記載について限界があるのは否めないであろう．

今回の文献レビューでは，オーストラリアと米国の研究が多く抽出された．オーストラリアと

米国は，ACPに関して何らかの法的整備がされており，ACPが推進されている国々である．しかしながら，それらの国々の研究でも，リビングウィルやAD等を作成している割合は全体的に少なく，ACP推進における課題があると指摘されていた．日本においては，ACPに関する法的整備はされていない状況であるため，ACPの実施度は非常に低く多くの課題を抱えていることが推測される．今後，多くの人々のエンドオブライフケアの質の向上を進めるためにも，日本におけるACPに関する課題や推進の方策等の研究を盛んに実施する必要があると考えられる．

引用文献

Davison, S. N. (2010). End of life preference and need: Perceptions of patients with chronic kidney disease. Clinical Journal of the American Society of Nephrology, 5 (2), pp. 195–204.

Green, M. J., & Levi, B. H. (2008). Development of an interactive computer program for advance care planning. Health Expectations, 12, pp. 60–69.

Singer, P. A., et al. (1998). Reconceptualizing advance care planning from the patient's perspective. Archives of Internal Medicine, 158, pp. 879–884.

2 看取りケア実践教育プログラムに基づく教育介入研究

■ 一般病棟の看護師を対象とした看取りケア実践教育プログラムの展開と教育効果の評価

　本項では，教育介入研究として，看取りケア実践教育プログラムの展開とその教育効果の評価について紹介する．看取りケアとは，第9章-3で紹介したように，終末期のがん患者と家族に対する支援を意味し，本研究は一般病棟における看取りケアの質の向上を目指して開発したプログラムの展開となっている．

　本研究は，下記の雑誌に掲載されたものを一部削除ならびに加筆修正したものである．

■ 掲載誌

Yoshioka, S., Moriyama, M., & Ohno. Y. (2014). Efficacy of the end-of-life nursing care continuing education program for nurses in general wards in Japan. American Journal of Hospice and Palliative Medicine, 31 (5), pp. 513-520.

1 研究の背景と目的

1) 研究の背景

　わが国では，年間約37万人ががんで死亡し，その約90％が一般病棟で最期の時を過ごしているのが現状である（2015（平成27）年厚生労働省人口動態統計）．したがって，一般病棟の看護師には，終末期がん患者と家族に対する質の高いケアの提供が求められているといえる．しかし，一般病棟におけるケアの現状は，心理社会的なケアや家族への支援において課題があることが先行研究から明らかとなった（Beckstrand et al., 2009；Sasahara et al., 2003；吉岡ほか，2006）．そこで，ケアの課題を検討するためのケア測定ツールである，看取りケア尺度を開発し（吉岡ほか，2009），看取りケア実践の関連要因を特定した（Yoshioka & Moriyama, 2013）．その結果，態度に関する要因として「所属するチームに対する主観的評価」「死にゆく患者へのケアの前向きさ」「実践の手本の有無」，知識・技術に関する要因として「家族アセスメントに関する知識」「症状マネジメント全般の知識」「理論に関する知識と実践での活用」などが特定された．この成果をもとに，看取りケア実践の関連要因に対して介入する焦点型の教育プログラムを開発し，その教育効果の検証を試みた．

2) 研究の目的

　本研究の目的は，一般病棟の看護師を対象とした看取りケア実践教育プログラムを展開し，介入前後の評価指標の比較から，教育の効果を評価し，プログラムの有効性を検討することとした．

2 プログラムの概要

　看取りケア実践教育プログラムの教育目標を表19-4に示した．グループメンバーで課題や問

表 19-4　看取りケア実践教育プログラムの教育目標

1. 日々の看取りケア実践における問題点と課題を明確にし，看護チームメンバーで共有することができる．
2. 家族看護の基礎知識，家族アセスメントの視点（アセスメントシートの使用方法），代表的な理論やモデルについて理解できる．
3. 症状マネジメントの基本が理解できる．
4. 実際の事例の展開により家族アセスメントを行い，獲得した知識を活用し学びを共有することができる．
5. 講師に質問や相談をすることによって，問題の解決，実践への応用についてグループメンバーで検討することができる．

題点を検討し，学びを共有することにより看取りケアに対する考え方や自信の強化が期待され，最終目標として看取りケア実践能力の向上を目指した．

　プログラムの概要は表19-5に示すとおりである．プログラムは5回構成とし，各回の間隔を1～2週間あけ，約2カ月間の介入期間とした．教育内容は，①家族アセスメントの基礎知識，②症状マネジメントの基礎知識，③看取りケアに関する理論やモデルの基礎知識と実践への応用とし，プログラムの各回に配置した．前半3回は，家族看護の基礎知識を含め，家族をアセスメントするために必要な知識の提供と事例の展開とした．特に，家族アセスメントに関する知識は先行研究において「知識・技術」における説明力が最も大きかったことから，講義だけではなく実際の事例展開を課題とし，家族アセスメントの症例発表会を実施した．後半の2回は疼痛マネジメントならびに疼痛以外の症状について最新の知見に基づき，がん看護専門看護師による講義とした．さらに，獲得した知識の実践における活用のイメージ化の促進を目的に，各講義後，各病棟の現状と問題点や課題，獲得した知識の活用の可能性など講義内容にそったグループディスカッションを行い，がん看護専門看護師に相談できる場も設定した．

　また，グループメンバーについては，各病棟から若手・中堅・ベテラン看護師を合計5名程度抽出し，同じ病棟のメンバーでグループ編成した．このことによりチームの現状を踏まえたディスカッションが可能となり，参加者がチーム内で看取りケアの推進力となり，チーム全体の成長につながることを期待した．

3　研究方法

(1) 研究デザイン：対照群を設定しない前後比較介入研究
(2) 研究対象者

　　がん診療連携拠点病院であるA病院において，終末期がん看護が実践されている5つの病棟の看護師25名とした．対象者の選出の際には，ベテラン看護師1名，中堅看護師2名，若手看護師2名を基本とし，グループメンバーの均質性を確保した．

(3) 研究期間：2010年6月～9月
(4) 評価指標と評価ポイント

　　評価時期は，介入前，介入直後，介入2カ月後とした．
　　教育効果の測定において，①看取りケア実践能力，②看取りケア実践に対する自信，③看取りケアに対する態度，④看取りケア実践におけるチームに対する認識，⑤看取りケアに関する知識の5つの視点から評価指標を設定した．主な評価指標の概要を表19-6に示す．

表 19-5　看取りケア実践教育プログラムの教育目標

回	レクチャー内容	時間	ディスカッション内容	時間
1	※ 介入前評価	20分		
	・自己紹介，病棟紹介 ・プログラムの概要説明（目的・方法） ・看取りケアの考え方の説明 ・家族看護の基礎知識－家族志向のケアを行うために 　家族の捉え方（家族システム看護理論）， 　家族のニード 　家族をケアすることの意義など ・終末期看護看護に関する理論やモデルの基礎知識（資料提供）	90分	・日々の看取りケア実践における問題点と課題 ・家族に対するケアの現状と課題 ・レクチャーから得た学び	30分
2	・家族アセスメントの基礎知識 　家族の捉え方（復習），円環的関係性の理解 　ファミリーライフサイクルと発達課題の理解 ・家族アセスメントの実際（模擬事例を用いながら説明） 　家族アセスメントシートの紹介 　シートの活用方法	60分	・模擬事例の家族アセスメントについて，アセスメントの視点に基づきグループでディスカッションを行う ・病棟での看取りケア実践における家族アセスメントシートの活用の可能性について話し合う 【課題】実際の終末期患者家族をアセスメントし，プレゼンテーションの準備を行う	60分
3	【家族アセスメントに基づく事例発表会】 ・病棟ごとに事例の紹介，家族アセスメントの内容，家族のニード，必要な（実際に行った）ケアについて発表する ・発表内容についてディスカッションを行う			150分
4	・症状マネジメント 　疼痛マネジメントの基礎知識	120分〜150分	・病棟における疼痛マネジメントの現状と問題点 ・問題点の解決策，対応に関連した質疑応答（相談）	30分〜60分
5	・症状マネジメント全般 　疼痛以外の主要な症状マネジメントの基礎知識 　代替療法，看護師で行えるケアの実際など	120分〜150分	・疼痛以外の症状マネジメントの現状と問題点 ・問題点の解決策，対応に関連した質疑応答（相談）	30分〜60分
	【プログラムのまとめ】 ・学習内容の振り返り ・プログラム全体を通した学びや感想，今後の実践への展望			30分
	※ 介入直後評価	20分		

　さらに，プログラム最終回終了後に，プログラム内容，展開方法，時間配分になど対する満足度について，5件法で評価を得た．

(5) **分析方法**

　Shapiro-Wilk 検定で評価指標の正規性の確認をしたうえで repeated-ANOVA を用いた．プログラム終了直後に実施するプログラム運営上の評価については，記述統計を行った．有意水準は $p<0.05$ を採用した．

(6) **倫理的配慮**

　対象者にはプログラムの概要，意義，目的について文書で説明するとともに，プログラムへの参加は自由意思であり，中断も自由であること，不参加や中断による不利益は一切ないことを保証し，業務評価とも無関係であることを説明した．また，評価指標への回答におけるプライバシー保護のための対策についても明記した．さらに，研究成果の学会等での公表の際には，研究対象者や施設の名前が特定されるような記述はしないことも明示し，同意書をもって研究参加の同意の確認とした．

表 19-6 看取りケア実践教育プログラムの評価指標の概要

評価の視点	評価指標	評価指標の特徴
看取りケア実践能力	看取りケア尺度（吉岡ほか，2009）	22項目5因子（第14章-5参照）
看取りケアに対する自信	看取りケアに対する自信項目（本研究で作成）	8項目（6段階評定）
看取りケアに対する態度	Frommelt Attitudes Toward Care of the Dying Scale Form B 日本語版（FATCOD-B-J）（中井ほか，2006）	2因子30項目を使用 【死にゆく患者へのケアの前向きさ】 【患者・家族を中心とするケアの認識】
所属チームに対する認識	所属するチームに対する主観的評価項目（本研究で作成）	10項目（5段階評定）
症状マネジメントに関する知識	症状マネジメント関する知識に対する主観的評価項目（本研究で作成）	19項目5因子 【家族アセスメントに関する知識】 【症状マネジメント全般の知識】 【モデルや理論に関する知識】 【疼痛マネジメントに関する知識】 【社会資源に関する知識】
	症状マネジメント関する知識に対する客観的評価項目（本研究で作成）	Ross et al.(1996)によるThe palliative care quiz for nursing（PCQN）を参考に20項目作成．正しいものに○をつけるクイズ形式

4 研究結果

1）対象者の特徴

対象者の概要を表19-7に示した．25名のプログラム参加者を得たが，うち1名は2回欠席したため実質24名となった．また，評価指標の欠損値が多かった2名を除外し，22名を分析対象者とした．

2）プログラムの効果

プログラムの教育効果については（表19-8）に示すとおり，主要アウトカムである看取りケアの実践能力は終了直後に有意に上昇し，終了2カ月後も維持されているという意義ある結果を得ることができた（$p<0.05$）．看取りケアに対する自信，看取りケアに対する知識についても同様の結果であった．看取りケアに対する態度については，介入前から高い水準にあった得点が終了直後にさらに上昇し，終了後2カ月で介入前と同水準まで戻っていた．チームに対する認識については，統計学的に有意な結果を得ることができず，評価内容の適切性の問題などが課題として残った．

また，プログラムの運用，有用性に関する評価においても高い評価が得られた．

5 考察

1）看取りケア実践教育プログラムの教育効果

プログラムを実施した結果，主要アウトカムである看取りケア実践能力がプログラム終了後に有意に上昇し，終了2カ月後においても維持されていたという意義ある結果が得られ，本プログラムの看取りケア実践能力の向上への効果が示唆された．

看取りケアの実践能力の向上に伴い，看取りケアに対する自信が向上し，終了2カ月後も維持

表19-7 対象者の概要

対象者の特性	プログラム参加者（N=24）	分析対象者（N=22）
年齢（歳）	32.64±10.58	30.75±9.08
性別（人数（%））男性／女性	2（8.3）／22（91.7）	2（9.1）／20（90.9）
臨床経験年数（人数（%））		
若手：5年未満	7（29.2）	7（31.8）
中堅：5年以上15年未満	11（45.5）	11（50.0）
ベテラン：15年以上	6（25.0）	4（18.2）
最終学歴（人数（%））		
専門学校	18（75.0）	16（72.7）
短期大学	1（4.2）	1（4.5）
大学	5（20.8）	5（22.7）

表19-8 各評価ポイントにおける評価指標の変化

評価指標	a）介入前 M±SD	b）介入直後 M±SD	c）介入後2カ月 M±SD	a)-b)	b)-c)	a)-c)
看取りケア尺度	62.36±12.00	72.95±10.60	74.91±15.51	**	n.s.	**
悔いのない死へのケア	18.91±3.70	21.59±3.20	21.55±4.80	**	n.s.	**
癒しと魂のケア	9.77±2.96	12.64±3.71	13.95±4.51	**	n.s.	**
苦痛緩和ケアの保証	12.91±2.16	14.14±1.91	14.59±2.54	*	n.s.	**
情報提供と意思決定のケア	11.14±2.83	13.73±2.29	13.82±3.30	**	n.s.	**
有効なケアの調整	9.64±2.38	10.86±1.73	11.00±2.07	*	n.s.	**
看取りケアに対する自信	23.41±5.79	29.41±5.53	27.82±7.29	**	n.s.	**
FATCOD-B-J	118.73±10.10	126.09±11.69	121.45±13.89	**	*	n.s.
死にゆく患者へのケアの前向きさ	62.95±7.93	67.50±8.34	63.77±8.78	**	*	n.s.
患者・家族を中心とするケアの認識	51.86±4.19	54.86±4.02	53.91±6.00	*	n.s.	n.s.
所属するチームに対する主観的評価項目	29.59±6.56	29.95±6.95	30.36±7.35	n.s.	n.s.	n.s.
症状マネジメントに関する知識						
症状マネジメント関する知識に対する主観的評価項目	53.41±1116	73.32±7.53	71.55±11.46	**	n.s.	**
家族アセスメント	9.05±3.15	16.41±1.89	16.09±2.64	**	n.s.	**
症状マネジメント全般	15.41±2.78	19.50±2.30	19.14±2.75	**	n.s.	**
モデルや理論	11.23±3.39	15.14±2.05	14.32±3.26	**	n.s.	**
疼痛マネジメント	13.55±3.05	16.14±2.01	15.73±2.78	**	n.s.	**
社会資源	4.18±1.94	6.14±2.01	6.27±1.91	**	n.s.	**
症状マネジメント関する知識に対する客観的評価項目	12.33±2.56	13.86±2.23	13.73±2.21	*	n.s.	*

$*P<0.05, **P<0.01$

されていた．自信を測定した項目は，看取りケアに対する自己効力，すなわち，セルフ・エフィカシーを示している．本プログラムに参加することによって新しい知識を獲得するとともに，日常のケアに対して肯定的な評価もできたことがケアへの自信につながったと推察される．セルフ・エフィカシーは，失敗や困難が伴っても行動に必要な努力を惜しまず，行動を遂行する力となることが示されていることから（Bandura, 1997），自信の向上と維持が認められた本研究の結果は，

意義あるものであるといえる.

　看取りケアに対する態度については，プログラム直後に有意に上昇し，合計得点と「死にゆく患者へのケアの前向きさ」はプログラム終了後2カ月で介入前とほぼ同じレベルまで有意に低下していた．本研究のFATCOD-B-J得点は，筆者らの先行研究における得点よりも高い水準にあり（Yoshioka & Moriyama, 2013），その背景には，本プログラムの対象者が希望者を中心に構成されており，元来の看取りケアに対する興味関心の高さが反映されたと推測される．また，FATCOD-B-Jが測定する態度は，看取りに対する積極性や価値観であり，これらの要素はプログラムに参加して学習することによって一時的に最も上昇しやすい要素であると推測される．したがって，終了後2カ月に有意に下降した結果については，時間の経過に伴い冷静な評価がなされたと考えることができる．

　所属するチームに対する認識の評価においては，有意な結果は得られなかった．プログラム参加者は希望者を中心に構成されており，意識の高さから所属するチームを厳しく評価していたことが推察される．したがって，有意ではないものの上昇がみられたことは評価できる結果であるといえる．

　看取りケアに関する知識の評価の結果，知識の程度に対する主観的評価合計得点および5つの下位因子，テスト形式の20問は，すべてプログラム終了直後に有意に上昇し，終了2カ月後も維持されていた．主観的評価については，参加者が自分の知識がどの程度かを判断して回答する形式であるため客観性には乏しいが，テスト形式の20問も同様に変化していたことから，ある程度信頼できる結果であるといえる．

2）看取りケア実践教育プログラムの展開方法の妥当性

　教育・医学・経営の分野で大きな影響力を持つ学習理論の1つとして，Kolb（1984）の体験学習理論が知られている．Kolb（1984）は，学習を「経験の変換によって知識が形成される過程である」と定義しており，学習能力の形成の段階として第1段階から順に，具体的経験，内省的観察，抽象的概念化，能動的実験を示している．また，第4段階での能動的実験は，第1段階の具体的経験となり，そのサイクルは繰り返されることが示されている．これらの段階を本プログラムの教育展開方法と照らし合わせると，日々の臨床活動において「具体的経験」をしている参加者がプログラムに参加し，講師からの問題提起やグループディスカッションによってケア不足や知識の不足に気付き，「内省的観察」が起こっていたことが考えられる．また，講義において理論や概念に関する知識の提供を受けることによって「抽象的概念化」が起こり，それらを用いた事例検討と発表は，「能動的実験」となったといえる．さらに，症状マネジメントの重要性の再認識という次の課題をもって，プログラム後半に臨むことができていたといえる．したがって，本プログラムの構成は学習プログラムの構成として妥当であり，教育効果に貢献する方法であったことが示唆された．

　グループ編成については，同じ病棟のメンバー同士で構成し，ベテラン看護師1名，中堅看護師2名，若手看護師2名を基本にメンバーの選定を依頼した．このことによって参加者は，新しい人間関係を構築する必要はなく，学習への導入がスムーズであったことが推察される．Nicol & Reid（2005）は，緩和ケアにおける教育において，相互学習の重要性を強調しており，その要素として，振り返りの実践，メンターシップ，プリセプターシップなどのインフォーマルな学習をあげている．本プログラムでは，グループ内に各年代層の看護師が存在していたことにより，多様な視点からの振り返りの実践，メンターシップの発揮などメンバー間のインフォーマルな相互学習が進んでいたことが推測される．

以上の考察から，本プログラムは，看取りケアの実践能力の向上に貢献できるプログラムであることが示唆された．また，その展開方法においても，教育効果を高める妥当な方法であったと考える．

3）本研究の限界と今後の課題

　本研究では，参加者の募集においては希望者を募った．したがって，元来看取りケアに興味関心の高い集団に対する介入であったことが推測される．したがってプログラムの導入が円滑に進み，教育の効果が得られやすい集団であったという点でバイアスが生じていることは研究の限界であるといえる．

　本プログラムを院内研修として導入し，院内の専門看護師や認定看護師と協働してプログラムを展開していくことが今後の課題である．

6 結　論

　一般病棟の看護師を対象とした看取りケア実践教育プログラムを開発し，その有効性を検証した．評価指標の分析の結果，主要アウトカムである看取りケア実践能力の向上が認められ，看取りケアに対する自信，態度，知識にも肯定的な変化が認められた．プログラムの有用性についても参加者から高い評価が得られた．看取りケア実践教育プログラムは，実践能力の向上に寄与するプログラムであることが示唆された．

7 抄　録

　本研究の目的は，一般病棟の看護師を対象とした看取りケア実践教育プログラムの有効性を検証することである．研究デザインは，対照群を置かない前後比較研究とし，25名の看護師を対象にプログラムを実施した．プログラムの内容と展開は，家族アセスメント，症状マネジメントに関する内容を理論やモデルと関連付けながら学習する方法とした．主要アウトカムである看取りケア実践能力は終了直後に有意に上昇し，終了2カ月後も維持されていた．看取りケアに対する自信，知識についても同様の結果であった．看取りケアに対する態度については，介入前から高い水準にあった看取りケアに対する態度の得点が終了直後にさらに上昇した．また，プログラムの有用性においても高い評価が得られた．

　上記の結果から，看取りケア実践教育プログラムは，看取りケア実践能力の向上に寄与するプログラムであることが示され，有効性が確認された．今後は，本プログラムを院内研修として汎用していくことが課題である．

引用文献

Bandura, A. (1997). Self-Efficacy: The exercise of control. Worth Publishers.

Beckstrand, R. L., et al. (2009). Oncology nurses' perceptions of obstacles and supportive behaviors at the end of life. Oncology Nursing Forum, 36 (4), pp. 446-453.

Kolb, D. A. (1984). Experimental learning: Experience as the source of learning and development. Prentice Hall.

Nicol, J. S., & Reid, N. (2005). Education and development in palliative care. In J. Lugton, and

R. McIntyre (Eds.), Palliative care: The nursing role (2nd ed.). pp. 33-62. Churchill Livingstone.

Sasahara, T., et al. (2003). Difficulties encountered by nurses in the care of terminally ill cancer patients in general hospitals in Japan. Palliative Medicine, 17 (6), pp. 520-526.

吉岡さおり,池内香織,山田苗代ほか(2006).看護師の末期がん患者に対する看取りケアとそれに関与する要因,大阪大学看護学雑誌,12 (1),pp. 1-10.

吉岡さおり,小笠原知枝,中橋苗代ほか(2009).終末期がん患者の家族支援に焦点を当てた看取りケア尺度の開発.日本看護科学会誌,29 (2),pp. 11-20.

Yoshioka, S., Moriyama, M., & Ohno. Y. (2014). Efficacy of the end-of-life nursing care continuing education program for nurses in general wards in Japan. American Journal of Hospice and Palliative Medicine, 31 (5), pp. 513-520.

Yoshioka, S., & Moriyama, M. (2013). Factors and structural model related to end-of-life nursing care in general ward in Japan. American Journal of Hospice and Palliative Medicine, 30 (2), pp. 146-152.

3 エンドオブライフケアに対する家族の認識

■ ターミナル期にあるがん患者の痛みの管理とサポートケアを妨害する諸因子の抽出とその対策

　本研究は，1996年に科学研究費の助成を受け実施した上記タイトルの科研報告書の中から，「エンドオブライフケアに対する家族の認識」に焦点を当てまとめたものである．報告された時期はいささか古いが，示唆されたエビデンスは今でもエンドオブライフケア従事者に有意義な示唆を与えている．このことは，超高齢社会から多死社会へと移行する過程において，高度先進医療，入院期間の短縮化，在宅医療重視の転換などに拍車がかかる状況下，現実の臨床のエンドオブライフケア場面においても，20年前に明らかにされた課題が継続あるいは拡大していることを示している．

■ 掲載誌

　小笠原知枝，久米弥寿子，阿曽洋子ほか（1996-1999）科学研究費助成事業：ターミナル期にある癌患者の痛みの管理とサポートケアを妨害する諸因子の抽出とその対策 報告書．また，本研究の一部は，Oncology Nursing Forum, Vol. 30, No. 5（2003）に掲載した．

1 研究の背景と目的

　エンドオブライフケアでは家族との関係が重要な意味をもっていることは周知のことである．そこで本研究では，家族がエンドオブライフを，またエンドオブライフケアをどのように認識して，患者をサポートしているかに焦点を当て，エンドオブライフケア上の問題と課題を探究している．こうした問題と課題を直視することは，エンドオブライフケアに携わる医療職者の有無にかかわらず，すべての人々にとって重要であると考える．

　終末期を病院で過ごし死を迎える人々は80％を超えている．そこで，ここでは大学病院で死亡したがん患者が受けた医療や看護を，家族がどのように受け止め，看護師や医師に対しどのような援助を求めているかを明らかにしたうえで，エンドオブライフケアの在り方について検討することを目的とした．

2 研究方法

　対象者は1996年4月から1998年10月までの期間に，A大学病院で死亡した患者の遺族であり，134名のうち有効回答の得られた74名（回収率55.2％）を分析対象とした．自記式質問紙を郵送法により配布し回収した．質問紙の配布時には，調査の趣旨を記載した調査の依頼書を添付し，研究への参加協力は回答された質問紙の返送をもって確認した．

　質問紙の内容は，①治療や看護およびインフォームドコンセントに対する満足度，②麻薬についての家族の認識，③終末期がん患者の症状に対する家族の認識，④家族が希望する支援，⑤自分なら終末期にどのような選択肢をとるか，⑥医師，看護師，終末期医療に期待することの6項目で構成した．看護や治療に対する満足度については「非常に満足」から「非常に不満足」，インフォームドコンセントについては「十分であった」「どちらともいえない」「不十分であった」

の3段階で回答を求めた．看護や治療に対して「不満足」と答えた場合には，具体的な内容を質問した．麻薬に対する認識については，常習性，人格の変化の有無や死期との関連での質問項目を設け，受けたい援助については，援助内容を選択式で質問した．その他，看護師や医師，終末期医療に望むことについては，自由回答式で回答を得た．自由記述はその意味内容の共通性に注目して分類した．

3 研究結果

1）対象者の属性

平均年齢は55.9±11.6歳で，男性31名（41.9％），女性42名（56.8％），無回答1名であった．患者との間柄では，妻32名（43.2％），夫18名（24.3％），子ども16名（21.6％），兄弟姉妹4名（5.4％），無回答4名であった．患者が入院している病棟は，42名（56.8％）が内科系病棟，32名（43.2％）が外科系病棟であった．

2）治療や看護およびインフォームドコンセントに対する満足度

治療や看護に対する満足度については，「非常に満足」「まあまあ満足」という回答を合わせた結果では，治療に対して54名72.9％，看護に対して67名（90.6％）が満足と回答していた．治療に対する不満には14件の記述があった．その主なものは，"治療の効果が十分得られなかった"，"説明や対応についての不満"，"治療や処置のタイミングが遅い"などであった．看護に対する不満には，"看護師が多忙なため十分なコミュニケーションがとれなかった"があった．

インフォームドコンセントについての結果を図19-1に示す．医師の病状や治療の説明に対して，十分と答えた人は入院時から状態悪化時，そして臨終間近時へと低下していた．余命説明について十分と答えた人は入院時が60.6％，状態悪化時も60.6％で低かった．説明が不十分の内容として，"臨終が近かったことの説明が遅かった"，"一貫した対応が不十分"，"説明がわかりにくい"などの記述があった．

3）麻薬についての家族の認識

麻薬使用の有無についての質問では，「使用していた」が42名（56.8％），「使用していなかった」が18名（24.3％）で，「わからない」と答えた人が14名（18.9％）あった．使用していたという回答者の内，「麻薬使用開始の時期が適切であった」という回答者は30名（71.4％），十分に患

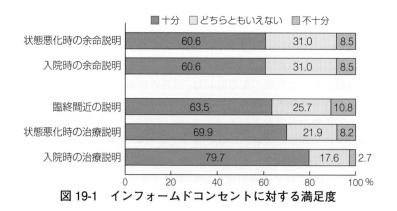

図19-1　インフォームドコンセントに対する満足度

者の痛みがとれたという回答は19名（45.2％）であり，痛みは取れなかったという回答は4名（9.5％）という結果であった．また，麻薬を使用する時にその効果や副作用の説明が適切であったという回答は27名（64.3％）であった．

図19-2は麻薬に対する家族の認識を示したものである．「麻薬を使用する時は死期が近い」という問いに56.8％が「そう思う」と答えていた．「麻薬は癖になる」では「そう思う」が32.4％，「使用すると死期を早める」では「そう思う」が20.3％，「使用すると人柄がかわってしまう」では「そう思う」が18.9％であった．また「わからない」と回答した人は順に24.3％，29.7％，51.4％，37.8％であった．

4）終末期がん患者の症状に対する家族の認識

図19-3は終末期がん患者のさまざまな症状を家族がどのように受け止め認識しているかを示している．そばで見ていてつらいと感じた症状を複数回答で求めた結果，疼痛44.6％，息苦しさ37.6％，吐き気23.0％，不眠21.6％，むくみ20.3％，だるさ18.9％，咳16.2％，便秘12.2％でいずれも45％以下であった．

5）家族が希望する支援

家族が最も受けたかった支援を複数回答で求めた結果，「付き添いの交代」が43.2％，「相談」が41.9％，「ヘルパーやボランティアによる相談」25.7％，「資料や情報の提供」が20.3％，「経済的援助」が14.9％，「他の患者の情報」が12.2％であった．

在宅医療を受ける機会があれば受けたかという質問に対して，「受けなかった」と回答したのは32名（43.8％）で理由は，"治療の継続困難"，"仕事がある"，"利用できる地域のサービスや機

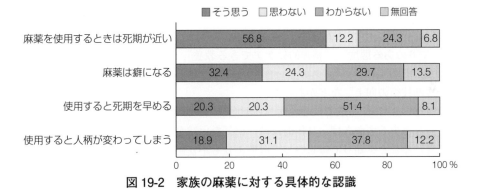

図19-2　家族の麻薬に対する具体的な認識

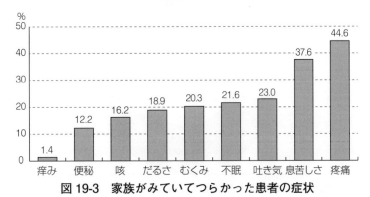

図19-3　家族がみていてつらかった患者の症状

関がわからない","家が狭い","死亡診断書の依頼が難しい","急変時の対応の不安",などがあげられた.

6）自分なら終末期にどのような選択肢をとるか

　もし医師から「これ以上治療を続けても効果は期待できない」と言われた場合には，あなたはどのような選択肢をとりますかという問いに，81.1%が苦痛の緩和に重点を置いた医療をしてほしいと答えていた（図19-4）．

7）医師に期待すること

　"医師の技術向上"，"医師の人間性や態度，信頼感"，"衰弱している身体を練習台にしてほしくない"，"やむを得ないことかもしれないが，病状の厳しい中での未熟な採血や注射，骨髄採取時などの苦痛をみるのはつらい"などの記述がみられた．医師の態度に関連して，"人の死になれた軽い態度で立ち会うのはよくない"，"命をデータで説明するのはやめてほしい"などの記述もあった．

　患者への対応で期待することとして，"研究や検査より患者中心の医療"，"十分な治療"，"適切な治療開始の時期"，"最小限の検査"などを15名が，"患者への精神的支援"を10名が，"患者への十分な説明"を6名があげていた．

　治療の在り方としては，"症状緩和・在宅医療への対応の必要性"を13名が指摘していた．また家族への対応としては，"家族へのわかりやすい説明"を14名が希望していた．

　主治医体制に関することや医師が交代する時の一貫した引き継ぎの必要性など病院システムに対する希望も記述されていた．

8）看護師に期待すること

　「態度（優しさ・明るさ）」「人間性」「人柄」「信頼感」などについて，16名が記述し，具体的には，"思いやりのある態度"，"精神的にケアできる教養"，"広範な話題をもつ人間的な大きさ"などみられた．その他には，"ミスのない作業手順"，"安楽に対する知識や技術の向上"，"安楽に配慮した援助技術の向上"などがあった．

　患者への対応としては，「患者の心理面への配慮」「精神的支援」「敏速な対応」「個々の場面に応じた対応」などを6名があげ，具体的には"何気ない言葉や態度でも患者にとっては大きなインパクトを受けることを知ってほしい"，"医療よりも不安感を取り除くコミュニケーションがほ

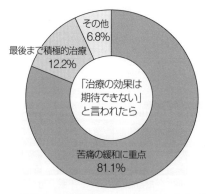

図19-4　自分なら終末期にどのような選択肢をとるか

しい", などの記述がみられた. また家族への対応としては, 患者や家族の立場にあった対応を期待していた. 看護体制に関することでは,「行き届いた看護」「時間・人員の充実」を期待していた.

9) 終末期医療に期待すること

最も多かった記述は,「心のケア」で14名であった. 次いで「苦痛の緩和」「積極的治療は最小限にしてほしい」などであった. その他には,「ホスピス病棟設置の希望」「インフォームドコンセントの在り方」「家族へのサポート」「がん患者の減少をもたらす高度医療」「安楽死・自然死」「在宅医療の充実」「入院の継続」などさまざまことが記述されていた.

4 考 察

1) 治療や看護およびインフォームドコンセントに対する満足度

治療に対しては72.9%の家族が, また看護師から受けたケアに対しては90.6%の家族が「満足」と回答したことから, 家族は全体的に治療や看護に満足していたものと考えられる. しかし, 自由記述には, "大学病院なら治してもらえるだろうと期待して入院したが, 思うような効果は得られなかった", "看護師が多忙なため十分なコミュニケーションがとれなかった" などの不満を意味する言葉があった.

大学病院における終末期医療の難しさは, 患者や家族が最後の治療の場として多大な期待をもっており, 終末期の患者には最期まで積極的な治療を続けていること, 一般病棟では急性期ケアを必要とする患者と終末期の患者が混在していること, 終末期の患者と十分に話し合う時間が取れないこと, などの状況から推測できる. 今回の「満足度」と自由記述の若干のずれから, こうした大学病院の複雑な状況が窺われる.

医師の治療の説明に対して, 十分という回答は入院時79.7%, 状態悪化時69.9%, 臨終間近時には63.5%と次第に低下している結果であった. 治療によっては, 状態悪化時と臨終間近が同時期になることもある. いずれにしても家族へ説明はしているが, 段階を追ったわかりやすい説明には至らない傾向にあることが推測される. 家族にとって, 状態悪化時や臨終間近の説明は受け入れがたく, 理解困難になりやすい. 満足な回答の割合が時期を追って低下していた結果から, 不必要な不安や恐れを軽減するためのインフォームドコンセントは継続して重要であり, 看護師には医師と患者・家族間の調整役が求められていることを認識する必要がある

2) 家族の認識と希望する支援

家族がみていてつらい症状では,「疼痛」が最も多くあげられていた. わが国の疼痛治療の成績は徐々に向上されているものの, 麻薬の効果的な使用は半数に過ぎない. 医療者側の麻薬に対する認識は, 久米ら (1999) が「末期がん患者の痛みの管理と緩和ケアに対する妨害因子」で述べているように, アセスメントと知識が不十分であり, WHO (2000) が提言している「がん性疼痛からの解放」には至っていないことが示唆された. 介護している家族の立場からしても, 痛みの緩和は最優先事項と考える.

家族の麻薬に対する認識として,「麻薬の使用は死期が近い」は56.8%,「麻薬を使うと癖になる」は32.4%,「麻薬の使用で死期を早める」は20.3%,「麻薬を使用すると人柄が変わってしまう」は18.9%という結果であった. この結果からも, 麻薬に対するマイナスイメージが強く, 家族は麻薬を使うことを非常に危惧していることが窺われる. こういった状況も患者の完全除痛を

妨げる要因となっていると考えられ，改善の余地は大きく残されている．

家族がつらいと思ったときに受けたかった援助では，「付き添いの交代」と「相談」が多かった．近年，核家族化や近隣との付き合い方の変化により，終末期を迎える場が家庭から病院へと移ってきている．病院で終末期を迎える家族は，精神的，身体的な援助を求めている．家族，特にキーパーソンとなる者は，心理的動揺や身体的負担によりストレスが生じやすい．今回の結果から，家族に対する看護師の役割が大きく，より良い看取りの調整役が求められていることが推測される．

入院中に在宅医療を希望するかについては，43.8％は希望しないという意見であった．この理由として，「治療の継続困難」「仕事があること」といった意見の他に「急変時の対応の不安」があげられていた．最期は患者を自宅で迎えさせてあげたいという気持ちはあっても，医療依存度の高い患者やがん終末期の痛みは，在宅では困難と考え入院を余儀なくされている状況が多くみられている．そして，まだまだ在宅医療への支援システムが充実されていない現状において，家族にとっては病院で看取る方が安心なのであろう．しかし，終末期に過度になりがちな積極的治療をせず，痛みのコントロールに視点をあてるならば，一時的とはいえ在宅でのエンドオブライフケアは可能と思われる．「希望しない」という理由を詳細に分析するならば，在宅エンドオブライフケア移行の時期を適切に判断することの可能性と必要性が明らかになると考えるが，これは今後の課題であろう．

3）医師や看護師および終末期医療に望むこと

家族が医師に望むことでは，「衰弱している身体を練習台にしてほしくない」などの医師の態度に関する記述があった．大学病院では教育機関であることから卒後1年目の研修医も患者を受け持つ．末期の患者は経験豊かな医師が担当することが望ましいことであるが，病院のシステム上難しく，今後の課題である．大学病院の目指す高度先進医療は緩和ケアとは相いれない面があり，研究や検査のためのデータ集めを否定し，患者中心の治療を望む声が多かったことに反省する必要がある．医師の中には，終末期医療は医療の敗北とする考え方があり，この姿勢が緩和医療に対する関心の低さにつながっていくことが懸念される．

また大学病院では，主治医が頻繁に交代し，複数で担当することがよくある．ようやく患者と主治医間のコミュニケーションがとれるようになった時点で，医師の交代があり，患者・家族にとってマイナスとなることがある．今回の結果で，家族は主治医が交代することの弊害を感じていることがわかり，今後は前任の主治医の気概を受け継いだ一貫した治療方針と対応が可能になるような調整が必要である．

看護師に対しては，「ミスのない作業手順」「安楽に対する知識や技術の向上」はもちろんのこと，「思いやりのある態度」「精神的にケアできる教養，あるいは広範な話題をもつ人間的な大きさ」を望んでいる者が多く，終末期の患者・家族の看護師への期待の大きさを感じさせられる．

「何気ない言葉，態度でも患者にとって大きなインパクトを受けることを知ってほしい」「医療よりも不安感を取り除くコミュニケーションがほしい」という記述にもあるように，緩和ケアにおいては，死と向かい合う患者の不安を軽減するコミュニケーション技術は大切な要素である．今回の結果から，言語によるコミュニケーションがばかりでなく，立ち居振る舞い，目線の位置などの非言語的な面にも気を配る必要があることが再認識させられた．つねに患者に関心を寄せ，何に苦悩しているかを感じ取り患者の苦痛を共有する存在になることが大切である．

毎日のように患者のもとに通う家族は精神的にも肉体的にも疲れ，追い詰められている．不安な気持ちを受け止め，ねぎらいの言葉をかけるなど，家族の精神的支えとなりたいものである．

終末期医療に望むことでは,「心のケア」「苦痛の緩和」「終末期には積極的な治療は最小限にしてほしい」「ホスピス病棟の設置」といった意見があがっていた.厚生省のがん克服戦略研究事業報告(1996)などで述べられてきたことが,本調査においても再確認された.大学病院という設備やシステムの異なる場所でも,家族に求められているものは終末期医療に共通の信念であることが明らかになった.これらは医療スタッフの運営の仕方や日々の看護・治療の取り組みの1つで,改善可能な部分の多い領域である.

今後は,求められている内容をさらに吟味し,改善する方法論を検討していく必要がある.こうした取り組みが,家族を含め,より質の高いエンドオブライフケアの在り方を検討することにつながると考える.

5 まとめ

大学病院で終末期を迎えたがん患者の家族が,大学病院の看護や治療をどのように受け止めて,何を望んでいるのかを明らかにするために質問紙調査を行った.その結果,受けた看護や治療には満足していると答えた回答者が多数であったが,自由記述の分析から,医療従事者の言動や終末期を過ごした患者やその家族が受けたケア上に,さまざまな問題や課題があることが示唆された.エンドオブライフ期の患者とその家族のQOL・QODDを重視したエンドオブライフケアには,まず,本研究において示唆された問題と課題を認識することから始め,その解決のために何が必要なのかを追及することが今後の課題と考える.

謝辞
本調査にあたり,ご協力いただきました関係機関および対象者の皆様方に心よりお礼申し上げます.

引用文献

厚生省がん克服戦略研究事業第7分野がん患者の緩和ケアに関する研究班(1996).日本におけるがん患者の疼痛の出現率・鎮痛法の現状と除痛率の改善度,1996年12月のがん疼痛・終末期医療のアンケート調査の報告書.

久米弥寿子,小笠原知枝,馬場環,ほか(1999).がん患者の疼痛管理の妨害因子に対する看護婦・医師の認識と知識・態度・関心度,大阪大学看護学雑誌,5(1),pp. 8-16.

Ogasawara, C., Kume, Y., & Andou, M. (2003). Family satisfaction with perception of and barriers to terminal care in Japan. Oncology Nursing Forum, 30 (5), pp. E100-E105.

世界保健機関編(1996).武田文和訳(1996).がんの痛みからの解放:WHO方式がん疼痛治療法第2版.p.3,金原出版.

4 終末期がん患者と家族の予後に関する認識

■ 終末期がん患者と家族の予後告知に基づく死の認識と患者の年齢との関連分析．

本項は，下記論文をまとめたものである．

■ 掲載誌

林容子，小笠原知枝，加藤亜妃子，朝倉由紀（2017）．終末期がん患者と家族の予後告知に基づく死の認識と患者の年齢との関連分析．日本エンドオブライフケア学会誌，1，pp. 11-18．

1 研究の背景と目的

1）研究の背景

　人口の高齢化に伴いがんによる死亡者数は年々増え，緩和ケアに携わる医療職者にとって，QODD（Quality of Death & Dying）や End-of-Life Care は重要な課題となっている．多くの先行研究では，予後告知は患者および家族の満足度を高めるためにも重要としている（Heyland et al., 2009; Innes & Payne, 2009）．しかしながら，わが国における予後告知は本人よりも家族が優先される傾向にある（野口ほか，2006；吉田，2014）．ホスピス・緩和ケア病棟においても，患者への予後告知は3割で（吉田，2010），一般病院における患者への予後告知は2割であった（野口ほか，2006）．

　本研究の理論的背景としている Awareness of Dying（Glaser & Strauss, 1965）は，終末認識において，死が間近に迫っていることを患者にオープンにすれば，患者が希望する終末期を送ることができると強調している．患者と家族の予後に関する認識のレベルを同じにし，最期まで同じケアゴール（患者が希望する生き方）を目指すことができるならば，患者のみならず家族のQOL向上も期待される．

2）研究の目的

　終末期がん患者とその家族への予後告知の特徴を明らかにし，さらに患者の死の認識と年齢との関連性を明らかにする．以上により，予後告知の時期および予後告知後の介入方法について示唆を得る．

2 研究方法

　研究デザインは記述的研究である．一般病院で死亡したがん患者125名（平均年齢，72.8歳）の電子カルテ上の記録文書から，予後告知（いつ，誰から，どのように）と死の認識（オープン，疑オープン，閉鎖，その他）に関するデータを抽出し，記述統計で分析した．特に年齢による死の認識の特徴は，one-way ANOVA を用いて分析した．

3 研究結果

　予後告知を受けた患者は 57%，家族は 97% であった．予後告知を「いつ」受けたかでは，閉鎖認識の患者の家族は死亡する 1 か月前であった．オープン認識の患者は約 3 カ月前で，疑オープン認識の患者の約 2 カ月前に比べ，エンドオブライフの早い段階に受けていた．「誰から」では，99% が医師から受けていた．「どのように」では，患者は間接的な表現で受けており，一方，家族は直接的な表現で受けていた．患者の死の認識では閉鎖認識（34%）が他の認識より多かった．また，病名では肺がんが多く，4 認識で比較すると，オープン認識，疑オープン認識ともに 39% であった．病期はステージⅣの患者が多く（65.5%），疑オープン認識が最も多かった（35%）．one-way ANOVA 分析の結果，死の認識における患者の平均年齢において有意な差があると認められた．多重比較では，軽度の認知症の認識は，閉鎖認識より 9.4 歳（$p < 0.05$），オープン認識より 13.4 歳（$p < 0.01$），疑オープン認識より 17.7 歳（$p < 0.01$）年齢が高かった．

4 考察

1）終末期がん患者の予後告知の特徴

　予後告知を「いつ」受けたかでは，予後をオープンにしている患者や家族ほど早い時期に予後告知を受けていた．また，予後を伝えていない閉鎖認識の患者の家族は他の認識と比較して予後を伝える時期が遅いことが示唆された．予後告知から死亡までの期間は，標準偏差のばらつきが大きかったことから，個人差が大きいことが推測された．

　予後告知を「誰から」受けたかでは，患者の 99% は医師からであった．予後告知は医師からというのが当然のように思われがちであるが，海外では End-of-Life Care チームによるアプローチが推奨されており，そのあり方は今後の検討課題であろう．

　予後告知を「どのように」受けたかでは，患者は"緩和ケアに移行します""終末期の過ごし方を相談しましょう"など間接的な表現で伝えられており，家族は具体的な数値で余命を知らされていた．患者に間接的な表現で伝える理由の 1 つは，患者へのショックを避けるためと考えられる．一方，家族には具体的な数値で告知するのは，死別するための心の準備と葬儀などの準備ができるよう配慮したためと推測される．特に注目すべき点は，延命治療の確認は患者より家族を優先していたことであり，また家族は終末医療について患者と話し合っていなかったことである．このことから，終末医療の意思確認は家族が判断する傾向にあることがわかる．

　以上のことから，患者と家族が最期まで同じケアゴールを目指すためには，個人に合わせた予後告知の時期・方法など，告知のあり方を検討することが今後の課題と考える．さらに，患者を中心としたエンドオブライフについての話し合いをもつためには，医療職者が予後告知後の患者と家族をサポートすることが重要であることが示唆された．

2）終末期がん患者の死の認識の特徴

　わが国の死亡数が最も多い悪性腫瘍は，肺がん，大腸がん，胃がんである．本研究の病名による死の認識の特徴として，肺がん，大腸がん，胃がんではオープン認識や疑オープン認識が多かった．このことから，死亡数が多い予後不良のがん患者は予後告知が早期にされやすく，また予後告知を早期から実施しようする医療従事者の実践的姿勢が反映されたものと推測される．

　病期による死の認識の特徴では，遠隔転移があるステージⅣの患者が 66% を占め，そのうち 61% が積極的治療を受けていた．また予後告知がされていない閉鎖認識が最も多かった．

年齢による死の認識の特徴としは，疑オープン認識の年齢は57～78歳と最も若く，次いでオープン認識，閉鎖認識，その他（軽度の認知症）の順に年齢が高かった．疑オープン認識の内50～60歳代では，仕事など社会的役割があることから，後期高齢者に比べると治療の効果に期待する傾向にあると考えられる．福井と猫田（2004）は，医療職者や家族は予後告知後の話し合いを避けてしまう傾向にあると報告していることから，治療の期待が大きければ，なお敬遠してしまうと考える．

　終末期にある認知症患者は，患者の意思が代理決定をする家族の意思に反映されない現状があり，また認知症患者への予後告知は家族を優先する傾向がある（森，杉本，2012；佐藤ほか，2017）．そのため，本研究における電子カルテ上の文書には予後告知や死の認識に関する患者の気持ちがあまり記載されていなかったと推測する．患者の意思を尊重したEnd-of-Life Careには，患者が意思決定できる早い段階から，しかも病の過程（プロセス）に応じた支援が重要であると考えられる．つまり，アドバンスケアプランニング（ACP）の観点から介入していく必要があると考える．

引用文献

Glaser, B. G., & Strauss, A. L.（1965）．Awareness of dying．木下康仁訳（1988）．「死のアウェアネス理論」と看護：死の認識と終末期ケア．pp. 29-117，医学書院．

Heyland, D. K., et al.（2009）．Discussing prognosis with patients and their families near the end of life: Impact on satisfaction with end-of-life care. Open Medicine, 3（2），pp. 101-110.

福井小紀子，猫田泰敏（2004）．一般病棟における末期がん患者の家族に対するケア提供の実態およびその関連要因の検討．日本看護科学学会，24（4），pp. 46-54.

Innes, S., & Payne, S.（2009）．Advanced cancer patients' prognostic information preferences: A review. Palliative Medicine, 23（1），pp. 29-39.

森一恵，杉本知子（2012）．高齢がん患者の終末期に関する意思決定支援の実際と課題．岩手県立大学看護学部紀要，14，pp. 21-32.

野口海ほか（2006）．日本における「尊厳死」の現状について．保健医療科学，55（3），pp. 208-212.

佐藤一樹ほか（2017）．終末期高齢者の望ましい死の達成の遺族による評価：認知症併存の有無での比較と関連要因．緩和医療，12（1），pp. 149-158.

吉田沙蘭，平井啓（2010）．「患者・家族の希望を支えながら将来に備える」ための余命告知のあり方．日本ホスピス・緩和ケア研究振興財団「遺族によるホスピス・緩和ケアの質の評価に検する研究」運営委員会編．遺族によるホスピス・緩和ケアの質の評価に関する研究（J-HOPE）．pp. 86-90，本ホスピス・緩和ケア研究振興財団．

吉田沙蘭（2014）．がん医療における意思決定支援：予後告知と向き合う家族のために．pp. 49-50，東京大学出版会．

5 ICUにおける集中治療期から臨死期に至る期間のエンドオブライフケア

■ ICUにおけるエンドオブライフケアの構成要素の抽出と時期に応じた適切なケアの検討.

ICUにおいても患者は救命が不可能な末期状態に陥る場合がある.救命が不可能な末期状態であると判断された患者は,死亡するまでの期間が非常に短い.そのため,患者とその家族が望むQuality of Dying and Death(以下QODD)を尊重したケアの実践は非常に困難である.ICUのエンドオブライフケア(以下EOLC)の期間は,非常に短期間ではあるが,看取り,患者の死の準備,そして患者の死後における遺族への悲嘆ケアなど多くのケアが混在している.そのため看護師は,患者・家族の価値観や目標を理解して,最善のケアを選択し,いつ,どのようなケアを織り込んで行くかということが課題であると考える.

本項は,下記の論文をもとにまとめたものである.

■ 掲載誌

新井祐恵,小笠原知枝,對中百合,加藤亜妃子(2018).ICUにおけるエンドオブライフケアの構成要素の抽出と時期に応じた適切なケアの検討.日本エンドオブライフケア学会誌,2(1),pp. 1-12.

1 研究の目的

ICUにおけるEOLCの構成要素明らかにし,臨死期のケアの時期に応じた具体的なEOLCを検討することを目的とした.

2 研究方法

ICUと緩和ケアの専門・認定看護師9名を対象に半構造化面接調査を実施した.ICUにおけるEOLCとは,患者と家族に対して,臨死期のプロセスにおいて最期まで患者のQODDを尊重することを重要視したケアであることを説明し,ICUにおけるEOLCという観点で必要と考えて実践していることを問うた.

得られたデータは質的帰納的内容分析を行った.ICUのEOLCについて行動レベルで語られた文脈を記録単位として抽出し,意味を検討しながらコード化した.コードの意味内容の類似性や相違性からサブカテゴリー,カテゴリーを生成した.

3 研究結果

ICUのEOLCの実際は,196コード,44サブカテゴリーから12のカテゴリーが生成された.EOLCの構成要素は,12のカテゴリーから構成され,【患者ケア】【家族ケア】【チームケア】の3つに分類された.【患者ケア】では,『その人らしさの保持』『臨終の場の調整』『症状コントロール』の3カテゴリー,【家族ケア】では『家族と患者が共に過ごす場の調整』『家族状況の把握』

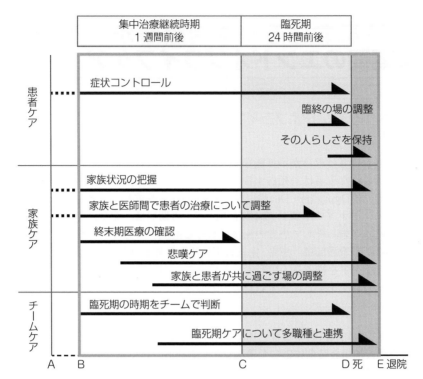

図 19-5　ICU における集中治療期から臨死期に至る期間のエンドオブライフケア
(新井祐恵ほか（2018）．ICU におけるエンドオブライフケアの構成要素の抽出と時期に応じた適切なケアの検討．日本エンドオブライフケア学会誌，2（1），pp. 1-12. をもとに作成)

『悲嘆ケア』『家族と医師間で患者の治療について調整』『終末期医療の確認』『危機管理』の 6 カテゴリー，『チームケア』では『臨死期ケアについて多職種と連携』『臨死期の時期をチームで判断』『医療スタッフへの教育と支援』の 3 カテゴリーから構成された．

4 考　察

図 19-5 は，「ICU におけるエンドオブライフケアの構成要素の抽出と時期に応じた適切なケアの検討（新井ほか，2018）」をもとに作成した．

図中の A から E は，患者が ICU に入室してから退院するまでに，集中治療が継続されながら臨死期に移行し死亡し退院する時期を示した．

A は患者の ICU 入室時とし，ICU における EOLC の時期は，B の集中治療が継続されている時期から E の患者が死後退院する時期までとした．B から C は集中治療継続時期とし，C は患者を末期状態と判断した後，患者が死亡する D までを臨死期とした．実線の矢印は EOLC の必要な時期を表し，点線は集中治療と臨死期の境界期以外でも必要と考える時期を示した．

ICU のエンドオブライフケアの 12 の構成要素のうち，専門性が高い『危機管理』『医療スタッフへの教育と支援』以外の 10 の構成要素から，EOLC が必要な時期を検討した結果；

1) 集中治療継続時期において
　【患者ケア】：『症状コントロール』
　【家族ケア】：『家族状況の把握』『家族と医師間で患者の治療について調整』『終末期医療の確認』『悲嘆ケア』『家族と患者が共に過ごす場の調整』
　【チームケア】：『臨死期の時期をチームで判断』『臨死期ケアについて多職種と連携』
　以上の8つのケアが必要であると考えられた．
2) 患者を末期状態と判断したあと死亡するまでの臨死期において
　【患者ケア】：『症状コントロール』『臨終の場の調整』『その人らしさの保持』
　【家族ケア】：『家族状況の把握』『家族と医師間で患者の治療について調整』『悲嘆ケア』『家族と患者が共に過ごす場の調整』
　【チームケア】：『臨死期の時期をチームで判断』『臨死期ケアについて多職種と連携』
　以上の9つのケアの必要性が考えられた．
3) 患者の死後の時期も継続されるケア
　【患者ケア】：『その人らしさの保持』
　【家族ケア】：『家族状況の把握』『悲嘆ケア』『家族と患者が共に過ごす場の調整』
　【チームケア】：『臨死期ケアについて多職種と連携』
　以上の5つのケアの必要性が考えられた．

　これらのことから，【患者ケア】【家族ケア】【チームケア】の全てにおいて臨死期におけるケアが最も多様であることが示唆できた．しかし患者が臨死期と判断された後から死亡するまでは24時間以内が70%（新井，2012）であることから，患者のQODDに繋げるケアを実践するためには，患者が死に至る時期に必要なケアを予測し，早期から介入していくことが必要であると考える．

引用文献

新井祐恵(2012)．ICUで死亡した患者の終末期期間の実態とその状況における終末期看護の検討．日本クリティカルケア看護学会誌，8（2），p.184．

集中治療室看護師の終末期ケア困難感尺度の作成

■ 集中治療室（ICU）看護師の終末期ケア困難感尺度（DFINE）の作成.
　本項は，下記の論文をまとめたものである．

■ 掲載誌
Kinoshita, S., & Miyashita, M. (2011). Development of a scale for "difficulties felt by ICU nurses providing end-of-life care" (DFINE): A survey study. Intensive and Critical Care Nursing, 27 (4), pp. 202-210.

1 研究の目的

ICU 看護師が,「終末期や死の場面において，終末期ケアを実施することが難しいと感じる気持ちや，それに付随する感情，および，終末期ケアを困難に感じる原因となり得る ICU での終末期に対する考え」を測定する尺度（Difficulties felt by ICU nurses end-of-life care：DFINE）を作成する．

2 研究方法

DFINE の作成過程は，図 19-6 に示すとおりである．

1）予備項目の作成

過去に実施した自記式質問紙調査結果と半構成的面接調査を基に作成し，研究者 2 名が内容の確認を行い，75 項目を決定した．

2）調査項目

75 項目をランダムに配置し,「全くそう思わない」〜「非常にそう思う」の 5 段階で回答を求めた．DFINE の同時的妥当性を確認するために，Frommelt のターミナルケア態度尺度日本語版 2 ドメインと，臨床看護職者の仕事ストレッサー測定尺度 7 ドメインを使用した．

3 研究結果

1）DFINE の項目選定

75 項目のうち，平均値が 2 以下と 4 以上の項目を削除した．そして，ICC0.3 以下を除去し，探索的因子分析を実施した．因子抽出法は最尤法，プロマックス回転を使用した．因子負荷 0.3 以下を除去，共通性 0.2 以下を除去し繰り返し因子分析を実施した．分類された因子の項目内容の整合性の確認を行い，削除された項目の再投入と因子数の変更を繰り返し実施し，想定したドメインの内容が含まれているかを確認した．最終的に 28 項目 5 ドメイン「終末期ケア環境を整えることへの困難感」「終末期ケア体制を整えることへの困難感」「終末期ケアに自信を持つこと

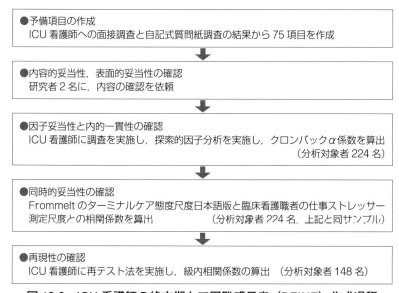

図 19-6　ICU 看護師の終末期ケア困難感尺度（DFINE）作成過程

への困難感」「終末期患者と家族のケアへの困難感」「治療優先から終末期ケアへ転換することへの困難感」が得られた．

2）信頼性と妥当性の検証

各ドメインの Cronbach's α 係数を算出した結果，それぞれ 0.8，0.74，0.74，0.79，0.61 であり，内的一貫性が確認できた．再調査信頼性を確認するために，級内相関係数（ICC）を算出した結果，それぞれ 0.71，0.62，0.72，0.72，0.71 であり再現性が確認できた．

Frommelt のターミナルケア態度尺度日本語版と，DFINE の Pearson の相関係数を算出した結果，「死にゆく患者へのケアの前向きさ」と「終末期ケアに自信を持つことへの困難感」は，$r = -0.4$（$P<0.001$）で負の相関がみられた．

臨床看護職者の仕事ストレッサー測定尺度では，「終末期ケア環境を整えることへの困難感」と「医師との人間関係と看護職者としての自律性」は，$r = 0.23$（$P<0.001$）で正の相関がみられた．「終末期ケア体制を整えることへの困難感」は，「職場の人的環境」$r = 0.32$（$P<0.001$），「看護職者としての役割」$r = 0.20$（$P = 0.002$），「医師との人間関係と看護職者としての自律性」$r = 0.31$（$P<0.001$）で正の相関が見られた．「終末期ケアに自信を持つことへの困難感」では，「職場の人的環境」$r = 0.21$（$P = 0.001$），「仕事の質的負担」$r = 0.26$（$P<0.001$）で，正の相関がみられた．「治療優先から終末期ケアへ転換することへの困難感」は，「職場の人的環境」$r = 0.24$（$P<0.001$），「医師との人間関係と看護職者としての自律性」$r = 0.27$（$P<0.001$）で，正の相関がみられた．同時的妥当性の確認ができた．

4　結　論

DFINE は，信頼性と妥当性の確認ができた．

付　録

◇予後を予測する尺度

◇用語解説

◇ 予後を予測する尺度

表1　Palliative Prognostic Score（PaP score）

臨床的な予後の予測	1～2週	8.5
	3～4週	6.0
	5～6週	4.5
	7～10週	2.5
	11～12週	2.0
	>12週	0
Karnofsky Performance Scale*	10～20	2.5
	≧30	0
食思不振	あり	1.5
	なし	0
呼吸困難	あり	1.0
	なし	0
白血球数（/mm³）	>11,000	1.5
	8,501～11,000	0.5
	≦8,500	0
リンパ球（%）	0～11.9%	2.5
	12～19.9%	1.0
	≧20%	0
【使用方法】臨床的な予後の予測，Karnofsky Performance Scale*，食思不振，白血球数，リンパ球%の該当得点を合計する．合計得点が，0～5.5，5.6～11，11.1～17.5の場合，30日生存確率（生存期間の95%信頼区間）が，それぞれ，>70%（67～87日），30～70%（28～39日），<30%（11～18日）である．		

＊Karnofsky Performance Scale（該当部分の抜粋）

普通の生活・労働が可能 特に看護する必要はない		100
		90
		80
労働はできないが家庭での療養が可能 日常生活の大部分を症状に応じて介助が必要		70
		60
		50
自分自身の世話ができず，入院治療が必要．疾患がすみやかに進行している	動けず，適切な医療・介護が必要	40
	全く動けず，入院が必要	30
	入院が必要．重症，精力的な治療が必要	20
	危篤状態	10

（日本緩和医療学会緩和医療ガイドライン委員会編（2013）．終末期がん患者の輸液療法に関するガイドライン2013年版．p. 4, 金原出版より転載）

表2 Palliative Prognostic Index：PPI

Palliative Performance Scale*	10〜20	4.0
	30〜50	2.5
	≧60	0
経口摂取[注]	著明に減少（数口以下）	2.5
	中程度減少（減少しているが数口よりは多い）	1.0
	正常	0
浮腫	あり	1.0
	なし	0
安静時の呼吸困難	あり	3.5
	なし	0
せん妄	あり（原因が薬物単独，臓器障害にともなわないものは含めない）	4.0
	なし	0

【使用方法】Palliative Performance Scale*，経口摂取，浮腫，安静時の呼吸困難，せん妄の該当得点を合計する．合計得点が6より大きい場合，患者が3週間以内に死亡する確率は感度80%，特異度85%，陽性反応適中度71%，陰性反応適中度90%である．
注：消化管閉塞のために高カロリー輸液を受けている場合は「正常」とする．

＊Palliative Performance Scale：PPS

	起居	活動と症状	ADL	経口摂取	意識レベル
100	100%起居している	正常の活動が可能 症状なし	自立	正常	清明
90		正常の活動が可能 いくらかの症状がある			
80		いくらかの症状はあるが 努力すれば正常の活動が可能		正常 または 減少	
70	ほとんど起居 している	何らかの症状があり 通常の仕事や業務が困難			
60		明らかな症状があり 趣味や家事を行うことが困難	ときに介助		清明 または 混乱
50	ほとんど座位か 横たわっている		しばしば介助		
40	ほとんど臥床		ほとんど介助		清明 または 混乱 または 傾眠
30	常に臥床	著明な症状があり どんな仕事もすることが困難	全介助	減少	
20				数口以下	
10				口腔ケアのみ	傾眠または 昏睡

（日本緩和医療学会緩和医療ガイドライン委員会編（2013）．終末期がん患者の輸液療法に関するガイドライン2013年版．p.5，金原出版より転載）

◇ 用語解説

アウトカム（outcome）評価	患者の心身社会的健康と生活状態や条件およびニーズを正確に捉え，専門家の判断により行われたケアが，患者にもたらした効果（改善度・悪化度）を測り評価すること．
アドバンスケアプランニング（advance care planning：ACP）	治療を開始する早期の段階から患者が必要とする情報を医療者が提供しながら，どのような医療を選び，さらにどこで，どのように最期を迎えるかを決めるために，医療者と患者や家族が話し合うプロセス．
アドバンスディレクティブ（advance directive：AD）	意思決定能力が低下して判断できなくなった時に備えて，自分に行われるであろう医療行為や，今後どうしてほしいのか，また誰に自分を託すのかなどを，前もって指示（意思表示）すること．
アドヒアランス（adherence）	患者が納得して自分の意思で行うこと．例えば，症状への対処を理解し必要性を感じて，積極的に症状マネジメントに取り組むこと．
EBP（evidence-based practice）	科学的根拠に基づく実践と訳される．臨床意思決定に向けた問題解決手法で，ケアリングという文脈の中で，最善かつ最新のエビデンスおよび臨床上の専門知識とアセスメント，患者が好む価値観の追求を包含するアプローチ．
インフォームドディシジョンモデル（informed decision model）	患者の意思決定モデルの1つ．医師から情報は制限することなく提供される．また担当医師以外からも積極的に情報を収集する．そして意思決定は，医師と患者で一緒に決めるのではなく，患者自身で行う．
SF-36®	健康関連QOL尺度．あらゆる年代のさまざまな疾患で治療を受けている集団や健常者の集団に適用でき，健康状態を連続的にとらえ，全体的な健康の概念を含めて評価できるように作成されている．
MPQ（McGill Pain Questionnaire）	MelzackとTorgen（1971）によってカナダのMcGill大学で開発された，痛み表現語を基礎とした多面的疼痛測定尺度．
ELNEC（End-of-Life Nursing Education Consortium）	エンドオブライフケアに関する代表的な継続教育プログラム．米国で全国的なエンドオブライフケア教育プログラムとして立ち上げられた．わが国では，2007〜2009年度がん医療の均てん化に資する緩和医療に携わる医療従事者の育成に関する研究班によってELNEC-Coreの日本語版が作成され，ELNEC-Jコアカリキュラム

	は全国各地で開催されている.
エンゼルケア	死亡確認後の一切のケアをエンゼルケアとよび，エンゼルメイク，グリーフケア，および死後の身体をその人らしく整えることなどを重視している．したがって，エンゼルケアとは，遺体を管理するというだけではなく，生前と同じように患者の尊厳を保つケアであり，遺族へのケアも含まれるものである.
エンドオブライフケア （end-of-life care）	すべての人に死は訪れるものであり，年齢や病気であるか否かに関わらず，人々が差し迫った死，あるいはいつかは来る死について考え，最期までその人らしい生と死を支えること，ならびに生と死を見送った家族が生きることを支えるケア.
概念分析	概念を明確にするための手段であり，言葉に隠れた意味内容を抽出しまとめることによって，概念の使用領域や境界を明確にすること.
家族中心主義	家族内の人間関係を家族外に拡大・擬制していく規範を重視するという見方・考え方.
看護診断 （nursing diagnoses）	個人・家族・集団・地域社会（コミュニティ）の健康状態／生命過程に対する反応およびそのような反応への脆弱性についての臨床判断である．また，看護診断は，「看護師が責任をもって結果を出すための看護介入の選択根拠になる.
患者の権利に関する WMAリスボン宣言 （World Medical Association Declaration on the Rights of the Patient）	患者の権利に関するWMAリスボン宣言には，①良質の医療を受ける権利，②選択の自由の権利，③自己決定の権利，④意識のない患者，⑤法的無能力の患者，⑥患者の意思に反する処置，⑦情報に対する権利，⑧守秘義務に対する権利，⑨健康教育を受ける権利，⑩尊厳に対する権利，⑪宗教的支援に対する権利について医療者のとるべき行動の姿勢が明記されている.
緩和ケア （palliative care）	生命を脅かす病気による問題に直面する患者やその家族の，痛みやその他の身体的，心理社会的，スピリチュアルな問題を早期に発見し，的確なアセスメントと治療を行うことで，苦痛を予防し軽減して，生命の質をより良くするアプローチである.
危機状態	人生上の重要目標の達成を妨げる事態に直面したとき，習慣的な課題解決方法をまず用いてその事態を解決しようとするが，それでも克服できない結果発生する事態.
QODD（quality of dying and death）	その人にとっての望ましい死の迎え方または死の瞬間の程度で，実際にどのような死の迎え方をしたかを観察した人の評価.

クライエント中心療法	クライエント（患者）とカウンセラー（看護師）との相互作用のプロセスを重視し，そこに治療的価値をおくカウンセリング技法．
グリーフワーク (grief work)	近しい人を亡くした人が，その悲嘆を乗り越えようとする心の努力であり，死別にともなう苦痛や環境変化などを再調整して，新しい関係をつくり上げること．
ケアゴール（目標） (care goal)	ケアゴールは，①完治，②延命，③安楽の3つに分けられる．それぞれの選択に利点，欠点，リスクがあり，患者・家族がその人に合った治療やケアが選択ができるよう援助しなければならない．ケアゴールを設定するための話し合いを行う場合，患者・家族が予後について十分理解していることが前提となる．
コクランライブラリー (Cochrane Library)	文献検索のデータベース．治療・予防に関する世界中のエビデンスレベルの高い研究を，ランダム化比較試験を中心に評価し，システマティックレビューを行っている． http://www.cochranelibrary.com/
GDI（Good Death Inventory）	遺族の評価による終末期がん患者のQOL評価尺度．
シェアードディシジョンメイキング (shared decision making：SDM)	個人の価値観を十分に考慮するための意思決定モデル．直訳では，（情報を）分かち合ったうえで意思決定を行うこと．すなわち，「情報を分かち合う」とは，医療情報だけでなく，患者の嗜好や価値観も情報の一部と認識し，医療従事者と患者・家族の相互的なコミュニケーションにより情報を分かち合うことを指す．
死後の処置	遺体を清潔にし，生前の外観をできるだけ保ち，死によって起こる変化を目立たないようにするための処置．
システマティックレビュー	特定の研究テーマの論文を網羅的に収集し，適格基準等により選別した質のよい文献を分析して，そのテーマについての結論を述べたものである．科学的根拠（エビデンス）としての信頼度が高い．関連した研究を特定し，選択し，批判的に評価し，かつ，批評に含まれた研究からのデータを収集し分析する，系統的で明示的な方法を用いて行う明確に述べられた疑問に対するレビューである．
死生観	死と生についての考え方．生き方・死に方についての考え方．
事前指示書	自分が意思決定できなくなったときに備えて，どのような医療・療養を受けたいか，あるいは受けたくないかなどを記載した書面のこと．
シナール（CINAHL：Cumulative Index to	看護と健康に関する学術文献データベース．米国で開発され，1982年以降のものが収載されている．

Nursing and Allied Health Literature)	http://search.ebscohost.com/
死の三大徴候	「呼吸の不可逆的停止」「心臓の不可逆的停止」「瞳孔拡散（対光反射の喪失）」.
死の認識理論 （死のアウェアネス理論）	「死が間近である」という認識に関連する社会的相互作用についての理論.
死への恐怖	デーケンは，①苦痛への恐怖，②孤独への恐怖，③尊厳を失うことへの恐れ，④家族や社会の負担になることへの恐れ，⑤未知なるものを前にしての不安，⑥人生に対する不安と結びついた死への不安，⑦人生を不完全なまま終えることへの不安，⑧自己消滅への不安，⑨死後の審判や罰に関する不安という9つのパターンをあげている.
死への準備教育	デーケンによると，死への準備教育は，①専門知識の伝達レベル，②価値の解明のレベル，③感情的・情緒的な死との対決のレベル，④体験的場面での技術習得レベルの4段階で行うことが必要とされている.
社会資源	個人や集団が福祉ニーズを充足するための施設，設備，資金，法律，人材，技能などの総称.
終末認識 （awareness of dying）	「患者，家族，医療者など社会的相互作用に関与する一人ひとりが，患者の医学的病状判定（病名，ステージ，死の確実性，死の時期など）について何を知っていて，他の人たちが何を知っていると思っているのか」という文脈（context）を意味する．閉鎖認識，疑念認識，相互虚偽認識，オープン認識の4つに分類される.
症状マネジメントモデル （The Model of Symptom Management： MSM）	人は生命，健康，安寧を維持するために何らかのセルフケアを行っているというオレムのセルフケア理論を背景としてUCSF（The University of San Francisco）の教員グループが開発したモデルである．主要な構成概念として，「症状の体験」「症状への対処（方略）」「症状の結果」の3つがある.
自律尊重原則 （respect for autonomy）	自律とは「自由かつ独立して考え，決定する能力」であり，「そのような考えや決定に基づいて行為する能力」である．自律尊重原則は，患者が自分で決定できるよう，重要な情報の提供，疑問への丁寧な説明などを行い，患者の決定を尊重し従うことを，患者にかかわる周囲のすべての人々に求められていることを意味する.
スピリチュアルペイン （spiritual pain）	人生を支えていた生きる意味や目的が，死や病が身近になることによって脅かされて経験する全存在的な苦痛.

SPACE-N プログラム	専門的緩和ケアを担う看護師を対象とした教育プログラム．日本ホスピス・緩和ケア協会の主催で教育が実施されている．
正義原則（justice）	正義とは「正当な持ち分を公平に各人に与える意思」をいい，正義原則とは「社会的な利益や負担は正義の要求と一致するように配分されなければならない」ものをいう．
生命倫理（bioethics）	一般に生命科学と医療技術の発達がもたらした社会的倫理問題を，学際的に考察する応用倫理学の一分野．
積極的傾聴	言葉の意味を聞き取るために注意深く聞くこと，すなわち集中して懸命に聴こうとする態度を指しており，反対意見を言ったり，批判や中断をすることなく，患者の状況を理解しようと努力すること．
善行原則（beneficence: the promotion of what is best for the patient）	善行とは「患者に対して善をなすこと」である．医療の文脈においてこの原則に従うことは，患者のために最善を尽くすことを要求しているといえる．
ソーシャルサポート	一般的には，社会的な関係の中で，家族や友人，隣人，世話人などによる実際的な手助けや情緒面，物質面での支援を意味する．
尊厳死（death with dignity）	一個の人格としての尊厳を保って死を迎える，あるいは迎えさせること．近代医学の延命技術などが，死に臨む人への人間性を無視しがちであることへの反省として，認識されるようになった．
ダイイングケア（dying care）	「死に向かうためのケア」と訳される．人生の最後の段階において，身体の安楽と精神の平安を促進すること．
対処機制（coping mechanism）	破局を予期させる脅威に対して，問題解決を意識して積極的なコーピング行動を促す心理的なメカニズム．自己肯定的で自分の解釈を変える，環境に働きかけるなど，意識的で目標指向的な問題解決行動を導く．
地域包括支援システム	医療，介護，介護予防，住まい，生活支援を地域で包括的に提供できる支援体制をつくること．
DNAR（do not attempt resuscitation）	患者本人または患者の利益にかかわる代理者の意思決定をうけて心肺蘇生法をおこなわないこと．
トータルペイン（total pain）	末期がん患者が体験するさまざまな苦痛や苦悩．トータルペインは，精神的苦痛（mental pain），社会的苦痛（social pain），スピリチュアルペイン（spiritual pain）の4要素から成り立っているが，これらが相互に影響し合うことにより，患者はトータルペイン（全人的苦痛）として体験することになる．

突然死	通常の生活を営んでいた，健康にみえる人が急速に死に至ること．外因死（交通事故など）は含まれない．
認知症	一度正常に達した認知機能が後天的な脳の障害によって持続性に低下し，日常生活や社会生活に支障をきたすようになった状態．
パターナリズムモデル（paternalism model）	患者の意思決定モデルの1つ．父親と子ども間のような保護・支配の関係から，父権的主義モデルともいわれる．モデルでは，患者が受ける情報量は少なく，医師が患者に必要と判断した情報のみが伝えられるだけである．また患者には治療の選択肢を選ぶ能力がないとして，医師が意思決定することになる．
反 復	患者が発した言葉の中で，考えや気持ちを表現している言葉通りに，またはそれに近い言葉で繰り返すことである．反復することにより，患者に自分の考えが相手に通じたと確信させ，続けて話をしようという気持ちを起こさせる．
PPS（Palliative Performance Scale）	起居，活動と症状，ADL，経口摂取，意識レベルなどから予後を予測する尺度．
悲嘆（grief）	対象喪失によって起こる一連の心理過程を悲哀または喪（mourning）とよび，この心理過程で経験する落胆や絶望の情緒体験のこと．
病気の不確かさ（uncertainty in illness）	病気の不確かさとは，病気に関する出来事の意味を見いだせない状態であり，それは十分な手がかりがないために病気に関する出来事を適切に構造化したり分類することができないときに生じる認知状態である．
FATCOD-Form B-J	死にゆく患者に対する医療者のケア態度を測定する尺度．米国Frommelt（1991）によって開発された看護師用尺度のFATCODが，患者のケアにかかわるすべての医療者が使用できるようにForm Bという形に改訂され，FATCOD-Form B-Jはその日本語版である．
フレイル（frailty）	加齢にともなう予備能力低下のため，ストレスに対する回復力が低下した状態．自立・健康と要介護状態の中間的な段階と位置づける考え方と，要介護状態まで含める考え方とがある．
防衛機制（defense mechanism）	自己の存在を脅かすものから自分自身を防衛するために働く心理的なメカニズム．
補完代替療法（CAM：complementary and alternative medicine）	現代西洋医学領域において，科学的未検証および臨床未応用の医学・医療体系の総称．

ホメオスタシス (homeostasis)	キャノン（Canon, 1932）が提唱した生態学的概念であり，恒常性と訳される場合もある．生体が環境の変動によって影響を受けたときに，以前のバランスのとれた状態に戻ろうとする能力である．
慢性疼痛	実在するあるいは潜在する組織損傷にともなう，もしくはそのような損傷によって説明される，不快な感覚および情動的な経験．
無危害原則 (non-maleficence： avoiding harm)	無危害とは「人に対して害悪や危害を及ぼすべきではない」ということであり，善行原則と連動した意味合いをもつ．医療従事者の責務には，「患者に危害を加えない」「患者に危害のリスクを背負わせない」が含まれているといえる．
ユーモア（humor）	心身の健康においてさまざまな効果をもつ．ユーモアには緊張を緩和する効果があり，患者-看護師間の重要なコミュニケーションの1つである．
予期悲嘆	患者の家族等が，患者の生存中から死別を予期してあらわれる悲嘆反応．
予後告知	今後の病気の進行や身体・意識の変化について，科学的根拠に基づいて最も現実的と考えられる予測を開示すること．
リバプールケアパスウェイ（Liverpool Care Pathway）	「患者・家族が安楽・安心して臨死期を過ごせるために必要なケアを確実に受けられる」ためにイギリスのRoyal Liverpool UniversityとMarie Curie Center Liverpoolのグループにより作成された看取りのクリティカルパス．
リビングウィル (Living Will)	「生前意思」と換言できる．自分の命が不治かつ末期であれば，延命措置を施さないでほしいという自発的意思の表明である．
臨死期（死亡直前（数日〜数時間））の状態	意識の障害やせん妄が生じ，約40％に死前喘鳴が生じる．次に，呼吸が浅くなるのにともない，下顎呼吸が生じる．さらに，循環不全，チアノーゼ，橈骨動脈の脈拍触知ができなくなるという経過をとる．
レスキュードーズ (rescue dose)	定時に使用している鎮痛薬の不足を補う目的で追加の鎮痛薬を用いることである．立位や歩行などの体性痛，排尿や排便時の内臓痛，姿勢の変化による神経障害性疼痛などの予測できる突出痛だけでなく，咳や蠕動による疼痛や疝痛などの予測できない突発痛を除去するために，即効性の薬剤を準備して使用する．

日本語索引

あ

アウトカム 194
アウトカム評価 228, 384
亜急性型終末期 15
アギュララとメズックの危機介入モデル 132
あきらめ 81
悪液質 64
悪性新生物とは 63
悪性新生物の軌跡 61
アドバンスケアプランニング 6, 47, 49, 53, 222, 344, 384
アドバンスディレクティブ 47, 49, 53, 384
アドヒアランス 143, 384
アルツハイマー型認知症 69
アルツハイマー病の進行ステージ 71
アロマセラピー 176
安全対策 107
安楽死 34
ICUにおけるエンドオブライフケア 375
ICU版QODD 246

い

怒りの感情 79
意識障害 60
維持血液透析の見合わせ 68
意思決定葛藤 198
意思決定支援 47, 95, 280, 312
意思決定代理人 48
意思決定能力 45
意思決定能力の評価 46
意思決定能力評価尺度 255
意思決定のケア 168
意思決定の3モデル 5
遺族ケア 170
遺族の評価による終末期がん患者のQOL評価尺度 248

痛みのアセスメント 155
一致 149
5つの願い 51, 270
一般市民への教育 269
一般病棟 92
癒しと魂のケア 168
医療記録の分析 350
医療費控除 119
医療用麻薬 3, 89, 154, 161, 366
医療倫理 28
医療倫理の4原則 29
インフォームドコンセント 19, 32, 44
インフォームドディシジョンモデル 5, 384

え

エネルギー温存・活動療法 164
エビデンスの活用 335
エビデンスの紹介 331
エビデンスレベル 326, 338
演繹法 192
嚥下機能の低下 180
エンゼルケア 187, 385
エンディングノート 51
エンドオブライフ 16
エンドオブライフケア 385
エンドオブライフケアの定義 23
エンドオブライフの病態 63
ELNEC-J コアカリキュラム看護師教育プログラム 284
LCPの使用基準 73
SCIラザルス式ストレスコーピング・インベントリー 130
SF-36® 243, 384

お

オープン認識 125
悪心 196

オピオイド鎮痛薬 3, 17, 89, 156, 161
オリジナル理論 136, 138
OASIS日本版 231

か

介護休業給付金 119
介護職者への教育 276
介護保険制度 119
介護療養型医療施設 116
介護老人保健施設 115
概念分析 339, 385
下顎呼吸 60
科学的根拠に基づく実践 335
家族アセスメントの視点 152
家族看護エンパワーメントモデル 151
家族機能促進準備状態 212
家族ケア 166
家族システム理論 150
家族重視 32
家族中心主義 32, 50, 385
家族の危機 87
家族の認識(エンドオブライフケアに対する) 365
家族への看護介入 152
家族優先 32
家族理論 150
活動耐性低下 196
がん看護専門看護師 286, 292
がん患者の家族 87
看護介入 193
看護介入分類 194
看護過程 193
看護基礎教育 283, 310
看護学教育モデル・コア・カリキュラム 283
看護業務基準 192
看護研修事業(日本看護協会) 285

看護師の教育 283
看護者の倫理綱領 192
看護小規模多機能型居宅介護 110
看護診断 193, 385
看護診断名 194
看護成果分類 194
看護倫理 28
患者・家族教育 264
患者自己決定法 53
患者の意思に反する処置 43
患者の権利 42
患者の権利に関するWMAリスボン宣言 385
患者の心理 83
がん終末期医療 3
がん性疼痛 154
感染予防 187
がん疼痛治療の目標 156
がん認識 126
がんプロフェッショナル養成基盤推進プラン 286
緩和医療 21
緩和ケア 18, 21, 288, 385
緩和ケア認定看護師 296
緩和ケアの考え方 167
緩和ケアの定義 19, 88
緩和ケア病棟 96

き
着替え 189
危機 87, 129
危機介入 131
危機回避 132
危機状態 131, 385
疑念認識 125
帰納法 192
基本的緩和ケア 297
救急・集中治療における終末期医療に関するガイドライン 75
急性型終末期 15
急性骨髄性白血病 214
急性胆嚢炎 206
急性疼痛 195

教育介入研究 357
教育カリキュラム（看護基礎教育） 310
教育カリキュラム（緩和ケア認定看護師） 299
教育カリキュラム（大学院） 315
教育カリキュラム（博士後期課程） 320
教育カリキュラム（博士前期課程） 316
教育カリキュラム（慢性呼吸器疾患看護認定看護師） 303
共感的理解 149
協同的意思決定モデル 5
居宅 104
儀礼的意味 33
QOL測定尺度：SF-36® 243

く
悔いのない死 168
苦痛緩和ケアの保証 168
クライエント中心療法 148, 386
グリーフケア 22, 170, 188, 222
グリーフワーク 22, 170, 386

け
ケアゴール 47, 386
ケアとキュア 280
ケアに対する用語 16
経管栄養 48
化粧 189
下痢ケア 183
研究フローチャート 329
健康関連QOL尺度 243
健康食品 175
倦怠感 162
倦怠感の症状マネジメント 162

こ
高額医療・高額介護合算療養費制度 119
高額介護（予防）サービス費 119
高額療養費制度 119

口腔ケア 180, 188
公的介護保険施設 113
高齢者介護施設 111
高齢者ケア施設 276
高齢者の健康に関する意識調査 108
高齢者向け施設 111
コーピング 130
ゴールド・スタンダード・フレームワーク 269
呼吸不全 66
コクランライブラリー 326, 386
コミュニケーション技法 146
コミュニケーションスキル 280, 288
コミュニケーション理論 146
雇用保険制度 119

さ
サービス付き高齢者向け住宅 112
再概念化理論 136, 139
最期を迎える場所 108
在宅ホスピス 108

し
シェアードディシジョンメイキング 45, 386
歯科医師 102
自家移植治療 84
自壊巣 186
歯科衛生士 102
しかたがない 81
子宮内胎児死亡 223
自己決定 32
自己決定の権利 42
死後の処置 33, 189, 386
四肢のチアノーゼ 60
システマティックレビュー 326, 386
システマティックレビューの紹介 331
死生観 7, 31, 50, 270, 386
死生観尺度 258
自然死 34

事前指示書 36, 49, 386
死前喘鳴 60
持続的血液濾過透析 206
自宅療養 104
質問紙調査法 345
私的スピリチュアリティ 37
シナール 327, 386
シニア向け分譲マンション 112
死にゆく人の体験についての質を評価する尺度 245
死のアウェアネス理論 124, 387
死の三大徴候 58, 387
死の受容 78
死の定義 58
死の認識 20
死の認識理論 124, 387
死の不安 197
死への恐怖 79, 387
死への準備教育 272, 387
死亡場所 3, 10
思慕の情 82
社会資源 387
社会資源の活用 107, 118
社会保険制度 119
宗教的言動 33
宗教的支援に対する権利 44
宗教的信念 38
習俗的言動 33
住宅型施設 112
集中治療室看護師 378
終末期 14
終末期医療における事前指示書 36, 49
終末期がん患者の医療とケアの現状 20
終末期看護 8
終末期ケア困難感尺度 378
終末期ケアを受ける場 7
終末期3分類 15
終末期せん妄 60
終末期の療養の場 271
終末期を過ごしたいところ 3
終末告知の現状 126
終末認識 124, 387
腫瘍 63

受容 149
障害年金 119
消極的治療 18
症状の結果 142
症状への対処（方略）142
症状マネジメント記録用紙 159
症状マネジメントモデル 141, 157, 387
小児がん 214
傷病手当金 119
情報提供 168
情報に対する権利 43
消耗性疲労 196
症例検討シート 30
諸外国の終末期医療 10
褥瘡 185
ショック相 128
自律尊重原則 29, 387
神気性 37
神経障害性疼痛 154
人口動態 2
人生の最終段階における医療・ケアの決定プロセスに関するガイドライン 8, 35, 75
身体障害者手帳 119
身体的問題 195
心肺蘇生 48, 74
心不全 64
心理性 37
心理的動揺 78

す

推論 192
スキンケア 184
スキントラブル 185
ストレス 128
ストレス・コーピング尺度 130
ストレス・コーピング理論 129
スピリチュアリティ 37
スピリチュアルケア 22
スピリチュアル・コンピテンシー 39
スピリチュアルペイン 22, 387
SPACE-Nプログラム 285, 388

せ

生活環境 92, 106
生活保護制度 119
正義原則 29, 388
清拭 188
成年後見制度 119
生命至上主義 35
生命倫理 28, 34, 388
整容 189
聖隷三方原病院 100
積極的治療 18
積極的傾聴 148, 388
セルフケア 281
セルフコントロール 281
善行原則 29, 388
全人的苦痛 16, 154
専門看護師制度 292
専門看護師の役割 292
専門看護師の養成 286
専門的緩和ケア 288, 297

そ

臓器移植 58
臓器不全の軌跡 62
相互虚偽認識 125
喪失 170
ソーシャルサポート 133, 388
ソーシャルサポートシステム論 134
尊厳死 34, 388
尊厳に対する権利 43

た

ターミナル 15
ターミナルケア 17
ターミナルケア測定尺度 253
ダイイングケア 21, 388
退院後訪問指導料 106
退院支援計画 104
大学院教育 314
対処機制 129, 132, 388
体性痛 154
唾液の分泌低下 180
多死社会 2
多職種間での連携 120

た

多職種チームの連携　281
多職種との連携　106
多職種連携　110
タナトロジー　31
多発性骨髄腫　83
WHO がん性疼痛からの解放　154
WHO 緩和ケアの定義　19, 88
WHO の 3 段階除痛ラダー　156
WMA リスボン宣言　42

ち

チアノーゼ　60
地域包括ケアシステム　104
地域包括支援システム　388
地域連携診療計画加算　106
チームマネジメント　281
中枢性鎮痛薬　156
チャプレン　102
鎮痛薬　156
沈黙　148

て

諦観　81
デイホームホスピス　110

と

統合看護学分野　312
統合的アプローチ　143
橈骨動脈の拍動　60
透析患者　687
疼痛　195
疼痛マネジメント　156
疼痛マネジメントの実際　158
糖尿病性腎症　67
トータルペイン　16, 154, 388
特別養護老人ホーム　113, 277
突然死　61, 63, 389
トルソー症候群　218

な

内臓痛　154
ナイチンゲール　117, 174, 176, 280
NANDA-I 看護診断　154, 194

に

日常生活へのケア　94
日本語版 QODD　246
日本人の死に対する考え方　50
日本人の死の捉え方　30
日本人の人間観, 身体観　30
日本尊厳死協会　36
日本老年医学会「立場表明」　15
乳がん　209
入退院支援加算　106
認知症　69, 389
認知症高齢者グループホーム　112
認知症の軌跡　62
認定看護師制度　296
認定看護師の役割　297

の

脳死移植法　58
脳死判定　58
脳死判定基準　59

は

バイアスのリスク　329
肺がん　202, 218
排泄ケア　182
排尿ケア　184
パターナリズム　5, 32, 44, 50
パターナリズムモデル　5, 389
反ショック相　128
汎適応症候群　128
反復　389

ひ

悲哀　80
非ステロイド性抗炎症薬　156
悲嘆　80, 170, 198, 389
悲嘆の意味　170
悲嘆のプロセス　170
ヒポクラテスの誓い　32
病気の不確かさ　136, 389
病気の不確かさ理論　136
病床環境　92
PCA ポンプ　156

ふ

不安　197
フィンクの危機モデル　131
不確かさ　136
フレイル　68, 389
フレイル・認知症の軌跡　62
文献検索のデータベース　327
Frommelt のターミナルケア態度尺度日本語版　253

へ

閉鎖認識　125
便秘ケア　182

ほ

防衛機制　129, 389
包括的スピリチュアリティ　37
訪問看護　105, 108
訪問看護同行加算　106
方略　142
ホームホスピス　110
補完代替療法　174, 389
保健医療介護福祉の連携　312
ホスピス　16, 100
ホメオスタシス　128, 390

ま

マクギル痛み測定尺度　240
末期腎不全　67
末期の水　33
末梢性鎮痛薬　156
慢性型終末期　15
慢性呼吸器疾患看護認定看護師　301
慢性呼吸器疾患患者　305
慢性呼吸不全　66
慢性腎臓病　67
慢性疼痛　154, 195, 390
慢性疼痛シンドローム　195
慢性閉塞性肺疾患　66

み

看取り　21, 33, 94
看取り介護加算　277
看取りケア　166

看取りケア教育　279
看取りケア実践教育プログラム　357
看取りケア実践モデル　287
看取りケア尺度　250
看取りのクリティカルパス　73
ミニメンタルステート検査　45

む
無危害原則　29, 390
無条件の受容　149

め
メンタリティ　37
メディカルソーシャルワーカー　102

や
病の軌跡4パターン　14, 61

ゆ
有効なケアの調整　169
ユーモア　175, 390

有料老人ホーム　112
湯灌　33
ユニット型特別養護老人ホーム　116
揺らぎ　139

よ
予期的悲嘆　170
予期悲嘆　78, 212, 390
抑うつ　81
予後告知　19, 47, 390
予後に関する認識　372
予後の予測　72
予後を予測する尺度　382

り
リスボン宣言　42
リバプールケアパスウェイ　16, 58, 73, 390
リビングウィル　36, 49, 390
療養場所の選択　95
リラクセーション　175
臨死期　15

臨死期の状態　390
臨死期の徴候　58
臨床試験　329
臨床心理士　102
臨床フレイル・スケール　70
臨床倫理　28
リンパ浮腫　187
リンパ漏　187
倫理　28, 312
臨老式死生観尺度　258

れ
霊性　37
霊的 spiritual　37
レスキュードーズ　143, 157, 390

ろ
老衰　68
ロジャーズの概念分析　340
論文レビュー　344

わ
笑い　175

欧文索引

A
adherence 143, 384
advance care planning (ACP) 6, 47, 49, 53, 222, 344, 384
advance directive (AD) 47, 49, 53, 384
Aguilera 132
awareness of dying 124, 387

B
beneficence：the promotion of what is best for the patient 29, 388
Bertalanffy 150
bioethics 28
Bowlby 170

C
Canon 128
Caplan 87, 131
care goal 47, 386
chronic kidney disease (CKD) 67
CINAHL：Cumulative Index to Nursing and Allied Health Literature 327, 386
clinical ethics 28
closed awareness 125
Closed question 148
Cochrane Library 326, 386
complementary & alternative medicine (CAM) 174, 389
COPD：chronic obstructive pulmonary disease 66
coping mechanism 129, 388

D
death with dignity 34, 388
deduction 192
Deeken 79, 270, 272
defense mechanism 129, 389
DNAR：do not attempt resuscitation 74, 94, 388
dying care 4, 21, 388

E
EBP：evidence-based practice 335, 384
ELNEC：End-of-Life Nursing Education Consortium 314, 384
ENABLE：educate nurture advise before life ends 7
ending note 51
end-of-life 16
end-of-life care 23, 385
end-of-life discussions 340
ethics 28
euthanasia 34

F
FATCOD-Form B-J 253, 389
FATCOD：Frommelt Attitude Toward Care of the Dying scale 253
Fink 131
Five wishes 51, 270
fluctuation 139
FOCUS-PDCA 336
frailty 62, 68, 389

G
GAS：general adaptation syndrome 128
GDI：Good Death Inventory 248, 386
Glaser 124
Gold Standards Framework (GSF) 270
grief 22, 389

grief care 22
grief work 22, 170, 386
grieving 80

H
health care ethics 28
homeostasis 128, 390
hospice 16, 100
humor 175, 390

I
ICU 206
impersonal spirituality 37
induction 192
informed decision model 5

J
justice 29, 388

K
Karnofsky Performance Scale 72, 382
Kennedy Terminal Ulcers (KTU) 186
Koenig 38
Kubler-Ross 78

L
Larson 141
Lazarus 129
Lindemann 170
Liverpool Care Pathway (LCP) 16, 58, 73, 390
Living Will 36, 49, 390

M
MacArthur Competence Assessment Tool for Clinical Research (MacCAT-CR) 255

mentality 37
McGill Pain Questionnaire（MPQ）240, 384
Messick 132
Mishel 136
Mini-Mental State Examination（MMSE）45
Montreal Cognitive Assessment（MoCA）45
mutual pretense awareness 125

N
NANDA-I 154, 194
natural death 34
NIC：Nursing Interventions Classification 194
NOC：Nursing Outcomes Classification 194
non-maleficence：avoiding harm 29, 390
Norbeck Social Support Questionnaire（NSQQ）134
NSAID：nonsteroidal antiinflammatory drug 156
nursing diagnoses 194, 385
nursing ethics 28

O
OASIS：Outcome and Assessment Information Set 230
oncologic emergency 64
open awareness 125
open-ended question 46, 148
opioid 156
outcome 384
Oxford Centre of Evidence-Based Medicine 326

P
palliative care 18, 385
Palliative Performance Scale（PPS）73, 383, 389
Palliative Prognosis Score（PaP score）72, 382
Palliative Prognostic Index（PPI）73, 383
paternalism 32
paternalism model 5, 389
Patient Self-Determination Act（PSDA）53
patient controlled analgesia（PCA）156
personal spirituality 37
PICOTS 337
Prognosis in Palliative Care Study（PiPS）72

Q
QODD：quality of dying and death 245, 385
QOL 48

R
rescue dose 157, 390
respect for autonomy 29, 387
Rodgers 340
Rogers 148

S
Saunders 154
Selye 128
SF-36®：MOS Short-Form 36-Item Health Survey 243
shared decision making（SDM）45, 386
shared decision model 5
spiritual care 22

spirituality 37
spiritual pain 22, 387
Strauss 124
Structured Interview for Competence and Incompetence Assessment Testing and Ranking Inventory-Revised（SICIATRI-R）256
suspected awareness 125

T
terminal 15
terminal care 16
terminal delirium 60
thanatology 31
The Cochrane Library 326, 386
The Integrated Approach to Symptom Management（IASM）143
The Model of Symptom Management（MSM）141, 387
Theory of uncertainty in illness 136
total pain 16, 154, 388

U
uncertainty 136
uncertainty in illness 136, 389

V
vitalism 35

W
World Medical Association Declaration on the Rights of the Patient 42, 385

エンドオブライフケア看護学
— 基礎と実践 —

編著者	小笠原　知枝	2018年12月3日　　初版発行Ⓒ	
発行者	廣川　恒男		
印　刷 製　本	図書印刷株式会社		

発行所　**ヌーヴェルヒロカワ**

〒102-0083 東京都千代田区麹町3-6-5
電話 03(3237)0221　FAX 03(3237)0223
http://www.nouvelle-h.co.jp
NOUVELLE HIROKAWA
3-6-5, Kojimachi, Chiyoda-ku, Tokyo

ISBN978-4-86174-074-9